그들은 어떻게
디지털 트랜스포메이션에
성공했나

그들은
어떻게

김형택, 이승준 지음

디지털
트랜스포메이션에
성공했나

디지털 시대에 살아남기 위한 전통기업의 생존지침서

WILLCOMPANY

-

-

-

-

-

-

2021년이 시작되면서 디지털 트랜스포메이션Digital Transformation이 본격적으로 전 세계 산업계를 관통하는 메가트렌드로 급부상하고 있다. 코로나19 팬데믹의 장기화로 글로벌 가치사슬이 빠르게 재편되는 가운데 전통기업들은 디지털 트랜스포메이션에서 생존의 해답을 찾고 있다. 하버드 경영대학원의 연구에 따르면 디지털 트랜스포메이션을 추진한 상위 25%의 선도 기업이 하위 기업보다 3개년 평균 매출 총이익은 55%, 평균 순이익은 11%가 더 높은 것으로 나타났다. 앞으로 디지털 트랜스포메이션을 적극적으로 받아들인 기업과 그렇지 못한 기업의 격차는 더 벌어질 것이라 예상된다.

하지만 디지털 트랜스포메이션의 여정은 녹록지 않다. 디지털 트랜스포메이션을 시작한 기업은 많지만 성공한 기업은 손에 꼽을 정도다. 이유는 무엇일까? 현장에서는 여전히 디지털 트랜스포메이션을 기존 사업조직을 보조하는 '자동화된 패키지 소프트웨어' 정도로 인식하고 있고, 회사 내 기존 조직들은 '3인칭 전지적 작가 시점'으로 사내 디지털 트랜스포메이션 프로젝트를 관망하고 있다. 디지털 전환에 대한 확실한 방향이나 비전이 없는 경영진은 계속되는 기존 사업부서와 디지털 부서 간의 갈등에 손사래를 치면서 '이기는 쪽이 우리 편'이라는 마인드로 일관하고 있다.

필자들은 2017년부터 2020년까지 대기업, 금융기관, 공공기관, 중소기업에서 요청한 수백 건의 기업강연과 워크숍, 인터뷰, 연구과제, 컨설팅 프로젝트를 진행하면서 여러 번 이러한 장면을 목격할 수 있었다. 가장 흔한 케이스는 사내 IT 부서에 디지털 트랜스포메이션에 대한 모든 과제를 맡기는 것이다. 정작 우리 기업에서 왜 디지털 트랜스포메이션을 추진해야 하는지, 어떤 업무에 필요한지, 이를 통해 우리 기업이 어떻게 변화해야 하는지, 새로운 고객을 어떻게 발굴할 것인지에 대한 전반적인 계획이나 디지털 기업으로의 전환에 대한 확고한 의지와 신념이 준비되지 않은 상황에서 단지 IT를 잘 안다는 이유로 해당 부서에 과제를 떠넘기는 방식은 실패로 가는 지름길이 될 수 있다.

총괄 부서에서 각 계열사나 조직별로 디지털 트랜스포메이션 추진 실적을 매월 취합하여 경영진에게 보고하는 방식도 전형적인 오프라인 관점에서의 접근 방식이다. 예를 들어 A계열사는 아마존고Amazon Go 와 같은 무인매장을 준비 중이고, B계열사는 다음 달에 로봇안내원을 로비에 배치하고, C계열사는 자연어처리 기반의 인공지능 챗봇을 도입하겠다는 보고를 마치 경쟁하듯 올린다고 하자. 겉으로 보기에는 디지털 트랜스포메이션 작업이 활발하게 진행 중이라 금방이라도 구글이나 아마존 같은 디지털 기업이 될 것처럼 보이지만 실상은 데이터 호환성 부족, 중복 투자, 시너지 부족, 부서 간 이기주의 등 전형적인 '디지털 립스틱(외부에 보여주기 위해 과도한 디지털 투자를 하는 현상)' 사례만 보여주게 된다.

이런 현상은 해외도 다를 바 없다. 1조 3천억 달러, 우리 돈으로 약 1,450조 원에 달하는 이 금액은 지난 2018년 한 해 동안 미국에서 디지털 트랜스포메이션을 위해 투입한 금액이다. 더 놀라운 건 이중 약 70%에 달하는 9천억 달러가 낭비된 것으로 나타났다는 점이다. 그 이유는 무엇일까? 스탠퍼드대학 베남 타브리지 교수는 경영자와 디지털 트랜스포메이션 담당 임원을 대상으로 설문조사를 실시한 결과 디지털 트랜스포메이션 프로젝트의 약 70%가 원하는 목표를 달성하지 못했으며, 그 이유는 전통기업들이 기득권을 잃지 않기 위해 또는 새로운 환경에 적응하는 것이 두려워서 사고방식의 변화를 거부하고 기존 조직의 관행을 그대로 유지하면서 단순히 새로운 IT 기술만 적용하면 디지털 기업으로 변신할 것이라는 착각에 빠져있기 때문이라고 비판했다. 그는 경영자들에게 디지털 기술에 투자하기 전에 먼저 기업의 비즈니스 전략을 파악하고 어떤 분야에 무슨 기술이 왜 필요한지, 그리고 이를 통해 기업이 얻게 될 이익은 무엇인지를 냉철하게 따져봐야 한다고 조언하고 있다.

보스턴컨설팅그룹^{BCG}이 전 세계 70개 기업 825명의 임원을 대상으로 조사한 결과에서도 디지털 트랜스포메이션에 성공한 기업은 30%에 불과하며 나머지 70%는 실패한 것으로 나타났다. 또 베인앤드컴퍼니^{Bain&Company}가 미국 제조기업 경영진을 대상으로 실시한 조사 결과 역시 66%가 기존 제조 프로세스를 디지털화하기 위해 디지털 기술에 투자하고 있지만 단지 25% 기업만이 투자를 통해 원하는 성과를 달성한 것으로 나타났다.

그렇다면 기업들은 왜 이렇게 많은 돈을 디지털 트랜스포메이션에 쏟아붓고 있을까? 그 이유는 성장률 제로 사회를 맞이하여 더 이상 기존 비즈니스모델로는 새로운 시장을 개척하거나, 불확실성이 높은 시대에 새로운 고객가치를 획득하기가 쉽지 않기 때문이다. 지속적이고 영속적인 유기체로서 기업이 성장하기 위해서는 다양한 고객접점에서 획득할 수 있는 세밀한 데이터^{Micro Data}를 수집·분석하고, 이를 기반으로 한 고객 중심적인 제품·서비스의 오퍼링이 중요해지고 있다. 하지만 전통적인 대기업은 오프라인^(매장, 유통망, 생산시설과 기계장치 기반의 공장 등)

을 중심으로 고객을 획득하고, 오프라인을 중심으로 제품·서비스의 오
퍼링이 일어나는 반면, 실제로 고객과 관련된 세밀한 데이터를 수집하
여 그들이 정말로 필요로 하는 것이 무엇인지를 알아내고 제품·서비스
로 다시 선순환하여 고객가치를 획득하는 프로세스나 작동방식에는 익
숙하지 않다.

디지털 트랜스포메이션의 핵심은
"Transformation"이지, "Digital"이 아니다

진정한 의미의 '디지털 트랜스포메이션'은 이런 전통적인 제품 중심의
사고방식에서 고객이 정말로 원하고 필요로 하는 '고객 해결 과제' 중
심의 사고방식으로 변화하는 그 자체를 의미한다. 고객의 문제를 해결
할 해결책Solution을 기획하고 적시에 개발하여 오퍼링하기 위해서는 다
양한 고객의 데이터를 수집·분석하는 체제로의 전환은 필연적일 수밖
에 없다. 그러려면 기존 조직이 '변혁'되어야 하고, 변혁된 조직을 중심
으로 새로운 기업문화가 만들어지고 새로운 디지털 기술을 적극적으로
도입하여 활용··응용해야 한다.
　　기술변혁 단계에서 멀티채널, 크로스채널이 하나의 옴니채널로 통
합되면서 온·오프라인 채널을 통해 수집된 광범위한 데이터를 기반으

로 철저히 고객에게 필요한 해결책에 대한 아이디어와 실행이 거듭되면서 완전히 새로운 비즈니스모델이 태동한다. 이것이 기존의 전통적인 기업에게 '디지털 트랜스포메이션'이 중요한 이유다. 전통기업이 디지털 트랜스포메이션의 목표를 단순히 비용 절감이나 업무 생산성 향상에 맞추는 것은 단기적인 KPI^{Key Performance Indicator}(핵심성과지표)에 불과할 뿐 전사 차원의 디지털 트랜스포메이션의 목표라고 할 수 없다. 진정한 의미의 디지털 트랜스포메이션은 데이터 기반의 고객문제 해결을 통해 기존 비즈니스모델을 혁신하고 이러한 혁신의 결과가 반드시 직원들의 역량 향상과 재무적 성과로 나타나야 한다. 따라서 디지털 트랜스포메이션은 인공지능, 빅데이터, IoT 등 디지털 기술에 대한 투자 검토에 앞서 디지털 기술과 데이터 기반의 '비즈니스모델 혁신', 또는 '새로운 고객경험 제공'에 집중하는 방향이 올바르다고 할 수 있다.

그렇다면 기업의 운명을 거머쥔 디지털 전환^{DX}, 즉 디지털 트랜스포메이션은 과연 무엇이고 어떻게 추진해야 할까? 디지털 트랜스포메이션은 디지털 패러다임에 따른 기업의 경영 전략적 관점에서 조직, 프로세스, 비즈니스모델, 커뮤니케이션 등 조직 전반에 대한 대대적인 디지털 기반 혁신에 중점을 두고 있다. 디지털 트랜스포메이션이 필요한 이유는 크게 3가지로 구분할 수 있다.

데이터 기반 혁신(Data Driven Innovation) 가속화

기업의 디지털 트랜스포메이션에 있어서 가장 중요한 요소는 바로 '데이터'다. 데이터가 새로운 비즈니스모델의 개발이나 기존 산업에 가져오는 변화는 매우 중요해졌다.

　독일의 자동차 제조사 다임러Daimler는 데이터 기반의 혁신을 통해 기존의 업무방식뿐만 아니라 비즈니스모델 전반에 걸친 대대적인 혁신을 진행하고 있다. 대표적인 결과물이 클라우드 기반 빅데이터 플랫폼인 '익스톨로eXtollo'이다. 다임러는 마이크로소프트와 손잡고 지난 2019년 2월 차량 데이터, 고객 데이터, 영상 및 이미지 데이터 등 다양한 비정형 데이터를 저장하는 일종의 데이터 호수Data Lake인 익스톨로를 오픈하고 빅데이터 분석을 통해 차량진단, 유지보수, 고객관리, 마케팅 계획 수립 등 비즈니스 전 분야에 활용하고 있다.

　또한 엔비디아NVIDIA와 손잡고 새로운 인포테인먼트 시스템을 개발하여 기존에 없던 새로운 사용자경험을 제공할 예정이다. 예를 들어 차에 탑승하면 인공지능이 운전자의 기분에 맞춰 음악을 추천하고, 마치 옆자리에 친구가 있는 것처럼 농담을 섞어가면서 인공지능과 자연스럽게 대화하며 심심치 않게 귀가할 수 있다. 메르세데스 벤츠 그룹 대표인 올라 켈레니우스는 "메르세데스 벤츠는 이제 자동차 기업이 아닌 소프트웨어 기업이며, 자동차는 궁극의 웨어러블이다"라고 선언할 만큼 다임러는 데이터 중심의 디지털 기업으로의 전환을 모색하고 있다.

기존 비즈니스모델의 한계 봉착

과거에는 산업간 경계가 뚜렷하고 업무 범위가 정해져 있어서 경쟁자도, 시장도, 고객군도 정해져 있었다. 그러나 새로운 기술의 등장으로 규제 완화, 정책 변화 등이 빈번해지면서 이제는 산업 내 신규 사업자의 등장을 예측하기 어려워졌다. 기업의 비즈니스모델에는 유통기한이 존재한다. 따라서 기존 가치사슬 분석, 디지털 기술의 변화, 혁신기업의 등장 등 비즈니스모델에 영향을 줄 수 있는 내외부의 다양한 변화 요인을 분석해 비즈니스모델을 혁신해야 한다. 채널, 고객관계, 파트너십, 수익모델, 가치제안 등 현재 우리 조직의 비즈니스모델의 구성요소를 나열해 보고 이중 유통기한이 지난 구성요소는 새것으로 바꾸는 작업이 반드시 필요하다.

1837년 설립된 디어앤컴퍼니Deere&Company는 디지털 기업으로 변신하기 위해 M&A를 통해 다양한 테크놀로지 기업을 인수하고, 이를 통해 자율주행 트랙터는 물론 경작지 곳곳에 센서를 부착하고 수집한 데이터와 인공지능 기술을 이용해 농업생산의 고도화를 꾀하고 있다. 파종 단계에서는 토양의 상태를 정확하게 인지하고 파종의 위치 및 깊이, 파종량을 다르게 함으로써 씨앗의 발아율 향상과 수확량을 증가시키고 있다. 또한 트랙터에 설치한 카메라로 촬영한 토양의 모습을 머신러닝으로 분석하여 잡초의 위치를 파악해 제초제를 필요한 만큼만 뿌려주는 등 생산비용을 절감하고, 수확량과 품질을 높여 고효율 농업생산 생태계를 만들었다.

민첩성과 스피드가 미래 조직의 핵심

디지털 시대에는 생산, 유통, 조직, 의사결정 커뮤니케이션 등 기업의 비즈니스 프로세스 전반에 걸쳐 속도와 유연성을 확보하는 것이 매우 중요해졌다. 이를 위해서는 빠르고 유연하며 표준화, 자동화된 방식의 제품개발, 기술도입, 운영관리가 가능한 조직과 전략 프로세스에 대한 프레임워크의 재정의가 필요하다. 디지털 기술로 무장한 경쟁기업에 속도에서 밀리기 시작하면 눈 깜짝할 사이에 차이가 벌어지고 따라잡기가 무척 어렵기 때문에 스피드는 기업의 생존에 있어 더욱 중요한 경쟁 요소가 되었다.

금융기업 ING는 빠른 의사결정과 조직 운영을 위해 '애자일Agile 방식'을 도입했다. 직원 3,500명을 13개 부서tribe로 재배치하고, 각 부서 산하에는 마케팅, 데이터 분석, 프로젝트 관리, UI 디자인 등 분야별 전문가 9명으로 구성된 스쿼드squad 조직을 여러 개 배치해 고객과 관련된 상품기획, 개발, 운영, 관리, 예산집행 등을 수행하게 했다. 기존의 전통적인 마케팅팀, 채널 관리팀, 프로젝트 관리팀 등이 사라지는 대신 수백 개 스쿼드 팀의 빠른 의사결정과 실행을 통해 거대 금융기관이 마치 스타트업처럼 환경 변화에 민첩하게 적응할 수 있게 했다.

지난 100여 년 동안 우리는 제품경제 시대에서 살아왔지만 이제 '고객의 시대'라는 새로운 패러다임 전환 시기를 맞이하게 되었다. 코로나19 위기 상황으로 인해 우리의 일상이 빠르게 변화하고 있고, 디지털 기반의 비대면 경제와 문화가 '뉴노멀New Normal'로 자리 잡으며 사람들의 생활에 빠르게 스며들면서 이제 코로나19 이전의 생활로 되돌아가는 것은 거의 불가능해졌다.

다윈은 "결국 살아남은 종은 강인한 종이나 지적 능력이 뛰어난 종이 아니라, 변화에 가장 잘 적응하는 종이다"라며 변화에 대한 적응의 중요성을 강조했다. 현 단계에서 기업은 디지털 트랜스포메이션 전략 추진을 고려하는 것 자체도 중요하지만, 빠르게 변화하는 디지털 패러다임의 변화에 대응할 수 있는 디지털 트랜스포메이션을 지속적으로 추진하고 유지하는 큰 그림을 가지고 디지털 트랜스포메이션 전략을 바라보는 게 무엇보다 중요하다. 저자들의 오랜 업계 경험과 연구로 태어난 이 책이 디지털 트랜스포메이션을 준비하는 기업과 조직에 조금이나마 도움이 되기를 바란다.

2021년 6월
저자 일동

Part 2

그들은 어떻게
디지털 트랜스포메이션에 성공했나?

‒
‒
‒
‒
‒
‒

Part 3

전통기업의
디지털 트랜스포메이션 성공법칙

Part 1

디지털
트랜스포메이션
어떻게
추진해야 하나?

왜 지금 디지털 트랜스포메이션인가?

인공지능AI, 빅데이터Big Data, 사물인터넷IoT, 클라우드Cloud, 블록체인 Block chain 등 디지털 기술이 빠르게 발전하면서 기존과 다른 방식으로 고 객, 프로세스, 서비스, 경쟁 등을 새롭게 재정의하고 있다.

새로운 고객, 프로세스, 서비스, 경쟁의 등장

기업이 이제까지 상대해온 것과 전혀 다른 고객이 등장하면서 기존 고 객과의 커뮤니케이션 및 마케팅 방식이 서서히 무너지고 있다. 지금의 고객은 언제 어디서나 순간순간 자신이 원하는 것Micro-moments이 있으면 온·오프라인을 넘나들면서Cross Over 적극적으로 정보를 탐색하고 만져 보고 입어 보는 체험을 통해 최종적으로 '나에게 맞춰서 나의 문제를 해 결해 줄 수 있는Concierge' 제품을 구매한다. 고객이 원하는 방식으로 원 하는 상품을 구매할 수 있는 마케팅 커뮤니케이션 대응이 필요한 이유다. 이제 기업은 고객구매여정Customer decision journey에서 순간순간 일어나는 고객의 니즈와 욕구를 분석하여 고객이 원하는 것이 무엇인지 실시간으로 파악해야 한다. 또한 온·오프라인을 넘나들면서 끊김 없이 Seamless 고객이 편리하게 상품을 탐색하고 체험할 수 있는 기반을 구축해야 한다.

롯데백화점은 IBM의 인공지능 기술인 '왓슨Watson'을 기반으로 개발한 인공지능 챗봇 '로사'를 활용하여 백화점 직원처럼 음성이나 문자로 응대하면서 고객이 선호하는 최적의 상품을 추천해주고 있다.[1] 고객의 문의 의도를 정확히 파악해 응대하는 것은 물론이고, 구매정보, 온라인 행동정보 등을 통해 고객성향을 분석한 후 시장 흐름과 트렌드를 반영한 패션상품을 추천해준다. 개인의 구매기록에만 머무르지 않고 유행이나 이슈, 연예인의 스타일 같은 비정형 정보를 반영해 '요즘 고객님과 같은 연령대 분들에겐 이런 상품이 인기 있어요'라며 고객에게 맞는 상품도 제안해준다.

프로세스는 전통적인 방식보다 더 빠르고Speed, 더 단순하고Simple, 더 통합된Integrated 형태로 진화하고 있다. 이제는 은행을 방문하지 않고 번거롭게 제출해야 하는 서류도 간단하게 모바일로 전송하면 빠르게 통장을 개설할 수 있다. 신용카드 발급 또한 카드 신청 후 1분 이내에 발급되며 카드 배송을 기다릴 필요 없이 5분이면 앱카드를 통해 온라인과 오프라인에서 즉시 결제가 가능하다. 보험 가입 및 지급 방식 프로세스도 혁신하고 있다. 온라인 보험사 레모네이드Lemonade의 주택화재 보

---

1. 인공지능 챗봇 '로사' 오프라인 응대·온라인 실시간 구매 합친 서비스, 조선일보 (2018.04.05)

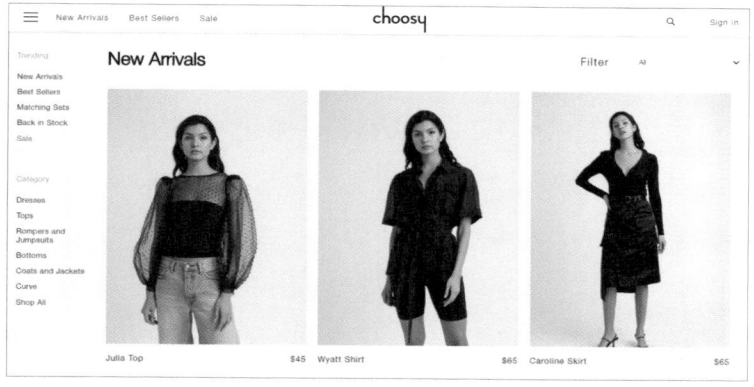

● Choosy (출처 : 추시)

험은 90초 만에 가입할 수 있으며, 보험금 산정과 지급은 인공지능으로 3분 만에 처리하고 있다. '마야Maya'라는 인공지능 챗봇Chatbot을 활용해 마야와 대화하면서 피해사실을 증명하는 사진과 서류, 영상을 올리면 매뉴얼과 빅데이터 정보를 분석해 즉시 지급할 보험금을 산정하고 3분 안에 송금해준다.

패션상품의 기획, 생산, 물류, 판매 주기도 단축되고 있다. 자라ZARA 나 H&M이 신제품을 기획하여 매장에 출시하기까지는 평균 6주 정도 의 시간이 걸린다. 그러나 패션 브랜드 추시Choosy는 현재 고객의 트렌드 와 니즈를 반영한 옷을 디자인에서 배송까지 2주 만에 출시한다.[2] 추시 는 제품기획 과정에서 인스타그램의 "이 옷을 어디에서 살 수 있나요?" 같은 댓글을 알고리즘 기반으로 분석하여 가장 많은 사람들이 사고 싶 어 하는 사진 순으로 정리하고 만들기 쉬운 것부터 골라 빠르게 제작한

2. 인스타그램 댓글 분석해 옷 만드는 회사, 티타임즈(2018.11.08)

다. 제작은 다양한 옷을 싸고 빠르게 만들 수 있는 중국 200여 개의 섬유공장과 제휴를 통해 이루어진다. 알고리즘을 분석한 디자인을 공장에 넘기면 3일 안에 샘플이 나오고, 이를 홈페이지에 게시해 주문을 받는다. 신제품 기획부터 제작, 판매까지 2주가 넘지 않으며 고객 주문에 맞춰 생산에 들어가기 때문에 효과적으로 재고를 관리할 수 있다. 최적화된 생산체계를 기반으로 추시는 일주일에 10개 정도의 제품을 출시하고 있다.

서비스는 점점 고객 중심으로, 고객이 원할 때 바로 개인화된 서비스를 받을 수 있도록 재편되고 있다. 온디맨드On Demand 형태로 언제 어디서나 고객이 원하는 서비스를 받을 수 있으며, 개인의 취향과 성향에 맞춰 개인화Personalization된 서비스 제공이 가능하다. 더불어 모든 서비스들이 자동화Automation된 방식으로 제공되고 있다. 일상생활에서 '배달의 민족'으로 음식을 주문하고 스타벅스의 '사이렌오더Siren Order'로 매장을 방문하지 않더라도 커피를 주문할 수 있으며, 카카오 택시를 활용하여 내가 있는 현재 위치에서 바로 택시를 부르는 게 이제 일상화되었다.

아모레퍼시픽은 개인의 특성과 얼굴 형태를 측정하여 즉석에서 맞춤형 마스크팩을 만들어준다. 얼굴 형태를 측정하는 스마트폰 앱 기반 3D스캔과 피부진단 기술을 결합하여 고객의 얼굴을 스캔하면 얼굴 윤곽 및 피부 상태를 진단하여 자신의 얼굴 크기에 맞는 마스크팩이 제작된다. 마스크팩은 3D프린터를 활용하여 5분 만에 1장의 페이

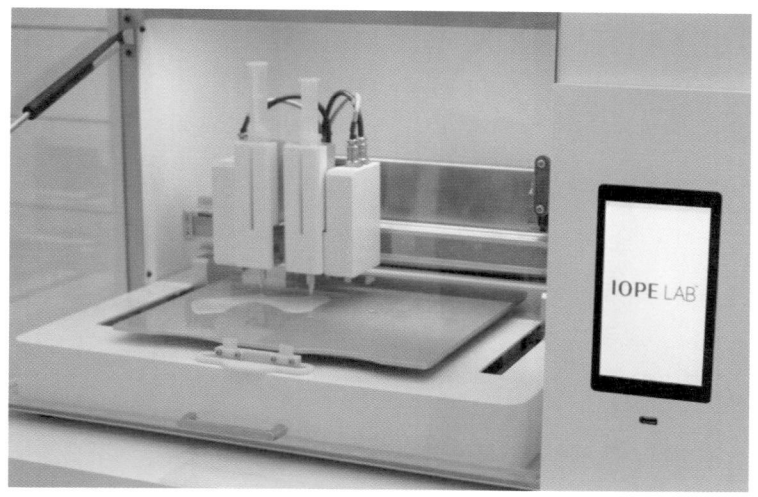

● 아모레퍼시픽 3D프린팅 마스크팩 (출처 : 아모레퍼시픽)

스 마스크팩 출력이 가능해 매장에서 바로 개인화된 마스크팩을 받아
볼 수 있다.

경쟁의 방식, 경쟁의 구도, 경쟁의 속도도 바뀌고 있다. 동종업계 및
산업 간의 경계를 넘어서 이업종 간의 경쟁이 이루어지고 있으며, 전통
기업이 영위해 온 버티컬산업Vertical Industry을 디지털 신기술로 무장한 혁
신 스타트업들이 위협하고 있다. 이들은 이전과는 차별화된 새로운 프
로세스와 고객가치를 제공하는 방식으로 새로운 마켓과 고객니즈를 창
출하면서 기존 사업자의 시장 지위를 위협하고 있다.

비디오 대여점인 블록버스터Blockbuster의 CEO였던 짐 키스Jim keyes는
넷플릭스Netflix가 등장할 때 "우리는 넷플릭스를 경쟁의 상대라고 생각

한 적이 한 번도 없다"라고 언급했다. 그러나 차별화된 서비스와 새로운 고객가치로 기존 시장을 혁신한 신생기업을 간과한 결과 역사의 뒤안길로 사라졌다. 포털 기반인 네이버는 네이버쇼핑을 지속적으로 강화하며 기존 오프라인 리테일 기업들을 위협하고 있다. CJ대한통운과의 지분 맞교환을 통해 물류 기반을 확보하면서 신선식품까지 범위를 점차 확대해나가고 있다. 카카오는 카카오뱅크 이외에도 카카오페이, 카카오증권 등의 자회사를 설립하여 기존 금융회사들과 경쟁하고 있다. 전통적인 금융회사들이 제공하고 있는 예·적금, 대출, 보험, 투자, 자산관리 서비스를 카카오를 통해 손쉽게 이용할 수 있도록 금융플랫폼을 구축해 나가면서 종합금융회사로 거듭나고 있다.

2011년에 설립된 스타트업 달러쉐이브클럽Dollar Shave Club은 면도기 시장에서 120여 년간 1위를 지켜온 질레트Gillette의 시장점유율을 70%에서 50%대까지 끌어내렸다. 질레트는 1위 사업자로서의 브랜드이미

● 달러쉐이브클럽 (출처 : 달러쉐이브클럽)

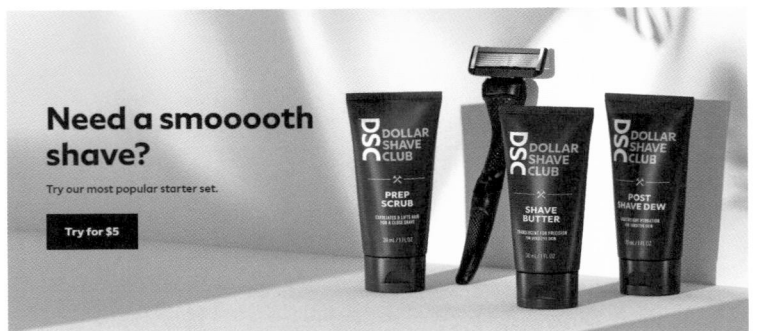

구분	디지털로 인한 변화
고객	마이크로 모멘츠, 크로스오버, 컨시어지 고객
서비스	온디맨드, 맞춤형, 자동화된 서비스
프로세스	빠르고, 간단하고, 통합된 프로세스
경쟁	경계가 사라진 경쟁

● 디지털로 인한 변화 (출처 : 디지털이니셔티브 그룹)

지 구축과 고급화 전략을 유지하기 위하여 마케팅에 막대한 비용을 투자하면서 면도기 가격을 꾸준히 상승시켰다. 달러쉐이브클럽은 2중면도날 5개를 1달러에 판매해 가격 거품을 빼고, 매달 일정 금액을 결제하면 번거롭게 매장을 방문하지 않아도 정기적으로 집까지 배송해주는 구독서비스를 통해 질레트의 면도기 시장점유율을 장악했다.

디지털은 또한 기존 산업, 서비스, 상품뿐만 아니라 기업의 조직, 프로세스, 비즈니스모델의 혁신을 가속화하고 있다.

기존 가치사슬 파괴 및 혁신 가속화

제조공정에 로봇기술이 적용되면서 제품생산 주기가 단축되고 인력감축으로 비용이 절감되고 있다. 파나소닉Panasonic은 정밀함이 요구되는 LCD 패널 세척공정에 협업 로봇인 'NEXTAGE'를 도입하여 세척품질을 높이고 작업 소요시간을 20% 단축했다.

물류작업 현장에서도 사물인터넷 기술을 활용하여 실시간으로 물류를 추적하고 경로를 최적화하며 새벽배송 같은 빠른 배송서비스

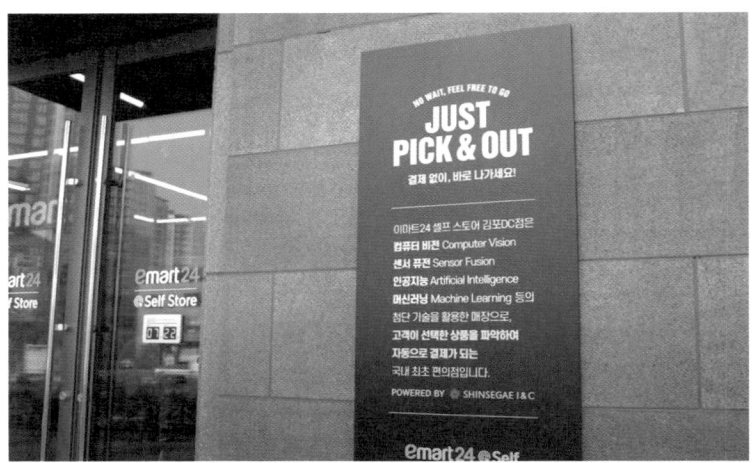

● 이마트24 셀프매장 (출처 : 이마트)

로 고객경험을 혁신하고 있다. 패션 브랜드 한세엠케이는 물류관리에 RFID를 적용하여 입고, 출고, 반품에 걸리던 검수 시간을 180초에서 7초로 단축했으며, 당일 주문한 옷을 바로 배송해주는 '총알배송' 서비스도 제공하고 있다.

제품을 판매하는 유통 및 매장도 인공지능 기술을 기반으로 무인매장을 구축하고 있으며, 매장 재고를 효율적으로 관리할 수 있게 지원하고 있다. 이마트가 운영하는 이마트24 셀프매장은 아마존의 지능형 매장인 아마존고와 동일한 기술을 적용하여 운영하고 있다. 매장 내 설치된 카메라와 센서를 활용한 인공지능 기술을 통해 고객의 쇼핑 동선을 추적하고 상품 정보를 인식하여 별도의 결제 과정 없이 물건을 고른 후매장을 나가면 SSG페이를 통해 자동으로 결제가 진행된다.

구분	기존 가치사슬 변화
제조공정	로봇기술 적용, 제품 생산주기 단축과 인력감축 및 비용절감 효과
물류작업	사물인터넷 기술 활용, 실시간 물류추적 및 경로 최적화
유통 및 판매	인공지능기술 기반 무인매장 구축 및 매장 재고관리 효율화
마케팅	빅데이터 기술 활용 타깃고객 추출 및 맞춤형 캠페인 진행

● 디지털로 인한 가치사슬 변화 (출처 : 디지털이니셔티브 그룹)

고객마케팅에도 빅데이터 기술을 활용해 제품구매 가능성이 높은 타깃고객을 추출하고, 고객 성향에 맞는 맞춤형 캠페인을 진행하여 마케팅 성과를 개선하고 있다. 미국 슈퍼마켓 체인 세이프웨이Safeway는 '저스트 포 유Just For U'라는 고객맞춤형 가격제를 시행하고 있다. 고객의 과거 쇼핑 이력을 분석해 맞춤형 할인쿠폰을 제공한다. 같은 계란을 구매해도 얼마나 자주 구매했는지, 어린 자녀가 있는지 등에 따라 가격이 다르다. 고객 맞춤형 쿠폰은 매장방문 유인 효과가 커서 1달러 쿠폰이 8달러 매출로 이어지고 있으며, 전체 매출의 45%가 고객맞춤형 쿠폰에서 발생하고 있다.

디지털 기술이 기업의 제품생산, 물류, 판매, 마케팅의 가치사슬Value Chain 전반에 영향을 미치면서 기업의 비즈니스 가치사슬에 대한 새로운 가치를 정의해야 하는 과제에 직면하게 되었다. 이러한 산업의 급격한 디지털화로 인해 조직, 프로세스, 고객관계, 비즈니스모델 등 전 분야에 걸쳐 대대적인 디지털 전환의 필요성이 대두되고 있다.

2014년에 열린 패션 브랜드 자라의 글로벌 지사장 회의에서는 자라의 위기에 대한 3가지 화두가 중심이 되었다.[3]

---

3. 자라 이봉진 대표 모비브 강의 참고, 디지털 이니셔티브 그룹 재구성

첫째, '우리에게 단 하나의 어려움이 있다면? - 소비자를 아는 것'

자라가 소비자를 잘 알고 있다고 하지만 점점 더 소비자를 아는 것이 어려워지고 있다는 것이다.

둘째, '우리에게 단 하나의 두려움이 있다면? - 혁신을 하는 척하는 것'

혁신이 일상화된 자라도 현재의 급속한 변화는 50년간의 혁신마저 무용지물로 만들 수 있다는 것이다.

셋째, '우리에게 단 하나의 힘든 것이 있다면? - 무엇을 언제 버려야 하는가'

자라가 그동안 생산, 물류, 유통, 마케팅을 혁신하여 성공했지만, 기존 방식으로는 더 이상 살아남을 수 없다는 것이다. 기존과는 완전히 다른 방식으로 근본적으로 모든 것들을 재정의해야 하는 상황이 된 것이다.

혁신은 내가 하던 방식을 개선Improvement하는 것만으로는 부족하다. 혁신에 성공하기 위해서는 기존과는 완전히 다른 방식으로 모든 것들을 탈바꿈Transformation해야 한다. 위기는 기회의 다른 표현일 뿐이다. 위기냐, 기회냐는 선택이지 필수가 아니다. 선택할 때를 놓치면 선택을 강요당하게 되고 도태될 수밖에 없다. 그러므로 현재의 경쟁에서 살아남기 위해서는 무엇보다 디지털화된 변화에 따라 근본적으로 기업의 업業을 재정의하는 선택이 필요한 것이다.

디지털 트랜스포메이션이란 무엇인가?

디지털 트랜스포메이션은 경영전략이다

디지털 트랜스포메이션은 '디지털'의 이해보다 변화에 대응하기 위한 '트랜스포멘이션'의 의지가 무엇보다 중요하다. '트랜스포메이션Transformation'의 사전적 의미는 '변환, 변신'이지만 또 다른 의미로 '형질전환形質轉換'이라는 의미도 가지고 있다. 형질전환은 '외부로부터 주어진 DNA에 의하여 생물의 유전적인 성질이 변화하는 일'[4]이다.

디지털 시대의 트랜스포메이션은 디지털이라는 변화의 DNA를 기업에 이식시켜 기업의 겉과 속을 근본적으로 바꾸는 것을 말한다. 여기서 무엇보다 중요한 것은 겉과 속 모두를 디지털로 전환하는 것이다. 겉만 화려하게 인공지능, 빅데이터, 사물인터넷 등의 디지털 기술로 치장하고 겉치레하는 것은 디지털 트랜스포메이션이 아니다. 기업의 조직, 프로세스, 운영관리 등 기업 내부의 일하는 방식도 디지털에 대응할 수 있게 근본적으로 탈바꿈시켜야 진정한 디지털 트랜스포메이션이라고 할 수 있다.

글로벌 컨설팅 및 주요 IT 기업들은 디지털 트랜스포메이션을 크게 두 가지로 정의하고 접근하고 있다. 첫째는 경영전략의 변화로, 디지털 변화에 따라 기존과는 다른 방식의 경영환경과 경영기반을 확보하고 대응해야 한다는 것이다. 둘째는 디지털 비즈니스모델 구축으로, 디

---

4. 네이버 지식백과 참고

구분	정의
베인앤컴퍼니	디지털 엔터프라이즈 산업을 디지털 기반으로 재정의하고 게임의 법칙을 근본적으로 뒤집음으로써 변화를 일으키는 것이다.
AT커니	모바일, 클라우드, 빅데이터, 인공지능, 사물인터넷 등 디지털 신기술로 촉발되는 경영 환경상 변화에 선제적으로 대응하고 현재 비즈니스의 경쟁력을 획기적으로 높이거나 새로운 비즈니스를 통한 신규 성장을 추구하는 기업 활동이다.
프라이스 워터하우스쿠퍼스	기업 경영에서 디지털 소비자 및 에코시스템이 기대하는 것들을 비즈니스모델 및 운영에 적용하는 일련의 과정이다.
마이크로소프트	고객을 위한 새로운 가치를 창출하기 위해 지능형 시스템을 통해 기존의 비즈니스모델을 새롭게 구상하고 사람과 데이터, 프로세스를 결합하는 새로운 방안을 수용하는 것이다.
IBM	기업이 디지털과 물리적인 요소들을 통합하여 비즈니스모델을 변화시키고 산업에 새로운 방향을 정립하는 것이다.
IDC	고객 및 마켓(외부 환경)의 변화에 따라 디지털 능력을 기반으로 새로운 비즈니스모델, 제품, 서비스를 만들어 경영에 적용하고 주도하여 지속 가능하게 만드는 것이다.
세계경제포럼	디지털 기술 및 성과를 향상할 수 있는 비즈니스모델을 활용하여 조직을 변화시키는 것이다.

● 디지털 트랜스포메이션 정의 (출처 : 디지털이니셔티브 그룹)

지털 변화에 따른 고객가치를 기반으로 새로운 비즈니스모델을 창출해야 한다는 것이다.

즉, 디지털 트랜스포메이션은 '디지털적인 모든 것으로 인해 발생하는 다양한 변화에 맞춰 디지털 기반으로 기업의 전략, 조직, 프로세스, 문화, 커뮤니케이션, 시스템, 가치사슬, 비즈니스모델을 근본적으로 변화시키는 경영전략'이다.

정리해보면, 디지털 기술의 확산으로 기존과는 다른 새로운 고객, 새로운 프로세스, 새로운 경쟁의 변화Change가 일어나고 있다. 이러한 디

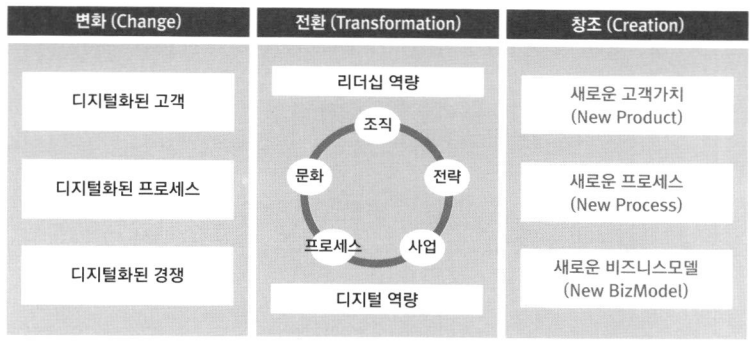

변화 (Change)	전환 (Transformation)	창조 (Creation)
디지털화된 고객	리더십 역량 조직 문화 · 전략 프로세스 · 사업 디지털 역량	새로운 고객가치 (New Product)
디지털화된 프로세스		새로운 프로세스 (New Process)
디지털화된 경쟁		새로운 비즈니스모델 (New BizModel)

● 기업의 디지털 트랜스포메이션 접근 (출처 : 디지털이니셔티브 그룹)

지털 변화에 대응하기 위해 기업들은 기존과 다른 방식으로 조직, 프로세스, 가치사슬, 비즈니스모델을 탈바꿈Transformation하기 위한 역량을 강화하고, 이를 통해 디지털화된 기업으로 재탄생Creation하는 것이 디지털 트랜스포메이션이다.

e-트랜스포메이션에서 디지털 트랜스포메이션으로의 진화

국내외 디지털 트랜스포메이션은 1990년대 말 인터넷이 등장하면서 기술의 발전과 경영환경의 변화에 따라 3단계에 걸쳐 진화하였다.

1단계는 1990년대 말의 '디지털 인프라 구축 단계'이다. 인터넷이 본격적으로 도입되기 시작하면서 기업 내부에 인터넷을 사용할 수 있는 환경을 제공하기 위하여 서버, 네트워크 등의 디지털 인프라를 구축하고 기존 오프라인 기반의 음악, 영화 등의 서비스를 인터넷으로 제공하기 시작한 시기다.

2단계는 2000년대 초의 '디지털 비즈니스 추진 단계'이다. 인터넷 사용자가 늘어나면서 기존 오프라인 기반의 상거래와 비즈니스를 인터넷 기반으로 전환하는 단계로, 전자상거래, e비즈니스, 인터넷마케팅 등이 본격적으로 진행된 e-트랜스포메이션e-Transformation 시기다.

3단계는 2010년대 초의 '디지털 트랜스포메이션 전환 단계'이다. 모바일, 빅데이터, 인공지능, 사물인터넷 등의 디지털 기술이 발전하고 산업구조가 디지털 기반으로 변화되면서 기업의 조직, 프로세스, 가치 사슬, 비즈니스모델 등 기업 경영전략의 모든 것을 디지털 기반으로 탈바꿈하는 시기다.

디지털 트랜스포메이션은 단순히 일시적인 현상이나 트렌드가 아

● 디지털 트랜스포메이션의 단계별 진화 (출처 : 디지털이니셔티브 그룹)

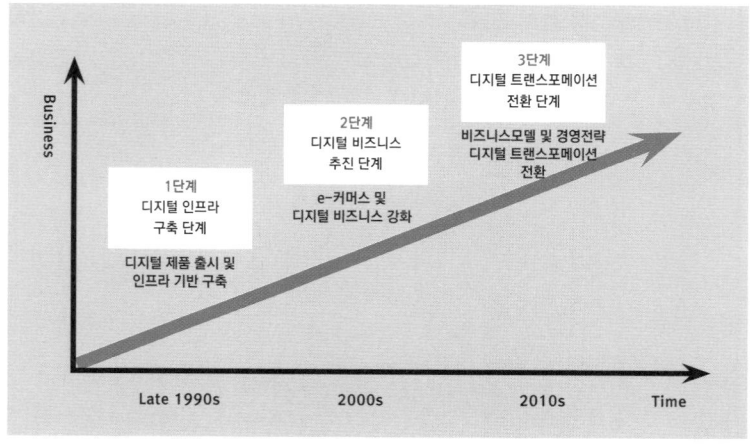

니라 현재 기업전략 의사결정에서 최우선으로 고려해야 하는 사항이다. 모든 것이 디지털로 변화하면서 새로운 비즈니스모델이 등장하고 산업 간의 경계가 무너지며 경쟁의 속도와 강도가 점점 높아졌기 때문이다. 이러한 상황에서 전통적인 방식의 경영전략과 비즈니스모델로는 더 이상 생존할 수 없게 되었다.

디지털 트랜스포메이션 역량, 어떻게 확보할 것인가?

기업이 성공적으로 디지털 트랜스포메이션을 추진하기 위해서는 우선적으로 디지털의 변화를 이해하고 어떻게 대응하여 전략을 추진해나갈지 방향성을 정하는 리더십 역량이 필요하다. 또한 전략을 설정했다면 어떤 디지털 기술을 기반으로 어떻게 고객경험, 운영관리, 비즈니스모델을 혁신하고 속도를 낼 것인지에 대한 디지털 역량이 확보되어야 한다.[5]

리더십 역량 어떻게 확보할 것인가?

리더십 역량은 기업 경영진이 디지털의 변화를 이해하고 강력한 디지털 비전 제시 및 조직의 참여를 유도하여 성공적으로 전략을 이끌어나

---

5. 디지털 트랜스포메이션, e비즈북스(2017.01), 김형택 감수

가는데 필요한 역량이다. 경영진이 디지털 트랜스포메이션 전 과정에 적극적으로 참여하며, 변화의 필요성을 주장하고, 변화를 추진해나가야 한다는 것이다. 강력한 탑다운 리더십을 통해 명확한 비전을 세우고, 충분한 시간을 들여 이러한 비전을 실현해 나갈 수 있도록 직원들의 참여를 이끌어내는 게 무엇보다 중요하다. 또한 기업 내 모든 부서가 디지털 관련 활동들을 서로 연계해 나갈 수 있게 강력한 거버넌스 체계를 구축하여 올바른 방향과 속도를 낼 수 있어야 한다.

디지털 트랜스포메이션 추진을 위한 리더십 역량을 확보하기 위해서는 기업이 디지털 세상에서 어떻게 변화할지에 대한 비전을 세우고, 비전을 실현하기 위해 직원들을 참여시키는 것부터 시작해야 한다. 또한 디지털 전략 추진을 가속화하고 일관된 추진을 위하여 강력한 거버넌스 체계 구축뿐만 아니라 기술 리더십 역량도 확보해야 한다.

첫 번째는 디지털 비전을 수립하는 것이다. 경영진이 먼저 고객, 시장, 기술의 디지털 패러다임 변화에 지속적인 관심을 가지고 장기적인 관점에서 기업의 비전과 전략 방향성을 정립해야 한다. 또 디지털 비전을 수립할 때 기술이 아닌 비즈니스 전략에 중점을 두어야 한다. 기술을 통해 장애물을 제거하고 역량을 확대할 수는 있지만, 기술 그 자체가 목적이 아니라 어떻게 하면 고객경험을 향상시키고, 내외부 프로세스를 빠르고 유연하게 만들어 비즈니스모델을 혁신할 수 있는지에 초점을 맞춰야 한다.

아디다스는 기능성 스포츠 의류의 경쟁 심화, 온라인 구매 비중 및 개인화 니즈 증가, 기존 생산운영 모델의 효과성 하락에 직면하면서 디지털 혁신을 통한 시장 주도권 확보를 위하여 'Creating the New'라는 비전을 기반으로 디지털 트랜스포메이션 전략을 추진하였다. 속도와 유연성에 집중하여 기획, 생산, 물류, 유통뿐만 아니라 내부 의사결정과 고객 커뮤니케이션의 전 과정을 혁신하여 빠르게 시장에 진입하기 위해 다양한 디지털 기술 기업과의 협업체계 및 생태계 구축을 강화하였다.

미래에셋대우는 디지털 변화에 대응하기 위하여 고객 편의성 강화와 직원 업무 효율성 증대를 목표로 한 'Digital Thinking, 투자를 혁신하다'로 디지털 트랜스포메이션 비전을 수립하였다.[6] 비전은 고객 중심의 디지털 사고방식 전환을 통해 혁신을 추진하겠다는 의지를 담고 있다.

● 아디다스 디지털 트랜스포메이션 비전 (출처 : 디지털이니셔티브 그룹)

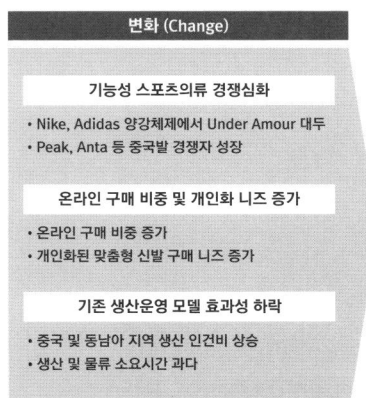
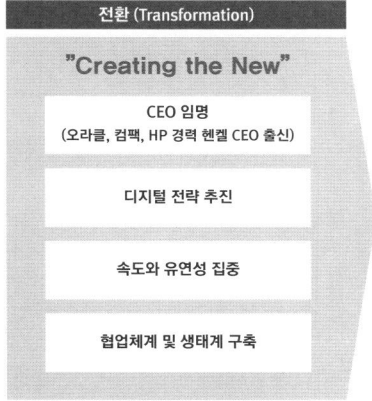

---

6. 미래에셋 대우 디지털 트랜스포메이션 비전 선포, 매일경제(2020.07.23)

디지털 트랜스포메이션 비전을 추진하기 위하여 수석부회장과 7개 부문 대표로 디지털 혁신위원회를 구성하고, DT 추진팀과 프로세스 혁신추진팀을 신설하는 등 전담조직도 구성했다. 디지털 트랜스포메이션 추진 과제로는 초개인화 금융플랫폼 체계 구축New Platform, 디지털을 통한 새로운 고객경험New Contact, 생활금융 비즈니스 확대New Business, 디지털 기반의 의사결정 시스템 구축New Biz Intelligence, 효율성 증대를 위한 프로세스 혁신New Process 등을 선정하여 추진하고 있다.

두 번째는 조직의 참여를 이끌어내는 것이다. 디지털 트랜스포메이션의 성공과 실패를 좌우하는 것은 결국 조직과 사람이기 때문이다. 디지털 트랜스포메이션의 추진 과정에서 기업의 핵심 프로세스가 재설계되고, 기존과 다른 업무방식과 기술이 도입되면서 이에 관한 조직의 반발과 갈등으로 인해 혁신이 실패로 돌아가기 쉽다. 조직의 참여를 이끌어내기 위해서는 디지털 기술을 통해 내부조직이 유연하고 빠르게 움직일 수 있도록 조직을 연결하고, 조직 내 모든 사람들이 혁신의 과정을 이해하고 함께 참여할 수 있도록 수평적이며 개방화된 프로세스 및 커뮤니케이션이 이루어져야 한다.

더불어 직원들의 참여를 높이고 내부 운영프로세스를 개선하여 디지털 플랫폼 구축과 고객경험을 향상하기 위해서는 합리적인 보상체계가 뒤따라야 한다. 이를 통해 내부 반발과 갈등을 최소화하고, 직원들이 디지털 플랫폼에 참여하고 신규 프로세스에 빠르게 적응할 수 있도록 만들어야 한다. 직원들의 참여를 유도하기 위해서는 인센티브 같은 금전적인 보상도 중요하지만 지위, 평판, 인정 같은 동기부여를 강화할 수 있는 비금전적 보상도 함께 구성되어야 한다.

패션 브랜드 올세인츠ALLSAINTS는 디지털 기반으로 일하는 방식을 바꾸고 직원들의 적극적인 참여를 이끌어내기 위해 디지털 시스템을 도입했다. 전 세계 각지에서 일하는 3,200여 명의 직원들은 구글 클라우드를 통해 서류를 공유하고, 행아웃Hangout으로 간편히 회의를 진행한다.[7] 상품을 진열할 때도 과거엔 담당 직원들이 일일이 매장을 방문해 디스플레이를 바꿔야 했지만, 지금은 진열 방법을 동영상으로 촬영한 후 매장과 공유해 손쉽게 교체한다.

조직 내부의 의사결정과 부서 간 의사소통을 빠르게 진행하기 위하여 기존에 11단계로 구분되었던 회사 조직도 5단계로 축소해 효율성을 높였다. 직원들은 구글의 소셜미디어 플랫폼인 구글플러스를 통해 전 세계 매장과 본사, 지사에서 일어나는 일들을 실시간으로 공유하고 의견을 주고받는다.

우리금융그룹은 그룹사 경영진을 대상으로 디지털 마인드를 제고하고 혁신문화를 확산하기 위해 역멘토링 프로그램인 '인사이드 리버스 멘토링Inside Reverse Mentoring'을 적극 활용하고 있다.[8] 그룹사 경영진들이 내부 직원들에게 역멘토링을 받는 프로그램으로, 이를 통해 외부 디지털 트렌드뿐만 아니라 각 그룹사에서 운영 중인 다양한 디지털 서비스에 대한 구성, 콘텐츠, 활용방안에 대해 이해하고 직접 체험 기회를 얻는 프로그램이다.

---

7. 48시간 후 파산할 패션 회사가 디지털로 거듭난 비결은?, 조선일보(2017.10.25)
8. 우리금융, 그룹사 임직원 대상 디지털 멘토링 실시, 파이낸셜투데이(2020.04.12)

이를 통해 해당 분야를 담당하지 않는 임원이라도 다양한 디지털 기술 및 서비스에 대한 이해도와 친숙도를 높여 디지털 퍼스트Digital First 문화 확산을 완성하고 그룹사 간 시너지를 낼 수 있는 아이디어도 도출하고 있다. 또한 우리금융그룹은 멘토링 프로그램을 진행하면서 실무 직원들이 임원들과 자유롭게 만나 소통할 수 있는 그룹 혁신문화를 조성하는 것은 물론, 이를 바탕으로 밀레니얼 세대인 젊은 직원들의 다양한 생각과 아이디어에 공감할 수 있는 중요한 소통의 장으로 만들어 나가고 있다.

오렌지라이프는 사내 혁신 제안 제도인 '아이디어 발전소'를 운영하여 직원들의 참여를 유도하고 있다.[9] 2014년에 처음 도입된 아이디어 발전소는 임직원이 혁신 아이디어를 제안하면 관련 부서의 검토를 거쳐 실제 업무현장에 도입하는 제도다. 프로세스 개선, 신상품 아이디어 등 업무 관련 내용부터 조직문화 같은 비업무 분야에 이르기까지 혁신적인 아이디어라면 무엇이든 제안이 가능하다. 접수된 아이디어는 독창성, 실행 가능성, 재무적 영향도 등을 중심으로 평가되고, 매달 가장 혁신적인 아이디어를 제안한 임직원은 별도로 시상한다.

아이디어 발전소는 일하는 방식의 변화인 '애자일 트랜스포메이션 Agile Transformation'을 진행하면서 제안이 활발히 이루어지고 있다. 부서 간 경계를 없애 고객니즈에 유연하고 민첩하게 대응하기 위해 도입한 애자일 조직을 통해 창의적인 아이디어들이 더욱 활발하게 제안되었다. 이전까지 10%대를 유지하던 우수 아이디어 채택률은 애자일 조직이 본

---

9. 오렌지라이프, 사내 혁신 제안 제도 '아이디어 발전소', 오렌지라이프(2020.06.04)

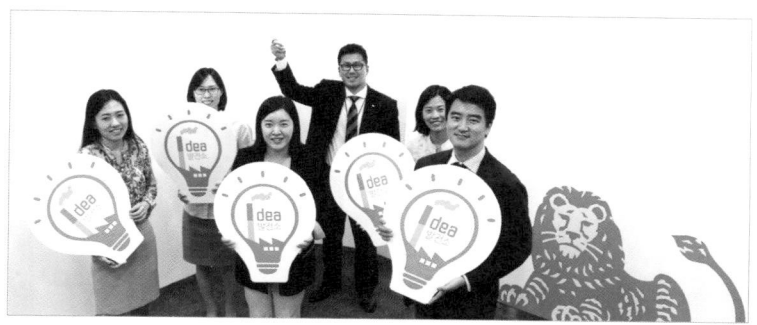

● 오렌지라이프의 아이디어 발전소 (출처 : 오렌지라이프)

격적으로 활성화된 2018년 하반기부터 크게 향상돼 2020년 1/4분기에는 25.2%까지 높아졌다.

세 번째는 거버넌스 체계를 구축하는 것이다. 체계화되고 일관성 있는 디지털 트랜스포메이션 추진을 위해서는 이를 운영, 관리, 조정, 평가할 수 있는 거버넌스 체계가 구축되어야 한다. 거버넌스 체계를 통해 경영, 사업, 디지털 전략이 일관성 있게 추진되도록 의사결정 방향을 제시해야 한다. 또한 디지털 역량에 대한 합리적인 투자가 이루어지도록 지원하고, 단계별로 성과를 측정하여 제대로 추진되고 있는지도 분석해야 한다.

디지털 트랜스포메이션 거버넌스 체계를 구축하기 위해서는 최고 디지털 책임자인 CDO Chief Digital Officer가 주도하여 디지털 트랜스포메이션 추진위원회가 구성되어야 한다. 추진위원회를 통해 디지털 전략에 부합하는 우선순위를 결정하고 가치가 낮은 프로젝트는 폐지하는 결정도 내려야 한다.

　이와 동시에 디지털 트랜스포메이션 성과를 분석할 수 있는 평가 체계도 함께 갖추어야 한다. '측정할 수 없으면 관리할 수 없다'라는 말은 디지털 트랜스포메이션 추진 및 유지에도 해당한다. 디지털 트랜스포메이션 평가 및 측정을 위해서는 디지털 혁신 추진을 측정하고 모니터링해야 한다. 더불어 전략평가체계와 핵심성과지표를 설정하고, 측정 및 분석을 통한 지속적인 개선 활동이 이루어져야 한다. 전략평가체계에는 재무적인 평가도 중요하지만 고객경험과 운영프로세스, 조직역량을 위한 디지털 목표가 포함되어야 한다. 핵심평가지표는 장기적인 디지털 트랜스포메이션 목표를 달성하기 위해 필수적으로 필요한 지표를 핵심지표로 선정하는 게 중요하다. 성과관리는 디지털 트랜스포메이션 추진위원회에서 지속적으로 추진 단계 및 성과를 모니터링하여 프로젝트 조정, 조직체계, 예산편성 등의 검토와 개선이 이루어지도록 해야 한다.

　신한은행은 디지털 트랜스포메이션 전략을 기획, 실행하는 거버넌스 조직으로 디지털 트랜스포메이션 추진단을 신설하여 운영하고 있다.[10] 디지털 트랜스포메이션 추진단은 영업과 상품기획, 빅데이터 분석, 준법, 현장 영업 등 추진 과제에 따라 전문가들이 수시로 팀을 바꾸어가며 필요한 자원을 적재적소에 유연하게 배치하는 '레고 조직' 형태로 팀을 운영하고 있다. 또한 추진단은 비대면 채널 강화뿐만 아니라 영업 방식과 업무 프로세스, 일하는 방식 등 은행 내외부 전반의 디지털화

10. 신한은행, DT추진단 신설… '고객 퍼스트' 중심 디지털화, 머니투데이 (2020.02.20)

를 담당한다. 더불어 경영목표인 '고객 퍼스트' 정책을 최우선 추진 과
제로 선정하여 기존 영업의 한계를 극복하고 고객의 금융경험 혁신과
은행경영의 효율성 극대화를 단계별로 진행하고 있다.

KB금융은 디지털 환경 변화에 효율적으로 대응하고 디지털 트랜
스포메이션 추진 동력을 확보하기 위해 그룹 내 디지털·IT·데이터 관
련 업무를 총괄하는 거버넌스 조직체계인 디지털 혁신 부문을 신설하
였다.[11] 디지털 혁신 부문은 KB국민은행장이 부문장을 맡고 디지털금
융그룹 부행장이 디지털 혁신 총괄CDIO을 담당한다. 또 IT그룹 부행장
은 IT총괄을, 데이터전략그룹 전무는 데이터총괄CDO을 맡는 은행 주도
의 조직으로 구성하였다.

한화생명은 전사 차원의 디지털 트랜스포메이션 전략 추진을 위하
여 디지털 정책과 사업 추진을 총괄하는 최고디지털전략책임자CDSO가
주도하는 거버넌스 조직을 구성하여 추진하고 있다.[12] 거버넌스 조직
은 미래 인슈어테크 핵심역량을 확보하기 위한 기술전략실, 빅데이터
에 기반한 고객분석을 진행하는 빅데이터실, 신규아이템 발굴 및 신사
업 추진을 위한 오픈이노베이션 추진실, 국내외 다양한 정보를 수집하
고 전사에 인사이트를 제공하는 마켓인텔리전스실로 구성되었다. 거버
넌스 조직은 신기술을 활용한 운영 효율화, 디지털 영업채널 지원, 신규
상품/서비스 개발, 디지털 플랫폼 구축 등의 디지털 역량 확보와 신사
업 추진 업무를 담당하고 있다.

네 번째는 기술리더십 역량 확보이다. 기술리더십 역량은 IT 부서

---

11. 윤종규호 KB의 '넘버원 금융 플랫폼' 야심, 아시아경제(2020.11.03)
12. 한화생명, 디지털 중심 조직개편, 조선일보(2020.06.15)

최고 디지털 전략책임자 (CDSO)			
기술전략실	**빅데이터실**	**OI (Open Innovation)**	**MI (Market Intelligence)**
미래 Insure Tech 핵심 역량 강화를 통해, 디지털 기술과 융합된 보험사로서의 체질 변화에 중점	빅데이터에 기반한 고객분석과 이를 토대로 디지털 기반의 고객관리를 추진(고객별 위험예측 모델을 언더라이팅)	신규 아이템 발굴, 개발 중인 상품과 서비스에 대한 사업화 검증을 통해 신사업 추진력	국내외 다양한 정보를 수집하고 전사에 인사이트를 제공(전략적 협업 파트너 발굴 및 투자 기회 확보)

거버넌스 조직 및 역할

신기술 활용 운영효율화	**디지털 영업채널 지원**	**새로운 상품/서비스 개발**	**디지털 플랫폼 구축**
• AI 기반의 업무 자동화 • 데이터 확보를 통한 경쟁력 강화	• 온슈어, 보험월렛 등 디지털채널 다각화 • 종이 콘텐츠를 디지털 콘텐츠로 전환	• 오픈 이노베이션 추진 등을 통한 신규상품 서비스 개발	• Value Chain 전반의 디지털 혁신 시스템 고도화

● 한화생명 디지털 거버넌스 체계 (출처 : 한화생명 참고. 디지털이니셔티브 그룹 재구성)

와 비즈니스 추진 부서 간에 긴밀한 협력 기반을 만드는 것이다. 이러한 관계를 활용하여 디지털 트랜스포메이션 추진에 필요한 기술을 확보하고 내외부에 디지털 플랫폼을 구축하는 것이다. 기존 방식처럼 IT 부서가 비즈니스 부서를 지원하는 체계가 아니라 사업추진, 프로세스, 기술 도입 등 전략추진 전 과정의 의사결정에 참여할 수 있어야 한다. 고객경험을 창출하고 내부 운영을 혁신하기 위해서는 데이터를 분석하고, 고객과 상호작용할 수 있는 다양한 기술 역량이 결합되어야 하기 때문이다.

이와 더불어 파편화되고 복잡한 데이터 및 시스템과 내부 프로세스를 통합한 디지털 플랫폼을 구축하여 빠르고 일관되게 업무가 진행되어야 한다. 디지털 플랫폼은 내부 프로세스를 지원하여 의사결정을 빠르게 만들고, 실시간으로 고객과 상호작용하여 고객경험을 높여주는 역할을 한다. 운영혁신과 고객경험 향상을 위한 디지털 플랫폼 구축을 위해서는 비즈니스 프로세스 관점에서 이를 지원하기 위한 프로세스와 기술을 고려하여 구축해야 한다. 내외부 데이터를 통합하고, 비즈니스 프로세스 의사결정을 지원하고, 외부 파트너들과 유기적으로 연결할 수 있는 체계가 구성되어야 한다.

투자은행인 골드만삭스Goldman Sachs는 디지털 기술 역량을 확보하여 새로운 비즈니스모델을 구축하기 위해 전체 직원의 25%까지 지속적으로 IT 개발자의 비율을 확대했다.[13] 새로운 서비스 개발을 위하여 IT 부서와 3,000명의 재무엔지니어, 데이터 분석가, 전략별 전문가로 구성된 '스트레츠Strats' 팀을 기반으로 기능별, 사업부문별 협업구조를 만들어 운영하고 있다. 스트레츠는 기능별로는 트레이딩 알고리즘을 기반으로

● 골드만삭스 스트레츠 팀 (출처 : 삼정KPMG 경제연구원 참고, 디지털이니셔티브 그룹 재구성)

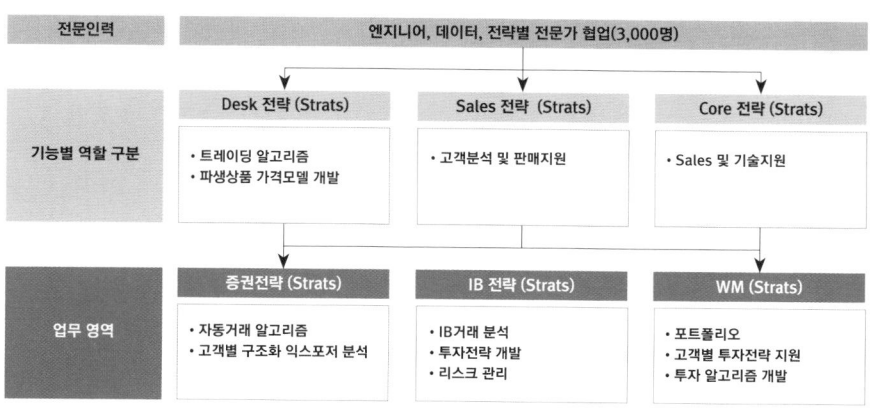

13. 글로벌 증권산업의 디지털 혁신 동향과 국내 시사점, 삼정KPMG (2019.02)

한 투자전략, 고객분석을 통한 판매지원, 인프라와 아키텍처를 개발한다. 업무별로는 증권, 투자뿐만 아니라, 자산관리 분야에서는 포트폴리오 매니저, 트레이더, 세일즈팀과 협력하여 포트폴리오 분석 및 투자 알고리즘과 리스크 관리Risk Management 서비스 등을 개발한다.

맥주회사인 AB인베브AB InBev는 기술 전문가가 비즈니스 부문과 협력하여 인공지능, 빅데이터, 사물인터넷을 활용해 소비자 및 리테일 사업자의 경험을 개선하기 위하여 실리콘밸리에 기술 혁신 연구소인 '비어 가라지Beer Garage'를 설립하였다.[14] 비어 가라지는 사물인터넷 등의 기술을 활용해 맥주 양조 배치batch의 양, 품질, 온도 등을 모니터링할 수 있는 '커넥티드 맥주회사'를 구축하고 있다. 또한 소셜미디어와 기타 채널을 모니터링하여 소비자들의 브랜드 인식을 확인하는 소프트웨어를 연구하고 있다.

아마존의 CEO인 제프 베조스는 2013년에 워싱턴포스트를 인수한 후 아날로그 신문에서 벗어나 저널리즘과 테크를 결합한 디지털 기업으로의 변화를 위하여 뉴스룸 조직을 개편하였다. 기자와 편집자 중심의 뉴스룸 조직에 100여 명의 IT 전문가와 기술개발자를 배치해 함께 일할 수 있게 하였다. 기자와 편집자들의 긴밀한 협조 속에 IT 개발자가 콘텐츠 기획, 생산, 판매 전 과정에 참여할 수 있게 되었다.

디지털 트랜스포메이션이 성공하기 위해서는 탑다운 방식의 강력한 CEO 리더십이 이루어져야 하지만, 무엇보다 조직 내 모든 사람들이 변화를 공감하고 같은 방향으로 움직이게 하는 것이 중요하다. 그

---

14. '코로나 속 디지털 트랜스포메이션' 기업 4곳의 사례, CIO코리아(2020.09.04)

러므로 디지털 변화에 기업이 생존하기 위해서 기존 방식과 다른 새로운 프로세스, 새로운 고객가치를 제공하기 위한 역량을 어떻게 확보하고 직원들을 어떻게 참여시킬 수 있는지에 관한 인식이 제대로 이루어져야 디지털 트랜스포메이션을 성공시키는 진정한 리더십 역량이라고 할 수 있다.

디지털 역량 어떻게 확보할 것인가?

디지털 트랜스포메이션 추진을 위한 디지털 역량을 구축하고 확보하기 위해서는 강력한 고객경험을 창출하고, 내부 운영프로세스를 혁신하여 비즈니스모델을 재창조하는 단계별 접근이 필요하다. 디지털 역량은 단순히 디지털 기술 역량을 확보하는 게 아니라, 디지털 기술을 활용하여 프로세스 및 비즈니스를 혁신시키는 데 중점을 두어야 한다. 고객경험, 운영프로세스, 비즈니스모델의 세 가지 디지털 역량을 활용하여 기업에 맞는 차별화된 디지털 전략이 수립되어야 한다.

첫 번째는 고객경험 창출이다. 디지털 트랜스포메이션의 핵심은 고객경험을 혁신하는 것이다. 기존의 기업 주도의 비즈니스 전략에서 고객이 중심이 되는 고객 주도의 전략으로 바뀌면서 무엇보다 고민해야 하는 것은 고객이 진정으로 원하는 가치를 제공하는 것이다. 디지털 트랜스포메이션에 성공한 기업은 고객행동을 이해하는데 많은 시간을 할애하며, 밖에서부터 안으로의 고객경험을 디자인한다. 새로운 디지털 채널에 대한 투자를 늘려 고객접점 및 참여를 확대하고 있으며, 더불어 온·오프라인에서 일관된 경험을 제공하는데 다양한 노력을 기울이고 있다.

KB국민은행은 디지털 기반으로 고객경험을 혁신하기 위하여 고객접점 채널을 재구성하고 있다. 비대면으로 고객이 직접 은행업무를 처리할 수 있는 차별화된 은행 매장인 '디지털셀프점 Plus'를 오픈하였다.[15] 새로운 영업점에는 기존의 단순한 현금입출금 형태의 ATM$^{Automated\ Teller}$ $_{Machine}$ 기기가 아닌, 365일 은행업무 처리가 가능한 새로운 STM^{Smart} $_{Teller\ Machine}$ 기기와 대형 디지털 사이니지$^{Digital\ Signage}$ 등 다양한 디지털 기기를 배치해 고객이 보다 신속하고 편리한 금융을 경험할 수 있는 환경을 만들었다.

또한 은행에서 흔히 사용하는 한자어나 일본어 표현들(예 : 내점→방문, 차기→다음)을 고객 관점에서 쉽게 이해할 수 있도록 KB국민은행의 주요 비대면 채널(KB스타뱅킹, 인터넷뱅킹 등)들의 용어를 바꾸는 작업을 진행하고 있다. 고객을 이해하고 조사하는 방식도 기존의 전화 설문 방식을 벗어나 실질적인 고객의견을 확인하기 위하여 '고격경험 모바일 조사'를 도입하고 있다. 고객이 영업점에서 경험할 수 있는 모든 과정을 '고객여정$^{Customer\ Journey}$' 단계로 설정하여 심층적으로 파악해 실질적인 문제점을 확인하고 개선하고 있다.

홈플러스는 개인맞춤형 디지털 전단과 편리한 배송서비스 등을 제공해 고객경험을 강화하고 있다.[16] 개인맞춤형 디지털 전단 서비스는

---

15. KB국민은행 디지털셀프점 Plus 오픈, 전자신문(2020.11.16)
16. 디지털 트랜스포메이션 시대 옴니채널 전략 어떻게 할 것인가?, e비즈북스(2019)

고객이 필요로 하는 상품정보를 선별해 제공해준다. 고객들은 이를 통해 자신이 자주 찾는 상품에 대한 정보를 빠르고 손쉽게 확인할 수 있다. 오프라인 상품할인, 추가증정, 쿠폰할인, 신용카드 청구할인 등의 다양한 추가할인혜택 프로그램을 제공해 구매를 유도하고 있다.

홈플러스는 매장 내에 키오스크를 설치해 매장에서 상품을 고르고 집에서 받는 서비스도 제공하고 있다. 초기에는 피자나 케이크 등 델리 상품에만 국한했지만, 이제는 무겁고 부피가 큰 상품은 매장에서 구입 후 바로 무료배송이 가능하다. 더불어 온라인 마트에서 구매한 제품을 원하는 시간에 바로 찾아가는 픽업서비스도 함께 제공하고 있다.

도미노피자는 고객이 여러 단계를 거쳐야 하는 피자 주문의 번거로움을 해결하기 위하여 언제 어디서나 다양한 방식으로 손쉽게 피자를 주문할 수 있는 '도미노 애니웨어Domino's AnyWare' 프로그램으로 디지털 주문을 개선하였다.[17] 스마트폰뿐만 아니라 구글홈, 아마존에코와 같은 스마트스피커나 스마트워치 등의 다양한 디바이스를 이용할 수 있으며, 페이스북 메신저, 트위터 등의 소셜미디어를 이용한 주문도 가능하다. 주문은 고객취향, 주소, 결제를 간단하게 선택하면 바로 피자를 주문할 수 있다. 주문과정도 5단계로 축소하고, 자주 주문한 피자는 10초 만에 자동주문할 수 있는 주문방식 개선으로 도미노피자 매출의 65%가 디지털 플랫폼에서 발생하고 있다.

두 번째는 내부 운영프로세스를 혁신하는 것이다. 폐쇄적이고, 보수적이며, 수직적이던 전통적인 기업 운영방식에서 벗어나 디지털 시

17. 도미노피자, 주문·배달에 '테크' 접목, 매출·수익성 향상, 서울경제(2020.03.27)

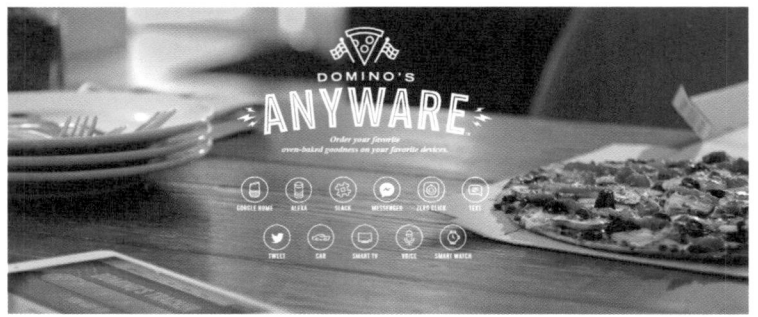

● 도미노피자 애니웨어 (출처 : 도미노피자)

대에 맞는 개방적이고, 자율적이며, 수평적인 운영체계를 만들어 빠르고 유연하게 대응할 수 있도록 만드는 것이다. 이를 위해서는 기업의 핵심 운영프로세스를 디지털화하고, 직원들의 업무방식을 바꾸고, 실시간 투명성을 확보하여 더욱 스마트한 의사결정을 내릴 수 있어야 한다.

푸르덴셜생명은 통합 영업관리 시스템인 '제임스James'를 활용하여 가망고객 발굴부터 가입설계와 상담 후 전자청약까지 영업 전 단계에 걸친 서비스를 통합적으로 처리하고 있다.[18] 제임스는 모바일 활동 관리, 가망고객 발굴, 고객·계약 관리, 고객니즈 분석, 가입설계, 전자청약, 디지털비서 등 보험설계사들이 언제 어디서나 디지털 기기를 활용하여 보험영업에 필요한 정보 및 서비스를 제공할 수 있도록 지원하고 있다.

롯데케미칼은 고객 중심의 영업서비스 제공 및 빅데이터 기반 영업활동이 가능한 대고객 서비스 플랫폼 'MaaS Material as a Service'를 구축하여 영업지원 프로세스를 효율화하고 있다.[19] MaaS는 제품을 구매한 고

---

18. 고객분석 최적화… 통합영업관리 시스템 탄생, 파이낸셜뉴스(2020.11.09)
19. 롯데케미칼, 업계 최초 대고객 서비스 디지털 플랫폼 MaaS 구축, 롯데케미칼(2020.11.23)

객들에게 PC와 스마트폰 모바일앱을 통해 주문현황, 운송정보 등을 실시간으로 제공하는 디지털 플랫폼으로, 해당 플랫폼을 통해 고객들은 구매한 제품의 주문부터 도착까지의 운송정보를 실시간으로 확인할 수 있어 효율적인 재고관리가 가능하다. 영업사원들은 고객문의에 대한 품질 추적, 불량품 케어, 제품 검색 등 실시간 영업지원 서비스로 고객과의 쌍방향 소통이 가능하다.

풀무원은 '스마트글라스Smart Glass'를 활용한 비대면 점검시스템을 도입함으로써 제품 품질 및 식품안전 관리를 강화하고 있다.[20] 공장의 담당자는 스마트글라스를 착용하고 현장 실사가 필요한 곳곳을 비추며 비대면 점검을 빠르게 진행할 수 있다. 담당자가 비춘 곳이 스마트글라스에 장착된 카메라로 촬영되고, 촬영된 영상은 품질안전관리 담당자의 PC, 노트북, 스마트폰 등 모니터링 기기로 실시간 송출되어 공장을

● 풀무원 스마트글라스 (출처 : 풀무원)

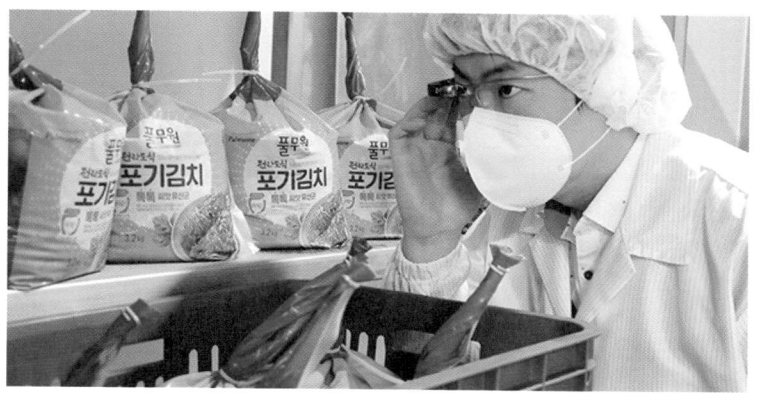

20. 풀무원, '스마트 글라스' 비대면 점검 시스템 도입… 품질·안전관리 강화, 풀무원(2020.12.11)

직접 방문하지 않고도 생생하게 현장을 점검할 수 있다. 스마트글라스를 활용해 비대면 관리, 사업장 이슈 실시간 대응, 일대다 점검, 협력사 품질관리 역량 강화 등이 가능하다. 또한 디지털 레코딩Digital Recording으로 공장 현장점검 이력 관리가 용이하고 협력사 담당자들의 점검 교육 자료로도 활용할 수 있다.

세 번째는 비즈니스모델을 재창조하는 것이다. 현재의 비즈니스모델을 점검하고 디지털로 변화하는 환경에 대응하기 위해 제품, 서비스, 비즈니스모델을 재설계하는 것이다. 디지털 기술 변화, 혁신기업 등장, 가치사슬 구조 등 비즈니스모델에 영향을 줄 수 있는 내외부의 다양한 변화 요인을 분석하여 비즈니스모델을 혁신해야 한다.

편의점 CU를 운영하고 있는 BGF리테일은 소매유통과 금융 분야의 빅데이터를 결합한 새로운 비즈니스모델을 구축하고 있다.[21] 금융보안원과 협약을 맺고 CU에서 수집한 지역, 연령, 시간, 상품별 매출 등 총 20여 개 편의점 빅데이터를 금융데이터거래소FinDX에서 판매하고 있다. CU를 통해 생성되는 빅데이터는 금융, 제조, IT, 이동통신 등 다양한 산업 분야 데이터와 융합해 혁신적인 상품 및 서비스를 개발하고 신사업 창출의 기회로 점차 그 활용 범위를 확대하고 있다.

SK렌터카는 '소유에서 이용으로'라는 캐치프레이즈를 바탕으로 렌터카 비즈니스모델 혁신을 주도하고 있다.[22] 초기 보증금 없는 장기 렌터카 상품, 전기차 렌터카 상용화, 사물인터넷을 이용해 법인차량을 관리하는 스마트링크 등 고객 요구를 충족시키는 다양한 서비스를 출시

---

21. BGF리테일-KB국민카드, 유통과 금융 빅데이터 시너지 낸다, BGF(2020.10.19)
22. '소유에서 이용으로' 캐치프레이즈… 비즈니스모델 혁신 주도, 조선일보(2020.07.09)

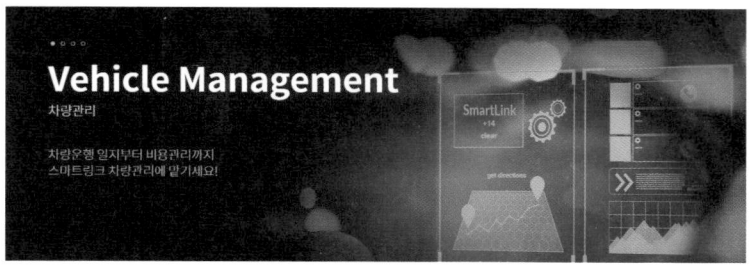

● SK렌터카 스마트링크 (출처 : SK렌터카)

하여 새로운 비즈니스모델을 확장하고 있다.

미쉐린은 타이어와 엔진에 센서를 부착하고 이를 통해 트럭별 연료소비량, 타이어 압력, 속도, 위치 등의 정보를 수집한 뒤 트럭 업체에 타이어 교체시기, 운전습관 개선사항 등을 알려주는 '서비스로서의 타이어Tire as a Service' 사업을 확대하며 디지털서비스 기업으로 변신하고 있다.[23]

디지털 역량을 확보하기 위해서는 현재의 디지털 변화를 객관적으로 직시하고 조직, 프로세스, 비즈니스모델의 위협과 기회를 모색하여 현재 상황에 우리 기업이 확보하고 구축해야 할 디지털 역량이 무엇인지의 우선순위를 정하는 것이 중요하다. 무엇보다 내부 직원들이 빠르고 유연하게 일할 수 있는 조직문화와 프로세스 체계가 먼저 마련되어야 한다. 그래야 고객들의 니즈를 발 빠르게 파악하여 그들이 원하는 새로운 고객가치를 제공할 수 있는 비즈니스모델을 만들어낼 수 있기 때문이다.

23. 125년 타이어만 만들던 미쉐린… '디지털 옷' 입고 서비스社로 변신. 한국경제 (2018.11.01)

	리더십 역량 (Leadership Capability)			디지털 역량 (Digital Capability)	
	1 비전 수립	**2** 조직정비 및 일하는 방식 변화	**3** 거버넌스 체계 구축	**4** 혁신 및 R&D 추진	**5** 비즈니스모델 개발
추진 방향	기업의 최고위급 경영진이 명확한 디지털 비전과 우선순위를 제시하여 탑다운(Top-Down) 방식으로 추진	디지털 트랜스포메이션 추진을 위한 디지털 전문인력 확보와 개방, 협력할 수 있는 조직체계 구성을 통해 빠르고 유연하게 변화에 대처할 수 있는 일하는 방식의 변화 및 문화 확산	체계화되고 일관성 있는 디지털 트랜스포메이션비전과 전략을 추진하기 위해 이를 운영, 관리, 조정, 평가할 수 있는 거버넌스 체계 구축	디지털 트랜스포메이션 추진을 위한 신기술 도입 및 활용, 비즈니스 모델 구축, R&D 역량 확보, 비즈니스 생태계 구축을 주도하는 혁신 및 R&D 전략을 추진	디지털 패러다임의 변화에 따른 기회와 위험에 관한 체계적인 분석을 기반으로 디지털 기술 적용, 비즈니스 플랫폼 구축, 사업방식의 변화, 가치사슬 축소 등의 사업전략을 재설정하고 신규 디지털 사업모델을 개발
추진 전략	**Vision** • 시장, 기술, 고객 등의 디지털 환경변화 요인 분석 • 자사의 내재화된 핵심 역량 파악 • 기업문화 및 조직체계 체질 개선 • 디지털 기술 도입 및 지속적인 R&D 혁신	**Organization** • 디지털 전문인력 확보 및 양성 • 개방, 협력, 유연한 조직 체계 • 애자일, 린 등의 일하는 방식 변화 • 스마트워크 체계 구축 • 디지털 문화 확산	**Governance** • 디지털 추진 전담조직 신설(CoE) • 디지털 최고 임원(CDO) 임명 • 운영, 관리, 조정, 평가 거버넌스 체계 구축 • 조직, 프로세스, 정책, 평가 체계 마련	**Innovation** • 디지털 기술도입 및 활용 • 데이터 기반 구축 및 확보 • R&D 역량 확보 • 비즈니스 생태계 구축 • 오픈 이노베이션 및 M&A	**Business Model** • 기존 비즈니스모델 확장 (고객경험 및 밸류체인 강화) • 혁신 비즈니스모델 대응 • 신규 비즈니스모델 구축(플랫폼 모델)

● 디지털 트랜스포메이션 단계별 역량 강화 전략 (출처 : 디지털이니셔티브 그룹)

현재 당신의 기업은 디지털 트랜스포메이션의 어느 단계인가?

리더십 역량과 디지털 역량을 기반으로 현재 기업의 디지털 트랜스포메이션 단계를 진단할 수 있다. 디지털과 리더십의 두 가지 역량이 모두 뛰어난 기업도 있지만 아직까지는 그렇지 않은 기업이 대다수이다. 어떤 기업들은 디지털 역량은 뛰어나지만 리더십 역량이 취약하고, 이와는 정반대의 경우도 있다. 또는 두 가지 역량 모두가 없는 경우도 많다. 각각의 역량에 따라 단계별로 초보자, 패셔니스타, 보수주의자, 디지털 마스터로 디지털 트랜스포메이션 단계를 구분할 수 있다.

초보자는 이제 막 디지털 트랜스포메이션을 고민하기 시작한 기업들이다. 이러한 기업들은 실행보다는 관망하는 전략을 선택한다. 실행에 앞서 다른 기업들은 어떻게 대응하는지, 자신이 속한 산업군은 해당이 되는지를 지켜보는 것이다.

패셔니스타는 디지털 트랜스포메이션을 테크Tech 중심의 기술 역량을 강화하는데 초점을 맞추고 인공지능, 빅데이터, 사물인터넷 등 디지털 관련 신기술을 유행처럼 도입하는 기업들이다. 강력한 리더십과 거버넌스가 부재한 상태에서 막대한 비용만 투자하고 조직의 참여와 비즈니스 혁신은 제대로 이루어지지 않게 된다.

보수주의자는 패셔니스타와 정반대로 리더십 역량은 갖춰졌으나 디지털 관련 투자를 신중하게 고려하여 조심스럽고 더디게 디지털 트랜스포메이션을 추진하는 기업들이다. 실패를 피하기 위하여 모든 투자를 신중하게 결정하기 때문에 디지털 역량이 취약해져 자칫 경쟁에서 도태될 수 있다.

디지털 마스터는 디지털 트랜스포메이션을 기업 전략의 우선순위로 보고 조직, 프로세스, 비즈니스모델, R&D를 성공적으로 추진한 기업들이다. 디지털 마스터 기업들은 인공지능, 빅데이터, 사물인터넷 같은 디지털 기술을 그 자체로 달성해야 할 목표가 아니라 직원들의 동기부여를 강화하고, 내부 프로세스를 효율화하고, 고객경험을 높이고, 기존 비즈니스를 혁신하는 도구로 활용하고 있다.

현재 여러분들의 기업은 디지털 트랜스포메이션의 4단계 중 어느 단계인가? 만약에 초보자라면 망설이지 마시고 디지털 역량을 확보하

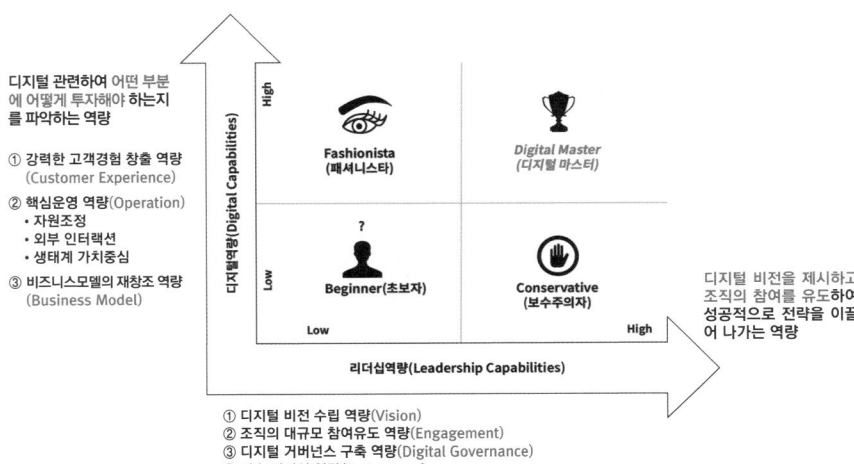

디지털 관련하여 어떤 부분에 어떻게 투자해야 하는지를 파악하는 역량

① 강력한 고객경험 창출 역량
(Customer Experience)
② 핵심운영 역량(Operation)
• 자원조정
• 외부 인터랙션
• 생태계 가치중심
③ 비즈니스모델의 재창조 역량
(Business Model)

디지털역량(Digital Capabilities)

High

Fashionista
(패셔니스타)

Digital Master
(디지털 마스터)

Low

?
Beginner(초보자)

Conservative
(보수주의자)

Low

High

리더십역량(Leadership Capabilities)

디지털 비전을 제시하고 조직의 참여를 유도하여 성공적으로 전략을 이끌어 나가는 역량

① 디지털 비전 수립 역량(Vision)
② 조직의 대규모 참여유도 역량(Engagement)
③ 디지털 거버넌스 구축 역량(Digital Governance)
④ 기술 리더십 역량(Technology)

● 디지털 트랜스포메이션 역량 단계 (출처 : 디지털 트랜스포메이션, e비즈북스)

기 위한 투자를 확대해야 하며, 패셔니스타라면 리더십 역량을 구축하고 통합적인 디지털 전략을 추진해야 한다. 보수주의자라면 디지털 리더십의 강점을 활용하여 기업 내외부적으로 디지털 기술 및 역량을 확보하고 실행에 중점을 두어야 한다.

포레스터 리서치Forrester Research는 디지털 시대의 기업 유형을 디지털 약탈자Digital Predators, 디지털 트랜스포머Digital Transformers, 전통적 공룡 Traditional Dinosaurs의 3가지로 구분하고 있다.[24]

디지털 약탈자는 디지털 시대에 최적화된 조직문화와 디지털 기술을 활용하여 기존 전통기업의 시장을 차지하거나 또는 새로운 시장을 창출하는 기업이다.(예 : 아마존, 에어비엔비, 넷플릭스, Lyft 등)

디지털 트랜스포머는 전통적 비즈니스모델과 디지털 기술을 결합

---

24. The 2016 Guide To Digital Predators, Transformers, And Dinosaurs, Forrester Research (2016.05.10)

구분	정의	주요 기업
디지털 약탈자 (Digital Predators)	디지털 시대에 최적화된 조직 문화와 디지털 기술을 활용하여 기존 전통기업의 시장을 차지하거나 또는 새로운 시장을 창출하는 기업이다.	아마존 에어비엔비 넷플릭스
디지털 트랜스포머 (Digital Transformers)	전통적 비즈니스모델과 디지털 기술을 결합하여 고객에게 새로운 가치와 고객경험을 제공하여 기존에 존재하지 않았던 새로운 시장을 창출하는 기업	네슬레 로레알 유니레버
전통적 공룡 (Traditional Dinosaurs)	기존의 비즈니스모델과 사업 방식을 고수하는 전통 기업. 변화에 둔감하며 새로운 변화에 대한 두려움 때문에 혁신을 거부하고 레거시 자원을 지키기 위해 노력하는 기업	대부분의 소매유통기업, 택시회사, 제조기업

● 디지털 시대 기업의 유형 (출처 : 포레스터 리서치)

하여 고객에게 새로운 가치와 고객경험을 제공하여 기존에 존재하지 않았던 새로운 시장을 창출하는 기업이다.(예: 네슬레, 로레알, 유니레버, 버버리, USAA, 미쉐린, 포드 등)

　　전통적 공룡은 기존의 비즈니스모델과 사업 방식을 고수하는 전통 기업으로 변화에 둔감하며 새로운 변화에 대한 두려움 때문에 혁신을 거부하고 레거시Legacy 자원을 지키기 위해 노력하는 기업이다.(예: 대부분의 소매유통기업, 택시회사, 제조기업 등)

　　디지털 약탈자는 대부분의 매출을 디지털화된 상품과 서비스를 통해 올리고 있다. 반면에 전통적 공룡은 대부분의 매출을 전통적 방식에 계속 의존하고 있다. 디지털 변화에 따라 전통 기업들은 트랜스포머로 변신해야 한다. 그렇지 못한 전통적 공룡 기업들은 경쟁력에서 밀릴 것이고, 결과적으로 지속하기가 점점 어렵게 될 것이다.

디지털 트랜스포메이션 전략,
어떻게 추진할 것인가?

디지털로 인해 빠르게 바뀌고 있는 기업 내외부 환경에 대응하기 위한 리더십 역량과 디지털 역량을 확보하였다면 이제는 디지털화된 기업으로 탈바꿈하기 위한 단계별 전략을 추진하고 실행해야 한다. 우선 디지털 트랜스포메이션 전략을 추진하기 위한 내부조직의 참여를 이끌어 내고, 일하는 방식을 변화시키는 매니지먼트 트랜스포메이션Management Transformation을 추진한다. 다음으로 기업이 제공하는 가치체계 및 매출 구조를 디지털을 활용하여 개선하는 밸류체인 트랜스포메이션Value Chain Transformation이 이루어져야 한다. 마지막으로 기존의 비즈니스 역량을 디지털 기반으로 재설계하거나 전혀 새로운 비즈니스모델을 확보하는 비즈니스모델 트랜스포메이션Business Model Transformation이 단계별로 추진되어야 한다.

일하는 방식의 변화, 매니지먼트 트랜스포메이션

디지털 트랜스포메이션 전략 추진 단계에서 매니지먼트 트랜스포메이션은 가장 중요한 최우선 단계로, 점진적이며 지속적인 추진이 이루어져야 한다. 매니지먼트 트랜스포메이션이 제대로 이루어지지 않은 상황에서 인공지능, 빅데이터, 사물인터넷 같은 화려한 디지털 기술만 도

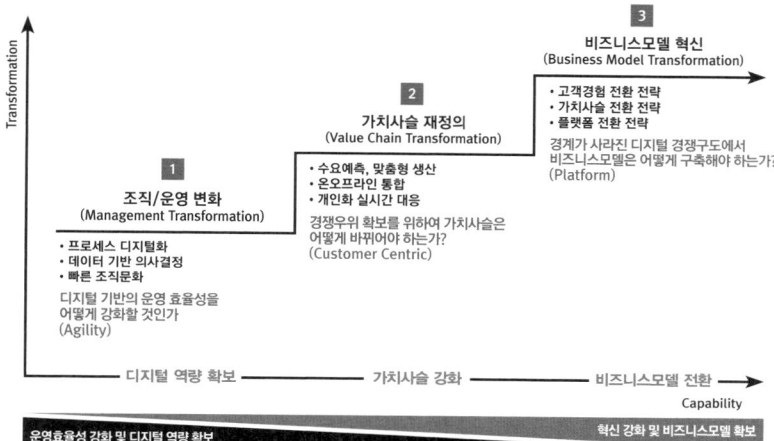

● 디지털 트랜스포메이션 단계별 추진 및 실행 (출처 : 디지털이니셔티브 그룹)

입하는 경우 부서 간의 협업이나 직원들의 참여가 제대로 이루어지지 않아 과도한 비용만 투자하고 제대로 활용하지 못하는 애물단지로 전락해 디지털 트랜스포메이션에 실패할 확률이 높다.

매니지먼트 트랜스포메이션은 기업의 조직, 문화, 프로세스, 일하는 방식을 디지털 변화와 속도에 맞춰 보다 빠르고 유연하게 대응할 수 있도록 개방과 협력 구조로 변화시키는 것이다. 매니지먼트 트랜스포메이션은 프로세스 디지털화, 데이터 기반의 의사결정, 빠르고 유연한 조직문화 형성을 중점적으로 추진해야 한다.

프로세스의 디지털화는 기업 내부의 비효율을 제거함으로써 비용을 절감하고 프로세스를 개선하기 위한 목적으로 디지털 기술을 활용하는 것이다. 기존 프로세스를 최적화하고 오퍼레이션Operation에서 발생

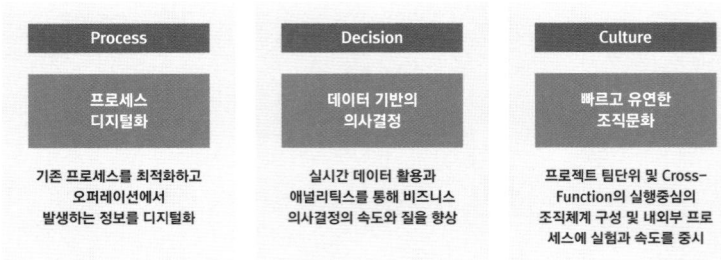

Process	Decision	Culture
프로세스 디지털화	데이터 기반의 의사결정	빠르고 유연한 조직문화
기존 프로세스를 최적화하고 오퍼레이션에서 발생하는 정보를 디지털화	실시간 데이터 활용과 애널리틱스를 통해 비즈니스 의사결정의 속도와 질을 향상	프로젝트 팀단위 및 Cross-Function의 실행중심의 조직체계 구성 및 내외부 프로세스에 실험과 속도를 중시

● 디지털 트랜스포메이션 단계별 역량 강화 전략 (출처 : 디지털이니셔티브 그룹)

하는 정보를 디지털화함으로써 운영 효율성과 생산성을 향상시킬 수 있다. 다양한 디지털 기술을 활용해 전통적인 방식의 프로세스 단계를 줄이거나 자동화시켜 업무의 효율성을 증대시키고 기업 내부 데이터를 효과적으로 확보할 수 있는 기반이 된다.

프로세스 디지털화를 위해 국내외 주요 기업들은 단순하고 반복적인 업무에 RPA_{Robotic Process Automation} 같은 프로세스 자동화 기술을 접목해 프로세스 개선작업을 진행하고 있다. RPA는 데이터 입력 같은 단순반복 업무를 자동으로 처리하기 때문에 데이터 입력 오류를 방지하고 소요 시간을 줄이면서 담당자가 보다 가치 있는 업무에 집중할 수 있게 한다는 측면에서 금융, 제조, 유통 등 여러 분야에서 활용하고 있다.

신세계인터내셔날은 업무 프로세스를 분석해 영업 마감, 세금계산서 처리, 매출실적 및 재고관리 분야에 RPA기술을 우선 적용하였다.[25] 각 유통채널별 시스템에 접속해 데이터 수집, 보고서 작성, 시스템 등록, 메일 발송, 전표 처리, 세금계산서 발행 등을 자동으로 처리하고 있다.

25. 신세계그룹 RPA 자동화 도입. 단순업무 93% 시간 절감, 이데일리(2019.04.16)

RPA 도입으로 단순반복 업무의 경우 93% 이상 업무시간을 단축했다.

CJ대한통운은 RPA를 도입하면서 택배, 포워딩, 항만, W&D(물류센터 운영·수송) 등 4개 분야에 우선 적용했다.[26] 포워딩 부서는 주문정보를 엑셀 등 포맷에 맞게 재입력하는 단순 작업을 반복했다. 세계 각지에서 접수되는 주문정보를 실시간으로 입력하다 보면 새벽 2시를 넘기는 경우가 발생하는데, 이 단순반복 업무를 RPA가 대신하였다. RPA가 시간대별로 세계 각지에서 접수되는 주문을 자동으로 입력, 선별 작업까지 마무리하여 담당자가 단순 업무에서 벗어나 생산적이고 창의적인 일에 집중할 수 있게 하였다. RPA 도입 후 기존 업무의 65%를 절감하는 효과가 발생하였다.

라이나생명은 계약관리, 고객서비스, 영업 운영, 보험금 심사, 언더라이팅, 품질 모니터링 등 총 34개 프로세스에 우선적으로 RPA를 적용하였다.[27] RPA 적용 후 하루 약 23시간이 소요되던 반복 업무가 약 1.87시간으로 크게 감소했다. 이를 통해 영업 마감, 지급 업무 등 단순반복 업무에서 벗어나 보다 효율적으로 업무에 집중할 수 있는 환경이 조성되었다.

데이터 기반의 의사결정은 상품기획부터 마케팅까지 다양한 업무 분야의 의사결정에 있어서 데이터를 활용할 수 있는 환경을 구축하는 것을 말한다. 데이터 기반의 의사결정에서 무엇보다 중요한 것은 직원 누구나 손쉽게 데이터에 접근할 수 있는 환경을 제공하는 것이다. 데이터를 추출하고 가공하여 분석할 수 있는 데이터 플랫폼과 다양한 분

26. CJ대한통운, RPA도입으로 어떻게 업무혁신 이끌었나, 전자신문(2018.11.28)
27. 라이나생명, 보험업계 최초 로보틱 프로세스 자동화(RPA) 도입, 라이나생명(2017.10.24)

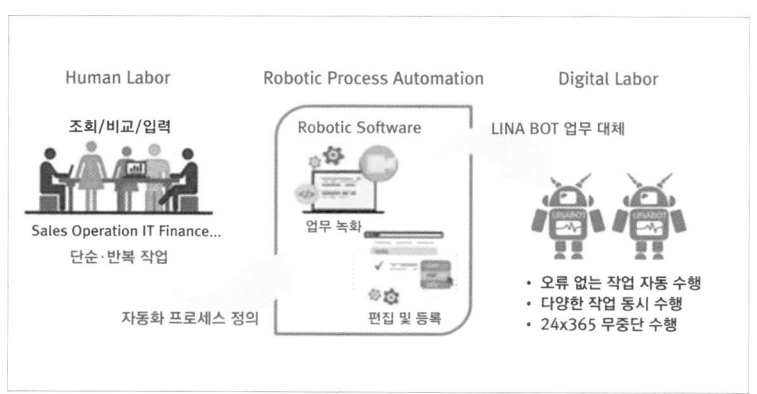

● 라이나 생명 RPA 활용 (출처 : 라이나 생명)

석 도구들을 제공해 의사결정의 속도와 질을 향상시켜 나가야 한다. 데이터 기반의 의사결정을 위하여 기업에서는 분석하고자 하는 모든 데이터를 하나로 모으는 데이터 레이크Data Lake와 고객마케팅 및 영업에 활용하기 위해 다양한 내외부 고객데이터를 통합하는 CDPCustomer Data Platform를 구축하고 있다. 또한 고객 인사이트 발굴을 위한 소셜 빅데이터 분석 서비스, 데이터를 분석할 수 있는 R, 파이썬Python, 구글애널리틱스Google Analytics 같은 분석 도구도 함께 활용하고 있다.

SK디스커버리는 데이터 레이크 프로젝트를 진행해 클릭 한 번으로 말단 사원부터 경영진까지 동일한 데이터를 볼 수 있는 환경을 구축하였다.[28] 데이터 레이크 구축으로 이전까지 데이터를 입력하는 '데이터 생산자'에 머물렀던 직원들이 데이터를 손쉽게 다룰 수 있는 '데이터 분석가'로 거듭날 수 있는 기반을 마련하였다. 기업 내부의 데이터 기반 의

---

28. 오늘 충전소 찾은 고객, 다시 올지 안올지 이미 안다, 한국경제(2020.12.05)

사결정 환경 구축으로 국제 가스 가격에 영향을 주는 주요 요인도 데이터 분석을 통해 입증하였으며, 이를 통해 SK가스가 팔려는 물건의 가격에 영향을 미치는 요인들을 판별해냈고, 언제 어떻게 기업의 물건을 팔면 좋을지 전략을 세울 수 있게 되었다.

P&G는 데이터 분석 소프트웨어 업체와 협력하여 주요 정보의 대시보드Dash Board를 인포그래픽으로 분석하여 5만여 명이 넘는 P&G 직원이 의사결정 조종석Decision CockPit을 통해 업무에 필요한 의사결정에 활용할 수 있게 하였다.[29] 히트맵Heat Map으로 구성한 데이터 대시보드는 P&G 제품이 경쟁하는 모든 시장과 상대적 점유율을 표시해 실시간 시장점유율을 분석할 수 있다. 또한 자기만의 사업지표를 정의하고 실시간 확인도 가능하게 하였다. 회사 내 50개 이상의 장소에 '비즈니스 지휘소Business Commander'라는 회의 공간을 구축하여 어느 공간에서나 그룹별로 분석과 의사결정을 진행할 수 있는 환경도 제공하고 있다.

패션 브랜드 디스커버리 익스페디션Discovery Expedition은 상품개발부터 마케팅, 고객 관계관리 및 세일즈, 소싱까지 데이터를 기반으로 한 의사결정을 진행하고 있다.[30] 소비자의 구매패턴, 제품 수요, 여가활동, 온라인 커뮤니티, 검색 키워드 등 수백 개 주제의 빅데이터를 수집하고 분석할 수 있는 기반을 갖춰 고객의 니즈를 분석한 후 상품기획 및 마케팅에 활용하고 있다.

빠르고 유연한 조직문화는 업무방식과 조직문화 전반에 걸쳐 속도와 유연성을 확보하는 것을 말한다. 다양한 부서 간의 협업, 빠른 의

29. 모든직원이 '빅데이터 분석' 공유… 의사결정 2배 빨라졌다, 매일경제 (2014.12.04)
30. 디스커버리 익스페디션, 디지털 전략 통했다, 패션포스트 (2020.06.29)

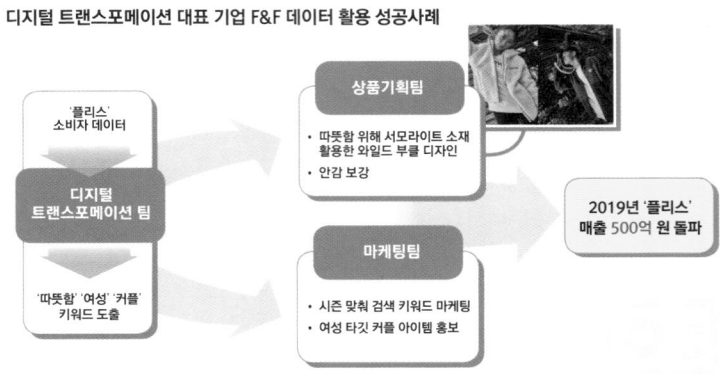

디지털 트랜스포메이션 대표 기업 F&F 데이터 활용 성공사례

상품기획팀
· 따뜻함 위해 서모라이트 소재 활용한 와일드 부클 디자인
· 안감 보강

'플리스' 소비자 데이터

디지털 트랜스포메이션 팀

'따뜻함' '여성' '커플' 키워드 도출

마케팅팀
· 시즌 맞춰 검색 키워드 마케팅
· 여성 타깃 커플 아이템 홍보

2019년 '플리스' 매출 500억 원 돌파

● 디스커버리 익스페디션 데이터 활용 사례 (출처 : 패션비즈)

사결정이 가능한 소규모 프로젝트 단위의 실행 조직, 실험과 실패를 용인할 수 있는 조직문화를 형성하는데 중점을 두고 있다. 빠르고 유연한 조직문화 구성을 위하여 기존의 수직적인 팀 단위 조직에서 소규모 프로젝트 단위의 애자일Agile 조직체계를 구성하고 슬랙Slack, 노션Notion 같은 협업도구와 디자인씽킹Design Thinking, 린스타트업Lean Startup 같은 실행 중심의 프로세스와 방법론을 도입하여 조직문화를 바꿔나가고 있다.

중국 가전업체 하이얼Haier은 다양한 소비자 니즈에 빠르게 대응하기 위하여 조직체계를 2,000여 개의 소규모 조직인 자율경영팀으로 구성하였다.[31] 조직은 3개의 초소형 기업Micro Enterprise; ME인 Tier 형태로 운영되는 ZZJYT 시스템으로 구성된다. Tier1인 사용자 접점MEUser-Facing Micro Enterprise는 자율적으로 고객니즈를 발굴하고 사업을 기획하는 핵

---

31. 중국기업 하이얼이 전 세계 1위 가전업체로 올라선 이유, HR블레틴(2019.01.29)

심역할을 하며, Tire2인 노드ME^{Node Micro Enterprise}는 재료공급, 생산, 구매, 물류 등 Tier1을 지원하는 플랫폼 역할을 수행한다. Tier3인 본사 Corporate Headquarters는 법무, 재무, HR마케팅 같은 전사전략과 관리를 담당하며 Tier2를 지원하고 Tire1을 위한 자원을 배분하는 역할도 수행한다. 고객 요구에 맞춰 조직을 없앴다가 다시 만들기를 반복하고, 구성원들은 본인 능력과 적성에 따라 합류와 탈퇴를 지속한다. 유기적으로 움직이는 소규모 조직을 통해 고객들과 실시간으로 소통하고 제품 기획부터 개발, 제조, 마케팅 등 전 분야를 책임진다. 초소형 기업은 6~8명으로 구성되며 비즈니스 아이디어 제안 및 채택 시 아이디어 제안자가 리더가 되어 팀 구성 및 팀원 섭외를 진행하며, 리더는 담당 프로젝트 관련 사항에 대해 별도 보고 없이 자유롭게 계약, 예산, 채용을 결정할 수

● 하이얼 자율경영팀 구성 (출처 : LG경제연구소)

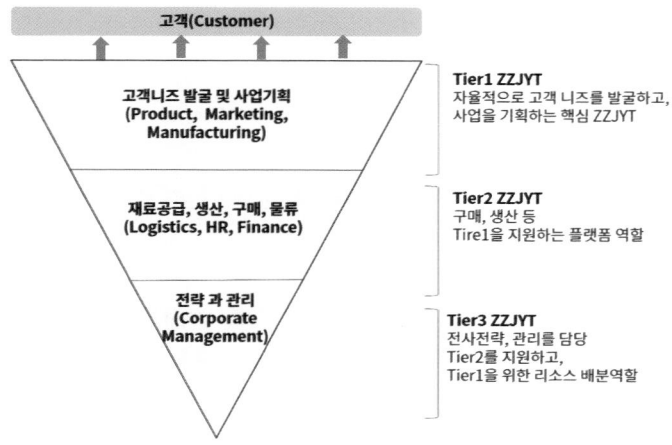

있다. 고객 요구에 신속히 대응하게 된 하이얼은 지난 10년간 영업이익이 평균 30%씩 증가했다.

우리은행은 조직을 개편해 애자일 조직체계를 도입했다.[32] 부서와 팀의 중간 형태인 ACT^(Agile Core Team) 조직체계를 신설해 새로운 사업 기회를 발굴하고 프로젝트 단위 사업을 빠르게 실행하는 역할을 수행한다. ACT는 필요할 경우 수시로 설립돼 경영진으로부터 부여받은 미션을 수행하게 된다. ACT의 장에게는 부서장의 권한을 부여하고 ACT 내 지원업무는 관련 소관부서가 대행하게 하였다. ACT의 권한은 확대하고 업무는 간소화해서 미션에만 집중할 수 있게 했다. 부서 간 협업사업을 애자일 형태로 운영하면서 민첩한 조직 체계를 마련하고 전결권을 부여해 조직의 역동성과 유연성을 강화해 나가고 있다.

패션 브랜드인 스파오^(SPAO)는 빠르게 변화하는 고객의 니즈에 대응하기 위하여 직원들에게 일하는 방식에 대한 의견을 모으고 수차례 시행착오와 실험을 통해 소규모로 구성된 니트 셀, 콜라보레이션 셀 등 상품 단위의 애자일 조직으로 운영되고 있다.[33] 다른 브랜드와 협업하는 콜라보레이션 셀의 경우 기획과 생산을 별도 팀에서 따로 진행하던 방

● 매지니먼트 트랜스포메이션 주요 전략 추진 사항 (출처 : 디지털이니셔티브 그룹)

추진 사항	주요 진행내용
프로세스의 디지털화	RPA, 운영플랫폼 구축, 지원서비스, 원격관리 등
데이터 기반 의사결정	데이터 레이크, CDP, R, 파이썬, 구글애널리틱스 등
빠르고 유연한 조직문화	애자일, 스크럼, 슬랙, 노션, 디자인씽킹, 린스타트업 등

32. 우리은행장, 조직개편 단행… 고객 중심 및 디지털전환 중점, 한국금융(2020.07.03)
33. 스파오, 애자일로 훨훨 날다, 이코노믹리뷰(2020.02.07)

식에서 현재는 구매, 마케팅, 기획 담당 직원들이 모두 한 팀에 모여 빠르게 의사결정을 하고 제품출시 및 제작을 진행한다. 기존에는 상품출시가 보통 1년, 6개월 단위로 진행되는 경우가 많았는데 현재는 한 달밖에 걸리지 않는다. 직급과 나이에 상관없이 프로젝트 제안자에게 전권을 부여하며, 회의는 카톡과 소규모 회의로 진행되고 보고 과정 없이 자율적으로 의사결정을 할 수 있게 하였다.

고객 중심의 가치사슬 변화, 밸류체인 트랜스포메이션

밸류체인 트랜스포메이션은 기존 기업 중심의 기획, 생산, 물류, 유통, 마케팅 등의 가치사슬 체계를 고객 중심 체계로 변화시키는 것이다. 디지털 기술을 활용하여 고객 중심으로 가치사슬 체계를 연결화, 최적화, 자동화, 지능화시켜 기존과 다른 서비스, 프로세스, 커뮤니케이션을 제공해 줄 수 있는 기반을 갖추는 것이다.

기획/생산 단계에서는 고객들이 원하는 상품을 기획하고 생산할 수 있는 수요예측, 맞춤형 구성, 적시 제공이 가능한 체계가 구축되어야 한다. 물류/유통 단계에서는 온·오프라인을 넘나드는 고객대응을 위하여 기존 오프라인 채널 이외에 온·오프라인을 유기적으로 연결하는 채널 대응이 필요하다. 영업/마케팅 단계에서는 고객여정 단계별로 고객니즈를 분석하여 즉각적으로 대응할 수 있는 개인화되고 실시간적인 마케팅 커뮤니케이션이 이루어져야 한다. 서비스/커뮤니케이션 단계

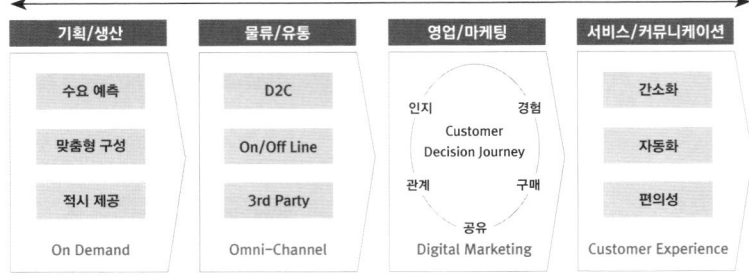

● 밸류체인 트랜스포메이션 전략 추진 (출처 : 디지털이니셔티브 그룹)

에서는 서비스를 이용하는 고객이 번거롭거나 복잡하지 않고 간단하면서 편리하게 이용할 수 있는 환경이 제공되어야 한다.

　　LG화학은 디지털 기술을 활용하여 제품개발, 품질관리, 위험관리 분야를 기존과 다른 방식으로 개선하였다.[34] 새로운 약물 후보 물질을 탐색하는데 인공지능 기술을 활용해 장기간의 투자와 높은 불확실성이 동반되던 신약 개발 과정을 개선하였다. 그동안 작업자 역량에 의존해 진행하던 전지 외관 검사를 인공지능 핵심기술인 딥러닝 알고리즘을 통해 자동화해 불량률을 줄이고 비용까지 절감했다. 석유화학 공장에는 사물인터넷과 인공지능 기술을 활용한 솔루션을 개발해 설비의 잠재위험 요소를 조기에 발굴하고 위험을 제거·정비해 비용절감은 물론 공장가동 중단을 최소화하였다.

　　포스코는 철강을 제조하는 생산계획, 제선, 제강, 연주, 압연, 도금의 공정단계에 디지털 기술을 접목해 생산성을 최적화하고 있다.[35] 수

34. 신학철 LG화학 부회장 "기존 시스템 과감히 버려야 살아 남아", 한국경제(2020.10.13)
35. 스마트제철소, 무엇을 바꿨나? 제대로 밝혀보자, 포스코(2019.08.09)

주단계에서는 수작업하던 소Lot주문(최소 주문량에 미달해 생산상 제약을 받는 주문)의 주문 영향인자 12개를 도출해 인공지능이 스스로 판단하여 소Lot주문을 자동 판단할 수 있게 하여 99.99%의 정확도를 확보하고, 12시간이 소요되던 시간을 1시간으로 단축하였다. 제선단계에서는 작업자가 쇳물의 온도를 2시간마다 체크했던 방식에서 용광로 상태를 결정짓는 변수를 정의하고 사물인터넷, 컴퓨터비전Computer Vision 기술을 활용해 자동체크하여 1시간 후 상태까지 예측관리하고 있다. 제강단계에서는 1,650℃의 고온에서 작업이 이루어지기 때문에 실시간으로 온도 측정이 어렵고, 성분 제어도 복잡해 작업자에 따라 편차가 발생하던 것을 12만 5천 개의 전로~연주 연속제어 시스템을 개발해 공정별 도착시간, 온도, 성분을 실시간 확인하여 온도 적중률을 90%로 개선하였다. 연주단계에 조업실적 데이터를 자동으로 수집하여 공정 중 불량재 발생시 자동

● 포스코 공정단계별 혁신 (출처 : 포스코)

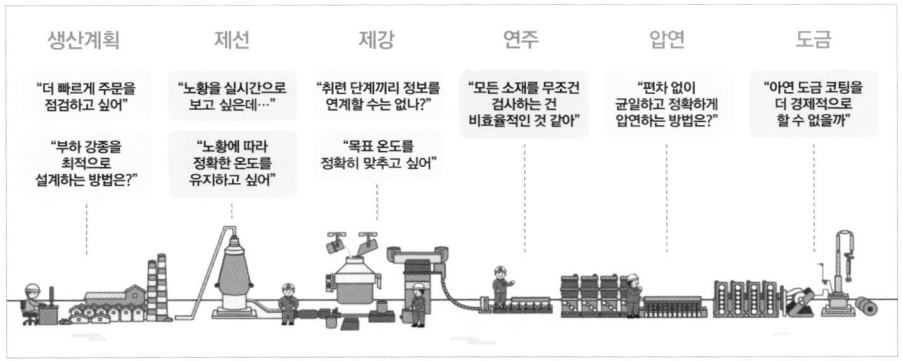

알림을 통해 불필요한 검사를 없애 연 6억 원을 절감하였다. 압연단계에서는 평탄도 조건의 상관관계를 분석하여 프로그램이 자동으로 최적의 가속냉각처리를 할 수 있는 조건을 생성하였으며, 도금 단계에서는 인공지능을 활용한 초정밀 도금제어 기술을 개발해 도금량 제어 적중률을 99%로 개선하였다.

DL이앤씨(구 대림산업)는 디지털 기술과 첨단건설 공법을 결합해 원가혁신, 생산성 향상, 설계와 상품개발의 디지털 혁신을 추진하고 있다.[36] 아파트와 오피스텔 같은 모든 공동주택의 기획 및 설계 단계부터 건설정보 모델링BIM: Building Information Modeling 기술을 적용하고 있다. 설계도면의 작성 기간을 단축할 뿐만 아니라 원가절감, 공기단축, 리스크 제거를 반영하여 착공 전에 설계서의 품질을 완벽한 수준으로 만들 수 있다. 설계도면의 오차를 없애서 실제 건설현장에서 발생하는 오차와 하자, 공기 지연까지 획기적으로 줄였다. BIM 기술을 활용해 확보된 데이터는 다양한 원가정보를 추출해 원자재 물량 산출, 예산 작성, 협력업체 정산 등 원가관리와 각종 생산성 정보 등을 연계하여 현장의 공정계획 수립 및 공사일정 작성에 활용하고 있다. 더불어 축적된 데이터를 기반으로 완료된 작업을 확인하는 것은 물론, 앞으로 발생 가능한 문제점까지 예측해 사전에 오류를 제거하고 있으며, 건축물 완공 이후 건물의 유지 관리에 필요한 정보로도 활용하고 있다.

---

36. 대림, 업계 최초로 모든 공동주택 설계에 BIM 적용, 대림산업 (2020.1.22)

디지털 기반의 비즈니스모델 혁신, 비즈니스모델 트랜스포메이션

비즈니스모델 트랜스포메이션은 산업 간의 경계가 사라지고 경쟁의 강도가 점점 높아지는 상황에 기업이 생존하기 위하여 전통적인 방식의 비즈니스모델을 디지털 기술과 결합하는 것이다. 이를 통해 기존 비즈니스모델을 개선하거나, 디지털 기반으로 비즈니스모델을 확장하거나, 기존과 다른 새로운 영역으로 비즈니스모델을 혁신하는 것이다. 특정 제품이나 서비스에 마진을 붙여 원가 이상의 이윤을 획득하는 전통적인 비즈니스와는 완전히 다른 인공지능, 빅데이터, 사물인터넷 등을 기반으로 고객데이터를 자산화Data Assets하여 새로운 고객가치Customer Value와 경험을 제공하는 비즈니스모델로 전환하는 것이다.

　　디지털 기술 및 변화에 따른 기존 비즈니스모델의 역량을 분석하여 새로운 사업전략의 방향성을 정의하고, 디지털 비즈니스 변화를 촉진하는 변화의 영향력(디지털 기술의 변화, 혁신 기업의 등장, 가치사슬 분석 등) 및 변화 속도를 고려하여 디지털 비즈니스 변화의 우선순위를 설정해야 한다. 핵심적인 디지털 비즈니스 변화 우선순위와 비즈니스모델 구성요소(채널, 고객관계, 파트너십, 수익모델, 가치제안 등)를 결합하여 잠재적 위협 방어와 미래기회 선점을 위한 최적의 디지털 비즈니스 포트폴리오를 구축해야 한다.

　　기업의 비즈니스모델에는 유통기한이 존재한다. 디지털 기술 확산에 의해 새롭게 정의되고 있는 고객, 프로세스, 경쟁에 기존 전통적인 방식의 비즈니스모델로서는 생존할 수가 없다. 그러므로 기존 비즈니스모델의 구성요소를 나열해 보고 이중 유통기한이 지난 구성요소는 과

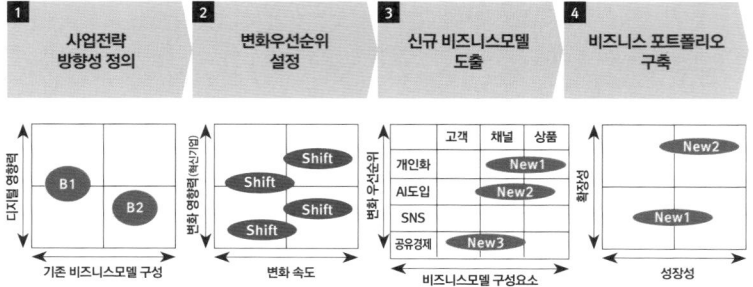

● 비즈니스모델 트랜스포메이션 전략 추진 (출처 : 디지털이너셔티브 그룹)

감히 버리고 디지털 시대에 맞는 새로운 비즈니스모델 기반을 구축하기 위한 전략을 단계별로 추진해야 한다.

자동차 기업인 도요타Toyota는 더 이상 자동차를 제조하는 기업이 아니라 자율주행, 카셰어링Carsharing 등의 기술과 서비스를 결합해 이동에 관한 모든 것을 제공하는 '모빌리티 컴퍼니Mobility Company'로 비즈니스모델 전환을 추진하고 있다.[37] 이를 위해 자율주행, 빅데이터, 인공지능, 사물인터넷 같은 기술개발을 통해 '모빌리티 서비스 플랫폼Mobility Service Platform'을 구축하고 있다. 플랫폼은 자동차에 탑재된 데이터 커뮤니케이션 모듈DCM로부터 차량정보를 수집하여 글로벌 통신 플랫폼을 거쳐 도요타 빅데이터 센터TBDC에 데이터를 축적한다. 빅데이터 센터에 축적된 차량정보를 기반으로 자동차 리스, 보험 등 금융기관과 자동차 판매 대리점 들과 제휴해 차량의 유지보수 서비스도 제공한다. 또한 '모빌리티 서비스 플랫폼MSPF'을 통해 차량 상태나 움직임 관리 등의 서비스 개

37. 도요타 CES에서 자율주행자동차 플랫폼 발표, 디지털 트랜스포메이션트렌드

발 사업자가 필요로 하는 API Application Program Interface를 공개해 택시, 렌터카, 카세어링 등의 운송사업자 이외에 물류, 매장, 숙박, 보험 등 다양한 서비스 사업자에게 원하는 방식으로 자유롭게 모빌리티 서비스를 구현할 수 있게 제공하고 있다. 플랫폼으로서의 서비스를 제공하기 위하여 도시 내에 사람, 자동차, 주민, 기업에 관련된 생활 및 비즈니스, 인프라 등 모든 영역에 서로 연결되어 가치를 창출할 수 있는 스마트시티 프로젝트 Woven City도 함께 추진 중이다.

파나소닉은 가전 제조회사에서 라이프스타일 회사로 비즈니스모델을 전환하기 위해 'Home X' 프로젝트를 추진 중이다.[38] 주력사업인 가전, 라이프솔루션(조명, 에너지 등)을 네트워크로 연결하고 개방하여 고객

● 도요타 모빌리티서비스 플랫폼 (출처 : 도요타)

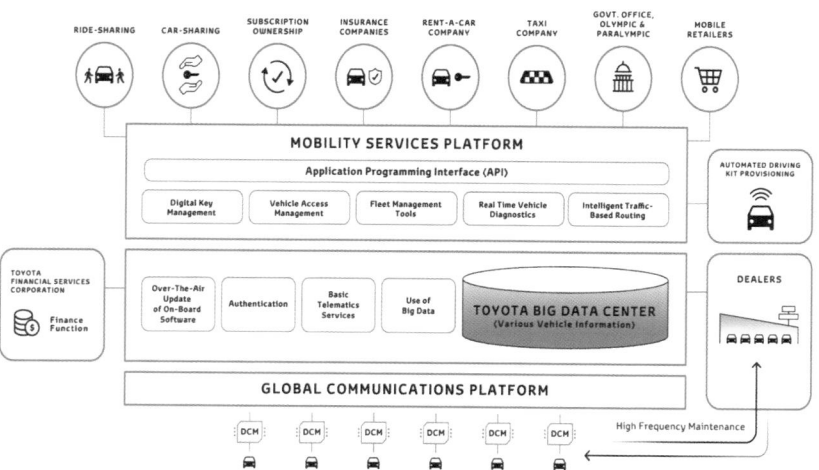

38. 제조회사 건너뛰고 라이프스타일 회사로 직행하는 파나소닉, T타임즈(2020.08.13)

에게 새로운 라이프스타일 플랫폼 서비스를 제공하는 것이다. 가전을 인터넷과 연결하여 사용자 요구를 반영해 업데이트할 수 있으며, 조명 스위치를 가정 내 조명, 온도, 전자제품을 제어하는 플랫폼으로 확장하고, 플랫폼을 개방하여 파나소닉 가전제품 이외에 타사의 보일러, 에어컨, 공기청정기 등과 연결해 다양한 콘텐츠와 라이프스타일 서비스를 제공하고 있다.

SK에너지는 경쟁사인 GS칼텍스와의 제휴를 통해 주유소를 물류의 거점으로 활용하는 물류사업에 진출하고 있다.[39] SK에너지는 핵심자산인 주유소의 비즈니스모델을 혁신해 주유, 세차, 정비와 같은 기존 서비스 이외에 남는 공간을 물류의 거점으로 활용하는 택배사업을 추진하고 있다. '홈픽HomePick'이라는 브랜드를 통해 홈쇼핑이나 e-커머스 회사의 택배 및 반품 처리를 담당하고 있다.

다윈은 '결국 살아남은 좋은 강인한 종이나 지적 능력이 뛰어난 종이 아니라, 변화에 가장 잘 적응하는 종이다'라고 변화에 대한 적응의 중요성을 강조했다. 현 단계에서 기업은 디지털 트랜스포메이션 전략 추진을 고려하는 것 자체도 중요하지만, 빠르게 변화하는 디지털 패러다임 변화에 대응할 수 있는 디지털 트랜스포메이션을 지속적으로 추진하고 유지하는 큰 그림을 가지고 디지털 트랜스포메이션 추진 전략을 바라보는 게 무엇보다 중요하다.

39. 공유 인프라 만난 SK주유소, O2O 서비스 플랫폼으로 딥체인지 된다, SK에너지(2018.03.27)

Part 2

그들은 어떻게 디지털 트랜스포메이션에 성공했나?

월마트,
전통 리테일 강자에서 디지털 트랜스포머가 되다

1962년에 창업한 월마트Walmart 는 다른 업체보다 항상 저렴한 가격에 상품을 공급하는 EDLPEvery Day Low Price 의 저가전략으로 꾸준히 성장했다. 그러나 1990년 후반 아마존닷컴이 공격적으로 e-커머스 시장을 장악하면서 기존 오프라인 시장의 주도권을 쥐고 있던 월마트의 성장이 둔화되고 어려움을 겪기 시작했다. e-커머스의 성장, 아마존닷컴의 시장확대, 모바일 채널전환 등 디지털이 가져온 변화에 대응하기 위해 월마트는 2010년부터 꾸준히 노력해왔다.

2010년에 기존 e-커머스 부문을 통합하여 글로벌 e-커머스 부문을 신설하고 e-커머스를 통합적으로 추진하는 콘트롤 타워Control Tower 의 역할을 수행하도록 했다. 웹사이트 및 모바일의 검색, 개인화, 서비스 강화를 위하여 2011년부터는 본격적으로 소셜미디어, 클라우드, 빅데이터 등의 테크 스타트업들을 공격적으로 인수하면서 e-커머스를 확대하기 시작했다.

기술개발 및 리테일 혁신을 위해 월마트 랩스Walmart Labs라는 기술 전문 조직도 신설했다. 월마트 랩스는 데이터, 인프라 구축, 클라우드, 모바일, 고객경험 관련한 신기술 개발 및 구축을 담당한다. 이노베이션 랩스Innovation Labs에서는 디지털 리테일 기반 환경을 만들기 위한 옴니채널, 모바일스토어 구축, 모바일 결제 등의 새로운 서비스를 개발하였으며, 2013년에 인수한 클라우드 기반 개발 서비스인 OneOps를 통해 다양한 오픈소스 프로젝트를 진행하면서 기술 역량을 구축하였다.

2014년에 새로 월마트 CEO로 취임한 더그 맥밀런Doug McMilon은 기존 e-커머스 중심의 전략에서 벗어나 '디지털 퍼스트Digital First' 전략을 본격적으로 추진하기 시작했다. 아마존닷컴과 경쟁하고 모바일 기반의 e-커머스 환경에 대응하기 위하여 리테일 테크Retail Tech를 강화하는 데 중점을 두었다. 온라인 상품 검색 및 구매 중심의 기존 모바일앱을 개편하여 개인화, 검색 및 가격비교, 제품 추천, 결제 등의 서비스 기능을 추가하였다. 특히 월마트의 핵심역량인 최저가를 보상할 수 있는 세이빙 캐처Saving Catcher, 매장 방문을 유도하기 위한 매장재고 확인, 상품 위치 확인, 가격 검색 기능 등을 강화하였다. 또한 매장 내에서도 바코드 스캐너를 통해 온라인에서처럼 손쉽게 상품정보, 가격, 리뷰 및 평점을 볼 수 있는 매장스캐너 서비스 등을 통해 오프라인 매장의 방문을 유도하는 전략도 함께 추진하였다.

이처럼 디지털 기반 테크 스타트업을 인수해 e-커머스 및 모바일

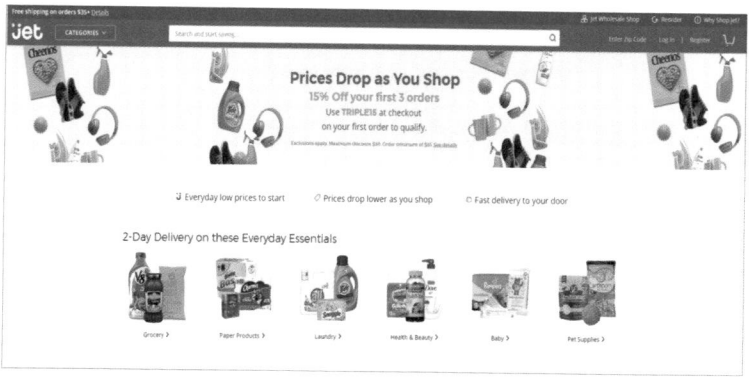

● 제트닷컴 (출처 : 제트닷컴)

앱의 서비스 기능을 강화하면 손쉽게 아마존닷컴을 따라잡을 수 있으리라 생각했던 월마트는 뚜렷한 e-커머스 실적이 나타나지 않자 공격적으로 e-커머스 플랫폼을 강화하기 위하여 2016년에 온라인 커머스 기업인 제트닷컴Jet.com을 33억 달러에 인수했다.

　　기존 e-커머스 모델에 오프라인 창고형 매장의 회원제 서비스를 결합하여 온라인 코스트코Costco로 불린 제트닷컴은 식료품과 잡화 등을 저렴하게 구매할 수 있는 차별화된 서비스를 제공해 아마존닷컴과 경쟁하고 있었다. 월마트는 제트닷컴을 인수함으로써 e-커머스 기반의 핵심기술 및 운영 노하우는 물론, 40~50대 중산층 이하 고객이 대부분인 월마트에 새롭게 MZMillennials & Z 세대 및 프리미엄 고객들을 확보할 수 있게 되었다. 또한 제트닷컴의 창업자인 마크 로어Marc Lore에게 월마트 e-커머스를 총괄하도록 하였다. 월마트 CEO인 더그 맥밀런은 제트닷컴을 인수하면서 "제트닷컴의 가능성이 아니라 로어의 전문성과 창업가 정신을 월마트에 들여오고 싶었다"라고 밝혀 아마존닷컴과 경쟁하기 위한 인재영입을 위해 제트닷컴을 선택하였음을 시사했다.

월마트의 e-커머스를 총괄하게 된 마크 로어는 팀 중심의 혁신 주도, 고객 중심의 옴니채널 전략, 롱테일 상품 확장을 위한 M&A를 중점적으로 추진했다. 이를 위해 기존 오프라인 매장 중심의 e-커머스 전략에서 벗어나 웹사이트 및 모바일을 통합하고 배송서비스를 강화하였으며, MZ 고객들을 확보하기 위해 디지털 네이티브 브랜드를 공격적으로 인수했다. 더불어 방대한 월마트 조직을 스타트업처럼 빠르고 유연하게 대응할 수 있도록 업무 방식의 혁신도 함께 추진하였다.

2017년부터 월마트는 기존 웹사이트 및 모바일앱을 강화하는 e-커머스 전략에서 벗어나 월마트의 핵심역량이면서 아마존닷컴과 차별화할 수 있는 오프라인 매장을 중심으로 '옴니채널Omni Channel'을 강화하는 방향으로 전략을 수정하였다. 이를 위해 11억 달러를 들여 미국 5,000여 개 매장을 리모델링해 디지털화하고 물류 거점으로 활용할 수 있도록 혁신하였다.

이를 기반으로 온라인으로 주문한 상품을 매장에서 손쉽게 받아볼 수 있는 클릭앤콜렉트Click & Collect와 같은 다양한 배송서비스를 확대하였다. 매장 내 자동화 서비스를 도입해 매장운영 효율성을 증대시키고 배송시간을 단축하여 고객경험도 강화하였다. 더불어 기존에 온라인과 오프라인이 분리되어 있던 백엔드Back-end 조직을 통합하여 고객여정을 중심으로 상품, 가격, 배송, 서비스 등이 온·오프라인에서 일관되게 진행될 수 있도록 하였다. 고객이 원하는 채널에서 원하는 방식으로 제품을 구매하고 빠르게 상품을 받아볼 수 있도록 조직을 고객 중심으로 통합한 것이다. 더그 맥밀런은 "고객은 월마트를 채널별로 구분하지 않는다"는 점을 강조하며, 고객이 쇼핑 방법이나 채널과 관계없이 하나의 월마트에서 쇼핑한다고 생각하듯이 월마트 임직원도 'One Walmart'로 생각할 필요성을 강조했다.[40]

2017년 12월에는 사명을 월마트스토어Walmart Store에서 월마트Walmart로 변경하였다. 1970년 1월부터 유지해온 '월마트스토어'라는 사명을 48년 만에 바꾼 것이다. 사명 변경은 월마트가 더 이상 오프라인 기반의 리테일 업체가 아닌, 고객이 언제 어디서나 자신이 원하는 방식으로 쇼핑을 할 수 있는 디지털 기반의 회사로 거듭나기 위한 의지라고 볼 수 있다. 더그 맥밀런은 "우리는 고객의 선택과 필요에 따라 성장 전략을 바꿔야 하는 유통업체이기 때문에 온라인쇼핑을 원하는 고객들의 니즈에 맞춰 회사 이름을 바꿨다"라고 밝혔다.

그동안 아마존닷컴에 밀려 고전을 면치 못하던 월마트는 디지털이라는 혁신 DNA를 이식시키기 위해서는 무엇보다 기존과 다른 틀Platform에서의 경쟁이 필요함을 인식하고 과감하게 스토어Store를 버리는 파괴적 혁신을 통해 상품구성부터 매장운영, 물류배송, 판매마케팅, 고객접객, 직원교육 등 그동안 월마트의 기반이 되었던 모든 것들을 디지털로 탈바꿈Digital Transformation하고 있다.

---

40. Walmart 4.0-From Brick & Mortat to Digital First, 딜로이트컨설팅 (2020,08)

웹사이트 및 모바일 개편

월마트는 온·오프라인의 연계 및 라이프스타일 기반의 고객구매경험을 강화하기 위하여 모바일앱과 웹사이트를 전면 개편하였다.

웹사이트는 상품을 전면에 배치하여 나열하는 세일즈 중심 Sales Focus 의 구성에서 고객의 라이프스타일 및 구매경험을 강화하는 고객 중심 Customer Focus 으로 개편했다. 예를 들어 고객이 거주하는 도시에서 가장 많이 판매되는 상품을 실시간으로 파악하고 자신이 구매한 상품목록을 쉽고 빠르게 검색할 수 있게 하였다.

모바일앱을 활용하여 기본적인 매장상품 확인, 가격비교, 할인상품 검색 이외에 최저가 보상을 보장하는 세이빙 캐처를 제공하고, 음성·텍스트·바코드 스캔 등을 통해 상품을 구매목록에 추가할 수 있게 하였다. 오프라인 매장 고객들이 가까운 매장을 확인하고 손쉽게 상품을 검

● 월마트 홈페이지 (출처 : 월마트)

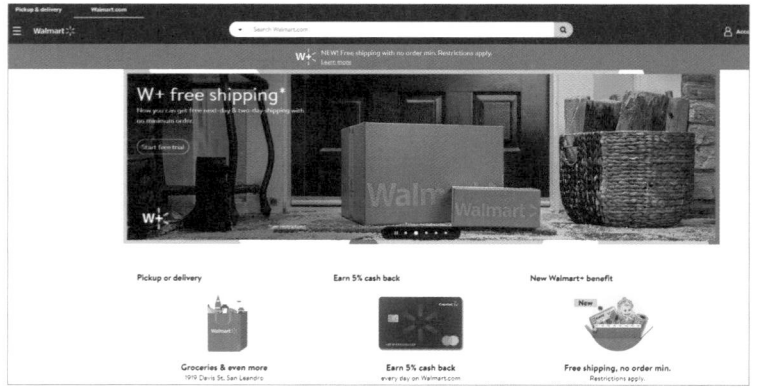

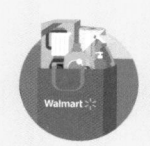 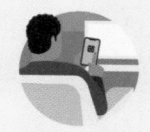 

Leave the shopping to us

- Get groceries, household staples, & much more.
- Choose delivery or curbside pickup.
- Reserve a time that best works for you.

Millions of items online

- Get electronics, clothing, decor, & much more.
- Choose fast, free delivery or store pickup.
- Create, share, & collaborate on shopping lists.

Smart & safe store trips

- Use store assistant for easier store runs.
- Touch-free payment with Walmart Pay.
- Quickly locate items & Rollbacks.

● 월마트 모바일앱 서비스 (출처 : 월마트)

색할 수 있도록 매장 내 지도를 개편하고, 상품진열 매대 및 재고를 파악할 수 있는 '스토어 어시스턴트Store Assistant'도 개선하였다. 또한 온라인 구매상품을 오프라인에서 받아볼 수 있는 클릭앤콜렉트 서비스 이외에 오프라인 매장에서 반품할 수 있는 '모바일 익스프레스 리턴스Mobile Express Returns' 프로그램을 통해 고객편의성을 강화하였다.

2020년 3월에는 기존에 별도로 운영하던 식료품 앱인 '월마트 그로서리Walmart Grocery'를 월마트 앱으로 통합하였다. 식료품 앱 통합으로 고객이 월마트 제품을 구매하기 위해 2개의 모바일앱을 사용하는 번거로움과 불편함을 해결하고, 식료품을 구매하면서 다른 일반 상품도 손쉽게 구매할 수 있어 추가적인 매출을 확보할 수 있게 되었다. 월마트 앱에 있는 다양한 편의기능 및 결제서비스도 함께 사용할 수 있어 고객구매

경험도 증대시켰다. 식료품 앱 통합으로 월마트의 모바일앱 다운로드 수가 460% 증가하여 앱스토어App Store에서 1위를 차지하기도 했다. 더불어 식료품 앱 통합은 코로나19 기간 동안 식료품 구매의 증가로 e-커머스 매출을 확대하는 데 기여하였다.

배송 및 물류 기반 강화

온라인에서의 고객구매경험 증대를 위하여 구매의 최종 단계인 배송 및 물류 서비스 강화를 위한 다양한 서비스와 투자를 확대하였다. 월마트는 미국 인구의 90%가 월마트 매장에서 16km 이내에 거주한다는 강점을 활용해 기존 매장을 물류의 거점으로 활용했다. 이를 통해 온라인에서 구매한 고객이 오프라인 매장에서 제품을 바로 픽업할 수 있는 클릭앤콜렉트 서비스를 제공할 수 있게 되었고, 매장 내에서 고객의 주문을 바로 처리할 수 있는 물류 기반을 갖춘 풀필먼트Fulfillment 센터로 활용해 빠른 배송이 가능하게 하였다.

월마트는 2015년부터 빠른 배송을 위하여 고객이 온라인에서 주문한 뒤 오프라인 매장을 방문해 구입한 제품을 바로 가져가는 다양한 클릭앤콜렉트 서비스를 제공하고 있다. 온라인에서 주문 후 점포에서 일반 제품은 물론 식료품 픽업Grocery Pickup도 가능하며, 온라인으로 주문한 제품을 차에서 내릴 필요 없이 지정 장소에서 전달받는 커브사이드 픽업Curbside Pickup 서비스도 도입하고 있다. 월마트 오프라인 쇼핑객의 약

13%가 커브사이드 픽업 서비스를 이용하고 있다. 또한 온라인에서 주문한 상품을 월마트 매장 내 설치된 키오스크에서 고객이 원하는 시간에 픽업할 수 있는 픽업타워를 확장해 고객들이 손쉽게 제품을 받아볼 수 있게 하고 있다.

구매 금액이 35달러 이상이면 22만 개 품목을 24시간 이내에 배송하는 하루 배송One day shipping 서비스를 제공해 미국 인구의 75%가 이용할 수 있게 하였다. 2020년 5월에는 식료품 및 잡화 등 16만 개 품목을 2시간 내에 배송해주는 익스프레스 딜리버리Express Delivery 서비스를 새롭게 출시했다. 멤버십 회원들 대상으로는 연회비 98달러를 지불하면 무제한으로 식료품을 무료배송Delivery Unlimited 받을 수 있는 서비스도 제공하고 있다.

고객에게 차별화된 빠른 배송서비스를 제공하기 위한 다양한 실험과 테스트를 진행하였다. 2017년에는 빠른배송을 위하여 직원이 퇴근경로와 일치하는 지역의 배송품을 퇴근길에 직접 배송해주는 전 직원 퇴근배송Associate Delivery 서비스를 출시했다. 멤버십 형태로 고객이 원하는 상품을 대신 구매해 당일 배송해주는 상품 구매대행 서비스인 '젯블랙JetBlack' 서비스는 2020년 2월에 서비스를 종료하였다.

특히 배송의 마지막 지점Last Mile인 고객의 집 안까지 배송을 커버할 수 있는 방법으로, 직원이 냉장고에 직접 식료품을 넣어주는 '인 홈 딜리버리In Home Delivery' 서비스도 제공하고 있다. 고객이 온라인에서 식료품 주문 후 '집으로 배달' 및 배달 날짜를 선택하면 정해진 시간에 스마

구분	추진내용
Walmart Pickup	온라인에서 주문 후 점포에서 픽업. 3,200개 점포에서 가능
Grocery Pickup	3,200개 점포, 678개 도시에서 가능
Next Day Delivery	구매 금액 35달러 이상. 22만 개 품목 가능. 미국 인구 75% 커버 가능
In Home Delivery	미국 3개 도시에서 가능. 미국 100만 고객 커버 가능. 집 안까지 배송
Delivery Unlimited	1,400개 매장에서 진행, 일정 멤버십 요금 지불하면 무제한으로 식료품 무료 배송(월회비 12.95달러, 연회비 98달러)
Express Delivery	2시간 이내 배송. 2000개 매장 이용 가능 식료품/잡화 등 16만 개 품목 가능(건당 10달러 지불)

● 월마트 배송서비스 (출처 : 디지털이니셔티브 그룹)

트 잠금장치Smart Entry 기술을 활용하여 문을 열고 착용식 카메라를 부착한 직원이 집에 들어가 냉장고에 식료품을 채워 넣는 전 과정을 스마트폰으로 확인할 수 있다. 이 서비스는 신뢰도를 높이기 위해 개인 프라이버시 보호에 관해서 철저하게 교육을 받은 근무 경력 1년 이상의 전문 직원들이 담당한다.

다양한 배송수단 확보를 위하여 배송서비스 회사들과 적극적인 제휴를 통해 서비스를 확대하고 있다. 식료품 배달 전문 서비스인 인스타카트Instacart와 제휴하여 식료품 및 의약품 배송을 진행하고 있고, 일반 운전기사를 모아 관리하는 업체인 DDIDelivery Drivers, Inc와 제휴하여 여유 시간에 자신의 차로 월마트의 물품을 고객의 집까지 배송해주는 '스파크 딜리버리Spark Delivery' 서비스도 제공하고 있다.

월마트는 지속적으로 확대되고 있는 식료품 배송 픽업 및 배송서비스의 시간 절약과 편의성 강화를 위한 방안으로 뉴로Nuro, 유델브Udelv,

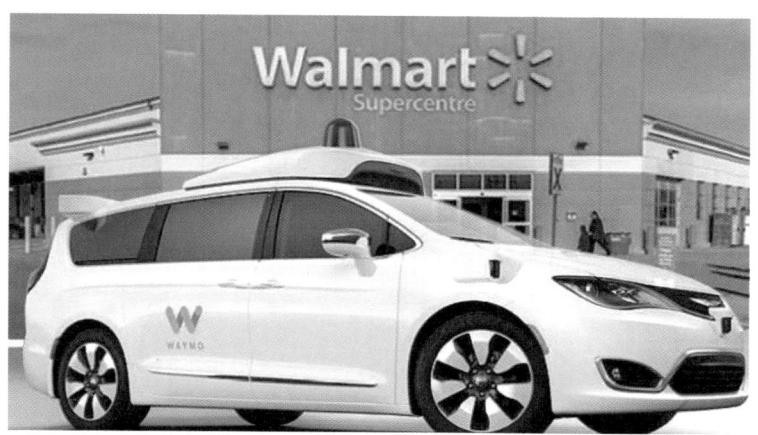

● 월마트 웨이모 (출처 : 월마트)

웨이모Waymo 등과 제휴하여 자율주행 차량의 배송서비스를 테스트해왔
다. 자율주행차 테스트를 통해 확보된 데이터를 기반으로 고객들의 구
매습관을 분석해 최적화된 고객경험을 제공하는 방법을 개발하고 지속
적으로 배송서비스를 개선하는 것을 목표로 하고 있다.

　월마트는 늘어나는 온라인 주문 배송에 대응하기 위하여 별도로 대
형 풀필먼트 센터를 구축하기보다는 기존 매장을 소형 풀필먼트 센터
로 전환하는 전략을 추진하고 있다. 실적이 부진한 매장과 폐점한 샘스
클럽Sam's Club 매장을 풀필먼트 센터로 전환하고, 철수한 슈퍼마켓을 인
수하여 상품을 판매하지 않고 픽업 및 물류 역할만 담당하는 다크 스토
어Dark Store로 운영하고 있다.

　매장을 배송 및 물류의 거점으로 확대하면서 월마트에서 식료품을

구매하는 온라인쇼핑 고객도 늘어났다. 2020년 3월 Gordon Haskett Research Advisors가 조사한 자료에 따르면 쇼핑객의 3분의 1이 온라인으로 식료품을 구매했으며, 이 중 41%는 처음으로 온라인에서 식료품을 구입한 것으로 나타났다. 온라인에서 처음으로 식료품을 구입한 사람들이 월마트를 선택한 비율은 58%로, 아마존닷컴이나 홀푸드를 선택한 14%보다 압도적으로 높았다.[41]

매장 내 신기술 도입 및 혁신

월마트는 매장 내 디지털 기술을 도입하여 온·오프라인의 '끊김 없는 구매경험Seamless Experience'을 제공하고, 업무효율성과 쇼핑편의성 증대를 위해 지속적으로 노력하고 있다.

고객경험을 강화하기 위하여 월마트는 IT 기업과 제휴를 통해 다양한 혁신기술을 적극적으로 도입하고 활용하고 있다. 마이크로소프트의 인공지능 및 머신러닝Machine Learning 기술을 활용하여 판매데이터 분석을 기반으로 한 개인화된 맞춤서비스를 제공하고, 자동결제 기술을 활용한 무인매장 서비스를 개발하고 있다. 아마존닷컴의 음성쇼핑에 대항하기 위해 구글의 음성비서 서비스인 구글 어시스턴트Google Assistant에서 월마트의 상품을 구매하고 고객편의성 강화를 위한 다양한 부가서비스를 받을 수 있게 하였다. 또한 구글의 자율주행 자동차 회사인 웨이모와 제휴하여 월마트 홈페이지에서 상품을 구매하면 웨이모 자율주행

---

41. 코로나19 이커머스 경쟁은 아마존 아닌 월마트를 승자로 만들고 있다, Happist(2020.10.08)

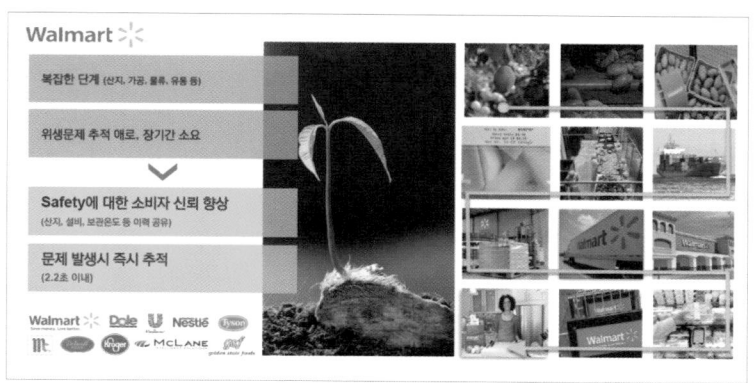

● 월마트 블록체인 활용 식품유통이력 추적 (출처 : IBM)

차량이 고객의 집으로 와서 매장으로 이동해 구매한 상품을 집으로 가져가는 서비스도 제공하고 있다. IBM과는 블록체인 기술을 활용한 식품유통이력 추적시스템을 구축해 신선식품의 공급망 관리 및 식품안전관리를 통해 고객들에게 안전한 먹거리를 제공하기 위하여 실시간으로 농장에서 마트까지 식품이력을 추적한다.

월마트는 효율적인 매장 운영관리를 위하여 매장 내 총 4가지 종류의 로봇을 도입하여 활용하고 있다. 500평 이상의 넓은 바닥을 자동으로 청소하고 연마하는 자율주행식 로봇인 'Auto-C^{Automatic Cleaner}'를 360개 매장에 배치하였다. 승차운전도 가능한 Auto-C는 직원이 청소와 바닥 연마가 필요한 위치와 영역을 입력하면 자동으로 작업을 진행한다. 또한 월마트는 매장을 돌아다니면서 선반을 스캔하여 재고현황 및 가격부착 상태 등을 확인하는 로봇 'Auto-S'를 배치하여 활용하고 있다.

선반 관리 로봇은 매대 사이를 오가며 장착된 카메라를 통해 누락됐거나 잘못 놓인 상품, 가격이 잘못 표기됐거나 라벨이 엉뚱하게 붙은 상품들을 찾아낸다. 로봇은 이렇게 수집한 정보를 매장 직원에게 전달해 매대에 상품을 채우고 잘못을 바로잡을 수 있게 돕는다.

빠르고 효율적인 제품 배송을 위하여 매장에 도착한 배달 트럭의 화물을 자동으로 분류하고 내리는 'FAST Unloader'와 온라인쇼핑에서 구입한 상품을 매장에서 픽업할 수 있는 무인 키오스크 서비스인 'Pickup Tower'를 활용하여 매장 업무의 효율성 및 고객경험을 강화하고 있다.

물류센터에는 물류창고 로봇 자동화 플랫폼인 '알파봇Alphabot'을 도입해 물류를 자동화하고 있다. 30대의 피킹로봇들이 수직·수평으로 이동하면서 상품 피킹 작업을 일반 작업자보다 10배 빠른 속도로 처리하고 있다. 알파봇 플랫폼 도입으로 고객주문, 상품픽업, 배송 등 물류과정에 투입되는 시간과 비용을 줄일 수 있다. 배송에 드론을 활용하기 위한 테스트도 계속 진행하고 있다. 월마트는 2015년에 처음으로 드론 상품배송 시험을 시작한 이후 2016년에는 드론을 활용해 물류창고의 상품 재고를 파악하는 기술을 테스트하였으며, 2020년 9월에는 이스라엘 드론 스타트업인 플라이트렉스Flytrex의 드론을 활용해 식료품과 생필품의 시범 배송을 시작하였다.

월마트는 인공지능과 대화형 디스플레이를 활용한 미래형 매장인 '인텔리전트 리테일랩Intelligent Retail Lab'을 오픈하고 신선식품과 일상용품

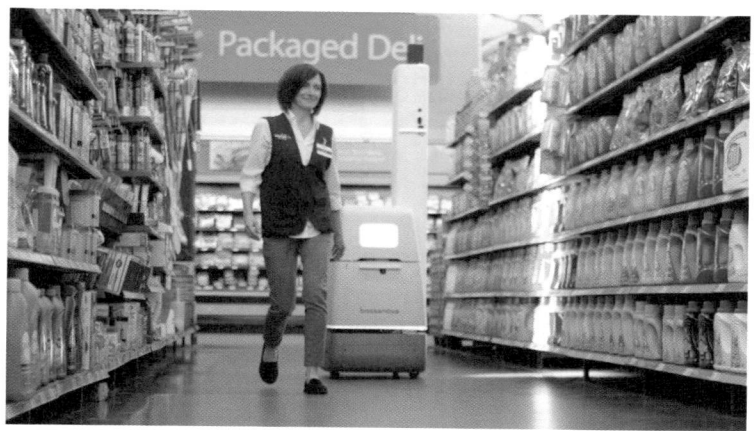

● 월마트 매장 로봇 (출처 : 월마트)

을 판매하는 월마트 네이버후드 마켓Walmart Neighborhood Market에서 테스트 중이다.

기존의 소형포맷 중심의 무인매장과 차별화하기 위해서는 매장운영과 고객경험을 강화하고 데이터를 확보하는 것이 필요하므로 별도의 테스트 매장이 아닌 뉴욕 레비타운에 자리 잡은 월마트 네이버후드 마켓을 지능형 매장으로 탈바꿈Transformation시켰다.

천장에 카메라와 다양한 센서를 배치해 고객의 움직임과 매장 진열대를 모니터링하면서 실시간으로 데이터를 수집하고, 수집된 데이터는 매장 내에 있는 데이터센터로 전송되어 인공지능이 매장운영 및 재고현황을 분석한다.

매장 내에 설치된 카메라와 센서는 진열된 제품을 실시간으로 분석

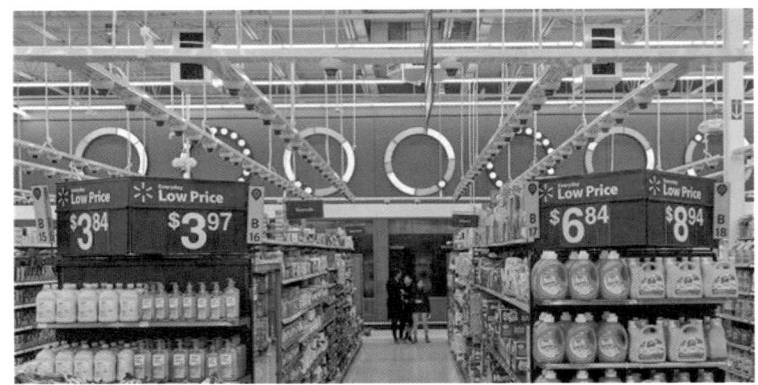

● 월마트 인텔리전트 리테일랩 (출처 : 월마트)

해 수요예측 및 결품이 발생하지 않게 하는 데 중점을 두고 있다. 정확하게 1파운드, 2파운드 스테이크 소고기를 인식하여 매대의 수량을 분석해 제품이 부족하거나 유통기한이 경과한 경우 매장 직원의 모바일 앱에 바로 통보하여 채워 놓도록 한다. 고객들이 매장에 도착했을 때 언제나 구매하고자 하는 제품의 수량을 보유하고 신선식품을 신선한 상태에서 제공하게 된다.

　매장 내에 카메라와 센서를 설치하여 인공지능이 분석하는 기술적 구현은 아마존고와 동일하지만, 매장운영과 활용에는 차이가 있다. 아마존고는 체크아웃 시 길게 줄을 서야 하는 불편함을 개선하기 위하여 고객동선 분석, 구매제품 파악, 자동결제에 중점을 둔 무인매장을 구현하고 있다. 이와 달리 월마트는 고객이 원하는 상품이 품절되지 않고 매일 신선한 제품을 제공하며, 실시간 재고파악, 수요예측, 상품보충 및 장

바구니 정리 알람 등의 기능으로 매장 직원들이 효율적으로 일할 수 있는 지능형 매장 운영에 중점을 두고 있다.

월마트는 직원 교육에도 디지털 기술을 적극 도입하고 있다. 매장 내 업무 및 고객접객에 대응할 수 있는 시뮬레이션 게임인 '스파크시티 Spark City'를 활용하고 있다. 스파크시티는 슈퍼센터에서 매장 재고관리, 상품보충, 가격태그 변경과 동시에 접객에 대응하면서 매장 내에 발생하는 비상사태에 대처하고 포인트를 얻는 방식으로 진행된다. 직원들이 매장에서 매일 하고 있는 업무를 게임으로 구현한 것이다. 매장 직원을 대상으로 베타버전을 공개한 후 피드백을 반영해 지속적으로 게임을 업데이트하고 있다. 스파크시티는 현재 200개의 월마트 교육센터 '월마트 아카데미'에서 사용되고 있다. 또한 매장관리 및 고객서비스 대응 교육에

● 월마트 스파크시티 (출처 : 월마트)

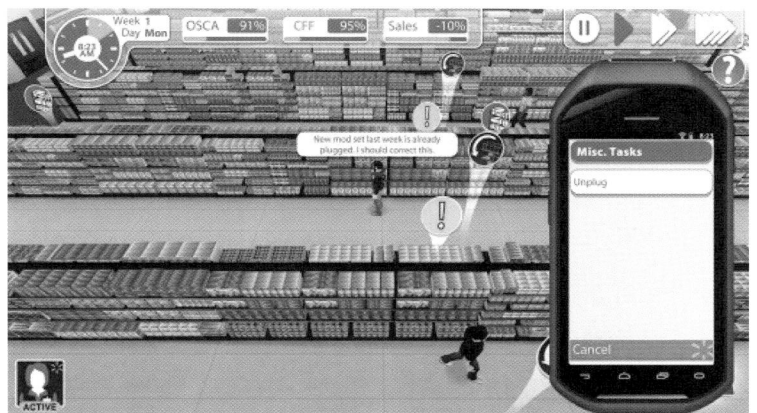

가상현실도 활용하고 있다. 직원은 가상현실을 체험할 수 있는 헤드셋을 착용하고 다양한 상황에 직면하게 되는 순간 표시되는 미션에 따라 자신이 취할 행동을 선택하는 방식으로 교육을 받는다.

월마트는 오프라인 매장에서도 온라인쇼핑처럼 고객들이 손쉽게 상품을 검색하고 구매할 수 있는 기반을 제공하고, 빠른 배송을 위한 물류의 거점으로서 새롭게 매장을 재정의하였다. 더불어 직원들이 고객서비스에 보다 더 집중하고 매장을 효율적으로 운영·관리할 수 있도록 디지털 기술을 적극 활용해 지속적으로 혁신하고 있다.

시어스Sears, JC 페니J.C Penney 같은 전통 리테일 강자들이 아마존닷컴의 공세에 시달려 파산하는 상황에도 월마트는 온라인 매출이 증가하면서 실적이 개선되고 있다. 2021년 1분기 온라인 매출이 전년 대비 49%나 증가하였으며, 2019년에 90달러였던 주가도 2020년에는 150 달러까지 오르며 실적이 개선되었다.

이러한 월마트의 성과는 디지털 퍼스트Digital First와 원 월마트One Walmart라는 장기적인 디지털 트랜스포메이션 비전을 가지고 지속적인 투자를 진행한 CEO 더그 맥밀런의 강력한 리더십과 기업의 핵심역량인 오프라인 매장을 배송과 물류의 거점으로 활용해 온라인쇼핑에 적극 대응한 결과다. 더불어 디지털 역량을 강화하기 위하여 과감한 M&A를 추진해 빠르게 기술, 조직, 인재를 확보하고 다양한 IT 기업 및 스타트업들과의 제휴를 통해 신기술 및 새로운 서비스 실험과 테스트를 적극적으로 시도했기 때문이다.

타겟,
매장을 재정의하고 디지털로 혁신하다

2014년부터 매출이 하락하기 시작한 할인점 타겟Target은 혁신을 위해 향후 3년간 70억 달러를 투자하겠다는 혁신안을 2017년에 발표하였다.[42] 타겟은 단계별로 기존 매장을 새롭게 정비하고, e-커머스에 대응하기 위한 물류체계 및 풀필먼트 기반을 갖추고, 브랜드 포트폴리오Brand portfolio를 강화하는 데 중점을 두고 디지털 트랜스포메이션 전략을 추진하였다.

매장 재정비 및 신규 포맷 매장 확대

타겟은 백화점 같은 할인점을 지향했지만 제대로 된 투자가 이루어지지 않아 노후한 이미지가 강했으며 매장의 차별성 또한 부족했다. 이러한 점을 개선하기 위하여 단계별로 기존 매장을 모던하고 세련되게 리

42. 백화점 같은 할인점 타겟은 어떻게 아마존 시대를 극복하고 있는가?, Happist(2020.02.27)

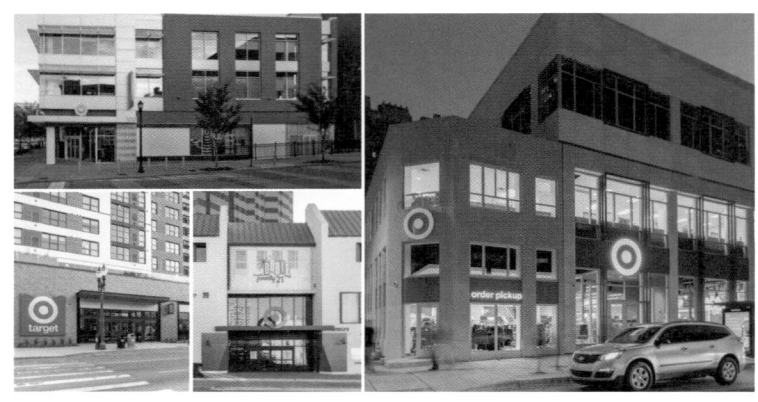

● 타겟의 소형 매장 포맷 (출처 : 타겟)

모델링하는 작업을 진행하였다.

비주얼 머천다이저Visual Merchandiser를 고용하여 상품을 단순히 진열하는 기존 방식에서 벗어나 각 상품 영역별로 특색 있는 컨셉과 스타일로 매장을 연출하고 타겟만의 독특한 향기와 활기찬 음악이 흘러나오게 하였다. 신선식품 코너는 홀푸드처럼 야채를 가지런히 배치하고 의류의 경우 마네킹이 착용하여 스타일을 볼 수 있게 구성하였다. 또한 고객이 제품구매 이외에도 매장 내에 체류하는 시간을 늘리기 위해 매장 입구에 스타벅스, 피자헛 등을 전략적으로 입점시켰다. 각 코너마다 전문지식을 갖춘 매장 직원을 배치해 고객의 문의에 바로 대응하게 하는 훈련도 강화하였다.

도심 외곽지역의 매장을 정리하고 기존 타겟 매장의 1/3정도 크기의 지역 상권에 맞춘 소형매장을 도시와 대학캠퍼스를 중심으로 매년

30개 이상 개설하여 접근성을 강화하고 있다. 소형매장은 온라인 구매 고객들이 빠르고 편리하게 주문한 제품을 픽업할 수 있는 별도의 옴니채널 게이트Gate를 설치하고 픽업 매대를 확장하여 옴니채널의 거점으로 활용하고 있다.

브랜드 포트폴리오 재정비

노후한 매장 정비와 함께 오래된 브랜드들도 정리하여 브랜드 포트폴리오를 재정비하였다. 고객의 라이프스타일에 맞추고 다양한 타깃층을 공략하기 위해 여성복Universal Thread, 아동복Cat&Jack, 가정용품Threshold, 전자제품Heyday 등 트렌디한 브랜드들로 라인업을 구성하여 브랜드 포트폴리오를 강화하였다. 유명 브랜드들과 함께 저가 라인의 한정판 콜라

● 굿앤드개더(Good & Gather) 브랜드 (출처 : 타겟)

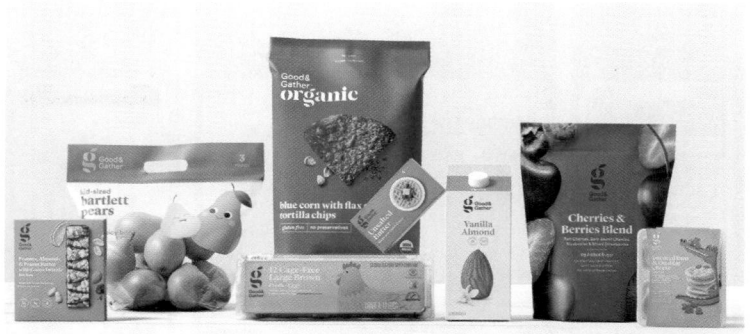

보레이션 상품도 출시해 차별화된 브랜드 경험을 제공하고 있다. 또한 타겟은 온라인 식료품 시장의 매출과 점유율을 확대하기 위하여 굿앤드개더Good & Gather라는 식음료 PBPrivate Brand 브랜드를 출시하였다. 유제품에서 파스타까지 다양한 식음료 카테고리를 구성하여 초기 650개의 품목을 출시한 후 2,000개 이상으로 품목을 확장할 계획이다.

모바일앱 강화 및 디지털 기술 확대

타겟은 매장 내 고객경험 강화와 판매지원을 위하여 모바일 서비스 개선과 IT 투자를 확대하고 있다. 여러 개의 서비스로 분산되어 있던 모바일앱을 하나로 통합해 고객경험을 향상시켰으며, 모바일앱 화면상의 카테고리마다 고객이 손쉽게 카테고리를 확인할 수 있는 아이콘을 넣

● 타겟 모바일앱 서비스 (출처 : 타겟)

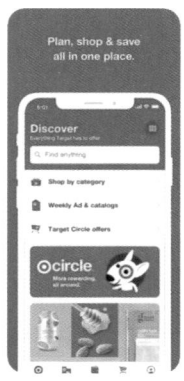
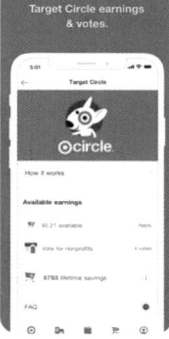
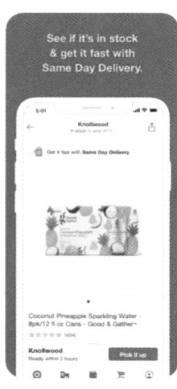
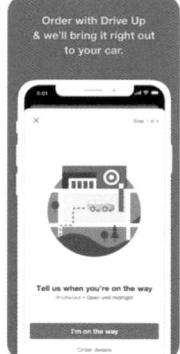

어 모바일 네비게이션Navigation을 쉽고 재미있게 구성하였다. 신용카드나 쿠폰, 기프트카드Gift Card 등의 다양한 결제수단을 선택하여 스마트폰 스캔으로 간단하게 체크아웃할 수 있으며 매장픽업, 당일배송 등의 배송옵션도 지정할 수 있다. 이러한 모바일앱의 개선으로 매장 내에서 체크아웃에 걸리는 시간이 4배나 빨라졌다.

타겟은 매장 내에서 쿠폰서비스를 이용할 수 있도록 모바일앱 쿠폰서비스인 '카트휠Cartwheel'을 통합하였으며, 비콘Beacon과 블루투스 기술을 활용한 위치정보 기능을 사용하여 카트휠에서 파는 상품을 매장 내에서 손쉽게 찾을 수 있게 하였다. 이 기능은 카트휠뿐만 아니라 쇼핑목록에 있는 상품의 위치도 찾을 수 있으며, 매장 내 세일정보 등을 한눈에 볼 수 있다. 이를 위해서 타겟은 매장 와이파이 대역폭을 확대하고 통신 속도도 2배로 늘렸다.

옴니채널 대응 배송 및 물류기반 확보

e-커머스 연계를 위하여 타겟은 옴니채널에 대응할 수 있는 클릭앤콜렉트 서비스를 강화하고, 매장을 물류의 거점으로 활용할 수 있는 기반으로 재구성하였다.

식료품, 가정용품, 육아용품, 애완동물용품, 의류 등 25만여 개의 상품을 매장에서 직접 픽업하는 매장 내 픽업In-store pickup, 차에서 내리지 않고 직원이 주차장으로 가져다주는 드라이브픽업drive-up delivery, 택배로

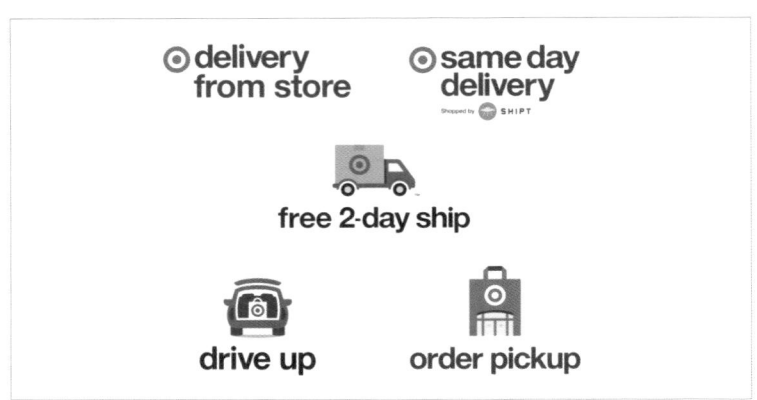

● 타겟 픽업 서비스 (출처 : 타겟)

발송해주는 택배배송home delivery 등 고객이 원하는 방식으로 당일배송을 받을 수 있는 당일 주문처리 서비스Same-day fulfillment services를 제공하고 있다. 당일배송 서비스는 디지털 매출액의 1/3을 차지하고 있으며, 3개월 내에 당일배송을 이용한 고객의 2/3 이상이 재이용할 만큼 인기가 높다. 2021년 1분기 당일 주문처리 서비스는 전년 대비 90%가 증가하여 매출성장에 중요한 역할을 하였다.

당일배송 서비스를 강화하기 위하여 타겟은 2017년에 식료품 배송 스타트업인 시프트Shipt를 5억 5천만 달러에 인수했다. 시프트는 인스타카트Instacart와 동일한 식료품 배송서비스를 제공하는 회사다. 고객이 온라인에서 상품을 주문하면 시프트와 계약을 맺은 전문 구매요원이 매장에서 상품을 구매한 뒤 고객에게 직접 배송해주는 서비스를 제공하고 있다. 시프트는 미국 내 72개 이상의 마켓에 2만 명 이상의 전문 구매요원을 확보하고 있다. 타겟은 시프트 인수 후 별도로 서비스를 운영하다가 2019년 6월에 Target.com에 서비스를 통합하면서 이용이 늘어났다. 2021년 1분기에 시프트를 이용한 배송서비스는 전년 대비 86%나 증가했다.

당일배송 서비스를 확대하기 위해 기존 물류 인프라 시스템을 개선하여 물류 최적화 및 주문처리를 향상시켰으며, 매장에서 주문한 상품을 빠르게 픽업할 수 있도록 매장 리모델링도 단행하였다. 미국 인구의 75% 이상이 타겟 매장에서 10마일^{16km} 이내에 거주하고 있기 때문에 기존 매장을 라스트마일^{Last Mile} 배송거점인 '플로어센터^{Flow Center}'로 최적화하기 위하여 물류시스템을 개선하였다. 기존의 선입선출^{FIFO} 시스템을 사용하는 대신 새로운 알고리즘 기반으로 오더피킹^{Order Picking}을 향상시켜 주문선택 경로를 최적화하여 영업점과 매장별 창고^{Back Room} 사

● 타겟 플로어 센터 (출처 : 타겟)

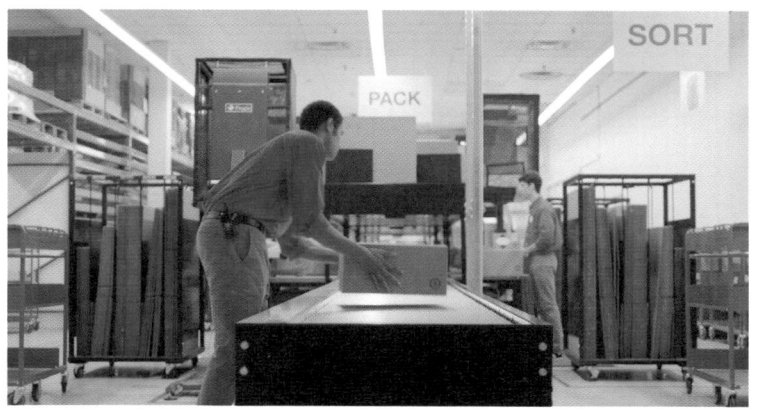

이의 단계 수를 최소화하였다. 이러한 개선으로 드라이브픽업 및 매장 픽업 서비스의 주문 피킹 및 출하량 모두 30% 이상 개선되었으며, 당일 주문처리 서비스 비용도 90% 이상 절감되었다. 반송 프로세스도 개선하여 반송품이 반송 운송업체 시스템에 인식되면 즉시 환불처리해 환불 대기시간을 단축하였다.

타겟은 2021년 1분기 온라인쇼핑 판매가 전년 대비 50% 증가하였으며, 온라인쇼핑 매출이 차지하는 비중도 18.3%를 기록하였다. 식료품 판매가 온라인쇼핑의 성장을 견인하였으며, 시프트 인수를 통해 당일배송이 가능해지면서 코로나19 팬데믹에 유연하게 대응한 결과다.

2017년에 타겟이 디지털 트랜스포메이션 전략을 추진하기 위하여 70억 달러를 투자한다고 발표했을 때 투자자들의 반응은 차가웠으며 주가도 14%나 폭락하였다. 그러나 이때의 과감한 결단과 투자는 타겟이 디지털 리테일 기업으로 나아가는 기반이 되었다. 디지털 시대에 변화하는 고객, 채널, 구매, 상품, 서비스 등 기업의 기반이 되는 근본적인 모든 것들을 새롭게 재정의하고, 핵심역량인 매장을 중점으로 디지털 역량을 강화하는 선택과 집중이 있었기에 얻은 결과라 볼 수 있다.

베스트바이,
디지털보다 사람에 더 집중하다

-
-
-
-
-
-

2000년대 후반부터 온라인쇼핑이 성장하면서 미국 2위 전자제품 유통업체인 서킷시티Circuit City와 라디오쉑Radio Shack 등 오프라인 기반의 가전 유통기업들이 줄줄이 파산하였다. 미국 최대 가전제품 유통업체인 베스트바이BestBuy도 2011년까지 10억 달러 이상을 유지하던 순이익이 2012년에 매장 수 증가에도 불구하고 12억 3천 달러 규모의 적자가 발생하고 주가는 9년 만에 최저치를 기록했다. 결국 50여 개의 매장을 철수하고 수천 명의 직원을 해고하는 일이 발생하면서 모두 베스트바이가 망할 거라고 예측했다. 그러나 2014년에 400억 달러로 다시 매출을 회복하면서 2018년에는 생활가전 시장에서 아마존닷컴을 제치고 시장점유율 1위(21%)를 차지하는 드라마 같은 반전을 보여줬다.

베스트바이가 아마존닷컴의 위협에도 불구하고 이렇게 다시 부활할 수 있었던 이유는 2012년에 CEO로 부임한 휴버트 졸리Hubert Joly가 빠르게 디지털 트랜스포메이션 전략을 추진했기 때문이다. 졸리는 "정지 상태에서 자전거를 돌리려고 하면 넘어진다. 중요한 것은 바로 움직이는 것이다"라는 자전거 이론을 강조하면서 실행에 중점을 두고 빠르게 혁신할 것을 요구했다. 이에 기존 오프라인 중심의 베스트바이를 아마존닷컴과 경쟁할 수 있도록 가격경쟁력을 확보하고, 차별화된 서비스를 제공하며, e-커머스를 강화하여 비용절감을 최우선으로 하는 리뉴 블루Renew Blue 전략을 공격적으로 추진하였다.

직원참여 유도 및 운영프로세스 개선

휴버트 졸리는 부임 직후 가장 먼저 현장을 방문해 매장에서 어떤 일이 일어나고 직원들은 어떤 불만이 있는지를 직접 보고 듣는 것부터 시작했다. 매장에서 직원들이 재고 검색 시 잘못된 정보를 제공해주는 운영시스템 때문에 어려움을 겪고 있다는 불만을 듣고 바로 재고 검색엔진을 개선하였다. 효과적이지 않고 참여도가 낮아 중단했던 판매 직원들을 위한 교육투자도 확대해 다양한 테크와 디바이스 등의 전문지식을 제공함으로써 고객과 커뮤니케이션할 수 있게 하였다. 임직원들의 만족도가 높았던 임직원 할인 프로그램도 다시 부활시켰다. 이는 직원들이 신제품을 저렴한 가격에 구매해 사용해본 후 제품을 추천하고 고객상담에 활용하는 프로그램이다. 다양한 기술과 제품들이 빠르게 쏟아져 나오는 디지털 시대에 고객이 필요로 하는 제품 정보와 가치를 전달해 줄 수 있는 전문가로서의 역할을 매장 직원들이 담당해주기를 바랐기 때문이다.

최저가 보상을 통한 가격경쟁력

무엇보다 아마존닷컴과의 경쟁에서 이기려면 아마존닷컴보다 더 저렴한 가격으로 판매할 수 있는 가격경쟁력 확보가 우선이라고 생각해 온·오프라인을 막론하고 전자제품 최저가 보장 Price Match Guarantee 프로그램을 도입하였다. 만약 고객이 베스트바이에서 가전제품을 구매할 때 같은 지역에서 경쟁하고 있는 리테일 사업자나 아마존닷컴과 같은 온

● 베스트바이 최저가 보장 서비스 (출처 : 베스트바이)

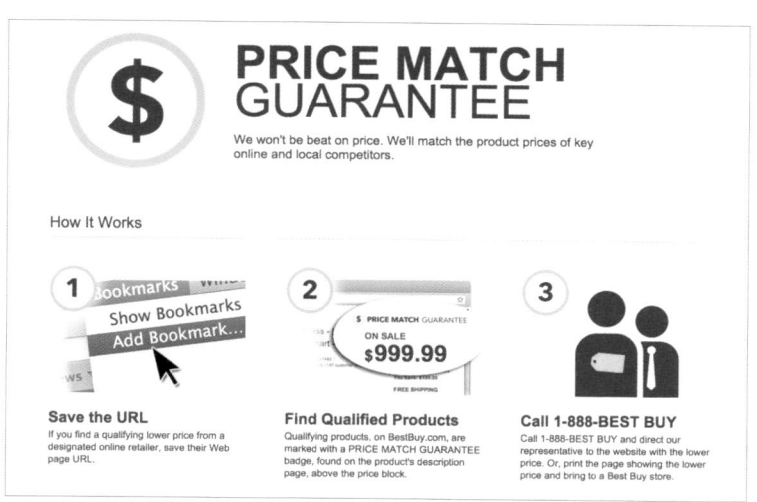

라인 사업자가 판매하는 가격보다 비쌀 경우 이들과 동일한 가격에 구매할 수 있게 가격을 조정하는 프로그램이다.

매장을 체험공간으로 구성

베스트바이는 매장 방문이 불필요하고 가격이 낮아 온라인쇼핑몰 중심으로 구매가 이루어지는 DVD 등의 코너를 없애고 가전업체들을 위하여 '샵인샵 Shop in Shop' 형태의 체험공간을 구성하였다. 매장 내 전자기기를 카테고리별로 진열하기보다는 개별 제조사마다 특징을 살린 전시공간을 구성해 진열하였으며, 오프라인의 장점을 살려 고객이 직접 제품을 체험하고 구매할 수 있게 하였다. 또한 전문상담원을 배치하여 고객들의 문의에 대응할 수 있게 하였다. 휴대폰부터 TV, 홈시어터 등 신제품 설명은 물론 사용 중인 제품을 어떻게 더 잘 활용할 수 있는지 고객 눈높이에 맞게 설명해줘 고객경험을 강화하였다.

애플Apple과 제휴해 매장에 샵인샵을 개설한 이래 삼성Samsung, 다이슨Dyson, 소니sony, 인텔Intel 등의 주요 가전업체들과도 제휴하여 브랜드 컨셉에 맞는 체험공간을 제공하였다. 경쟁사인 아마존닷컴도 자사의 음성인식 스피커인 아마존에코Amazon Echo를 전시하기 위해 브랜드샵을 설치했다.

샵인샵을 통해 베스트바이는 제조사에게 공간을 임대하여 수수료를 받고, 제조사는 추가로 매장을 오픈하는 것보다 훨씬 적은 비용으로

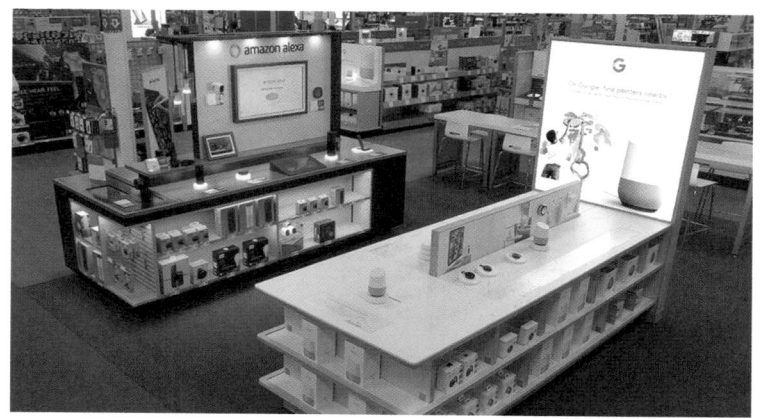

● 베스트바이 샵인샵 (출처 : 베스트바이)

고객에게 다양한 신제품 체험 기회를 제공할 수 있게 되었다. 이로 인해
베스트바이는 매장 임대수익뿐만 아니라 제품을 직접 만져보고 사용법
을 배울 수 있는, 온라인에서는 경험할 수 없는 서비스를 제공함으로써
가격을 중시하는 저가의 디지털 제품보다 고가의 수익성 높은 백색가
전을 구입하는 우량고객을 확보하였다.

매장을 활용한 옴니채널 전략 추진

'아마존닷컴의 쇼룸'이라는 비난에 베스트바이는 고객이 매장에서 가
격비교를 할 수 없도록 자사 매장에서만 사용하는 전용 바코드로 변경
하였으나, 오히려 고객의 외면과 매출 하락이라는 결과로 이어졌다. 그

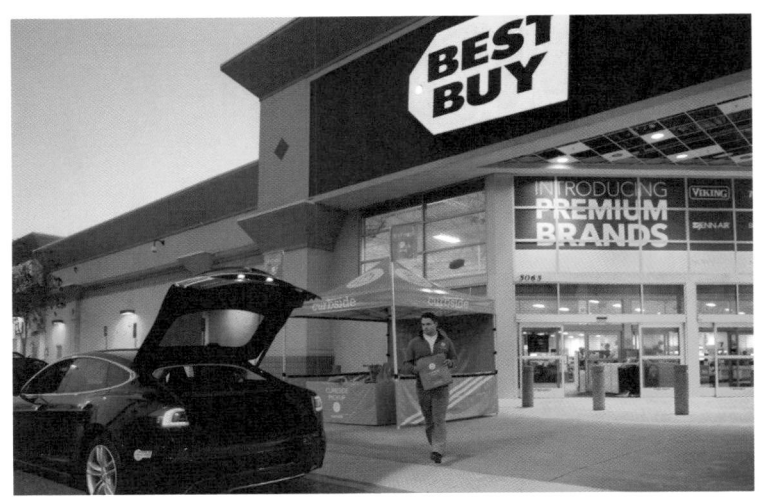

● 베스트바이 커브사이드 픽업 (출처 : 베스트바이)

후 방문 고객 다섯 명 중 한 명이 온라인 구매를 전제해 방문한다는 조
사결과를 토대로 쇼루밍Showrooming 고객을 막기 보다는 적극적으로 활
성화하는 방향으로 옴니채널 전략을 추진하였다. 오프라인 매장을 쇼
룸으로 인정하고 쇼루밍 고객이 자유롭게 제품을 체험하고 가격을 비
교한 후 제품을 구입할 수 있는 환경을 제공하였다.

　더불어 쇼루밍 고객을 위하여 온라인 주문 후 오프라인 매장에서
상품을 픽업할 수 있는 다양한 클릭앤콜렉트 프로그램도 운영하고 있
다. 매장 수령store pick up, 매장 배송ship-to store 같은 서비스뿐만 아니라 온
라인 주문 후 친구나 가족들이 대신 매장에서 수령할 수 있는 '친구와 가
족 수령Friend & Family pick up' 서비스, 베스트바이 지역 물류센터에서 직접

상품을 수령하는 '물류센터 수령Warehouse pick up' 서비스 같은 차별화된 배송서비스도 제공하였다. 코로나19 이후 베스트바이 매장을 폐쇄한 상황에서는 온라인으로 고객이 제품을 주문하면 주차장에서 매장 직원이 상품을 전달해주는 커브사이드 픽업Curbside Pickup도 확대하였다. 또한 오프라인 매장을 물류의 거점으로 활용해 온라인으로 주문하면 매장에서 바로 고객에게 배송하는 방식으로 배송시간이 아마존닷컴보다 짧아졌으며, 매장에서 제품을 반품할 수 있어 매장 방문을 통한 추가 매출 효과도 발생하였다.

고객 구매여정 분석을 통한 디지털 마케팅 강화

e-커머스 매출을 강화하기 위하여 디지털 마케팅에 대한 투자도 확대하였다. 현재 디지털 광고가 전체 광고 비중에서 80%를 차지하고 있을 만큼 고객경험 강화 및 매출증대를 위해 디지털 마케팅에 선택과 집중을 하고 있다. 무엇보다 온·오프라인의 고객 구매여정 데이터를 분석해 개인화된 마케팅을 강화하고 있다.

오프라인 매장 중심의 기업이 디지털화된 고객의 단계별 여정을 분석하는 데 어려움이 있었지만, 인공지능을 활용해 인터넷 검색, 온라인 장바구니 분석, 오프라인 매장 방문 등의 고객여정을 분석해 온·오프라인 활동을 구분하여 개인화된 상품추천 및 마케팅을 진행하고 있다. 현재 베스트바이는 1만 2천 개의 속성을 기반으로 고객을 식별하고 있다.

또한 정확한 타깃마케팅 및 이메일마케팅 구현을 위하여 데이터를 분석해 고객이 언제, 어디서, 어떤 제품을 봤는지에 따라 4천만 개의 유형별로 구분해 디지털 마케팅을 전개하고 있다.

기술보다 고객경험 및 문제해결에 집중

아마존닷컴처럼 기술에 집중해서는 아마존닷컴을 따라잡을 수 없다는 것을 깨달은 베스트바이는 아마존닷컴이 제공해주지 못하는 차별화된 고객경험을 제공하기 위하여 사람에 집중하는 전략을 추진했다. 복잡한 전자제품을 설치하고 수리해주는 '긱스쿼드Geek Squad' 서비스를 확대한 것이다. 점포당 30명, 미국 전역에 2만여 명이 온라인, 전화, 가정방문, 매장을 통해 365일 24시간 제품을 설치·수리해주고 고객들에게 제품 사용법을 알려주며 어떤 브랜드, 어떤 디자인이 어울리는지도 함께 상담해주는 역할을 하고 있다. 매출 압박을 받지 않고 고객에게만 집중할 수 있도록 방문판매에 따른 인센티브 형식이 아닌 연봉제를 도입하였다. 2018년에는 긱스쿼드의 회원제 버전인 '테크 토탈 서포트Tech Total Support' 프로그램도 출시했다. 연간 199.99달러를 지불한 고객은 언제 어디서 가전제품을 샀는지와 관계없이 무제한으로 기술지원을 받을 수 있는 서비스다.

2017년에는 단순한 가전제품 설치와 수리를 넘어서 컨설팅 서비스를 제공해주는 '인홈 상담 In-Home Consultation' 서비스를 출시했다. 컨설턴

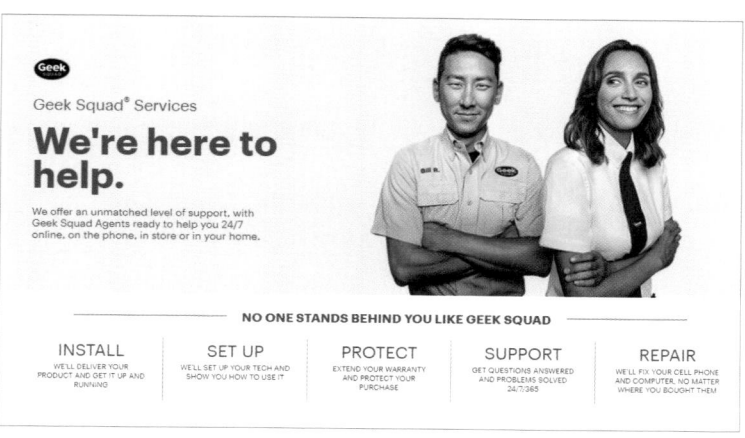

● 베스트바이 긱스쿼드 서비스 (출처 : 베스트바이)

트가 고객의 집을 방문해 집 구조와 인테리어에 맞춰 TV, 홈시어터, 주방 가전, 스마트홈 등 다양한 전자제품을 무료로 상담해주고 적합한 제품을 추천해주고 있다. 코로나19 기간에는 대면 상담을 중단하고 가상 서비스로 전환해 채팅과 영상을 통해 상담이 이루어지게 하였다. 2020년 기준 미국 전역에 725명의 컨설턴트가 활동하고 있으며, 연간 컨설팅 건수도 25만 건이 넘는다.[43]

최근 리테일 업계에 불어 닥치고 있는 실적 부진으로 인한 매장 폐쇄나 파산 모습과 달리 베스트바이는 다양한 혁신을 통해 턴어라운드 Tunaround에 성공했다. 베스트바이가 성공적으로 부활할 수 있었던 비결은 가격경쟁으로는 아마존닷컴 같은 온라인쇼핑몰과 경쟁할 수 없다는 것을 깨닫고 온라인 기업이 가지지 못한 자신들만의 강점인 '매장과 고

---

43. 베스트바이 '아마존 위협에도 살아남는 법', 하나금융그룹(2020.03.12)

객접객'을 강화하는 방식으로 디지털 트랜스포메이션 전략을 추진하였기 때문이다.

리테일 업계의 오프라인 매장은 임대료 및 운영관리비 등의 고정비용이 발생해 실적 부진의 가장 큰 장애요소이다. 그러나 베스트바이는 오프라인 매장을 비용Cost이 나가는 공간이 아닌 고객경험 창출과 효율적인 배송서비스, 고객과 공감할 수 있는 플랫폼 자산Asset으로 정의하였다.

일반 소비재 제품에 비해 고관여도 제품인 가전제품은 구매단계에서 비교탐색과 체험이 구매를 결정하는 중요한 역할을 한다. 온라인으로는 가전제품에 관한 일반적인 정보는 확인할 수 있지만 진정으로 고객이 원하는 취향, 스타일, 설치, 수리, 상담을 제공하는 데 한계가 있다. 베스트바이는 자사의 핵심역량인 '사람'에 대한 투자를 확대해 고객이 가전제품을 구매하는 진실의 순간Moment of Truth에 고객의 문제를 해결할 수 있는 차별화된 가치를 제공하였다. 이는 기존 온라인 기업이 결코 제공할 수 없는 가치다.

과거 경쟁자였던 서킷시티의 전 CEO인 제임스 마컴James Markham은 인터뷰에서 "베스트바이는 자신들이 잘하는 것과 할 수 없는 것을 빠르게 판단해 스스로 최고의 기회를 만들어 나가고 있다"라고 평가했다. 베스트바이의 성공에는 매장과 사람이라는 핵심역량에 대한 투자가 중요한 역할을 하였다.

D2C 전략으로
디지털 트랜스포메이션을 가속화하는 나이키

-

-

-

-

-

-

나이키Nike의 전 CEO 마크 파커Mark Parker는 "내가 가장 두려워하는 것은 지나간 성공에 취해 비대하고 느리고 변비에 걸린 관료적인 회사가 되는 것, 지난 성공에 취해 도전하는 것 자체를 생각하지 않으려는 회사로 전락하는 것이다"라며 시장의 변화와 고객의 니즈에 둔감하여 아무런 시도를 하지 않는 것을 경계해야 한다고 말했다.[44]

나이키는 변화에 둔감해지지 않도록 2000년대 후반부터 빠르게 바뀌는 디지털 환경에 대응하기 위한 다양한 디지털 혁신들을 추진하였다.

디지털화를 기반으로 한 차별화된 고객경험 제공

나이키는 본사의 거의 모든 직원들이 조깅하면서 아이팟으로 음악을 듣는 것을 보고 2006년에 애플과 제휴해 센서가 결합된 나이키플러스

---

44. 운동화에 지도를 달았다, 나이키가 고객을 뛰게 했다, 동아비즈니스리뷰(2013.04)

Nike+를 출시했다. 나이키 러닝화 안쪽에 센서를 부착하고 아이팟을 연동시켜 달린 시간과 거리, 소모된 칼로리 등의 정보를 실시간으로 확인할 수 있게 한 것이다. 개인 달리기 기록은 USB를 통해 나이키플러스 웹사이트로 전송되어 운동기록이 관리되고 회원끼리 기록을 공유하며 즐겁게 경쟁할 수 있게 하였다. 단순히 달리는 행위뿐만 아니라 개인의 성취감을 높여주고 함께 이야기하고 공유할 수 있는 커뮤니티로 확장하여 차별화된 고객경험을 제공한 것이다.

2010년 나이키는 디지털과 스포츠를 결합하기 위하여 MIT, 애플 등에서 근무한 200여 명의 마케팅, 엔지니어, 디자이너로 구성된 나이키 디지털 스포츠Nike Digital Sports 사업부를 신설하였다. 디지털 스포츠팀은 디지털 신제품을 만들어내고, 사내 여러 부문에 걸쳐 고객관계 강화를 위한 새로운 방법을 모색하는 역할을 하였다. 마케팅 담당자, 디자이너, 엔지니어들이 힘을 합쳐 제품을 개발하기도 하고, 사내 다른 부서들의 디지털 관련 활동을 지원하였다. 기존 나이키 연구개발팀이 개발 중이던 350개의 제품 아이디어를 50개로 줄이는 방식을 통해 신제품 개발 업무를 단순화하여 기업의 핵심역량을 디지털에 집중시켰다. 이렇게 나온 결과물이 모든 일상에서 누구나 자유롭게 스포츠를 즐길 수 있는 기반을 제공해주는 나이키 퓨얼밴드Nike FuelBand였다.

손목에 차는 밴드 형태인 퓨얼밴드는 위치와 거리, 높이 등을 측정할 수 있는 기술을 내장해 일상의 모든 움직임을 감지한 뒤 이를 포인트로 변환시켜 준다. 나이키플러스가 '달리기'만을 측정했다면 퓨얼밴드

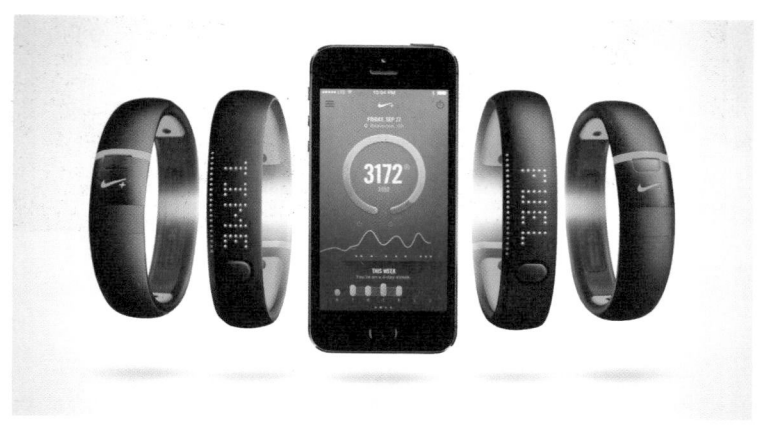

● 나이키 퓨얼밴드 (출처 : 나이키)

는 일상의 모든 움직임을 측정해 사람들이 더 적극적으로 움직이고 운동할 수 있는 동기부여를 강화하였다. 또한 블루투스 기능을 추가해 더 편리하게 나이키플러스 플랫폼과 공유할 수 있게 했다. '퓨얼밴드' 출시는 나이키 역사상 최고 제품으로 손꼽히는 '나이키 에어' 출시와 비견될 정도로 높은 관심을 받았다.

고객과의 직접 연결을 위한 디지털 트랜스포메이션 전략 추진

지속적인 디지털 혁신에도 불구하고 나이키는 2016년에 성장률이 5%로 떨어졌으며 주가도 13%나 하락했다. 기능성 스포츠 의류의 경쟁심화, 온라인 구매비중 증가, 생산비 및 물류비 상승 등의 변화에 대응하

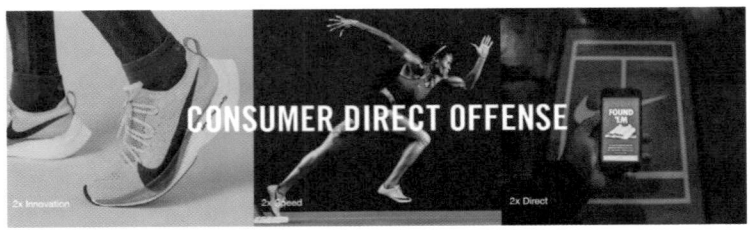

● 나이키 컨슈머 다이렉트 오펜스 전략 (출처 : 나이키)

지 못해 매출이 떨어졌기 때문이다. 2017년에 나이키는 빠르게 변화하는 디지털 시대에 고객 중심의 혁신전략을 강화하기 위하여 컨슈머 다이렉트 오펜스Consumer Direct Offense 전략을 발표한다. 전략의 추진을 위하여 트리플더블 전략Triple Double Strategy과 멤버십 프로그램Membership Program을 새롭게 개편하였다.

트리플더블 전략은 디지털 기반의 다이렉트 컨슈머Direct to Consumer; D2C에 대응하여 보다 개인화되고 속도감 있게 고객에 대응할 수 있는 체계를 구축하기 위하여 혁신Innovation, 속도Speed, 다이렉트Direct의 3개 분야에 비즈니스 핵심역량을 2배 이상 투자하겠다는 것이다.

첫 번째는 혁신 투자를 2배로 확대하여 차별화된 플랫폼 제공과 혁신 가속화를 추진하고, 고객 개인화 및 새로운 상품개발을 추진하는 것이다. 두 번째는 엔드투엔드End to End 디지털 기술 투자를 통해 평균 제품 생산 일정을 50% 이상 단축해 출시 속도를 2배 이상 높이는 것이다. 세 번째는 소비자와의 다이렉트 연결을 2배로 늘리고 다양한 나이키 고객 접점 채널을 확대해 미래 리테일 시장을 주도하는 것이다. 고객 중심의 판매채널 및 고객경험 강화를 위하여 나이키플러스 멤버십 프로그램을 개편해 회원 대상으로 신제품 출시 구매 우선권을 부여하고 개인화된 맞춤서비스를 제공하였다.

제품생산 주기를 절반으로 단축시켜 빠르게 고객들이 원하는 제품을 출시하는 한편, 기존 오프라인 매장 중심의 판매전략에서 벗어나 나이키 멤버십 및 나이키닷컴의 온라인 채널과 오프라인 채널을 유기적으로 연결하여 고객에게 보다 나은 경험을 제공하기 위한 D2C^{Direct to Consumer} 전략 추진을 목표로 하고 있다. D2C 전략 강화를 위하여 나이키 다이렉트^{Nike Direct} 조직을 신설해 온·오프라인 판매조직을 CDO^{Chief Digital Officer}가 이끌도록 하고 있다.

자라와 같은 패스트패션^{Fast Fashion} 기업처럼 최신 유행을 반영해 빠르게 제품을 제작하고 유통하기 위해 새로운 생산시스템인 익스프레스 레인^{Express Lane}도 도입했다. 상품기획-제조생산-물류센터-도매업체-온·오프라인 매장-소비자로 이어지는 기존의 느리고 복잡한 공급자 중심의 제조생산 및 판매체계를 고객 중심으로 혁신하였다. 실시간 판매데이터를 기반으로 고객이 원하는 상품을 기획하고, 고객 피드백을 반영해 트렌드에 맞는 상품, 소재, 색상을 빠르게 제공하여 상품이 매장에 진열되는 시간을 단축시켰다.

D2C에 집중하기 위하여 3만 개에 달하는 판매 채널을 40개로 과감하게 축소하였다. 2019년 11월에는 아마존닷컴에서 모든 상품을 철수하고, 2020년에는 미국 내 주요 9개 유통채널에서도 상품을 판매하

지 않기로 했다. 아마존닷컴처럼 매출 가능성은 높지만 다양한 브랜드를 판매하기 때문에 브랜드 관리가 어렵고 나이키 자체의 브랜드 경험을 제공하는 데 한계가 있는 유통채널은 과감하게 정리했고, 나이키 제품을 중심으로 차별화된 경험 제공 및 고객 관계가 가능하다고 판단되는 유통채널은 관계를 더 강화하였다.

멤버십 개편과 브랜드 커뮤니티를 통한 고객데이터 확보

나이키는 온·오프라인를 연계한 고객경험 및 D2C 강화를 위하여 나이키플러스 멤버십 프로그램을 개선하였다. 멤버만 구매 가능한 제품, 최신 신상품 구매 우선권, 멤버들만 참여할 수 있는 이벤트를 제공하였다. 매장을 방문해 나이키 전문가Nike Experts에게 개인의 선호 운동에 따라 제품과 스타일을 추천받고 운동법에 관한 다양한 조언도 들을 수 있다. 나이키는 2017년에 회원제 앱으로 개선한 후 현재까지 1억 8,500만 명 이상의 회원을 확보하였다.

제품판매를 위한 고객지원 서비스 이외에 멤버십 가입자들을 위한 팬Fan 중심의 커뮤니티를 구축하기 위하여 다양한 브랜드 커뮤니티 서비스들도 함께 제공하고 있다. 브랜드 커뮤니티 서비스를 통해 고객들이 언제 어디서나 다양한 스포츠를 즐기고, 소셜미디어처럼 고객들이 필요로 하는 운동 정보를 공유할 수 있게 하였다.

나이키 런 클럽Nike Run Club 서비스를 제공해 고객들이 일상생활에서

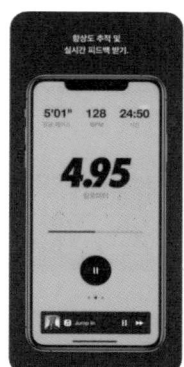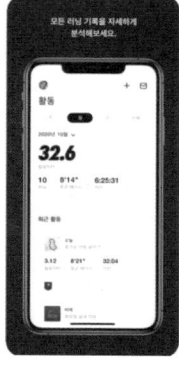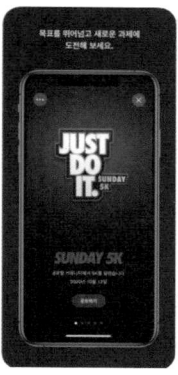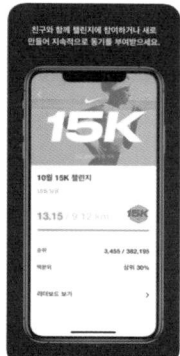

● 나이키 런 클럽 (출처 : 나이키)

러닝Running을 즐길 수 있게 돕고 있다. 고객의 러닝을 기록하여 개별화된 러닝 데이터를 제공하며, 키와 체중 등의 개인정보를 입력하면 개인화된 러닝 데이터도 받아볼 수 있다. 또한 365일 자신의 특성에 맞춰 전문 코칭을 받을 수 있게 거리나 속도, 레벨에 따른 맞춤형 러닝 프로그램, 전문가 코칭, 동호회 연결 등의 서비스도 함께 제공하고 있다. 나이키 런 클럽 서비스는 4개월 연속 매월 100만 건 이상의 다운로드를 기록했으며, 2020년 1분기에는 처음으로 여성이 남성보다 더 많은 앱을 사용한 것으로 나타났다.

　일상생활에서 운동기구 없이도 운동을 할 수 있는 나이키 트레이닝 클럽Nike Training Club도 제공하고 있다. 15~45분 분량의 근력운동과 요가 클래스, 특정 근육 타깃 트레이닝 영상을 190개 이상 제공해 집에서 각자에게 최적화된 방법으로 트레이닝할 수 있다. 코로나19로 인해 운동

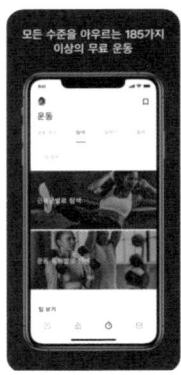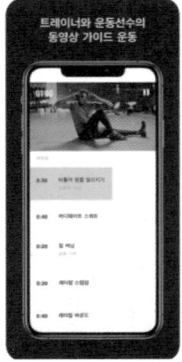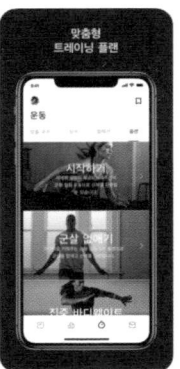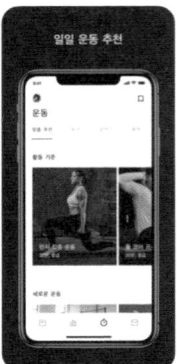

● 나이키 트레이닝 클럽 (출처 : 나이키)

하지 못하는 사람들을 위해 추가로 돈을 지불해야만 이용할 수 있었던 프리미엄 영상들을 일시적으로 무료 제공하고 있다.

나이키의 런 클럽과 트레이닝 클럽은 개인 데이터를 분석해 오프라인 활동인 운동을 영상, 음악 등의 다양한 디지털 콘텐츠와 함께 일상생활에서 즐길 수 있도록 색다른 경험을 제공하고 있다. 경쟁을 통해 목표를 달성할 수 있게 하는 등 다양한 동기부여 방법을 제공하여 고객들이 중단하지 않고 지속적으로 운동할 수 있게 하고 있다. 또한 보다 많은 사람들이 함께 운동할 수 있는 크루Crew 프로그램을 통해 고객들의 지속적인 참여를 이끌어내고 있다.

스니커즈 운동화에 관심 있는 매니아와 수집가들을 위한 팬 커뮤니티로 나이키 스니커즈Nike SNKRS 서비스도 운영하고 있다. 한정판 운동화의 제작 과정이나 숨겨진 뒷이야기 등의 정보를 얻을 수 있으며 좋아하는 모델, 색상 등을 지정하면 관련 신제품이 출시될 때 알람을 보내 한정판 스니커즈를 우선구매할 수 있는 응모기회를 제공한다. 또한 스니커즈를 좋아하고 관심 있는 사람들끼리 관련 정보를 공유할 수 있도록 커뮤니티도 활성화하고 있다. 현재 나이키 스니커즈는 나이키 온라인 매출의 20%를 차지할 만큼 매출에 많은 기여를 하고 있다.

스포츠 선수와 팬들의 커뮤니케이션을 강화하기 위하여 나이키 커넥트Nike Connect도 출시하였다. 좋아하는 스포츠 스타의 유니폼을 구매한 후 스마트폰으로 유니폼 하단에 위치한 태그Tag에 대면 근거리 무선통신NFC 기술을 활용하여 해당 유니폼의 선수와 소속팀 정보, 영상 정보, 하이라이트 등이 제공된다. 또한 제품 독점 혜택과 사전 구매 알림 등 다양한 부가서비스도 받을 수 있다. 디지털 기술을 활용해 스포츠 스

● 나이키 스니커즈 (출처 : 나이키)

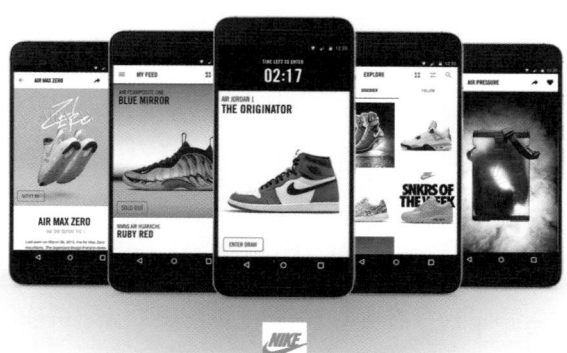

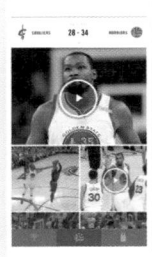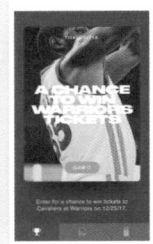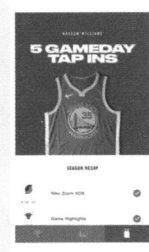

● 나이키 커넥트 (출처 : 나이키)

타와 팬을 연결시켜 더 친밀한 유대감을 형성하고 관계를 구축할 수 있게 하고 있다.

　　나이키는 스니커즈와 커넥트를 통하여 단순하게 제품을 판매하는 것을 넘어서 디지털 기술을 활용해 스니커즈 마니아나 팬들과의 연결을 강화하고 있다. 콘텐츠 스토리텔링을 통하여 팬들이 공감할 수 있는 내용을 제공하는 등 제한적이면서 독점적인 혜택을 제공해 충성도 있는 팬 커뮤니티를 구축해 나가고 있다.

　　나이키가 멤버십과 브랜드 커뮤니티에 집중하는 이유는 고객데이터 확보 때문이다. 나이키 멤버십의 고객 구매 데이터와 브랜드 커뮤니티에서의 활동을 기반으로 좋아하는 운동, 운동습관, 좋아하는 제품 및 스포츠 스타 등 고객이 자발적으로 제공하는 데이터를 분석해 상품기획, 매장운영, 고객마케팅, 고객경험 강화에 활용하고 있다. 2020년에

히트한 여성 요가복 라인의 경우도 치밀하게 고객데이터를 분석해서
얻어진 결과다.

디지털 기술 및 고객데이터를 활용한 다양한 매장 포맷 실험

오프라인 매장에도 디지털 기술을 접목하고 고객데이터를 활용하여 멤
버십 강화와 차별화된 경험을 제공하기 위한 다양한 형태의 혁신적인
매장 포맷을 시도하고 있다. 현재 나이키는 라이브스토어Nike Live Store, 하
우스 오브 이노베이션 000Nike House of Innovation 000, 나이키 라이즈Nike Rise,
나이키 유나이티드Nike United의 매장 포맷을 실험하고 있다.

나이키 라이브 스토어는 나이키 멤버십 사용자들의 데이터를 분석
하여 지역 내 소비자들에게 적합한 제품과 서비스를 제공하는 새로운
컨셉 매장이다. LA에 체험형 매장인 나이키 바이 멜로즈Nike by Melrose를
오픈한 후 단계별로 캘리포니아 롱비치Nike by Long Beach, 도쿄 시부야Nike
by Shibuya Scramble로 확장하고 있다.

새로운 매장은 지역 내 나이키플러스 멤버들의 고객정보를 기반으
로 이들이 선호하는 제품 중심으로 상품구성과 마케팅을 진행하고 있
다. 나이키에서 가장 인기 있는 '라이프스타일'과 '러닝' 카테고리의 상
품을 분석하고 각 성별의 선호 스타일에 따라 다양한 제품으로 매장을
구성하고 있다.

매장 디스플레이와 재고관리는 고객 구매 데이터를 기반으로 구성

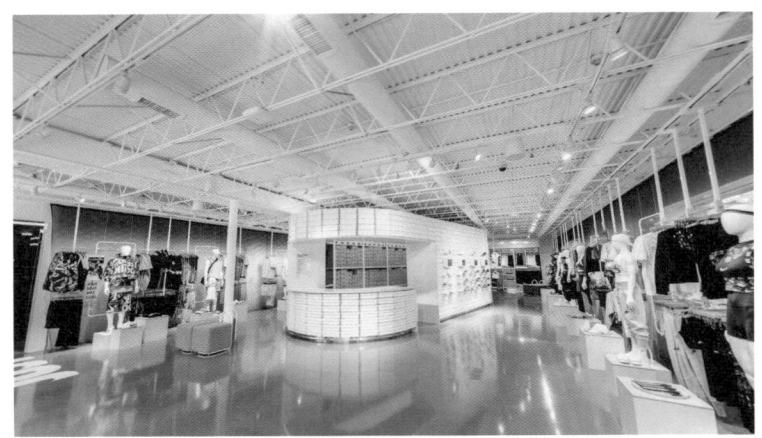

● 나이키 바이 멜로즈 매장 (출처 : 나이키)

하고 있다. LA의 멜로즈 매장은 고객 구매 데이터를 분석한 결과 50명 중 1명은 나이키 코르테즈Nike Cortez 모델을 구매하고 있다는 사실을 발견하고 이를 바탕으로 상품을 구성하였다. 캘리포니아 롱비치 매장은 여성에 초점을 맞춰 여성회원들이 선호할 만한 제품 큐레이션과 체험 프로그램, 개인화된 코칭서비스를 제공하고 있다.

　　매장 내 모든 제품은 나이키 모바일앱으로 바코드를 스캔하면 제품의 사이즈, 컬러 등을 포함한 전반적인 정보를 얻을 수 있다. 스니커바Sneaker Bar에서 매장 내에 있는 상품을 빠르게 신어보고 구매할 수 있으며, 나이키 전문가Nike Expert를 통해 제품구매에 관한 조언을 얻을 수 있다. 나이키 스피드샵Nike Speed Shop에는 디지털 락커가 갖춰져 있어 나이키플러스 멤버들이 모바일앱을 이용해 마음에 드는 제품을 예약하고 디지털 락커에서 찾을 수 있다. 만약 제품을 구입하기 전에 착용해보고 싶다면 '픽업 박스' 사물함을 이용하면 된다. 앱을 통해 원하는 상품과 방문 시간 등을 선택하면 직원이 사물함에 제품을 넣어 놓는다. 직원에게 원하는 제품을 말하고 찾아올 때까지 기다릴 필요 없이, 스마트폰으로 전송된 코드만으로 사물함을 열어 간편하게 착용해 볼 수 있도록 한 것이다. 매장에 들어오지 않고 문자를 보내Swoosh Text 온라인에서 구매한 제품을 픽업하거나 교환, 반품까지 할 수 있는 커브 서비스Curb Service도 제공하고 있다. 나이키플러스 회원들이 매장을 방문하면 2주에 한 번씩 자판기 모양의 언락 박스Unlock box에서 회원 번호를 입력하고 양말 등 증정품도 받을 수 있다.

다이내믹 핏 존Dynamic Fit Zone에는 휴식을 취할 수 있는 라운지가 있으며, 나이키 전문가가 스타일링 팁을 제공하는 객실과 신발을 신어보고 뛰어 볼 수 있는 트라이얼 존Trial Zone이 있다. 나이키 앱을 통해 전문가를 예약할 수 있는 나이키 익스프레스Nike Express 서비스를 이용해 1:1 서비스도 받을 수 있다.

도심 거점에는 체험형 매장인 하우스 오브 이노베이션 000 플래그십 매장을 오픈했다. 디지털 기술을 활용하여 매장의 각 층마다 나이키 브랜드를 체험할 수 있는 다양한 옴니채널 서비스들과 개인화된 구매 경험을 얻을 수 있게 구성되어 있다.

하우스 오브 이노베이션도 커머스 및 모바일 사이트, 나이키 멤버십 등에서 확보한 고객정보를 분석해 뉴욕지역의 인기상품 중심으로

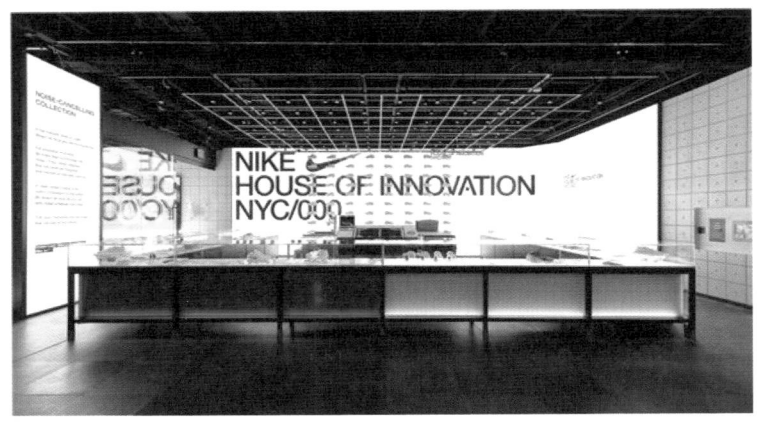

● 나이키 하우스 오브 이노베이션 매장 (출처 : 나이키)

매장을 구성하였다. 나이키 매장과 동일하게 매장 1층에 나이키 스피드 샵을 배치해 뉴욕에서 가장 인기 있는 제품들을 진열했다.

　　매장 내 마네킹이 착용한 제품의 QR코드를 스캔하면 모든 제품의 정보를 확인할 수 있다. 제품을 선택하면 피팅룸에서 착용할 수 있으며, 바로 픽업해서 구매할 수도 있다. 결제 또한 계산대에서 기다릴 필요 없이 나이키 인스턴트 체크아웃Nike Instant Checkout을 통해 모바일에서 바로 결제할 수 있다.

　　나이키 엑스퍼트 스튜디오Nike Expert Studio에 예약을 하면 전문가들의 제품 추천과 1:1 스타일링 상담을 받을 수 있다. 나이키 아레나Nike Arena 에서는 직원의 도움을 받아 신발 끈의 색상부터, 신발에 사용되는 재질, 패턴 등 자신이 원하는 나만의 신발을 현장에서 바로 제작할 수 있다.

나이키 라이브와 하우스 오브 이노베이션 실험을 통해 기존 오프라인 매장 포맷보다 진화된 디지털 혁신 매장인 나이키 라이즈를 중국 광저우에 오픈했다. 나이키 라이즈는 나이키플러스 멤버십을 기반으로 실시간 스포츠 이벤트와 커뮤니티를 연결하여 개인화된 구매여정을 제공하는 데 중점을 두고 있다.

전체적인 매장 구성은 나이키 라이브와 하우스 오브 이노베이션의 컨셉과 서비스를 포함하고 있지만, 다른 매장과 달리 나이키 멤버에 우선권Member-First을 부여하고 고객여정 데이터를 분석해 실시간으로 지역 내 다양한 스포츠 활동에 참여할 수 있게 구성하였다.

나이키 익스피리언스Nike Experience는 나이키 멤버십 회원들이 공유하는 데이터를 활용하여 도시에서 일어나는 실시간 스포츠 이벤트에 참여할 수 있으며, 스포츠 선수, 전문가, 스포츠 인플루언서 네트워크가 주최하는 매장 내 워크숍 및 이벤트에도 참여가 가능하다.

또한 광저우의 러닝, 농구, 축구 등의 다양한 스포츠 경기와 이벤트에 참여할 수 있는 기회와 스포츠클럽의 독특한 문화와 디자인 요소가 반영된 다양한 상품도 제공하고 있다.

매장 내에서 신발 사이즈를 측정할 수 있는 나이키핏Nike Fit도 체험할 수 있다. 매장 방문 고객이 모바일앱을 활용해 발을 스캔하면 자신의 발 사이즈 및 스타일에 맞는 신발을 추천받고 매장에서 신어볼 수 있다.

나이키는 지역 주민들이 스포츠와 더욱 밀접하게 연결될 수 있는 지역 스포츠 커뮤니티센터 같은 역할을 하는 나이키 유나이티드를 오픈했다. 나이키 유나이티드는 아시아 최초로 대한민국의 남양주에도 매장을 개설하였다.

나이키 유나이티드는 지역 주민의 선호도 데이터를 분석해 상품을 구성하고, 매장의 내부 디자인에는 지역의 랜드마크나 지역선수 등 각 지역의 특성이 반영된다. 매장 직원은 지역 내 거주자를 우선으로 선발하고 있다. 메이드 투 플레이Made to Play와 나이키 커뮤니티 앰버서더Nike Community Ambassador 프로그램을 활용해 아이들이 놀이와 스포츠를 즐길 수 있게 지역 학교와 비영리 단체를 지원하고 있다.

나이키 다이렉트Nike Direct의 대표를 맡고 있는 하이디 오닐Heidi O'Neil은 "우리는 오프라인 매장에서도 모바일처럼 개인화되고 빠른 실시간 쇼핑경험을 제공하기 위한 방법이 무엇인지 끊임없이 스스로 질문한다"라며 모바일 기반의 온·오프라인 고객경험을 제공하기 위해 끊임없이 노력하고 있음을 말하고 있다.

나이키는 제품을 판매하는 공간을 넘어서 고객과의 의미 있는 연결과 체험을 제공하는 공간으로 매장을 활용하고 있다. 이를 위해 고객데이터를 분석해 지역 및 고객의 특성에 맞는 상품구성과 콘텐츠를 제공하고 나이키플러스 멤버십 연결을 통해 온·오프라인에서 끊김 없이 개인화된 서비스와 스포츠 활동을 체험하고 즐길 수 있게 하고 있다.

D2C 혁신과 데이터 분석 능력 강화를 위한 M&A

나이키는 D2C 추진에 필요한 기술과 데이터 분석 능력을 강화하기 위하여 인공지능 및 관련 테크 회사들을 꾸준히 인수해왔다. 2018년 3월에는 고객취향과 행태분석 등의 광범위한 데이터를 분석해 고객에게 맞춤형 서비스와 개인화된 마케팅을 제공하기 위하여 데이터 분석 회사인 조디악Zodiac을 인수했다. 같은 해 4월에는 컴퓨터비전 및 3D머신러닝을 활용하여 맞춤형 신발을 제작할 수 있는 인버텍스Invertex를 인수했고, 2019년 8월에는 인공지능 기반의 수요예측 및 재고관리 회사인 셀렉트Celect 를, 2021년 2월에는 데이터 통합플랫폼 스타트업인 데이터로그Datalogue까지 인수했다.

조디악은 와튼스쿨과 펜실베이니아 대학의 데이터 사이언스팀이 개별고객의 행동을 기반으로 고객의 평생가치를 분석하는 예측분석 툴이다. 나이키는 조디악 인수로 D2C 추진 속도를 가속화하고, 고객커뮤니케이션 강화를 위한 고객데이터 및 분석 능력을 확보할 수 있게 되었다. 이를 기반으로 나이키는 온·오프라인의 고객데이터를 통합하여 기존 패턴분석을 넘어서 고객취향과 행태분석 등의 광범위한 분석을 진행하고 있다.

이스라엘 기업인 인버텍스는 인공지능과 3D 이미지 기술을 사용하여 매장에서 사용자의 발 사이즈를 분석하고, 고객에게 가장 적합한 사이즈와 스타일을 제안해주는 기술을 제공하고 있다. 나이키는 인버텍스를 인수한 후 모바일앱 카메라로 발을 촬영하면 내 신발 사이즈를 찾아주는 나이키핏Nike Fit 서비스를 출시하였다. 컴퓨터비전, 머신러닝, 인공지능, 추천알고리즘 등의 디지털 기술을 활용하여 발 사이즈를 손쉽게 측정할 수 있는 스캔 서비스를 구현한 것이다.

모바일앱에서 나이키핏 서비스를 활성화한 후 카메라로 발을 촬영하면 발 모양을 스캔하여 발의 길이와 폭뿐만 아니라 발목의 길이 등 13개의 포인트 데이터를 수집하여 측정한다. 측정된 데이터는 멤버십 서비스인 나이키플러스Nike+ 회원 프로필에 저장되어 나이키 매장과 온라인쇼핑에서 신발을 구매할 때 활용할 수 있다.

나이키는 나이키핏 서비스를 통해 손쉽게 고객데이터를 확보하고 고객들에게 딱 맞는 신발 사이즈를 구매할 수 있는 차별화된 고객경험을 제공하는 한편, 매년 늘어나는 반품 등의 손실도 줄일 수 있게 된 것이다.

● 나이키 핏 서비스 (출처 : 나이키)

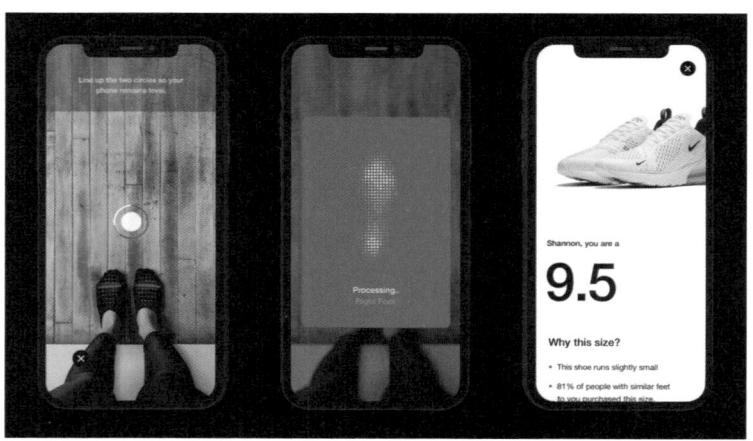

셀렉트는 MIT의 컴퓨터사이언스 & 인공지능 연구소^{MIT's Computer} ^{Science and Artificial Intelligence Laboratory}에서 개발한 예측 알고리즘^{Celect Engine}을 기반으로 구매패턴을 인식하여 수요를 예측하고 고객행동을 분석하는 회사다. 리테일 기업의 다양한 온·오프라인 채널을 통하여 데이터를 수집하고 실시간으로 수요를 예측해 매장에서 재고관리와 판매활동을 지원할 수 있도록 클라우드 기반의 서비스^{SaaS}를 제공하고 있다.

리테일 기업은 셀렉트를 활용하여 매장의 수요 및 판매를 예측하여 효율적으로 매장운영과 고객마케팅에 활용할 수 있으며, 재고를 예측하여 효과적으로 매대 관리 및 물류시스템을 최적화할 수 있다.

셀렉트 인수 또한 나이키의 D2C 강화 전략의 일환으로, 온·오프라인 매장의 맞춤형 마케팅 서비스와 수요예측을 통한 효율적인 매장 내 재고관리 강화를 목표로 하고 있다. 더불어 제품의 생산주기와 수요를 예측하여 고객이 원하는 신제품을 빠르게 출시하는 데도 활용하고 있다.

데이터로그는 머신러닝 기술을 기반으로 데이터 수집 및 통합을 자동화하는 데이터 프로스세 자동화^{Data Process Automation} 기업이다. 머신러닝 기술을 활용해 데이터 웨어하우스^{Data Warehouse}, 데이터 레이크^{Data Lake}에 저장된 모든 데이터^(정형 및 비정형)를 수집하고 데이터를 자동으로 변환 및 분류할 수 있다.

나이키는 데이터로그 인수를 통해 기존 나이키의 온·오프라인의 레거시 시스템^{Legacy System}의 데이터를 효과적으로 수집 분석하여 데이터플랫폼을 강화할 수 있게 되었다. 이를 기반으로 나이키는 회사의 앱 생태계, 공급망 및 기업 데이터를 포함한 모든 소스의 데이터를 빠르고 원활하게 액세스할 수 있으며 표준화된 플랫폼에 통합할 수 있을 것으로 기대하고 있다.

나이키의 CEO인 존 도나호John Donahoe는 "데이터로그 인수는 기존 데이터를 변환할 수 있는 능력을 강화해 데이터를 기업 전체에서 실시간으로 활용할 수 있도록 한다"고 말했다.

나이키는 테크 기반 회사들과의 M&A을 통해 고객경험 혁신과 데이터 분석 능력을 강화하고 있다. 인수한 회사의 서비스와 기술을 나이키 모바일앱에 적용하여 온·오프라인에서 개인화된 맞춤형 서비스를 제공하고 있다. 또한 멤버십, 브랜드 커뮤니티, 매장, 모바일앱 등 다양한 나이키 채널에서의 고객행동 데이터를 분석해 상품기획, 수요예측, 재고관리, 매장 상품구성 등의 D2C 역량 강화에도 함께 활용하고 있다.

D2C 채널과 고객경험에 기반한 디지털 트랜스포메이션 추진으로 나이키의 실적도 개선되었다. 2015년에 23%였던 D2C 매출 비중이 2020년에는 35%로 성장하였으며, e-커머스 매출 또한 전체 매출 비중의 30% 이상을 차지해 2023년이나 달성할 것이라는 예상 목표를 훌쩍 뛰어넘었다.

2019년 11월에 새롭게 CEO로 선임된 존 도나호는 2020년 6월에 기존 컨

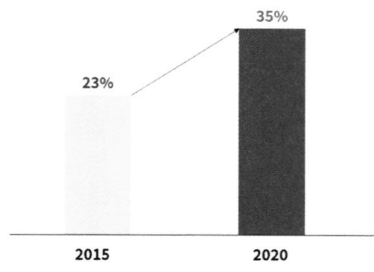

● 나이키 D2C 매출 비중 (출처 : 디지털이니셔티브 그룹)

슈머 다이렉트 오펜스Consumer Direct Offense 전략을 수정하였다. 현재의 성공에 안주하지 않고 코로나19 이후 빠르게 변화하고 있는 디지털 속도에 대응하여 미래 시장을 선점하기 위한 디지털 트랜스포메이션 가속화 추진를 위하여 컨슈머 다이렉트 액셀러레이터Consumer Direct Acceleration 전략을 발표하였다.[45]

컨슈머 다이렉트 액셀러레이터 전략은 나이키의 모든 채널과 생태계 전반에 걸쳐서 일관되고 끊김 없는 고객경험을 제공하여 새로운 마켓플레이스를 구축하고, 보다 단순한 고객체계를 구성하며, 디지털 혁신을 가속화하기 위하여 엔드 투 엔드End to End 기술 기반 확보에 대한 투자를 확대하겠다는 것이다. 전략 추진을 위하여 조직체계 또한 고객 중심으로 더 민첩하고 유연하게 대응할 수 있도록 단순화시키는 작업도 함께 진행하고 있다.

나이키의 CEO 존 도나호는 디지털 트랜스포메이션의 핵심은 마라톤처럼 생각하는 것이라고 말한다.[46] "우리는 내부적으로 결승선이 없다고 이야기한다. 우리의 디지털 채널은 훌륭하지만 언제나 더 나아질 기회가 있다고 생각한다. 승리하는 기업은 디지털 트랜스포메이션 여정에 정말 열의를 다해 적극적으로 참여하며, 혁신은 하루아침에 일어나지 않는다는 점을 인정한다"고 말하며 끊임없는 디지털 투자와 혁신만이 변화하는 디지털 시대에 기업이 생존할 수 있는 방안이라고 조언하고 있다.

45. Nike Announces Senior Leadership Changes to Unlock Future Growth Through the Consumer Direct Acceleration, Nike(2020.07.22)
46. 나이키 CEO "경험 혁신을 위한 디지털 트랜스포메이션에 적극적으로 나서야", ITWorld(2020.10.06)

혁신의 대명사 자라,
디지털로 패션을 재정의하다

-

-

-

-

-

-

자라Zara는 혁신의 대명사라고 할 만큼 기존 패션시스템을 새롭게 정의하였다. 트렌드에 민감한 고객의 요구사항을 반영하고 제품을 빠르게 출시할 수 있도록 상품기획, 생산, 물류, 유통 전반의 모든 방식을 바꿨다.

기존 패션을 새롭게 재정의

자라는 6개월이나 걸리던 기존의 기획, 제작, 유통, 진열의 프로세스를 2주로 단축해 오프라인 매장에 매주 두 차례 신상품을 출시하고 있다. 매장의 상품 회전율을 높이기 위해 일주일 동안의 판매 추이에 따라 진열 지속 여부를 결정하고 잘 팔리지 않는 상품은 곧바로 진열대에서 빠지게 하였으며, 잘 팔리는 옷이라고 해도 절대 4주 이상 진열하지 않는다. 물류는 스페인에 있는 축구장 90개 규모의 초대형 물류 기지에서 비행기를 이용해 전 세계 모든 매장에 48시간 이내에 보낸다. 광고는 옷값을 부풀리는 쓸데없는 것이라 정의하고 광고도 거의 하지 않는다. 자라에서 발생하는 비용 중 마케팅이 차지하는 비중은 0.3~0.4% 수준이다.

　보다 단순하고 빠르게 의사결정이 가능하도록 조직 또한 수평적인 문화로 바꾸고 업무에 대한 개인의 자율성을 부여하고 있다. 자라가 GAP이나 H&M과 다른 점은 디자인을 총괄하는 수석 디자이너가 없고 직급에 따른 계층구조가 없다는 점이다. 스페인 아르텍소에서 근무하는 350명에 달하는 자라 디자이너들은 각각 상품기획과 캠페인에 대한 독립적인 업무 권한을 가지고 전 세계에서 수집된 데이터와 매장 매니저, 디렉터, 고객의 피드백 등 의견을 참고하여 신제품을 개발하고 있다. 자라의 모회사인 인디텍스Inditex의 회장 파블로 이슬라Pablo Isla는 "자라에는 스타 디자이너도 없고 스타 비즈니스맨도 없다. 이것저것 주문하는 보스 대신 각자가 데이터를 참고하여 권한과 책임을 가지고 일한다. 우리에겐 고객과 시장에서 얻은 데이터가 있고, 이를 기반으로 고객이 흥미를 느낄 수 있는 패션 아이템을 제공할 뿐이다"라고 말하고 있다.

　자라의 디지털 혁신은 2005년에 상품 수요예측과 재고관리 문제를 해결하기 위하여 '재고 최적 분배시스템'을 개발하면서 시작되었다. 전 세계 매장의 판매와 재고 데이터를 수학적 알고리즘으로 분석하면서 수요예측과 재고관리가 가능해졌다. 알고리즘이 개발되기 전까지는 매장 관리자가 물류창고에 각 제품과 사이즈를 요청하면 담당팀에서 재고를 확인하여 출하량을 결정했다. 매장 내 제품 전시와 판매를 위해서는 일정 수량 이상이 필요하므로 본사는 수요보다 많은 제품을 보유하게 되고, 그로 인해 재고 부담이 클 수밖에 없는 상황이었다. 이러한 문제를 해결하기 위해 매장별 판매와 재고 데이터를 바탕으로 전 세계 자라 매출의 합을 최대화할 수 있는 분배 알고리즘을 개발하고 이를 전 매장에 적용하였다. 새로운 프로세스가 도입되면서 과거 판매 데이터와 각 매장의 주문량과 사이즈를 참고하여 수요예측을 할 수 있게 되었다.

　패션업계 최초로 RFID 칩을 매장에서 판매하는 모든 의류에 부착하여 도난방지와 재고관리, 실시간 판매현황을 파악할 수 있게 하였다. RFID가 도입되기 전까지는 바코드로 일일이 하나씩 상품을 스캔해야 했기 때문에 재고조사에 40시간 이상이 소요되던 것이 RFID를 도입하면서 5시간으로 단축되었으며, 매장 내에서 고객이 원하는 제품과 사

● 자라 매장의 재고와 매출의 상관관계 (출처 : 디지털이니셔티브 그룹)

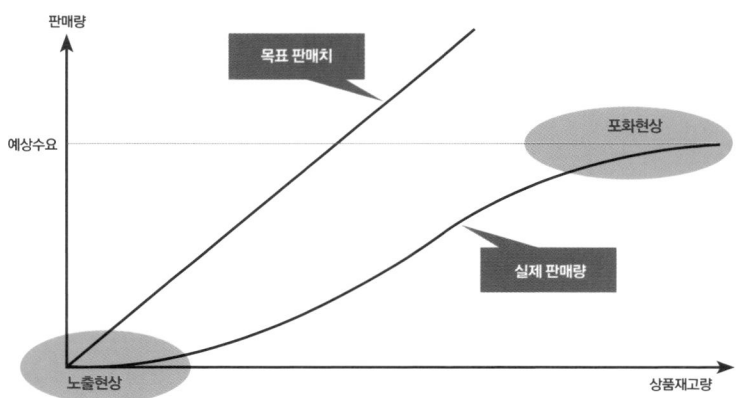

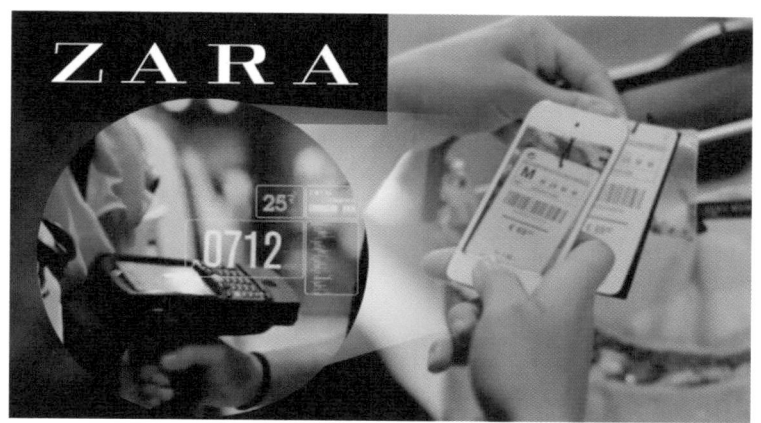

● 자라 RFID 활용 (출처 : 자라)

이즈의 재고파악도 실시간으로 가능해졌다. 또한 옷이 판매될 때마다 RFID 태그 정보가 창고에 보내져 자동으로 제품 주문이 이루어지고 있다. RFID를 활용하여 재고관리 최적화뿐만 아니라 매장 내 피팅룸에서 어떤 옷을 착용하였고, 실제 판매로 이어졌는지에 대한 데이터도 수집할 수 있게 되었다.

자라는 빠르게 변화하는 고객니즈와 트렌드에 대응하기 위해 다양한 데이터를 분석하여 상품기획, 재고관리, 수요예측에 적극 활용하고 있다.[47] 데이터 분석을 위하여 POS 단말기, 온라인쇼핑 판매데이터, 고객조사, PDA 기기 및 RFID 태그에서 데이터를 수집하고 있다. 또한 매장 직원이 매일 버튼, 지퍼, 컬러, 컷 등 고객의 선호도를 분석하여 본사에 보내면 각 지역의 매니저와 디자이너들은 지역별 선호와 취향을 분

47. 패스트패션 시대에 ZARA가 살아남는법, 패션포스트 (2019.06.10)

석한다. RFID 태그를 통해서는 매장별 판매제품 현황과 재고 데이터를 분석한다. 고객행태 및 트렌드 분석을 위해서 인스타그램, 설문조사, 온라인 소셜미디어도 적극적으로 활용하고 있다. 수집된 모든 데이터는 스페인 알테이소에 위치한 데이터 센터로 보내져 새로운 상품기획 및 수요예측을 위한 용도로 활용된다.

옴니채널 중심의 온라인 및 매장 강화 전략 추진

지속적인 혁신을 통해 성장한 자라는 디지털 시대의 변화에 맞는 새로운 전략 대응이 필요해졌다. 2017년부터 트렌드를 반영한 빠른 상품출시를 무기로 새롭게 등장한 온라인 패스트패션 기업들과 아마존닷컴을 비롯한 온라인쇼핑몰의 패션 카테고리 확장으로 경쟁상황에 직면하게 되었기 때문이다. 디지털 변화에 맞춰 자라는 온라인 판매를 강화하고 디지털 기술을 도입하여 매장을 혁신하고 재정의하는 옴니채널 전략을 중심으로 디지털 트랜스포메이션을 추진하였다.

CEO인 파블로 이슬라는 "인디텍스 보유 브랜드의 오프라인과 온라인 채널의 장벽을 없애고, 완전히 통합되고 완전히 디지털화된 회사로 만들겠다"라고 선언하였다. 이를 위해 IT와 물류 부분에 18억 유로를 투자했다.

온라인쇼핑몰 강화를 위하여 쇼핑몰 운영에 필요한 다양한 디지털 솔루션을 자체적으로 개발하였으며, 본사 1층에 파일럿샵^{Pilot Shop}과 전

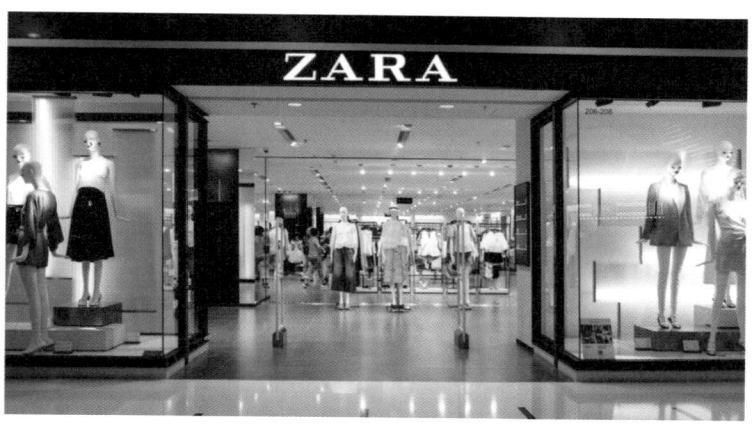

● 자라 매장 (출처 : 자라)

용 스튜디오를 설치해 디스플레이와 코디를 연구하고 상품이미지를 촬영해 온라인쇼핑몰을 구성하였다. 이를 통해 전 세계 온·오프라인 매장에 동일한 브랜드 이미지를 연출할 수 있게 되었다.

기존의 소형매장을 대형매장으로 편입시켜 대형매장의 객단가를 인상하는 동시에 보다 편의성 높은 인터넷쇼핑몰의 매출 향상을 위하여 매장을 축소하고 재구성하였다. 자라는 소형매장을 폐점하면서 그 근처에 대형매장을 출점하는 전략을 전개해 소형매장 고객을 인터넷쇼핑몰과 대형매장으로 유인하는 전략을 전개하였다.

소형매장의 폐점으로 일부러 대형매장까지 방문하기 힘들어하는 고객들을 인터넷쇼핑몰로 유인하기 위해서다. 폐점하는 소형매장 고객에게는 인터넷쇼핑몰 이용을 권유해 인터넷쇼핑몰 고객으로 전환시켰다. 다른 한편으로 대형매장은 자라의 쇼룸 역할을 담당해 다양한 상품 구색과 색다른 브랜드 경험을 제공할 수 있게 하였다.

소형매장 폐점과 대형매장의 출점을 동시에 추진하는 전략으로 점포당 매장 면적을 늘리고 고정비 비율을 줄인 결과 비용이 절감되었고, 대형매장을 늘려 객단가를 높임으로써 점포당 매출을 확대했다. 또한 소형매장의 고객을 인터넷쇼핑몰로 전환하여 인터넷쇼핑몰의 매출도 증가하였다.

매장 내 고객경험을 강화하기 위하여 다양한 디지털 기술을 적용하였다. 고객 픽업 프로세스를 자동화하기 위하여 클릭앤콜렉트 서비스에 로봇을 활용하였다. 매장의 픽업스테이션에 창고Warehouse 로봇을 설치해 주문 상품의 코드를 스캔하거나 입력하면 상품을 바로 받을 수 있게 하였다. 전 세계 온라인 판매의 1/3이 매장에서 판매되고 있는데 직원이 수작업으로 주문상품을 검색하여 발송하는 방식 때문에 판매속도가 계속 떨어졌기 때문이다. 이러한 문제를 해결하고 온라인 주문 고객의 대응 속도를 높이기 위하여 BOPIS(온라인 구매 후 매장방문 수령) 서비스를 개편해 온라인 고객이 보다 편리하고 손쉽게 구매할 수 있는 쇼핑환경을 제공하였다. 매장 내에 셀프 체크아웃 서비스도 제공해 결제를 위해 줄을 서서 기다릴 필요 없이 손쉽게 바로 처리할 수 있게 하였다.

또한 RFID 기술을 활용하여 고객이 특정 제품을 선택하면 함께 코디할 수 있는 의류 및 액세서리 등 스타일링 품목이 거울에 추천되는 '스마트미러Smart Mirror'도 매장 내에 설치했다. 증강현실AR 서비스를 함

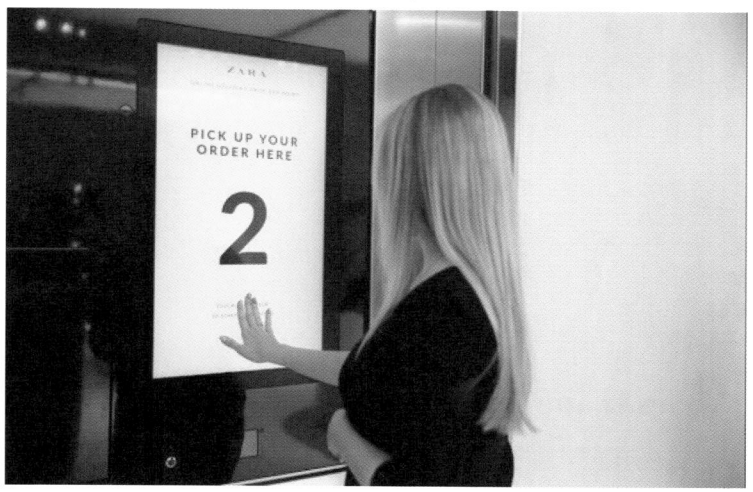

● 자라 클릭앤콜렉트 서비스 (출처 : 자라)

께 제공해 자신이 고른 옷을 매장 내 센서에 대면 실제 런웨이를 보는 듯
한 모델의 생동감 있는 모습을 보고 옷을 구매할 수 있게 하였다.

　　엔지니어 경력을 가진 알레잔드로 페레르Alejandro Ferrer와 스타트업
경영자 출신인 데이빗 알리욘David Alayon을 영입해 이노베이션 조직을
만들어 다양한 디지털 기술을 활용한 상품기획, 고객분석, 재고관리 전
반의 디지털 혁신도 함께 추진하였다.[48]

　　패치 로보틱스Fetch Robotics와는 재고 저장 작업을, 인텔Intel과는 박스
속 의류 재고 검색, 타이코Tyco의 초음속 기술을 활용해서는 매장 내 고
객 발자취를 추적하는 기술 등을 함께 연구하였다. 인공지능 개발 회사
인 젯로어Jet Lore, 스페인 데이터 스타트업 기업 엘 아르테 데 메디로El Arte

48. 자라 '디지털 패션기업으로 변신 중', 어패럴뉴스(2018.06.18)

de Medir와 협업하여 매장을 찾는 고객의 취향과 구매 행위를 예측하는 인공지능 기술개발을 진행하였다. 어도비Adobe와도 인공지능, 3D모델링, 머신러닝 기술을 활용하여 신상품의 이미지를 입력하면 자동으로 다양한 체형의 모델들이 착용한 이미지를 만들어내는 '프로젝트 클로즈 스와프Project Cloths Swap'를 진행하였다.

디지털 트랜스포메이션 가속화 전략 추진

하지만 이러한 전략 추진에도 불구하고 불황을 모르던 인디텍스 역시 전 세계를 강타한 코로나의 저주를 빗겨 가지 못했다. 인디텍스는 코로나19가 확산하면서 매출에 큰 타격을 입어 2020년 1분기 매출은 전년 대비 44%P나 감소했다. 자라의 모회사인 인디텍스는 코로나19 이후 디지털 트랜스포메이션 전략 가속화를 위하여 27억 유로를 투자한다는 계획과 동시에 2021년까지 오프라인 매장 1,200개도 폐쇄한다고 발표했다. 1,200개 매장은 글로벌 매장의 16%에 해당한다.

인디텍스는 '2022 HORIZON' 전략을 기반으로 2020~2022년까지 디지털 트랜스포메이션 전략 추진을 가속화한다는 계획이다. 향후 2년 동안 9가지 핵심과제를 추진하여 디지털에 대한 투자를 확대하고 매장혁신, 옴니채널 경험 강화, 디지털 플랫폼 구축 등을 추진하겠다는 것이다.

9가지 핵심과제 중 디지털 트랜스포메이션 전략 추진을 위한 주요 핵심내용을 살펴보면 다음과 같다.

첫 번째는 디지털 트랜스포메이션 전략 가속화를 위하여 27억 유로를 투자하는데, 온라인채널 확대를 위한 역량 강화에 10억 유로를, 신기술을 도입하여 매장을 업그레이드하는 데 나머지 17억 유로를 투자할 계획이다.

두 번째는 디지털을 기반으로 한 프로세스 혁신 및 효율적인 e-커머스 운용을 위한 '인디텍스 오픈 플랫폼INDITEX OPEN PLATFORM'을 개발할 계획이다. 오픈 플랫폼을 기반으로 변화하는 비즈니스모델에 유연하게 대응할 수 있는 체계를 갖추겠다는 것이다.

세 번째는 2019년 기준 14%밖에 되지 않는 온라인 매출 비중을 2022년까지 25%로 확대할 계획이다.

네 번째는 진화된 디지털 기술Advanced Digital Technology을 활용하여 새로운 소비자경험을 제공하고 고객과의 상호작용을 강화한다는 것이다. 매장에서 옴니채널 서비스인 '스토어 모드Store Mode'를 제공하여 제품탐색부터 구매까지 끊김 없는 경험을 제공할 계획이다.

다섯 번째는 디지털 채널을 포함한 글로벌 판매 네트워크를 통합한다는 것이다. 글로벌 96개 마켓의

● 자라의 2022년 온라인 매출 비중 (출처 : 자라)

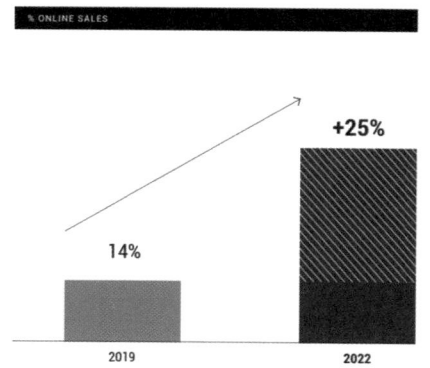

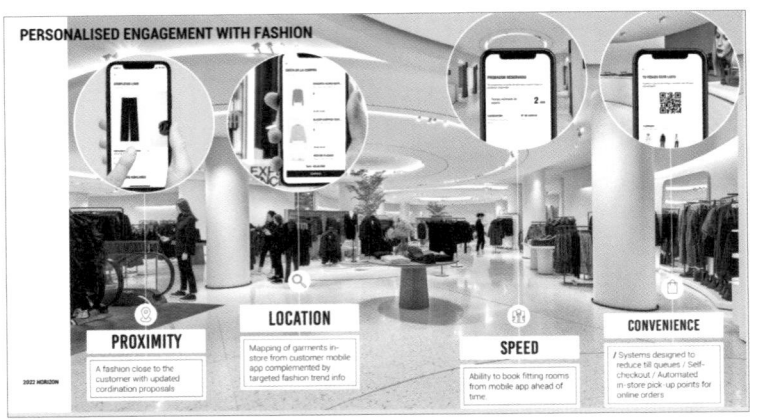

● 디지털 기술 기반 자라의 개인화 서비스 (출처 : 자라)

온·오프라인 매장을 모두 통합하여 전 세계 어디서나 모든 브랜드를 구매할 수 있도록 할 계획이다.

파블로 이슬라 CEO는 "2022년까지 우리의 주요 목표는 온·오프라인 채널의 완전한 통합을 가속화 하는 것이다. 이러한 온·오프라인 판매 채널의 통합을 기반으로 고객에게 끊김 없는 서비스를 제공하는 것이 무엇보다 중요하다"라고 디지털 트랜스포메이션 추진 가속화의 중요성을 강조했다.

자라는 고객들이 원하는 상품을 누구보다 빠르게 제공하기 위하여 데이터 분석을 활용하고 공급망 최적화를 통해 기존 패션산업을 혁신해왔다. 재고 최적 분배시스템과 RFID 기반으로 시장 경쟁의 방식도 바꾸어 놓았다. 빠르게 변화하는 디지털 시대에 맞춰 온라인쇼핑 강화와 옴니채널 전략도 성공적으로 추진했다. 그러나 자라는 기존의 혁신과 성공에 만족하지 않고 디지털 트랜스포메이션 기업으로 진화하기 위해 과감한 혁신을 추진하고 있다. 빠르게 변화하는 디지털 시대에도 자라는 자신들의 핵심역량인 고객 트렌드 분석과 빠른 프로세스를 기반으로 경쟁우위를 확보하고 다시 한번 새롭게 패션산업을 재정의하겠다는 것이다.

아저씨들이나 입는 청바지에서
디지털 네이티브 브랜드로 탈바꿈한 리바이스

-

-

-

-

-

-

2019년 3월, 리바이스Levi Strauss & Co가 뉴욕증시에 재상장되었다. 1985
년 상장폐지 후 34년 만의 일이었으며, 상장 첫날 주가는 32%가 급등
하여 22.41달러로 마감되었다. 메이시스Macy's나 노드스트롬NordStrom 보
다 더 높은 기업가치를 인정받은 것이다. 리바이스의 기업가치 상승은
2011년 9월에 부임한 P&G 출신의 CEO 칩 버그Chip Bergh의 강력한 디지
털 트랜스포메이션 전략 추진의 결과다.

조직문화 변화 및 브랜드 혁신 시도
칩 버그가 부임하기 전까지 리바이스는 과도한 부채, 데님 시장의 경쟁,
하이엔드 프리미엄High End Premium 브랜드들의 출현 등으로 매우 어려운
상황에 직면해 있었다.

1997년에 70억 달러로 정점을 찍었던 매출은 불과 5년 뒤인 2001년에 41억 달러로 떨어진 후 2001년부터 2010년까지 45억 달러를 넘지 못했다. 기업가치 역시 같은 기간 140억 달러에서 80억 달러로 추락했다. 캘빈클라인Calvin Klein, 게스GUESS 등 새롭게 등장한 청바지 브랜드들이 여성을 타깃으로 프리미엄, 섹시 등의 컨셉으로 차별화된 제품을 출시해 젊은 층을 공략하면서 시장을 확대하였다. 그러나 리바이스는 전통Classic을 고집하고 변화를 거부하면서 젊은 층 고객을 확보하는 데 실패했고, 나이 든 사람이나 입는 올드Old한 브랜드가 되어 버렸다.

칩 버그는 CEO에 부임하자마자 임원 60명을 만나 다음과 같은 질문을 던졌다.

우리가 바꾸지 말아야 할 세 가지는 무엇인가, 우리가 절대적으로 바꿔야 할 세 가지는 무엇인가, 내가 하기를 바라는 한 가지는 무엇인가, 내가 하지 말아야 할 한 가지는 무엇인가?

그러나 임원들이 질문에 답변하지 못하는 것을 보고 이제까지 명확한 전략이 없었다는 것을 알게 되었다. 더구나 직원들을 대상으로 한 '회사가 잘하고 있다고 생각하느냐'라는 질문에 3/4이 손을 들어서 충격을 받았다. 내부적으로 위기에 대한 인식이 부족하고 절박함이 없다는 것을 알게 되었다. 무엇보다도 조직문화의 변화가 먼저 이루어져야 한다는 판단하에 경영진을 교체하고 스타트업처럼 일하도록 혁신을 추진하였다.[49]

다음으로는 P&G에서 했던 것처럼 직접 고객의 집을 방문하여 그

---

49. The CEO of Levi Strauss on Leading an Iconic Brand Back to Growth, HBR(2018.07)

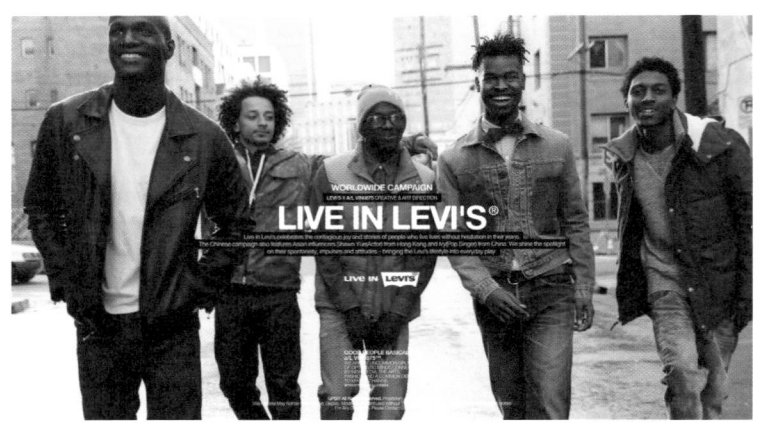

● 리바이스 브랜드 태그라인 (출처 : 리바이스)

들의 라이프스타일과 관심 분야, 제품을 사용하는 방식 등을 인터뷰하면서 고객을 이해하는 것부터 시작하였다. 인도의 한 전문직 여성의 집을 방문했을 때였다. 29세의 이 여성은 허드슨, 게스, 캘빈클라인 등 10벌 정도의 청바지를 가지고 있어서 좋아하는 것, 싫어하는 것, 착용 시기 등 여러 가지 이야기를 나눌 수 있었다. 리바이스 청바지는 2벌을 가지고 있었는데, 한 벌은 일상생활에서 매일 입는 청바지이고, 다른 한 벌은 대학 다닐 때 입었던 청바지라고 하면서 "더 이상 나에게 맞지 않지만 그동안의 추억과 좋은 기억들 때문에 버릴 수 없었다. 다른 청바지는 그냥 입지만 리바이스 청바지는 그 안에서 같이 산다Live in Levi's"라고 말했다. 이 말을 듣고 고객들이 원하는 브랜드의 본질을 이해하게 되었고 '리바이스 안에서 산다 Live in Levi's'를 브랜드 태그라인Brand Tag Line 으로 결정하였다.

조직의 문제점을 분석하고 고객이 생각하는 리바이스의 브랜드 가치를 파악한 후 이번에는 6개월 동안 재무 데이터를 분석하여 매출을 확대하기 위한 4가지 핵심전략을 세우고 본격적인 혁신을 추진하기 시작했다.

첫 번째는 수익성 있는 핵심사업 부문을 안정화시켰다. 재무 데이터 분석 결과 매출의 80%가 남성 청바지 및 도커Docker에서 발생하였고, 상위 5개 국가(미국, 프랑스, 독일, 멕시코, 영국)와 10개의 리테일 매장(주로 Kohl's, JCPenny, Macy's 등)에서 가장 많은 매출이 발생하고 있었다. 그러나 시장점유율은 높은 반면 상대적으로 성장률이 낮다는 사실을 알게 되었고, 핵심사업 부문의 매출을 개선하여 비즈니스 안전성을 확보하는 작업에 들어갔다.

두 번째는 신규 영역의 확장을 시도하였다. 신규매출을 올리기 위한 방안으로 매출 비중이 낮았던 여성의류 및 상의 카테고리를 강화하고, 상대적으로 시장점유율이 낮은 브라질, 러시아, 중국, 인도 같은 개발도상국에 맞춰 시장을 확대했다.

세 번째는 옴니채널을 강화하였다. 매출의 대부분이 백화점에서 나왔지만, 백화점에서 브랜드 커뮤니케이션과 고객경험을 강화하기에는 한계가 있었다. 옴니채널을 강화하여 리바이스가 보유한 전 세계 2,700개 직영매장과 온라인쇼핑몰에서의 판매를 확대했다.

네 번째는 운영효율성을 높였다. 데이터 분석을 통한 재무관리로 비용절감과 현금흐름을 개선하여 기술개발과 혁신에 투자할 자금을 확보하였다.

신제품 개발 및 생산공정 자동화

디지털 혁신을 주도하기 위해 12시간이나 걸리는 터키 공장에 있던 연구소를 본사에서 4블록 떨어진 곳으로 옮겨와 유레카 혁신연구소Eureka Innovation Lab를 오픈했다. 칩 버그는 "모든 디자이너가 본사가 있는 샌프란시스코에 있는데 혁신연구소가 12시간이나 떨어진 터키에 있다니, 나에게 이건 미친 짓이다. 어떻게 의류회사가 이토록 혁신에 낮은 우선순위를 두고 있는가?"라고 반문하였다.

혁신연구소에는 다양한 배경을 가진 창의적인 사람들이 모여 파일럿 생산, 세탁 작업, 봉제 가공, 청바지 라인 등을 연구하도록 하였다. 2013년 혁신연구소 오픈 후 가장 큰 성공을 거둔 것은 2015년에 출시한 여성 청바지 라인이다. 여성들이 요가나 운동을 할 때도 편안하게 청바지를 입을 수 있게 디자이너에게 문제해결을 요청하였고, 이러한 요청으로 나온 연구 결과물이 무릎이 튀어나오지 않을 정도로 신축성이 좋은 스트레치 원단 청바지다. 고객들은 잘 늘어나는 부드러운 원단을 사용하여 편안하게 입을 수 있는 새로운 디자인에 반응하기 시작했다. 이 결과 여성복 매출이 전체의 20%에 달하며 10분기 연속성장을 유지하고 있다.

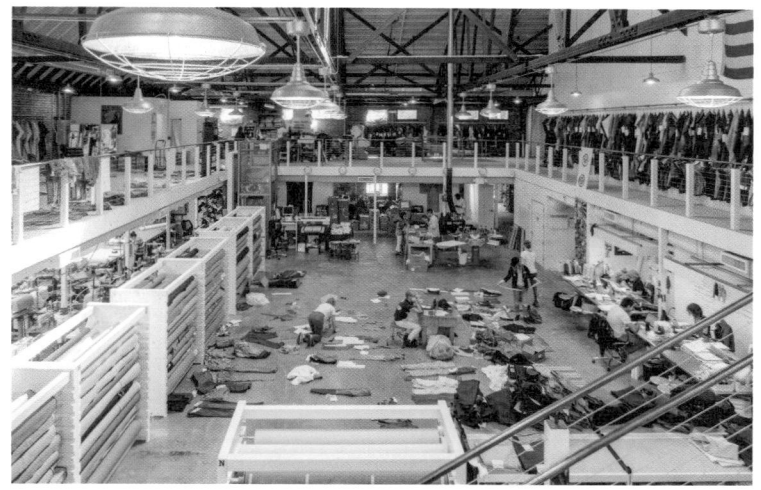

● 리바이스 유레카 혁신연구소 (출처 : 리바이스)

청바지 생산공정을 자동화하는 프로젝트 F.L.X Project Future-Led Execution
도 추진하였다. 기존의 청바지 제작 방식은 많은 인원을 투여해 수작업
으로 진행되어 시간도 오래 걸리고 청바지 탈색 및 세척을 위해 많은 화
학약품을 사용해 환경을 오염시켰다. 청바지 가공에 사포, 화학약품, 물
을 사용하는 대신에 레이저와 소프트웨어를 사용하여 기존의 20단계
작업을 3단계로 축소했다. 위싱이나 찢어짐 같은 청바지 가공 작업을
진행할 때 디자이너가 작업한 샘플 사진을 보내주면 로봇이 레이저를
활용해 샘플과 똑같이 작업한다. 사람이 할 때 8~12분 걸리던 작업을
로봇이 90초 만에 완료할 수 있다. 청바지 가공에 레이저를 활용하여 투
입 인원과 시간을 단축했으며, 환경오염도 줄일 수 있게 되었다. 또한 디

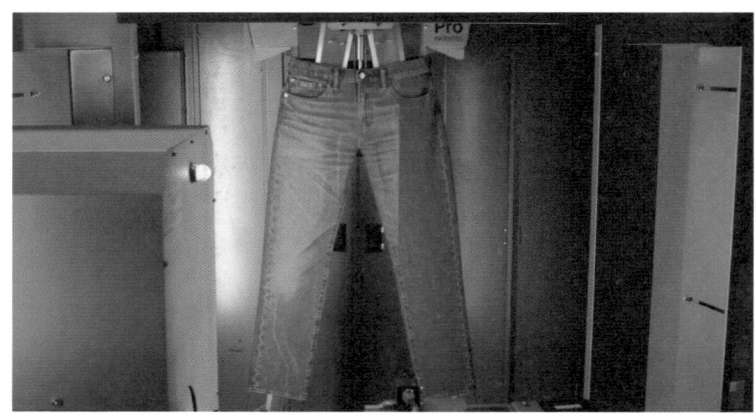

● 리바이스 프로젝트 F.L.X (출처 : 리바이스)

자인과 가공 프로세스를 디지털화하고 온디맨드 상품제공도 가능하게 되었다. 리바이스닷컴Levi.com 홈페이지를 통해 고객이 사이즈, 패턴, 스크래치, 패치 등을 커스터마이징Customizing하여 개인화된 맞춤 청바지를 구매하는 '퓨처 피니시Future Finish' 서비스도 제공하고 있다.

청바지를 디자인할 때 디지털 샘플 작업을 할 수 있는 3D렌더링 기술도 개발하였다. 3D렌더링 기술로 기획과 샘플링 프로세스를 간소화해 디자인 프로토타입 단계에서 바로 생산할 수 있게 되었다. 더불어 기존 샘플 작업에 소요되었던 재고와 비용도 줄일 수 있게 되었다.

패션에 디지털 기술을 접목하는 시도도 꾸준히 전개하고 있다. 2017년에는 구글과 공동으로 재킷 소매에 내장된 멀티터치 센서를 통하여 소매를 탭Tap하면서 음악을 들을 수 있는 프로젝트 자카드Project

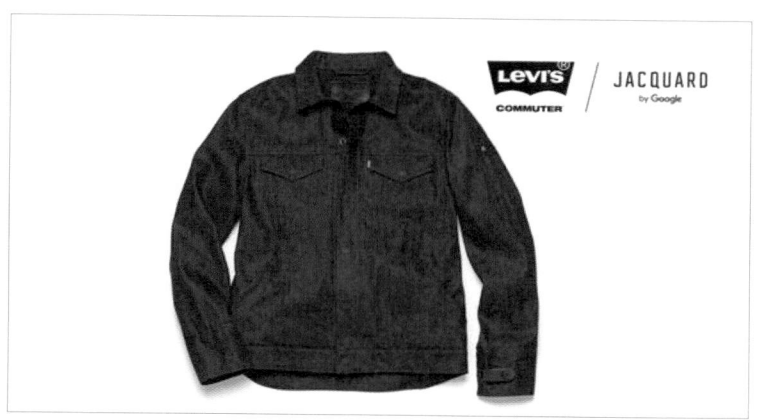

● 리바이스 프로젝트 자카드 (출처 : 리바이스)

Jacquard를 출시했다. 또 스마트폰 카메라로 사물을 식별하는 구글렌즈 Google Lens를 활용해 매장에서 제품에 대한 추가정보를 찾아볼 수 있게 하였다. 인텔Intel과는 RFID 태그, 매장 센서, 게이트웨이 시스템 및 클라 우드 기반 분석이 가능한 오픈소스 플랫폼을 설계하여 실시간 인벤토 리 모니터링 서비스를 제공하고 있다.

D2C 중심의 디지털 트랜스포메이션 가속화

기존의 백화점과 도매점 중심의 판매에서 자사 매장과 온라인쇼핑의 매출 비중을 높이기 위해 D2C 전략을 중심으로 디지털 트랜스포메이 션을 강화하고 있다. 이를 위해 기존 웹사이트와 모바일 서비스를 개선

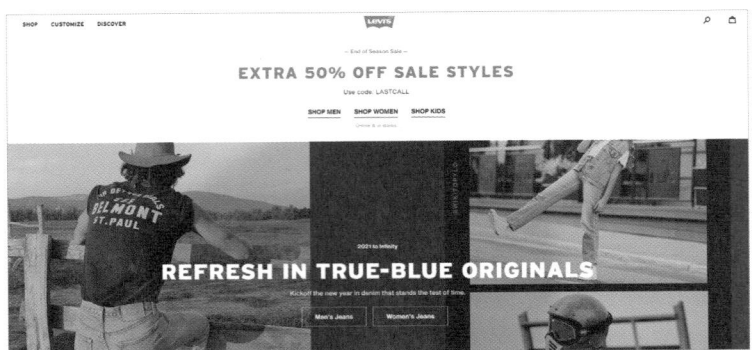

● 리바이스 홈페이지 (출처 : 리바이스)

하고, 다양한 제휴를 통해 새로운 판매 채널을 확보하고 있다. 오프라인 매장은 고객 체험을 강화하고 옴니채널 서비스를 제공하기 위하여 새로운 포맷으로 매장을 혁신하였다. 충성고객 확보와 고객관계 구축을 위한 멤버십 서비스도 새롭게 구성하였다.

고객에게 일관된 브랜드 경험을 제공하고 옴니채널 서비스를 강화하기 위해 기존 e-커머스 사이트도 개편하였다. 카테고리별로 상품을 찾아볼 수 있는 매장Shop, 개인화된 상품 및 서비스를 구매할 수 있는 커스터마이즈Customize, 브랜드 스토리와 청바지에 관한 정보를 얻을 수 있는 발견Discover으로 메뉴를 단순화하였다. 개편된 홈페이지는 오프라인 매장과 연결하여 동일하게 상품 구매와 서비스를 받을 수 있으며, 브랜드 스토리텔링을 통하여 고객경험을 강화하였다.

모바일앱은 충성도 있는 팬을 확보하고 고객들의 참여를 활성화하는 데 중점을 두고 있다. 큐레이션 에디션과 콜라보레이션 및 한정판 상품을 독점 구매할 수 있는 기회를 제공하여 고객과의 관계를 강화해나가고 있다.

이외에도 페이스북 메신저의 챗봇Chatbot 기능을 활용해 언제 어디서나 패션스타일을 조언받고 나만의 맞춤형 상품을 구매할 수 있게 도와주는 가상 스타일리스트Virtual Stylist 서비스도 제공하고 있다. 구글홈Google Home, 아마존 알렉사Amazon Alexa 같은 스마트스피커에 리바이스 어시스턴트Levi's Assistant를 제공해 음성으로 상품에 관해 궁금한 사항이나 매장 위치 검색, 상품추천, 배송 및 반품에 관한 문의도 할 수 있다.

D2C 채널을 강화하기 위하여 MZ세대들이 많이 이용하는 다양한 소셜미디어와 제휴를 통해 브랜드 스토리텔링 강화와 판매 채널을 확대하고 있다. 인스타그램의 쇼핑채널인 '샵나우Shop Now'에 입점하였으며, 틱톡TikTok 쇼핑 프로그램에도 참여해 인플루언서와 협력하여 상품 판매를 진행하고 있다. 스냅챗Snapchat과는 이모티콘 제작 서비스 비트모지Bitmoji를 위한 의류 라인을 출시해 사용자들이 청바지, 재킷, 셔츠 등 리바이스 스타일로 아바타를 코디할 수 있으며, 리바이스X 비트모지 컬렉션을 출시해 아바타와 같은 옷을 구매할 수 있도록 했다. 위챗WeChat 미니프로그램을 활용해 텍스트, 이미지, 아이콘, 그래픽을 삽입하여 자신만의 스타일을 만들어 개인화된 상품을 구매할 수 있으며, 댄스게임인 QQ Dance에서는 게임 캐릭터를 위한 3D렌더링 옷장을 제공하고 구매할 수 있게 하였다.

매장은 단순히 상품을 구매하는 곳이 아닌 옴니채널 서비스를 제공

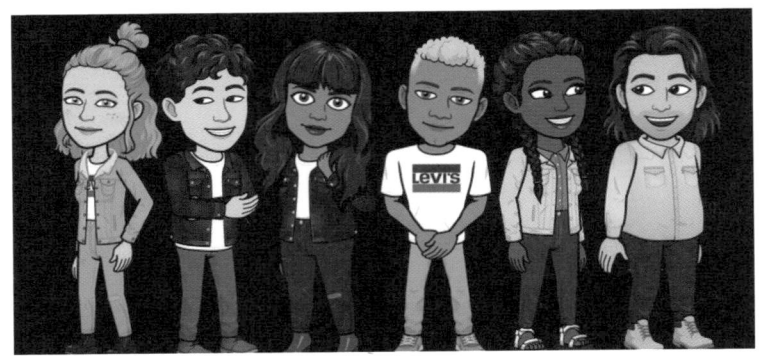

● 스냅챗 리바이스 의류라인 (출처 : 리바이스)

하고 브랜드를 경험하며 고객과의 관계를 구축하는 공간으로 정의하여 'NextGen'이라는 새로운 포맷으로 혁신하였다.

NextGen은 웹사이트와 모바일앱의 연계를 통한 다양한 서비스를 제공하며, 매장을 방문해 자신의 체형 및 스타일에 맞는 상품을 체험할 수 있도록 구성되어 있다.

매장 곳곳에 디지털 사이니지Digital Signage를 설치해 고객에게 상품 사이즈와 스타일에 대한 정보를 제공하고 있다. 매장에서 나만의 스타일로 다양하게 청바지를 연출할 수 있는 테일러샵Tailor Shop도 배치하였다. '스타일 디렉터Style Director'라는 전문직원이 상주하면서 직접 천 조각을 손바느질해 만드는 패치워크Patchwork, 바지를 찢어 디자인하는 디스트로이Destroy, 다양한 물감으로 연출하는 페인팅Painting 등 고객의 취향에 맞는 리폼 서비스를 제공하고 있다. 매장 내 구매전환의 70%가 피팅룸에 들어갈 때 발생하기 때문에 피팅룸은 라운지처럼 더 크고 개방적으로 구성하였다. 또한 옷을 입어 본 후 다른 사이즈나 스타일을 입어보고 싶은 경우 인터렉티브 디스플레이를 이용해 상품을 검색하고 매장 직원에게 요청할 수 있으며 조언도 받을 수 있는 '엔드리스 아일Endless Aisle ' 서비스를 제공하고 있다. 온라인에서 주문한 제품을 매장에서 수령할 수 있는 클릭앤콜렉트와 커브사이드 픽업서비스도 실시하고 있으며, 매장에서 전체 온라인쇼핑몰의 20%의 배송을 처리하고 있다.

고객과의 관계를 강화하고 충성도 있는 팬 중심의 커뮤니티로 확장하기 위하여 'Levi's Red Tab' 멤버십을 출시하였다. 개인의 취향과 구매 이력을 분석하여 다양한 혜택 및 무료배송을 제공해주고 있으며, '슈퍼팬Super Fan'에게 콜라보레이션 상품 및 한정판 구매의 독점 기회를 부

● 리바이스 NextGen 매장 (출처 : 리바이스)

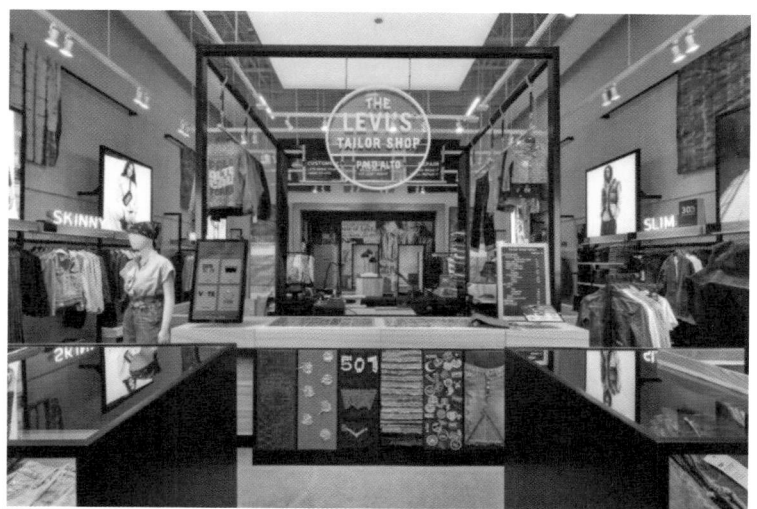

여하고 있다. 현재 100만 명 이상의 회원을 확보하고 있으며 충성고객의 경우 재구매율이 40%에 이른다.

2010년에 리바이스의 전체 매출 중 D2C가 차지하는 비중은 16%에 불과하였으나 10년이 지난 2020년에는 48%로 증가하였다.[50] D2C 매출 비중을 높이기 위하여 2020년 하반기에 인력의 15%를 감축하고 1억 달러의 비용을 확보하여 디지털 트랜스포메이션 가속화 전략을 추진하고 있다. D2C 중심으로 보다 빠르고 유연하게 전략을 추진하기 위해 거버넌스 조직을 개편하였으며, 4가지 핵심과제를 중심으로 전략을 추진하고 있다. 첫 번째는 고객과의 브랜드 구축 및 관계를 강화하고, 두 번째는 e-커머스와 옴니채널에 투자를 확대하며, 세 번째는 디지털 트랜스포메이션 속도를 높이기 위하여 인공지능과 데이터를 적극적으로 활용하고, 마지막으로 고객에게 차별화된 경험과 즐거움을 제공하는 것이다.

리바이스는 한때 아저씨들이나 입는 청바지라는 인식 때문에 젊은 세대에게 외면받았지만 디지털이라는 새로운 DNA를 빠르게 조직, 프로세스, 매장, 상품 등 비즈니스 전반에 이식시켜 밀레니얼 세대들이 열광하는 상품을 만들고, 다양한 브랜드 체험 기회를 제공하며, 고객과의 관계를 확장해 나가면서 디지털 네이티브Digital Native 브랜드로 새롭게 거듭나고 있다.

---

50. Inside Levi's new 'NextGen' retail store, Vogue Business(2020.09.29)

로레알,
디지털 뷰티 기업을 넘어서 디지털 퍼스트 기업이 되다

로레알L'Oreal은 뷰티 산업에 부는 변화의 트렌드를 인지하고 디지털 혁신에 대대적인 투자를 결심하게 된다. CEO인 장 폴 아공Jean-Paul Agon은 2010년 로레알을 '디지털 뷰티 기업Digital Beauty Company'으로 재정의하고 공급망 관리, 제품생산, 마케팅, 고객서비스에 이르는 모든 영역을 디지털 환경에 맞게 혁신하였다.

2014년에는 30대 후반의 디지털 마케팅 전문가인 불가리아 출신의 루보미라 로쉐Lubomira Rochet를 CDOChief Digital Officer로 영입하고 전사 차원의 디지털 트랜스포메이션 전략을 추진한다.

먼저 디지털 인재 확보를 위하여 디지털 관련 전문인력을 2,500명 이상 채용하였다. 또한 외부 인재 채용과 더불어 내부 직원들의 디지털 역량 향상을 위한 업스킬Up Skill 프로그램도 진행했다. 기존 리서치, 생산, 판매, 마케팅 등의 여러 기능 부서 직원들을 대상으로 디지털 기술 활용, 데이터 분석, 디지털 마케팅 관련 교육을 실시했다. 전 세계 직원들이 언제 어디서나 온라인으로 편하게 들을 수 있도록 교육플랫폼인 '마이러닝MyLearning'을 제공하였으며, 디자인씽킹Design Thinking 워크숍, 스타트업과의 협업, 리버스 멘토링Reverse Mentoring 등의 다양한 방법을 활용하여 직원들을 참여시켰다. 이러한 결과 2014년 시작 당시 300명에 불과했던 디지털 전문인력이 2020년에는 33,000명으로 확대되었다.

직원들의 일하는 방식의 변화를 위하여 애자일Agile 교육도 진행하고 있다. 고객니즈를 기반으로 프로젝트팀이 협업을 통해서 빠르게 제품과 솔루션을 개발할 수 있도록 애자일 교육 및 플랫폼을 제공하고 있다. 애자일 프로세스 도입으로 현장에서 필요한 다양한 서비스와 솔루션들을 빠르게 구현하고 있다. 그 대표적인 사례가 로레알 제품의 고유식별 코드를 생성하는 프로세스를 단순화한 COSMO 프로젝트다. 그동안 전 세계 직원들이 사용하면서 느꼈던 문제점들을 개선하기 위해 다양한 관련 부서들로 프로젝트팀을 구성하여 5일 만에 초기 프로토타입 테스트까지 완료하고 단기간에 솔루션을 개발할 수 있었다.

직원들이 기술혁신을 주도할 수 있도록 사내 인큐베이션 프로그램인 'Make Your Technology'도 시작하였다. 직원들이 자신의 아이디어를 사업화할 수 있도록 기술교육, 스타트업 연계, 전문가 지원, 프로토타입 설계 및 제작 공간도 함께 제공하고 있다.

상품을 개발하는 단계부터 생산하는 제조현장까지 전 과정에 걸쳐 인공지능, 3D프린팅, 가상 및 증강현실 등의 디지털 기술을 적용해 고객니즈에 빠르게 대응하고 있다. 기존에 분산되어 있던 연구정보 및 화학성분 데이터를 하나로 통합하여 연구진들이 연구개발에 활용할 수 있는 플랫폼인 포뮬레이션 센터Formulation Center를 제공하고 있다. 연구진들은 신상품 개발에 필요한 화학분자, 성분, 원료에 관한 정보분석, 배합방법, 결과예측 등을 11개의 인공지능 비서들을 통해 지원받고 있다.

상품개발 단계에서는 제품 모형이나 패키징 디자인 제작 시 3D프린팅을 활용하고 있다. 내부 생산부서나 외부 협력업체에게 빠르게 프로토타입을 제공하기 위하여 사내 3D실험실In-House 3D Laboratory을 만들어 운영하고 있다. 3D프린팅은 제조공정에 필요한 특정 부품과 도구를 빠르게 제작하는 데에도 활용하고 있다. 노스 리틀락North Little Rock 공장은 자체 생산라인 변경에 필요한 부품의 75%를 3D프린팅으로 제작했다.

● 로레알 3D실험실 (출처 : 로레알)

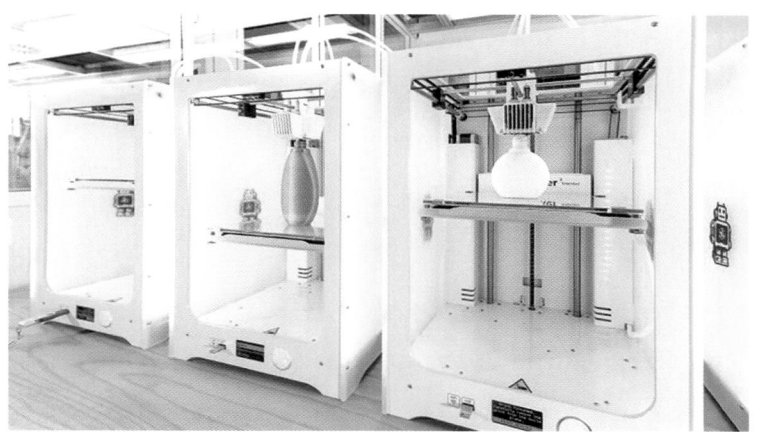

제품을 개발하는 생산공장에는 협업 로봇인 '코봇Cobot'을 도입하였다. 생산현장에 로봇을 활용하여 생산 프로세스와 속도를 높이고 인력감축과 비용절감의 효과를 얻을 수 있게 되었다. 또한 생산 과정에서 데이터를 손쉽게 확보할 수 있어 생성된 데이터를 활용하여 운영효율성을 강화하고 있다.

로레알은 제품생산, 물류, 유통 단계의 최적화를 위하여 RFID를 활용하고 있다. 제품생산 단계에서부터 RFID를 부착하여 물류센터에서 재고관리를 자동화하고, 매장에서 빠르게 재고 및 상품판매 현황을 분석하고 있다. RFID를 통해 수집된 데이터는 인공지능 기반의 '디멘드 센싱Demand Sensing' 프로그램을 활용하여 공급망 관리와 수요예측에 활용하고 있다.

로레알은 기존 제조업을 벗어나 고객들에게 다양한 고객경험과 디지털 서비스를 제공하기 위하여 2018년에 모디페이스ModiFace를 인수했다. 모디페이스는 가상 메이크업, 헤어컬러와 피부진단 서비스를 제공하는 기업이다. 로레알이 화장품 브랜드가 아닌 테크 기반의 회사를 인수한 것은 모디페이스가 처음이다.

모디페이스의 얼굴인식 안면매핑 기술을 활용해 여성들이 가상으로 로레알 화장품을 체험해 보고 구매까지 연결할 수 있는 '메이크업 지니어스Makeup Genius' 서비스를 출시했다. 메이크업 지니어스는 고객의 얼굴을 스캔하여 60가지 이상의 특성을 분석한 다음, 다양한 제품과 음영 혼합을 사용해 실시간으로 고객에게 맞는 다양한 메이크업 방법을

● 모디페이스 활용 가상체험 서비스 (출처 : Cosmetics Business)

제시하고 있다. 사용자는 앱에서 선호하는 모습을 선택하고 버튼을 눌러서 곧바로 제품 주문도 가능하다. 로레알은 메이크업 지니어스를 통해 2천만 명이 넘는 고객에게 맞춤서비스를 제공하고 있다. 또한 가상현실 기술을 활용해 미국 내 30개 오프라인 교육장을 방문하지 않아도 헤어디자이너 교육을 받을 수 있는 서비스도 진행하고 있다. 최근에는 메이크업뿐만 아니라 다양한 헤어스타일을 얼굴에 구현해보는 '스타일 마이 헤어Style My Hair', 네일 시술 전 가상으로 손 위에 컬러를 얹어보는 '버추얼 네일 살롱Virtual Nail Salon' 등 뷰티 분야에 증강현실 기술을 활용한 다양한 서비스를 제공하고 있다. 또한 구글, 페이스북, 인스타그램, 유튜브, 스냅챗, 위챗 등의 소셜미디어 플랫폼과 연계하여 사용자들이 모디페이스를 활용하여 가상으로 메이크업과 헤어컬러를 체험하는 서비스도 제공해 영역을 확대하고 있다.

화장품에 필요한 피부진단을 위하여 모디페이스의 인공지능 기반 알고리즘에 로레알의 피부노화 전문지식과 사진 데이터베이스를 활용한 '스킨컨설트Skin ConsultAI' 서비스를 출시하였다. 스킨컨설트는 로레알의 연구혁신R&I 팀과 스킨에이징 아틀라스Skin Aging Atlases가 함께 실시한 15년간의 연구를 통해 얻은 임상 사진 6,000장에 대한 딥러닝을 통해 완성했다. 스킨컨설트는 카메라로 촬영한 피부 이미지를 분석해 7개의 노화 징후를 감지하고 평가하여 10,000개의 등급 이미지와 비교분석한 후 피부를 진단한다. 피부진단 후 피부 점검 우선순위와 노화촉진 원인에 대한 정보를 제공하고 피부 개선을 위한 맞춤형 스킨케어 제품을 추천해준다. 이외에도 여드름이 나기 쉬운 피부를 분석하기 위해 인공지능을 활용하여 피부 결점의 심각도를 분석하고 맞춤형 스킨케어를 추천하는 '에빠끌라 스팟스캔Effaclar Spotscan' 서비스도 제공하고 있다. 더불어 10년간의 자외선, 오염, 꽃가루, 습도 등의 노출에 따른 피부상태 연구를 통하여 다양한 외부 환경의 노출에 따라 피부를 보호할 수 있는 방법과 맞춤형 스킨케어를 제공하는 '마이스킨 트랙 유브이My Skin Track UV' 서비스도 출시했다.

로레알은 맞춤형 제품 추천을 넘어서 고객 개개인의 특성에 맞는 맞춤형 화장품까지 만들어주고 있다. 스킨수티컬즈Skinceuticals 커스텀 Custom D.O.S.E는 매장에서 스킨케어 전문가가 태블릿을 활용하여 고객의 피부상태를 진단하고 고객에게 맞는 개인화된 스킨케어 제품을 현장에서 제작해준다. 피부진단을 통해 250개 이상의 고유한 피부 유형

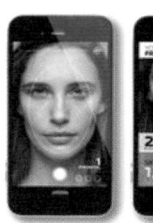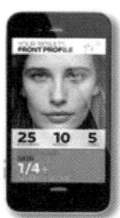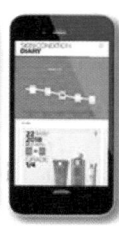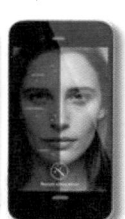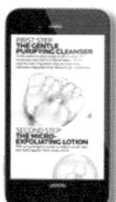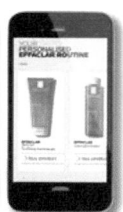

● 로레알 에빠끌라 스팟스캔 (출처 : 로레알)

을 고려하여 2,000개 이상의 알고리즘을 통해 48개의 성분을 1분에 약 1,200회를 회전하는 컴파운더Compounder가 조합하여 주름, 변색, 노화 등을 방지할 수 있는 스킨케어 제품을 10분 만에 받아 볼 수 있다.

　로레알은 더 나아가 집에서 고객이 직접 자신만의 화장품을 만들 수 있는 화장품 제조 디바이스까지 출시했다. 인공지능을 기반으로 집에서 맞춤형 화장품을 제조할 수 있는 디바이스인 '페르소Perso'는 로레알의 디지털 기술의 결정체라고 볼 수 있다. 모디페이스의 얼굴인식 기술을 활용하여 피부상태를 인식하고 기후, 자외선, 온도, 노화 등을 진단하는 인공지능 알고리즘으로 피부상태를 분석하여 컴파운더로 맞춤형 화장품을 제조할 수 있게 구성되어 있다. 맞춤형 화장품은 4단계를 거쳐 제조된다. 1단계는 스마트폰 카메라로 얼굴을 촬영해 모공, 주름 등 사용자의 피부상태를 분석하고, 2단계는 사용자의 위치를 분석해 기후, 온도, 자외선 등 사용자의 생활환경을 측정한다. 3단계는 잔주름, 피부색소, 모공크기 등 자신의 피부관리 사항을 입력하여 제품 선호도를 평가한다. 4단계는 수집된 사용자 정보를 기반으로 포뮬러에서 즉석으

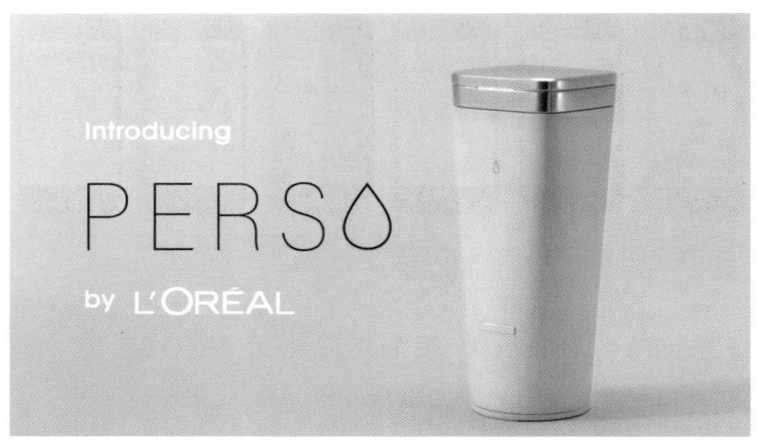

● 로레알 페르소 (출처 : 로레알)

로 맞춤형 화장품이 제작된다. 페르소는 스킨케어 제품이나 화장품뿐
만 아니라 맞춤 립스틱 및 파운데이션도 제조할 수 있다.

　로레알의 전체 매출 중 e-커머스가 차지하는 비중은 2015년에 6%
에 불과했지만 2021년 1/4분기 기준으로 전체 매출의 26.8%를 차지하
고 있다. 로레알은 현재 D2C채널, 구독서비스, 소셜커머스, 라이브커머
스 등 7가지 형태로 e-커머스를 운영하고 있다. 또한 e-커머스 매출 증
대를 위하여 지난 5년 동안 3,000명의 인력을 추가 고용했으며, 전체 마
케팅 비용 중 62%를 디지털 마케팅에 투자하고 있다. 구매습관에 따른
맞춤샘플 제공, 생일을 위한 선물포장, 다양한 결제수단 및 당일배송 등
의 여러 가지 옵션을 통해 개인화 서비스도 강화하고 있다.

　오프라인 매장 판매가 어려웠던 코로나19 기간에는 다양한 언택트

Untact 서비스를 발 빠르게 출시해 e-커머스 매출을 강화하였다. CDO인 루보미라 로쉐는 다양한 e-커머스 기반 고객접점 확보 및 마케팅 커뮤니케이션 강화를 위하여 "e-커머스에서 3년 정도 걸릴 일을 우리는 단 8주 만에 달성했다"라고 말했다. 아마존닷컴, 티몰Tmall 등과 제휴하여 15개 사이트에서 가상체험 서비스를 활용하여 헤어컬러 및 메이크업을 테스트할 수 있게 하였으며, 집에서 뷰티전문가와 화상으로 1:1 상담을 통해 피부진단과 화장품 추천도 받을 수 있게 하였다. 또한 뷰티전문가나 인플루언서와 협력하여 라이브쇼핑Live Shopping을 진행해 고객에게 할인된 가격으로 제품을 구매할 수 있는 기회를 제공하였다. 로레알은 라이브쇼핑을 강화하기 위하여 2020년 12월에 뷰티전문가, 인플루언서들이 라이브쇼핑을 통해 상품을 판매할 수 있는 소셜커머스 플랫폼인

● 로레알 아마존닷컴 가상체험 서비스 (출처 : 로레알)

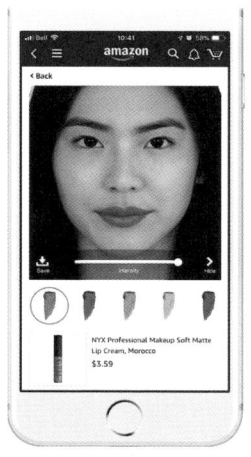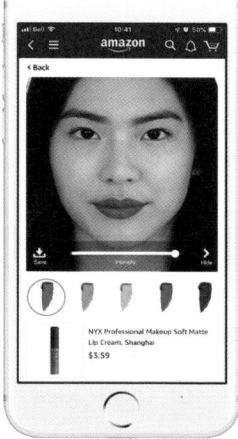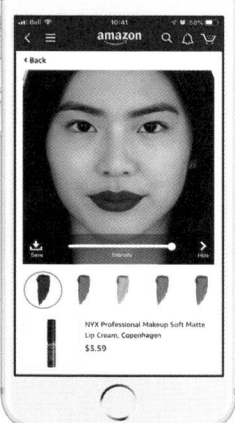

레플리카 소프트웨어Replika Software에도 투자하였다.

로레알의 디지털 트랜스포메이션 성공의 핵심은 '민첩성Agility 확보', '데이터Data 활용', '고객경험Customer Experience 강화'에 있다.

변화하는 디지털 시대에 맞춰 내부 직원들의 디지털 역량을 강화하기 위하여 업스킬 프로그램을 진행해 직원들의 참여와 공감을 확보하였으며, 제품의 기획, 생산, 물류, 유통 등 전 단계에 인공지능과 3D프린팅, 증강현실, RFID 등의 다양한 디지털 기술을 적용해 고객니즈를 반영한 신상품을 빠르게 출시하고 생산주기를 단축시켰다. 이러한 민첩성은 코로나19의 위기 극복에서도 발휘되었다. 애자일 조직문화를 기반으로 기존에 3년 정도 걸릴 프로젝트를 8개월 만에 빠르게 진행해 신규채널을 확보하고 고객 커뮤니케이션을 강화해 e-커머스 매출을 확보하는 데 중요한 역할을 하였다.

루보미라 로쉐가 CDO로 부임한 후 디지털 트랜스포메이션을 추진함에 있어서 가장 힘들었던 부분이 '내부에 데이터가 없던 점'이라고 밝힌 바 있다. 이후 흩어져 있던 내부의 연구자료, 개발정보 등을 통합하여 R&D 기획에 활용하고, 피부노화 데이터, 자외선을 비롯한 외부환경에 따른 피부상태 데이터 같은 오랜 기간의 연구결과를 인공지능 알고리즘을 개발하는 데 활용하고 있다. 또한 다양한 가상 뷰티체험 서비스를 통해 확보된 글로벌 고객들의 피부정보와 상품 선호도를 분석해 상품기획과 서비스 개선에 활용하고 있으며, 매일 10억 명의 웹사이트 방문 데이터를 통해 개인화된 상품추천 및 마케팅을 진행하고 있다.

디지털 기술을 활용하여 화장품 구매 시 국가별, 인종별, 피부상태별로 각기 다른 글로벌 고객들의 피부를 진단하고 맞춤형 상품을 제공해주는 체험형 뷰티 서비스를 강화하였다. 로레알의 고객경험 강화는 단순한 맞춤형 상품추천을 넘어서 이제 고객 개개인의 피부상태, 환경, 선호도까지 고려한 맞춤형 상품을 직접 제작할 수 있게 하고 있다.

2010년부터 디지털 뷰티 기업의 비전을 달성하기 위해 꾸준히 노력한 로레알은 디지털 트랜스포메이션 가속화로 더 이상 화장품 제조회사가 아닌 아마존닷컴이나 구글과 같은 디지털 상품과 서비스를 제공하는 '디지털 퍼스트 기업Digital First Company'으로 회사를 재정의하고 있다. 로레알의 CDO인 루보미라 로쉐는 한 언론과의 인터뷰에서 "로레알은 지속적으로 디지털 전환을 가속화하여 디지털을 비즈니스모델의 핵심으로 통합해 뷰티 시장에서의 경쟁력을 강화하고 있다"고 밝혔다.

디지털 기술로 뷰티테크를 강화하는

시세이도

시세이도^{Shiseido}는 2020년 5월 1분기 사업보고를 발표하면서 코로나19가 경제에 미치는 영향에 따른 경영 시나리오를 발표하였다. 최상의 시나리오는 2021년 초에 정상적으로 경제가 회복되는 것이지만, 코로나19가 장기화되어 경제불황이 지속되는 것까지 고려한 최악의 시나리오에 대비해 새로운 비전을 기반으로 한 중장기 전략을 재설정하였다.

새로운 중장기 전략은 2023년까지 글로벌 단위의 생산성 강화, 수익성 증대 비즈니스 확대, 지속 가능에 중점을 둔 경영과 마케팅, 비즈니스 및 브랜드 포트폴리오 재구축, 협업과 오픈 이노베이션을 통한 비용절감과 역량증대, 디지털 트랜스포메이션을 통한 신규 비즈니스모델 확대 등이다. 특히 비대면 접촉에 따른 디지털 트랜스포메이션의 가속화를 위하여 D2C^{Direct to Consumer}, 옴니채널^{OmniChannel}, 뷰티테크^{Beauty Tech} 등 신규 비즈니스 및 채널을 강화한다는 계획이다.

고객구매여정 중심의 웹사이트 통합

시세이도는 글로벌 120여 개 국가에 40여 개 브랜드를 운영하고 있는데, 지역과 브랜드에 따라 웹사이트의 구성, 상품, 고객마케팅이 달라 일관성 있는 구매경험을 제공하는 데 어려움이 있었다.[51] 더불어 고객데이터가 통합되지 않아서 고객행동 및 고객여정을 분석하는 데도 한계가 많았다.

이러한 문제점을 개선하기 위하여 2015년에 '디지털 글로벌센터 오브 엑셀런스Digital Global Center of Excellence' 조직을 신설해 지역별, 브랜드별 고객마케팅을 통합할 수 있는 전략을 추진하였다. 글로벌 웹사이트 운영 거버넌스 체계를 만들어 지역별, 브랜드별로 일관된 가이드를 기반으로 웹사이트 구성 및 운영을 진행할 수 있게 하였다.

웹사이트 구성은 고객의 구매여정을 분석하여 고객에게 일관된 구매경험 및 고객관계 구축을 강화하였다. 고객의 인지, 탐색비교, 체험, 구매, 공유의 각 단계별 고객접점 채널을 파악하여 고객들이 원하는 서비스와 혜택을 제공하였다. 홈페이지를 방문하면 고객들이 브랜드별로 손쉽게 원하는 상품을 찾을 수 있으며, 구매고객들이 남긴 체험후기나 구매리뷰 등을 확인할 수 있다. 전문 뷰티컨설턴트와 인플루언서들의 메이크업 노하우 동영상도 함께 제공해 체험서비스를 강화하였다. 또한 매장방문, 검색, 클릭데이터, 구매정보 등의 구매여정 단계에서 확보된 고객의 행동 데이터를 바탕으로 고객관계 구축을 위한 타깃마케팅을 진행하였다.

---

51. Transform은 Translate와 완전히 달라 지금까지 없던 새로운 경험을 줘야, DBR(2020.02)

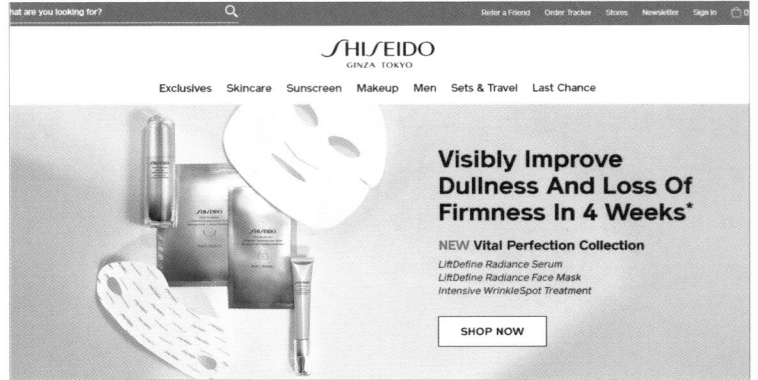

● 시세이도 홈페이지 (출처 : 시세이도)

    시세이도는 홈페이지를 '디지털 플래그십 스토어Digital Flagship Store'라고 정의하고 단순하게 제품을 소개하고 구매하는 공간이 아닌 고객의 구매경험을 강화하고 관계를 구축하는 공간으로 탈바꿈시켰다.

디지털 기술을 활용한 고객체험 서비스 강화

디지털 기술을 활용하여 자신의 피부에 맞는 화장품을 직접 체험해보고 구매할 수 있는 다양한 디지털 서비스도 제공하고 있다.

    '피부파샤Hada-pasha' 서비스는 고객의 피부상태를 진단해 맞춤형 스킨케어를 추천해준다. 보습, 탄력, 투명성 등 3개의 피부 지표를 분석해 기미, 주름, 피부변색 등을 파악할 수 있으며, 피부상태가 저하된 원인과 현재의 피부상태에 필요한 것이 무엇인지 확인할 수 있다.

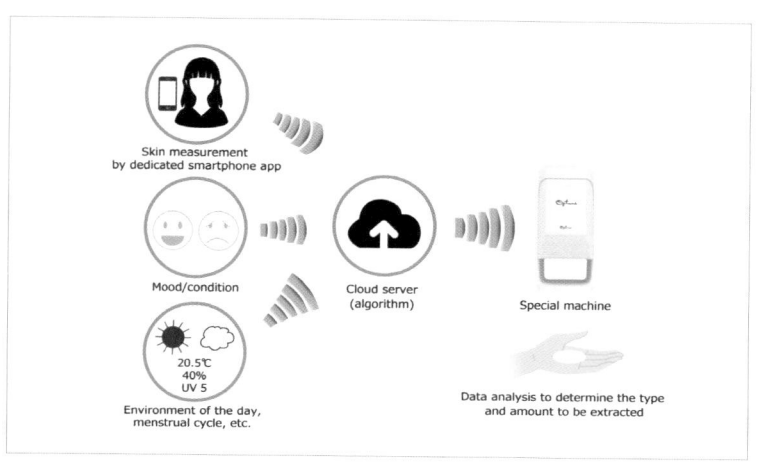

● 시세이도 옥튠 (출처 : 시세이도)

    바쁜 일상 때문에 매일 피부관리에 신경을 쓰지 못하는 여성들을 위해 시세이도의 축적된 연구데이터를 기반으로 피부를 진단하고 맞춤형 스킨케어 제품을 제작해 주는 '옥튠Optune'을 출시하였다. 스마트폰으로 피부를 촬영하면 수분함량, 피지량, 모공크기 등의 피부상태 뿐만 아니라 취침 시간에 수면측정 기능을 설정하면 생체리듬까지 측정할 수 있다. 측정된 데이터는 현재의 위치를 파악해 온도, 습도, 자외선, 꽃가루 등의 외부환경 데이터와 생리주기, 기분상태 등의 개인 데이터를 수집하고 인공지능 알고리즘을 활용하여 분석하게 된다. 그리고 8만 개의 추출패턴을 기반으로 개인의 피부에 맞는 스킨을 제작할 수 있는 5개의 스킨케어 카트리지Skin Care Cartridge와 컴파운더를 집으로 배송해준다.

    시세이도는 디지털 기술을 활용한 뷰티테크를 강화하기 위하여 오픈 이노베이션Open Innovation 프로그램인 '휘보나fiboan'를 운영하고 있다. 시세이도 글로벌 혁신센터GIC가 주도하는 프로그램으로 4개의 핵심영역을 중점적으로 추진하고 있다. 첫 번째는 뷰티테크 산업을 중심으로 스타트업과 연계하여 신사업을 추진하는 것이며, 두 번째는 혁신센터에 있는 내부 실험공간을 활용하여 일반인들의 제품체험과 사용후기를 반영한 고객관점의 솔루션을 개발한다는 것이다. 세 번째는 빠른 베타서비스 출시를 위하여 크라우드펀딩이나 베타판 출시 플랫폼 등을 적극 활용한다는 것이다. 네 번째는 뷰티 분야 관련 종사자와 시세이도 연구원의 교류회 등 다양한 지식과 정보를 교류할 수 있는 문화를 조성하겠다는 것이다. 오픈 이노베이션 프로그램은 디지털 기술을 활용해 뷰티 영역에 새로운 고객가치를 창조하고 화장품에 국한되지 않고 다양한 혁신을 추진하겠다는 계획이다.

고객데이터 분석을 기반으로 한 옴니채널 확대

디지털 트랜스포메이션 가속화를 위한 D2C 및 옴니채널 확대를 위한 방안으로 시세이도는 글로벌 고객 데이터 플랫폼을 확대하고 있다. 고객 데이터를 분석해 고객여정 및 접점을 기반으로 실시간 커뮤니케이션을 통하여 고객경험을 강화하겠다는 계획이다. 옴니채널 확대를 위해서는 3개 분야를 중점적으로 추진하고 있다. 첫째는 비즈니스의 모든 기능을 수행할 수 있는 글로벌 고객 데이터를 중앙화하고 있으며, 둘째

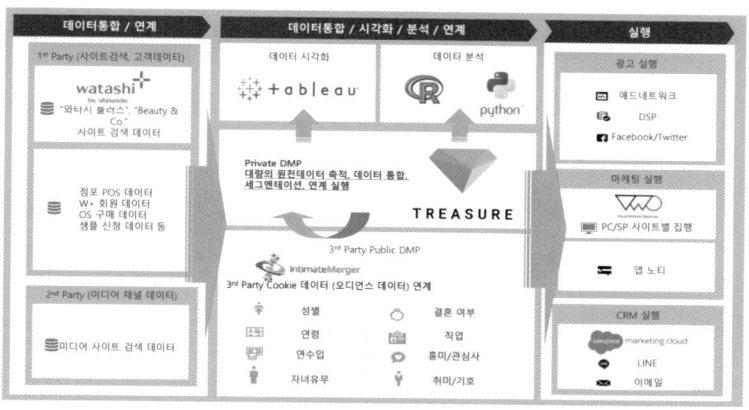

● 시세이도 CDP 기반 옴니채널 최적화 (출처 : 트레이저데이터)

는 CRM을 미디어에 연결하는 등 옴니-터치포인트 마케팅을 자동화해 소비자에 대한 즉각적 접근을 가능케 하는 것이다. 마지막은 실시간으로 소비자 데이터 및 통찰력을 얻고 이를 통해 소비자의 요구를 더욱 심도 있게 이해하는 것이다.

옴니채널 확대로 시세이도는 고객 개개인을 이해하고, 세계 각지에 있는 시세이도 브랜드에서 쇼핑하는 고객과 물 흐르듯 막힘 없이 상호작용하겠다는 것이다. 고객 커뮤니케이션의 단계도 최소화하여 고객경험을 강화하고 장기적 관계를 구축해 나갈 계획이다. 또한 D2C 및 옴니채널 추진 가속화를 위하여 현재 50%인 디지털 광고 매체 비용을 2023년까지 90% 이상으로 확대하겠다고 발표하였다.

뷰티컨설턴트 활용 라이브 커머스 강화

고객이 실시간으로 뷰티컨설턴트와 커뮤니케이션하면서 상품을 구입할 수 있는 '라이브커머스Live Commerce'를 최근 본격적으로 시작하였다. 라이브커머스는 전 세계 88개국에 있는 시세이도 뷰티컨설턴트가 화장품과 메이크업 방법 등을 소개하는 내용으로 진행한다.

시세이도는 라이브커머스를 위하여 미츠코시 이세탄홀딩스의 화장품 온라인쇼핑몰인 '미코meeco'와 제휴하여 온라인을 활용한 상담과 판매를 함께 진행한다. 미코와의 제휴를 통하여 온라인 채널 확대뿐만 아니라 구매 제품을 오프라인 매장에서 손쉽게 받아 볼 수 있는 옴니채널 기반도 강화한다는 전략이다.

라이브커머스는 뷰티컨설턴트가 실시간 영상으로 화장품의 특징과 사용법을 소개하고 고객은 채팅을 통해 뷰티컨설턴트에게 화장품 정보, 가격, 사용법 등 상품구매에 필요한 궁금한 사항을 자유롭게 문의한 후 미코를 통해서 바로 상품을 구매할 수 있다.

뷰티컨설턴트를 활용하여 인스타그램에 실시간으로 고객들이 원하는 뷰티 관련 정보도 제공하고 있다. 전국 120명 이상의 뷰티컨설턴트가 고객들이 지금 알고 싶어 하는 메이크업 정보를 원하는 시간과 장소에서 찾을 수 있게 '마끼아쥬Maquillage' 프로젝트를 진행 중이다. 뷰티컨설턴트들이 실제로 매장에서 만난 고객들의 고민과 요구사항을 반영해 전문 메이크업 기법과 다양한 뷰티 트렌드 정보를 인스타그램을 통하여 소개하고 있다.

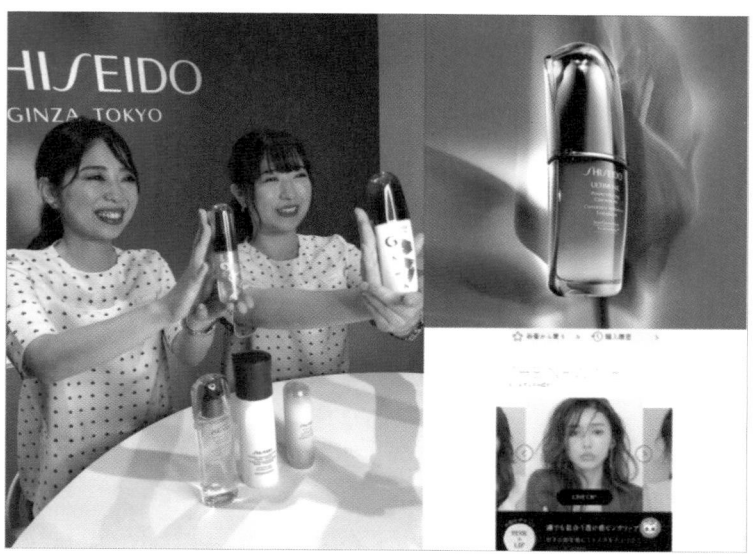

● 시세이도 라이브커머스 (출처 : 시세이도)

　　시세이도는 오프라인과 온라인을 융합시킨 뷰티컨설턴트의 고객 커뮤니케이션 확대를 위하여 라이브 커머스 및 온라인 실시간 상담 지원 플랫폼을 꾸준히 확장해 나갈 예정이다.

D2C 채널 중심의 매장 전략

시세이도는 2020년 초에 D2C 기반 매장 전략을 발표하였다. 디지털을 활용하여 오프라인 매장에서 고객과의 관계를 강화하는 D2C 구조를 만들어 나가고 있다. 이를 위해서 'D2C 전문매장 중심의 디지털 전략'

을 추진하고 있다. 시간이 없거나 코로나19 등으로 인해 외출이 꺼려지는 고객에 대해 D2C 전문매장 전용의 'EC 플랫폼'을 구축하여 오프라인 전문매장, 온라인 고객 양쪽 모두가 사용하기 편리한 시스템을 구축하고 전문매장의 만족도를 높여나갈 예정이다.

이를 위해 2020년 6월 하라주쿠에 D2C 체험형 매장인 '시세이도 뷰티스퀘어Beauty Square'를 오픈했다. 디지털 네이티브 세대를 타깃으로 자신만의 새로운 아름다움을 발견하고 친구들과 함께 체험하고 공유하면서 즐길 수 있는 공간으로 디지털 콘텐츠를 활용하여 다양한 고객체험을 할 수 있게 매장을 구성하였다.

고라이브존Go-Live-Zone은 공개 스튜디오 형태로 구성되어 있으며 라

● 시세이도 뷰티스퀘어 (출처 : 시세이도)

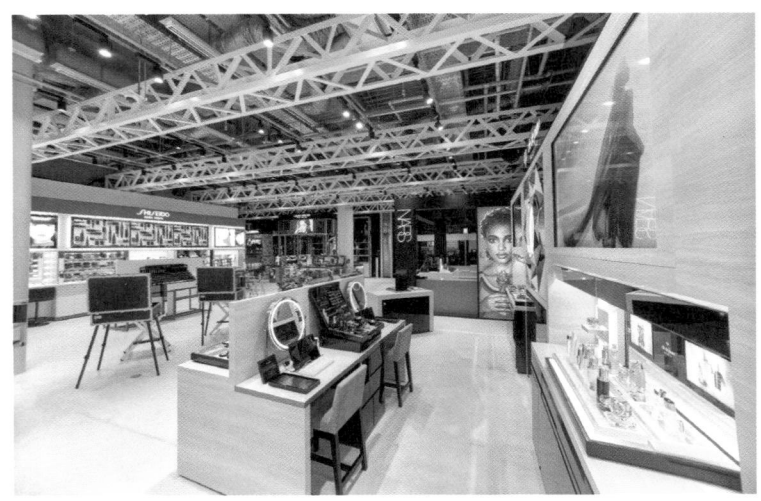

이브 스트리밍, 동영상 제작이 가능하고 대형 스크린을 통해 다양한 엔터테인먼트와 뷰티 정보를 볼 수 있다. 브랜드존Brand Zone에서는 시세이도의 다양한 화장품 브랜드를 체험할 수 있으며, 뷰티컨설턴트의 상담을 통해 자신에게 맞는 화장품을 선택할 수 있다.

2021년에 시세이도는 디지털 트랜스포메이션 전략 추진을 가속화하기 위하여 글로벌 컨설팅회사인 액센츄어Accenture와 '시세이도 인터렉티브 뷰티Shiseido Interactive Beauty'를 설립하였다. 새로운 회사는 디지털 분야를 중심으로 한 비즈니스모델 혁신, 글로벌 표준 ICT 인프라 및 운영체제 개발, 디지털 및 IT 분야의 인재 육성을 목표로 하고 있다.

액센츄어의 디지털 전략 역량과 시세이도의 뷰티 노하우를 결합하여 시세이도만이 제공할 수 있는 새로운 뷰티체험 서비스를 제공할 계획이다. 고객이 온라인이나 오프라인 매장에서 가상 메이크업 및 피부 진단 테스트를 진행하면 디지털 데이터베이스에서 이력을 분석할 수 있으며, 고객활동 및 구매 데이터를 분석하여 고객에게 최적화된 상담과 제품을 추천해 주는 것이 가능해진다. 또한 고객이 선택한 장소와 시간에 메이크업 레슨을 받을 수 있으며, 최신 뷰티 기술을 활용하여 디지털 및 오프라인의 다양한 고객접점 채널을 통해 고객에게 맞춤형 서비스를 제공할 수 있다.

기존 시스템의 클라우드 마이그레이션Cloud Migration을 포함한 클라우드 퍼스트Cloud First 이니셔티브를 통해 IT 기능을 향상시키고 빠르고 유연한 시스템을 구축하여 기존 IT 투자 및 유지 관리 비용의 효율성을 개선하고 비즈니스 및 데이터 기반 의사결정을 가속화할 예정이다.

D2C전략 강화, 옴니채널 확대, 디지털 테크 활용은 빠르게 변화되고 있는 디지털 경쟁에서 시세이도가 살아남기 위한 생존전략이면서 동시에 기존과 다른 방식으로 고객이 원하는 아름다움의 가치를 제공하기 위한 혁신전략이다. 디지털 시대 고객과의 직접적인 연결을 위한 과감한 투자로 서비스와 커뮤니케이션을 강화하여 뷰티 시장을 주도하겠다는 계획이다.

이를 통해 고객의 일상생활에서 끊김 없이Seamless, 언제 어디서나 Ubiquitous, 고객이 원하는Timely 개인화된 맞춤형 서비스를 제공하는 디지털 회사로 탈바꿈하는 것을 목표로 하고 있다.

세포라,
뷰티체험형 매장에서 디지털 플랫폼 기업이 되다

1970년에 프랑스에서 처음으로 매장을 연 세포라Sephora는 1998년 명품 브랜드 루이비통Lui Vuitton을 보유하고 있는 LVMH 그룹에 인수되어 계열사로 편입되면서 다양한 화장품 브랜드를 판매하고 있다.

세포라는 운영효율성을 통해 간접비용을 낮추고 고급 브랜드 제품들을 백화점보다 낮은 가격으로 판매하여 다양한 계층의 고객을 확보할 수 있었다. 화장품 구매를 위해서 여러 매장을 둘러봐야 하는 불편함 없이 세포라 매장을 방문한 고객들이 전 세계의 다양한 화장품 브랜드를 한 장소에서 비교하고 구매할 수 있게 하였다. 무엇보다 화장품을 구매하기 전에 제품을 테스트해 볼 수 있게 진열대를 개방하였다. 매장을 방문한 고객에게는 뷰티스튜디오Beauty Studio를 통해 직접 메이크업을 해주고 메이크업 방법을 알려주는 서비스를 제공하였으며, 개인 뷰티상담사Personal Beauty Advisor를 통해 화장품 추천이나 화장법 등에 관해 1:1 상

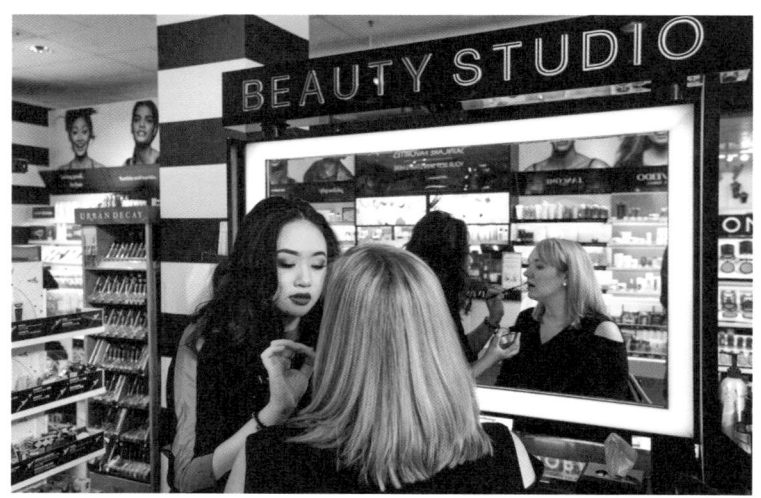

● 세포라 뷰티스튜디오 (출처 : WWD)

담도 받을 수 있어 꾸준히 성장해왔다.

인터넷과 모바일 등 e-커머스의 성장과 함께 고객의 화장품 구매 방식 또한 온라인 구매 비중이 늘어나면서 세포라에게는 위협이 되었다. 다양한 화장품을 한 곳에서 비교하고 체험할 수 있는 세포라 매장이 온라인쇼핑 업체들의 쇼룸Show Room 으로 전락할 위기에 처하게 된 것이다. 빠르게 변화하는 디지털 시대에 기존 고객들의 이탈을 방지하고 온라인쇼핑 업체들과 경쟁하기 위해서는 디지털 기술을 활용하여 매장과 고객경험을 혁신하는 길밖에는 없다는 것을 깨달았다. 세포라 경영진은 디지털 트랜스포메이션을 최우선 순위로 두고 기존 조직, 매장, 판매 방식, 서비스 등의 모든 것들을 디지털로 전환하는 혁신을 추진하였다.

고객 중심의 온·오프라인 조직의 통합

세포라는 먼저 분리되어 있던 오프라인 마케팅과 디지털 마케팅 부서를 통합하여 '옴니리테일Omni Retail' 팀으로 통합하였다.[52] 옴니리테일을 총괄했던 매리 베스 로턴Mary Beth Laughton은 "고객이 쇼핑하기를 원하는 곳이면 어디서든 편리하게 쇼핑할 수 있게 해야 하는데, 기존 조직은 이를 반영하지 못하고 있었다. 그래서 고객서비스와 함께 매장과 디지털을 한 조직 아래에 배치했고, 채널 전반에 걸쳐서 판매지표Sales Metric, 계약, 고객경험에 대해서 생각하고 응대하는 방식을 바꾸었다. 고객이 어떻게 쇼핑하고 있는지 충분히 분석하고 그에 맞게 조직을 재정비한 이 결정이 시대의 흐름이었다"고 조직통합의 취지를 설명했다.

단일팀으로 통합한 후 세포라는 기존 온·오프라인에서 따로 관리하던 고객프로필, 판매지표, 이벤트 및 고객혜택 제공도 통합하였다. 고객프로필 데이터는 매장 방문, 매장직원 상담, 온라인 검색, 구매 등의 전 과정을 추적하고 분석할 수 있게 통합하였으며, 판매지표도 온·오프라인의 통합된 고객여정을 반영하여 재정의하였다. 고객이벤트 및 혜택도 통합된 프로그램으로 제공되었다.

"고객이 온라인에서 탐색과 비교를 하고 매장에서 구입한 경우, 이전에는 이러한 분석이 어려웠지만 이제는 양쪽 채널에서 모두 가능하다. 그동안 각 채널 간 좋은 관계를 유지했지만 공동 작업이나 시너지 효과를 발휘하지 못했다. 그러나 이제는 보다 긴밀한 관계를 유지하며 매장, 온라인, 모바일 전반에 걸쳐 더 빠르게 실행할 수 있게 되었다. 모

52. Why Sephora merged its digital and physical retail teams into one department, Glossy(2018.03.06)

바일은 이 모든 것을 하나로 묶어주는 접착제 같은 역할을 했다"라고 데이터 통합의 성과를 설명했다.

　온·오프라인의 통합된 고객여정 데이터 분석이 가능해지면서 매장과 온라인을 연결하여 기존 고객의 충성도를 높이고, 온·오프라인 채널에서 고객 구매행동을 기반으로 상품추천도 가능해졌다.

　"새로운 팀은 채널 전반에 걸쳐 고객을 이해할 수 있는 위치에 있고, 고객 충성도를 최우선으로 생각한다. 모든 터치 포인트에서 고객에게 더 잘 어필하고, 고객을 더 깊게 이해할 수 있는 데이터를 활용하는 힘은 우리에게 양쪽 채널에서 고객을 케어하는 놀라운 경험을 제공해 주었다. 결국 고객충성도는 데이터 중심의 생태계이기 때문에, 데이터를 제대로 잘 활용하는 것은 매우 강력한 수단이 된다"라며 데이터 수집과 그 활용의 중요성을 다시 한번 강조했다.

디지털 서비스 개발을 위한 혁신 연구소 개설

인터넷과 모바일을 활용한 쇼핑경험을 향상시키고, 매장에서 고객들이 자신에게 맞는 화장품을 선택하고 체험할 수 있는 다양한 디지털 서비스 개발을 위하여 2015년에 '세포라 혁신연구소Sephora Innovation Lab를 개설하였다.

　세포라 혁신연구소의 시작은 기존 매장의 레이아웃을 재설계하고 테스트 공간을 연구소 공간으로 전환하면서 시작되었다. 현재 혁신연

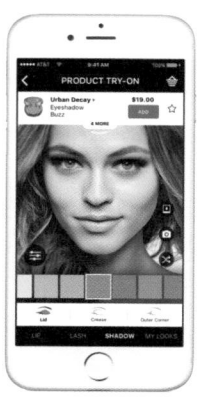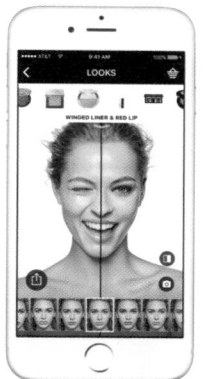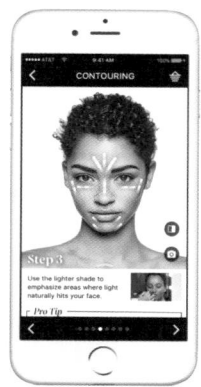

● 세포라 가상 아티스트 (출처 : 세포라)

구소에서는 인터넷, 모바일, 매장의 쇼핑경험을 향상시키기 위한 다양한 디지털 기술들을 탐색하고 테스트하며 서비스를 개발하고 있다. 실제 매장처럼 구성된 연구소 공간에서 다양한 디지털 기술을 활용한 아이디어를 바로 테스트할 수 있는 환경이 구성된 것이다. 또한 혁신연구소에서는 고객들의 불편사항Pain Point을 분석하여 온라인과 매장의 구매과정에서 고객경험을 높여주기 위한 다양한 서비스를 개발하고 있다.

　이렇게 나온 서비스 중 가장 혁신적인 서비스가 증강현실을 활용해 메이크업 제품을 테스트할 수 있는 '가상 아티스트Virtual Artist'이다. 모디페이스Modi Face와 협력하여 인공지능 기술을 활용해 스마트폰으로 얼굴을 인식하고, 증강현실을 활용하여 세포라에서 판매되는 립스틱, 아이섀도 등을 테스트해 고객의 얼굴 윤곽에 맞는 화장품을 선택할 수 있게 해주고 있다. 화장품 테스트 후 상품을 구매할 수 있도록 온라인 구매 연결과 오프라인 매장도 안내해준다. 개인의 피부톤에 맞는 화장품 컬러를 선택할 수 있는 '컬러 아이큐Color IQ' 서비스도 출시하였다. 색채 전문기업 '팬톤Pantone'과 협력하여 컬러매칭 기능을 활용해 고객의 피부톤에 맞는 색상을 찾아준다. '스킨케어 아이큐SkinCare IQ'를 활용해 스킨케어 코너의 제품 바코드를 스캔하면 제품에 대한 상세정보와 이 제품이 나와 맞는 제품인지에 대한 정보도 얻을 수 있다. 또한 매장에서 맘에 드는 립스틱과 아이새도우 제품을 선택한 후 '탭 앤 트라이Tap and Try' 단말에 대면 화장품 컬러에 대한 정보를 확인할 수 있고, 가상 아티스트를 통해 직접 테스트도 해볼 수 있다.

고객이 원하는 향수를 선택하는 데 도움을 주기 위하여 향기 프로필을 작성하면 가장 적합한 18개의 향수를 추천해주고 매장에서 바로 향기를 맡아볼 수 있게 도와주는 '프레이그런스 아이큐Fragrance IQ' 서비스도 제공하고 있다.

고객경험 강화와 데이터 확보를 위한 옴니채널 전략 추진

매장 내에 개인화된 체험서비스를 제공해 매장 유입을 확대한 세포라는 온·오프라인의 고객 구매여정에서 제품체험, 구매지원, 상품추천 및 혜택을 끊김 없이 제공받을 수 있는 옴니채널 전략을 강화하였다.

'세포라 투고Sephora to-go'라는 모바일앱을 활용하여 매장에서도 인터넷과 동일하게 직원의 도움 없이 자신이 원하는 제품에 대한 상품정보,

평가, 리뷰를 손쉽게 찾아보고 체험할 수 있게 지원하고 있다. 매장 내에 비콘Beacon을 설치하여 매장을 방문한 고객이 모바일앱을 스토어 모드Store Mode로 전환하면 온라인에서의 검색조회 및 구매 이력을 기반으로 상품을 추천해주고 개인화된 혜택을 제공하고 있다. 더불어 관심 있는 특정 화장품 코너에 오래 머무르는 경우에도 고객데이터를 분석해 맞춤형 제안을 제공해주고 있다.

　세포라는 고객의 상품조회 이력, 상품리뷰, 구매한 브랜드와 제품, 화장품 체험서비스 정보 등 세포라의 온·오프라인 모든 채널에서 확보된 고객데이터를 분석해 개인화된 마케팅에 활용하고 있다. 고객이 온라인에서 세포라 사이트를 방문한 후 매장에서 구매로 이어지는 구매여정을 분석하기 위하여 구글 애널리틱스 360 스위트Google Analytics 360 Suite를 활용하였다. 구글과 협력하여 온·오프라인 구매 전반에 걸쳐 데이터를

● 세포라 투고 (출처 : 세포라)

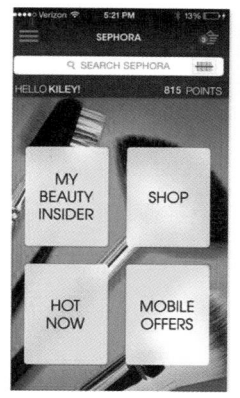
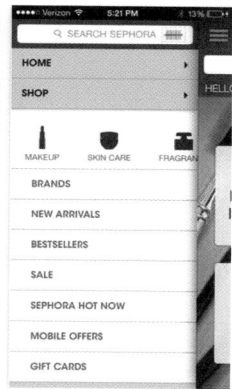

통합해 분석한 결과, 웹사이트를 방문한 고객의 70%가 24시간 이내에 매장을 방문했으며, 이러한 웹사이트 방문자의 절반 이상이 모바일을 사용하고 있음을 확인했다. 이렇게 분석된 정보를 바탕으로 구매여정 단계에서 온·오프라인을 연동하여 고객이 필요한 순간에 맞춤형 상품추천 및 혜택을 제공하고 있다. 이러한 옴니채널 마케팅을 통해 매장 내 온라인 매출이 13%나 증가하였다.

온라인으로 구매한 제품을 오프라인에서 받을 수 있는 클릭앤콜렉트 서비스도 제공하고 있으며, 코로나19 이후 빠른 배송을 위하여 식료품 배송서비스인 인스타카트Instacart와 제휴하여 이제는 1시간 이내에 상품을 받아볼 수도 있다.

오프라인 매장 중심으로 운영했던 기존의 로열티 프로그램 및 고객 참여 프로그램도 온·오프라인을 연계한 프로그램으로 확대했다. 2007년부터 제공했던 고객로열티 프로그램인 인사이드뷰티 프로그램도 온·오프라인 구매에 따라 다양한 혜택을 제공하고 있다. 프로그램 가입을 위한 별도의 조건은 없으며, 누구나 무료로 가입할 수 있다. 온·오프라인에서 연간 $350 미만을 구입하는 일반 고객에게는 생일선물과 무료 강의가 제공된다. 연간 $350 이상을 구입한 고객은 VIBVery Important Beauty 회원이 되며, 동영상 강의, 선물, 할인행사, 메이크업 1회 서비스 등을 받을 수 있다. $1,000 이상을 구입한 고객은 VIB Rouge 회원이 되며, VIB 기본 서비스에 추가로 행사초대, 플래시Flash 서비스 무료 이용, 메이크업 무제한 서비스 등이 제공된다. 2020년에는 뷰티인사이드 프

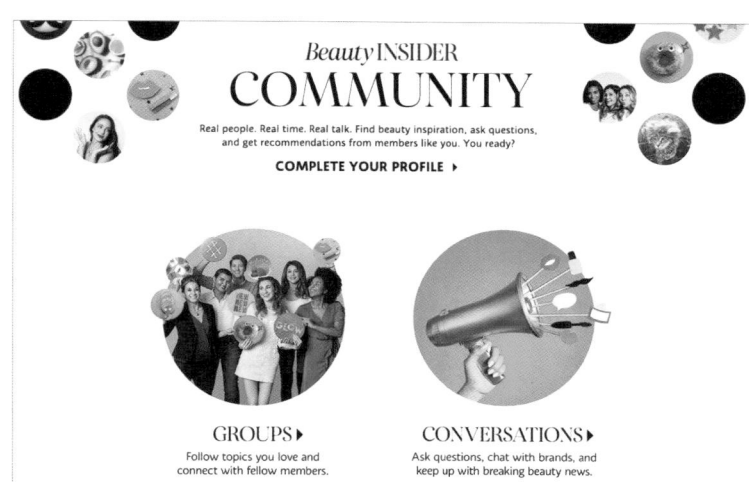

● 세포라 뷰티 인사이더 커뮤니티 (출처 : 세포라)

로그램을 업데이트하여 구매금액에 따른 리워드Rward를 추가로 제공해 기프트카드, 구독 프로그램, 선물포장 서비스를 이용할 때 리워드를 쓸 수 있게 하였으며, 모든 회원들에게 무료배송도 제공하고 있다. 현재 로열티 프로그램 고객들은 전체 매출의 77%를 차지하고 있다.

회원들 간에 실시간으로 스킨케어, 메이크업, 향수, 헤어 제품의 질문과 답변, 구매후기, 제품추천, 사용팁을 공유하는 '뷰티 인사이더 커뮤니티Beauty Insider Community'를 운영해 고객관계를 강화해나가고 있다. 고객들이 자발적으로 참여하고 소통하는 공간으로 충성고객 확보와 상품기획에 필요한 고객니즈를 파악하는 데 도움을 받고 있다. 커뮤니티에 올라온 고객들의 리뷰와 추천상품 정보를 분석해 신상품 기획과 뷰티 브랜드 상품을 구성ᴹᴰ하는데 활용하고 있다.

세포라의 디지털 트랜스포메이션 전략은 기존 오프라인 매장에서만 받을 수 있던 고객서비스를 온·오프라인에서 끊김 없이 받을 수 있게 하는 것이다. 매장에서 진열대를 개방하여 고객이 자유롭게 다양한 화장품을 테스트하고 뷰티스튜디오와 전문상담사를 통해 제품추천 및 메이크업 방법을 제공받았던 차별화된 경험을 인공지능, 얼굴인식, 증강현실 등의 디지털 기술을 활용하여 온·오프라인에서 똑같이 제공해 자신의 얼굴윤곽과 피부컬러에 맞는 선호하는 화장품을 체험하고 구매할 수 있게 한 것이다.

세포라에게 변화하는 디지털 경쟁에서 생존하기 위한 수단이었던 디지털이 이제 비즈니스를 혁신하기 위한 최적의 도구가 되었다. 세포라는 화장품을 유통하는 리테일 기업을 넘어서 그들의 핵심역량인 매장, 화장품, 뷰티어드바이저, 파트너, 고객들을 통합하여 아름다움을 추구하는 모든 사람에게 도움이 되는 디지털 플랫폼 기업으로 탈바꿈을 시도하고 있다.

금융업 면허를 가진 IT 솔루션 기업,
BBVA

—
—
—
—
—
—

"디지털 시대에 은행의 경쟁사는 더 이상 다른 글로벌 금융기관이 아니다. 혁신적인 아이디어와 기술로 무장한 새롭게 떠오르는 핀테크 업체, 기술 기반 금융서비스 업체 모두 은행의 경쟁 대상이다." BBVA의 디지털 혁신을 주도한 프란시스코 곤잘레스Francisco Gonzalez 전 회장이 언론과의 인터뷰에서 한 말이다. BBVA는 2007년부터 '고객서비스를 위한 기술 활용'이라는 목표하에 전방위적으로 디지털 트랜스포메이션을 추진하고 있다.

BBVA CEO, 세상에서 가장 뛰어난 디지털 뱅크로의 전환 선언

2001년부터 2018년까지 BBVA의 CEO 및 회장을 맡아온 프란시스코 곤잘레스 회장은 글로벌 금융위기와 스페인 경제의 불황 등 악조건 속에서도 BBVA의 대대적인 혁신을 직접 진두지휘하면서 아날로그 세상에서 디지털 세상으로의 이전을 감행하였다. 그는 2006년 IT 분야 거물들이 참석한 테크포럼에서 BBVA를 21세기 가장 뛰어난 디지털 뱅크로 변신시키겠다고 선언하고 자신의 모든 업무 중에서 디지털 트랜스포메이션을 가장 우선시하겠다고 발표했다.

먼저 2006년에 IT 투자를 확대하고 디지털 트랜스포메이션을 위한 기반을 구축하는 것부터 시작하였다.[53] IT 및 신기술에 대한 투자를 통해 차세대 IT 시스템 플랫폼을 구축하고 글로벌 시장 확대와 채널 시스템 변화에 능동적으로 대응하기 위해 국가별 플랫폼과 채널 시스템이 연계되는 구조로 IT 시스템을 재구축하였다. 그리고 프로젝트 진행 시 보다 나은 고객경험을 제공하기 위하여 점진적인 개선을 위한 혁신을 추진하였다. 디지털 트랜스포메이션을 위한 투자비용도 늘어나 2006년에 12억 유로에서 2013년에는 2배가 넘는 24억 유로를 투자하였다. 이로써 디지털 트랜스포메이션 추진을 위한 기반을 갖춘 BBVA는 2014년에 3,000명 이상의 디지털 전문인력으로 구성된 디지털본부를 신설하여 디지털 트랜스포메이션 거버넌스 체계를 구축하고 핵심전략을 추진했다. 비즈니스 부서에 IT 전문인력을 배치하여 핵심사업 기능 및 프로세스 디지털화를 시작하여 50여 개의 디지털 프로젝트를 추진하였다.

기존에 BBVA가 운영하는 대면 및 비대면의 모든 채널에서 고객에게 끊김 없는 금융서비스와 경험을 제공하고, 더불어 새로운 디지털

53. 디지털 금융 혁신의 중심 BBVA, KB금융지주 경영연구소(2017.11.12)

상품과 서비스를 출시하였으며, 디지털 플랫폼과 혁신기술을 강화하기 위하여 핀테크 스타트업인 심플Simple, 마디바Madiva 등을 인수하였다.

조직 내부의 디지털 기반 리더십을 강화하고 디지털 혁신을 주도하기 위하여 2015년에 주요 IT 기업의 인재를 영입해 경영진을 구성하였다. 플랫폼 전략을 확대하기 위하여 다양한 개방형 플랫폼 서비스를 제공해 비금융회사들도 BBVA 플랫폼을 이용할 수 있도록 하였다.

2017년에는 '기회를 제공하는 은행BBVA Creating Opportunities'이라는 비전하에 5가지 전략을 중심으로 디지털 트랜스포메이션 전략을 추진하고 있다. 첫 번째는 편리한 고객 맞춤형 솔루션, 계획적 의사결정과 모

● BBVA 디지털 트랜스포메이션 로드맵 (출처 : 투이컨설팅)

BBVA의 디지털 트랜스포메이션 로드맵

- IT 기술에 대한 대폭적인 투자 확대 및 차세대 플랫폼 도입을 시작으로 아날로그 세상에서 디지털 세상으로의 이전을 감행
- 차세대 IT 시스템 도입, 디지털 인재 영입, 전체 업무 방식의 디지털화 및 디지털 DNA 이식을 통한 디지털 기업 변신에 집중

2006~2013	2014	2015~
IT 투자 확대 및 디지털 트랜스포메이션을 위한 기반 구축	조직 전체의 디지털화	디지털 금융 플랫폼 기업으로 전환
• IT 및 신기술에 대한 투자 비용이 2006년 12억 유로에서 2013년 24억 유로로 2배 이상 증가 • 차세대 IT 시스템 플랫폼 구축 (2013년 기준 하루 평균 2억 5천만 거래 처리 가능, 2006년 대비 3배 정도 증가) * 모든 채널 연동 가능한 IT 인프라 구축 • 작은 것부터의 혁신(보다 나은 고객 경험을 제공하기 위해 작은 부분부터 지속적으로 개선)	• 3000명 이상의 디지털 전문 인력으로 구성된 디지털 본부 신설 • 핵심 사업 기능 및 프로세스들의 디지털화 시작 * BiZ 부서에 IT 전문인력 배치 • 어느 채널에서도 끊김 없는 고객 경험 제공 • 디지털 상품 및 서비스 출시 시작 • 핀테크 스타트업 인수 및 전략적 협업 시작(Simple, madiva 등)	• 외부 디지털 관련 우수 업체들로부터 경영진 스카우트, 디지털 리더십 구조 구축 • 플랫폼 전략 : 비금융회사가 BBVA의 플랫폼을 자유롭게 활용할 수 있도록 함 • 혁신신규스타트업에대한지분인수 지속(Coinbase, Atombank) • 2019년 BBVA AI 팩토리 오픈

니터링 툴을 제공하여 고객경험의 새로운 기준을 제시하는 것이다. 두 번째는 모바일 기반 디지털 채널의 매출을 증대하여 비즈니스 드라이버의 역할을 담당하는 것이며, 세 번째는 내부적으로 신규 모델을 개발하고 외부 스타트업과의 연계를 통해 가능성 있는 기업에 투자를 확대한다는 것이다. 네 번째는 디지털 기술을 활용하여 프로세스 개선 및 인프라를 통합하여 채널 효율성을 증대시키는 것이며, 다섯 번째는 각 비즈니스 영역별로 최고의 글로벌 인재를 확보하고 내부 인력을 육성하는 것이다. 디지털 트랜스포메이션 추진으로 금융을 넘어서 고객의 생활과 밀접한 서비스를 제공하고 고객의 삶을 개선시킬 수 있는 기회를 제공하겠다는 것이다.

거버넌스 구조 및 일하는 방식 변화 추진

BBVA는 디지털 트랜스포메이션 전략을 추진하기 위한 거버넌스 조직의 구성 및 역할도 단계별로 발전시켜 나갔다. 초기 디지털 트랜스포메이션 추진 조직은 글로벌 IT 그룹 내 소규모 팀으로 시작됐다. 이 작은 조직이 디지털 변화와 혁신을 위한 다양한 IT 관련 프로젝트를 수행했으며, 스타트업 및 대학 연구기관과의 프로젝트 협업을 통해 조금씩 조직 내부에 혁신적인 문화를 만들어 나가는 역할을 수행했다. 이후 2011년, IT와는 별도로 글로벌 은행 사업부 내 독립부서로 혁신 전담팀을 구성하여 결제/지급, 멀티채널, 디지털 전략 등 핵심 비즈니스 혁신을 주도했으며, 마드리드 이노베이션 센터 설립, 애자일 업무방식 도입, 리빙 랩Living Lab 구축 등을 추진하였다.

2014년에 카를로스 토레스 빌라Carlos Torres Vila를 최고 디지털 뱅킹 책임자Chief Digital Banking Officer로 임명하고, 3,000명의 디지털 전문인력으로 구성된 글로벌 디지털 뱅킹 조직을 신설하였다. 이를 통해 디지털 뱅킹 확대를 위한 핵심사업 기능 및 프로세스의 디지털화를 추진하고, 조직 내 데이터 분석 및 활용을 확대하기 위하여 BBVA '데이터&애널리틱스Data & Analytics'를 설립하였다.

디지털 전환을 가속화하기 위하여 2015년에는 디지털 뱅킹 조직을 '디지털 뱅킹 에어리어Digital Banking Area'라는 디지털 이니셔티브 전담조직으로 전환하고 신사업, 고객솔루션, 마케팅 등의 3개 영역으로 구분하여 전략을 추진하였다. 글로벌 상품과 서비스 개발, 인재채용 및 영업지원 등 금융그룹 차원의 핵심 경쟁력 강화를 위해 디지털 상품과 서비스 개발, 비즈니스모델 구축, 기업문화 개선, 디지털 마케팅, 소프트웨어, 빅데이터 등 디지털 역량을 확보하는 역할을 담당했다.

BBVA는 디지털 트랜스포메이션 추진 과정에서 내부조직의 참여와 디지털 혁신문화를 만들기 위해 다양한 노력을 기울였다. 내부 직원들의 아이디어 제안과 참여를 유도하고자 2007년부터 임직원 블로그 'Blogsfera'를 운영하였으며, 내부적으로 원활한 의사소통을 위해 분산된 다양한 채널을 BBVA 글로벌 인트라넷과 구글 메일 플랫폼으로 통합하였다. 내부 직원들이 참여하는 스타트업 경진대회인 오픈탤런트

Open Talent 와 해커톤Hackathon 등을 매년 진행하였으며, BBVA 베타테스터 Beta Tester 프로그램을 통해 지속적인 시행착오와 개선을 통한 점진적인 혁신을 추구하는 'Test & Learn' 문화를 만들었다.

조직체계 혁신과 프로젝트 추진에 애자일Agile 및 스크럼Scrum 방법론을 도입하고, 이후 서비스 기획, 솔루션 개발 등 전 영역으로 확대하였다. 투자 우선순위 선정을 위하여 BBVA는 주요 의사결정자가 동시에 참여하는 운영위원회Steering Committee를 구성해 10~12개의 최우선 아이디어에 대한 우선순위를 신속히 결정하는 시스템을 마련했다. 또 별도의 혁신예산을 설정하지 않고 지역·기능별 예산지출의 가이드라인만을 제시한 뒤 기술부서 60~70%, 마케팅 부서 15~20%의 범위 내에서 프로젝트 우선순위에 따라 유연한 예산집행이 이루어지도록 하였다.

프란시스코 곤잘레스 회장은 10년간의 디지털 혁신과정을 거쳐 2015년 스페인 바르셀로나에서 개최된 MWC 콩그레스에서 "이제 BBVA는 더 이상 금융기관이 아니라 소프트웨어 기업이다"라고 전격 선언하였다. 기술 낙관론자인 곤잘레스 회장은 로봇과 인공지능, 대용량 데이터가 금융기관의 일부 작업을 대체하겠지만 더 나은 작업이 생성될 것이라 생각하고 금융업의 디지털 트랜스포메이션 과정에서 인적자본, 인재관리, 적극적인 고용정책 및 장기비전에 대한 투자가 필요하다고 말하고 있다.

이러한 디지털 트랜스포메이션 추진으로 2020년 9월 기준 BBVA는 4년 전보다 2배 성장한 3,560만 명의 디지털 고객과 3,280만 명의 모바일 고객을 보유하고 있다.

데이터를 활용한 상품 및 서비스 개발 확대

BBVA 데이터&애널리틱스에서는 BBVA의 축적된 데이터를 외부의 다양한 데이터와 결합하고 데이터 분석의 범위를 다양한 수준으로 '확대/축소'해 데이터 집계를 적용함으로써 이전에는 보이지 못했던 새로운 가치를 창출하고 있다.

데이터&애널리틱스에서 개발한 'RedeX 프로그램'은 대출신청 고객을 대상으로 하는 위험성 평가Risk Assessment 프로세스를 개선하였다. BBVA는 매월 수천 건의 대출신청을 받고 있는데 사회초년생, 신생기업, 외국인 등 신용정보가 부족한 고객의 경우 위험성 평가에 많은 시간이 걸리는 단점이 있었다. BBVA의 RedeX 프로그램은 고객의 은행송금 내역, 인터넷 게시판 활동, 기타 다양한 유형의 데이터 등 고객의 컨텍스트를 종합적으로 탐색함으로써 위험수준을 평가하고, 이를 통해 의사결정을 내릴 수 있게 도와준다. 이 프로젝트는 〈The Banker〉 매거진이 발표하는 '2017 The Risk Project' 부문 '올해의 기술프로젝트 상'을 수상하였다.

또한 BBVA는 2017년 9월 24일, BBVA 기존 고객 300만 명을 대상으로 오픈한 개인고객을 위한 무료 금융분석 서비스 'Bconomy'를 선보였다. Bconomy는 소득 및 지출, 저축, 신용카드 연체, 주택 비용, 부

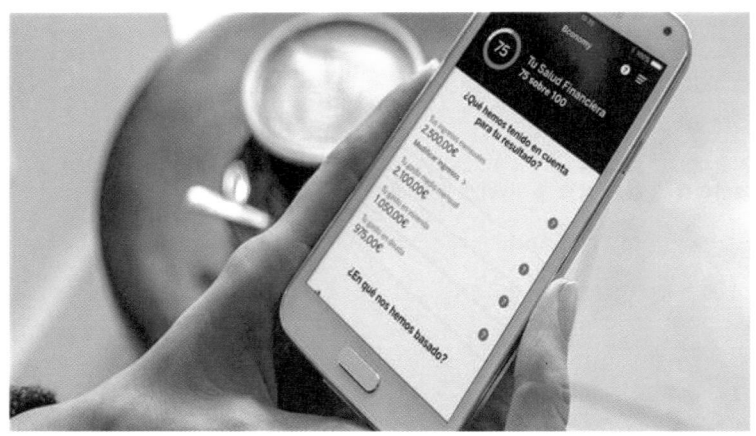

● BBVA의 Bconomy (출처 : BBVA)

채 등 고객의 재무 상태를 파악하고 현재의 잘못된 금융소비 습관을 개선하기 위한 개인화된 서비스를 제공하고 있다. 또한 외부 데이터를 활용하여 해당 고객과 유사한 특성을 보이는 사람들과의 사회 및 인구통계학적 비교를 통한 객관화된 평균 수치를 제공하고 있다.

　　BBVA는 2019년 6월, 인공지능 역량을 집결한 사내 조직 'BBVA AI 팩토리'를 오픈하였다. 데이터 과학자와 엔지니어링 직원을 포함하여 150명의 직원이 근무하는 AI Factory는 AI 솔루션을 다른 사업부나 국가에서 재사용하고 확장하는 업무에 집중하고 있다. BBVA의 글로벌 데이터 책임자인 리카르도 마르틴 만존Ricardo Martin Manjón은 "BBVA AI Factory는 개인화, 맥락이해, 추천을 통해 채널, 제품, 서비스를 풍부하게 만들기 위한 알고리즘을 개발하여 복잡한 은행업무 프로세스의 효

율성을 높이고 간소화하는 것을 목표로 하고 있다"고 말한다.[54] BBVA
는 2014년 미국 온라인 은행 심플Simple을 약 1억 1,700만 달러에 인수하
고, 핀테크 기술 분야에 1,000억 원 규모를 투자하는 등 정보통신기술
을 이용한 금융서비스를 확대하고 있다. BBVA는 2017년 5월, 외부에
서 오픈플랫폼을 통해 자사의 고객데이터를 활용할 수 있는 BBVA API
Market을 론칭하고 금융 플랫폼 기업으로 도약하기 위한 발판을 다졌
다. BBVA는 Open API를 통해 타사와의 협업을 강화하고 다양한 상
품과 서비스를 개발하여 비즈니스 확대를 모색할 계획을 가지고 있다.

디지털 분야의 실적을 보면 이제 BBVA는 전통적인 금융회사가 아

● BBVA의 인공지능 역량을 집결한 AI Factory (출처 : BBVA)

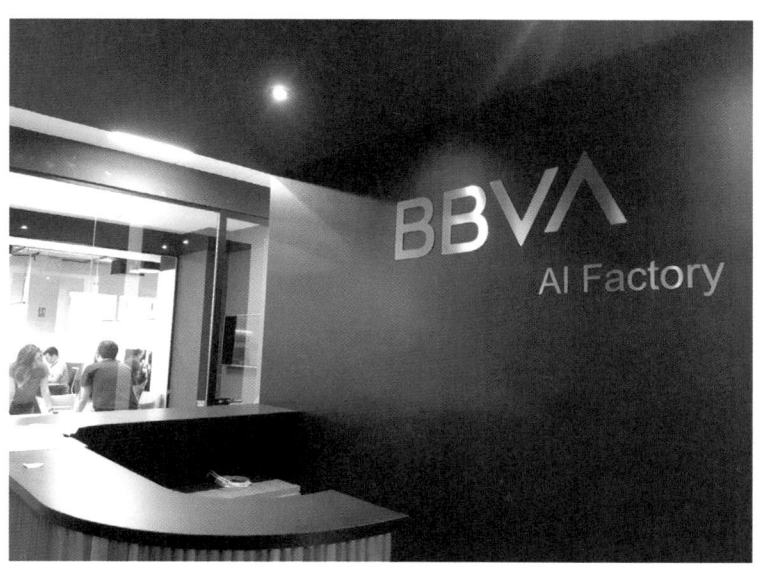

54. The AI Factory's mission is that the impact of artificial intelligence reaches the entire
organization, BBVA(2019.12.13)

니라 디지털 뱅크라고 불러도 손색이 없을 정도다. 2019년 10월 BBVA
의 전체 매출 중 디지털 판매실적이 차지하는 비중은 59%를 넘어섰다.
BBVA가 지난 10년간 보여준 디지털 혁신과정을 살펴보면 금융기관이
아닌 소프트웨어 기업이 되겠다는 디지털 비전과 리더십을 겸비한 최
고 경영자 주도의 탑다운Top Down 방식의 조직/문화 변혁과 빅데이터 기
반의 디지털 기술을 실제 업무에 적용한 기술적 변혁, 그리고 오픈 금융
플랫폼 기업으로의 비즈니스모델 변혁을 통해 탈 금융화에 성공한 점
을 알 수 있다.

세계에서 가장 뛰어난 디지털 뱅크,
DBS

-
-
-
-
-
-

금융은 고급 가전제품이나 명품 가방처럼 그 자체가 사용자에게 직접 가치를 제공하는 소비재는 아니지만 모든 산업에 걸쳐 영향을 미치기 때문에 금융산업의 디지털 전환은 기존 산업의 질서와 영역을 재정의 할 것으로 보인다. 금융기관끼리 상품과 서비스로 경쟁하던 시대에서 지금은 구글, 네이버, 카카오, 아마존과 같은 테크놀로지 기업은 물론 토스, 카카오뱅크, 뱅크샐러드, 핑거 등 핀테크 기업과도 경쟁해야 하는 복잡한 상황이다. 강력한 플랫폼과 디지털 기술을 보유한 디스럽터 DISRUPTOR들은 새로운 가치와 고객경험을 제시하면서 창구 앞에서 차례를 기다리던 고객들을 빠르게 흡수하면서 기존의 금융시장을 파괴하고 있다. 그렇다고 기존 금융기관의 존재가 쉽게 없어지지는 않을 것이다. 신용과 신뢰도를 바탕으로 오프라인 금융기관이 잘할 수 있는 부분은 여전히 존재하기 때문이다.

세계 최고의 디지털 뱅크라는 칭호가 잘 어울리는 싱가포르의 DBS 는 기존 오프라인 금융기관이 디지털 뱅크로 전환한 모범 사례로 손꼽힌다. 이 은행의 슬로건은 "은행은 신경 쓰지 말고 일상생활을 즐기자" 로 고객이 복잡하고 어려운 금융에 신경 쓰지 않고도 원하는 서비스를 경험할 수 있다는 의미다. DBS의 CIO인 닐 크로스Neal Cross는 "DBS가 추구하는 디지털 뱅킹은 보이는 것을 보이지 않게 만드는 것으로, 고객이 미처 느끼지 못하는 사이에 금융서비스가 일상생활 속에 스며드는 경지를 의미한다"고 밝힌 바 있다.

DBS 사명은 'The Development Bank of Singapore'로 싱가포르 정부가 투자한 국책은행이다. 1968년 설립된 DBS는 싱가포르뿐만 아니라 인도, 인도네시아 등 전 세계 18개 국가에 280개 이상의 현지 법인을 보유 중이며, 직원 수가 2만 8,000명에 달하는 거대 금융기관이면서 동시에 세계에서 가장 뛰어난 디지털 뱅크이기도 하다. DBS는 BBVA, 웰스파고 등 쟁쟁한 경쟁자를 물리치고 〈유로머니〉가 뽑은 '월드 베스트 디지털 뱅크World's Best Digital Bank'에 2016년과 2018년에 선정된 바 있다. 2019년에는 〈더뱅커〉가 선정한 '올해의 은행', 〈글로벌 파이낸스〉가 선정한 '세계 최고 은행', 〈유로머니〉가 꼽은 '세계 최고 은행'에 선정되는 영예도 누렸다.[55]

그렇다면 DBS는 어떻게 세계 최고의 디지털 경쟁력을 확보할 수 있었을까? DBS는 불과 10여 년 전만 해도 사람들로부터 '느려터진 은행'이란 조롱을 받았다. DBS에 처음 부임한 임원이 택시를 타고 DBS 은

---

55. Becoming more than a bank: Digital transformation at DBS, Mckinsey & Company (2020.1.09)

행으로 가자고 하자 택시 기사는 도착할 때까지 승객에게 DBS에 대한 불평을 쏟아낼 정도였다. 게다가 글로벌 금융위기의 여파로 많은 직원들이 일자리를 잃게 되면서 사내 분위기도 최악에 달했다.

No More Digital Lipstick 선언

이러한 분위기는 2009년, 전 씨티은행 임원인 피유시 굽타Piyush Gupta가 DBS의 CEO로 취임하면서 반전되었다. DBS의 혁신 스토리는 피유시 굽타에서부터 출발했다고 해도 과언이 아닐 만큼 그의 리더십은 탁월하다는 평가를 받고 있다. 굽타 회장은 은행이 디지털 분야를 소홀히 할 경우 알리바바와 같은 테크기업에 잠식당할 것으로 판단하고 애자일 방식을 도입하여 DBS를 2만 8,000명이 근무하는 금융 스타트업과 같이 유연하고 빠른 조직으로 만들고자 하였다. 굽타 회장은 "금융기관이 인공지능이나 빅데이터와 같은 디지털 기술을 도입하고 기존 데이터센터를 클라우드 기반으로 바꾼다고 해서 곧바로 디지털 기업이 되는 것은 아니다"라고 단언하면서, "그동안 전통기업의 디지털 전환 작업은 디지털 립스틱digital lipstick에 불과하다"고 비판했다.

   립스틱을 바르고 메이크업만 한다고 아름다워지는 것이 아닌 것처럼 오프라인 은행이 진정한 디지털 뱅크로 전환하기 위해서는 업무방식, 고객경험, 제공 프로세스, 커뮤니케이션, 전략, 조직문화 등 비즈니스 전반에 걸친 모든 것을 바꿀 마음의 준비가 필요하다.

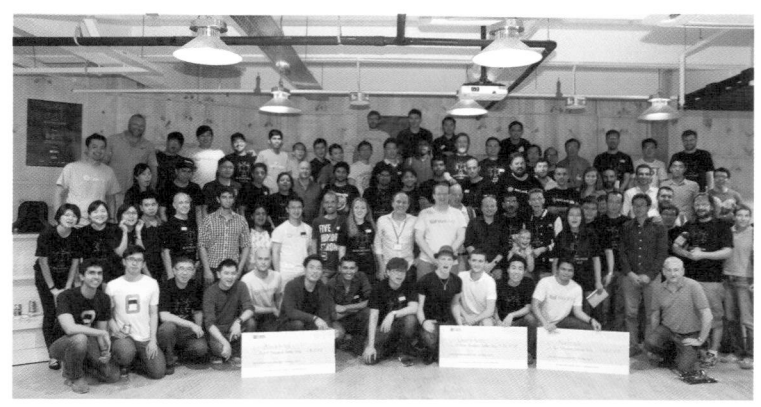

● DBS 해커톤 (출처 : DBS)

　피유시 굽타는 최고혁신책임자Chief Innovation Officer 직책을 새롭게 신설하고 '회사의 근간까지 디지털로 탈바꿈하기Become digital to the core', '고객여정에 동참하기Embedding ourselves in the customer's Journey', '2만 2,000명의 직원을 스타트업으로 변신시키기Creating a 22,000 Start up'라는 비전을 제시하고 디지털 트랜스포메이션 전략을 추진했다.

　회사의 모든 것을 디지털로 탈바꿈하기 위하여 고객접점의 모든 것들을 디지털화했다. 고객이 언제 어디서나 자신들이 원하는 다양한 은행업무를 손쉽게 해결할 수 있도록 인터넷 사이트와 모바일앱 등을 새롭게 정비하였으며, 모든 것이 원활하게 작동될 수 있도록 백엔드의 하드웨어와 지원 솔루션 등도 모두 바꾸었다. 또한 전략을 결정하는 경영진과 업무를 수행하는 직원의 일하는 방식, 기업문화까지 모든 것들을 디지털 대응에 맞게 재구성하였다.

고객 입장에서 고객이 원하는 서비스를 끊김 없이 제공할 수 있도록 고객여정을 중심으로 서비스를 전면 개편하고 신규 서비스도 추가하였다. 고객여정에 동참하기 위하여 은행서비스를 '단순하고Simple', '끊김 없이Seamless', '보이지 않게Invisible' 재구성하였다. 더불어 은행이 일상생활에 스며들어 고객이 필요한 순간에 즉각적으로 고객의 문제를 해결하는 '눈에 보이지 않는 은행'으로서의 다양한 생활편의형 서비스도 제공하였다.

모든 직원이 고객 중심으로 사고하고 혁신을 추진하는데 있어서 실패를 두려워하지 않고 다양한 아이디어를 시도할 수 있는 스타트업 문화를 만들기 위해 노력하였다. 직원들이 아이디어를 제시하고 소규모 조직에서 빠르게 프로젝트를 추진할 수 있는 권한을 부여하고, 사내 해커톤 및 스타트업과의 협업 등을 진행하여 기업문화를 바꿔나갔다.

● DBS가 인도에 출시한 모바일 뱅킹 앱 digibank (출처 : DBS)

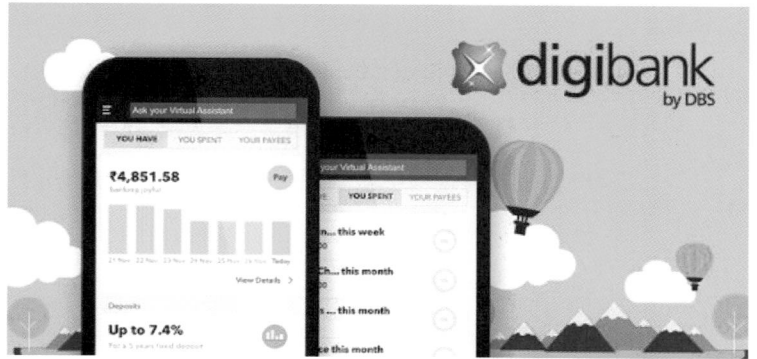

오프라인 금융이 아닌 디지털 뱅크를 통한 해외 진출을 핵심 전략으로 삼고 인도의 디지털 금융시장에도 진출하였다. DBS는 인도 최초의 모바일 뱅크인 'digibank'를 오픈하고 모바일 지갑은 물론 가상비서 기능까지 갖춘 모바일앱을 인도에서 선보였다. DBS는 또한 2016년 인도와 2017년 인도네시아에서 스마트폰 기반 금융서비스를 시작하였고 44억 싱가포르 달러(32억 6천만 달러)를 IT 분야에 투자했다.[56]

코로나19는 DBS의 디지털 전환을 더욱 가속화했다. DBS의 모바일뱅킹 서비스에 가입한 고객은 2020년 6~8월 전년 동기 대비 216%p 증가하였고, 스마트폰을 통한 자산운용 상품 거래도 같은 기간 217%p 증가했다.

내부 디지털 역량 강화를 위한 'DBS Future Tech Academy'

DBS는 직원들의 디지털 역량 강화를 위해 AWS AI 학습 프로그램을 도입하고 AWS와 공동으로 'DBS x AWS Deep Racer League'를 출범시켰다. DBS x AWS Deep Racer League를 통해 DBS의 3,100명의 직원들은 자율주행 모델 경주용 자동차를 직접 프로그래밍하여 인공지능과 머신러닝의 기본 지식을 배우고 가상 레이싱 경기에 참여할 수 있다. DBS는 2021년 1월, 사내 디지털 교육기관인 'DBS Future Tech Academy'를 오픈한다고 발표했다. 이 연구소는 사이트 신뢰성 엔지니어링, 데이터 처리 및 분석, 애플리케이션 보안 교육에 초점을 맞춰 직

---

56. A 7-year digital transformation for this Singapore bank enabled its survival and success in the world's new normal, Business Insider(2020.09.10)

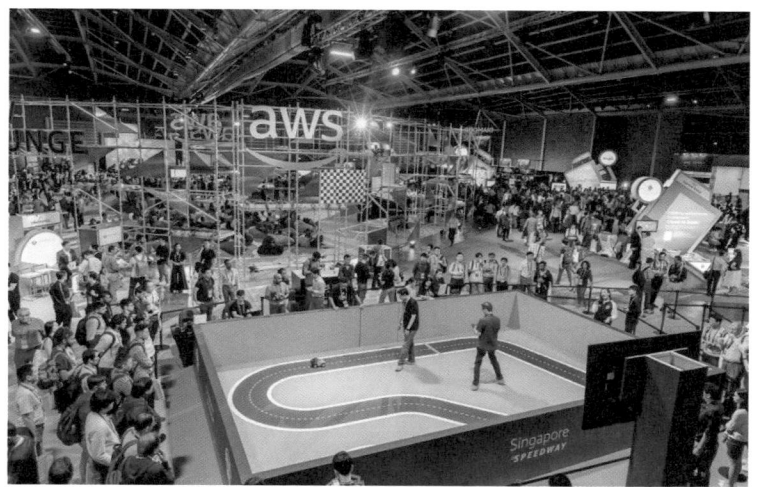

● AWS Deep Racer League (출처 : AWS)

원들이 외부 산업 전문가들로부터 최신 기술을 훈련받고 은행의 기술 프로젝트에 교육내용을 적용할 수 있도록 할 예정이다.

DBS의 디지털 트랜스포메이션 핵심 키워드

DBS의 디지털 전환을 통해 기존 금융기관은 크게 3가지의 교훈을 얻을 수 있다.

첫 번째, 디지털 전환은 디지털 립스틱이 아니다. 디지털 기반의 조직문화가 내부에 정착되기까지는 꾸준한 투자와 기다림이 필요하다. 화려한 디지털 기술로 아름답게 치장한다고 오프라인 금융기관이 곧 디지털 기업이 될 수 없다. 더 이상 보여주기식의 디지털 립스틱은 지양해야 한다.

두 번째, 직원의 디지털 역량 강화가 최우선 과제다. 디지털 전환에 있어 외부 기업의 도움은 한정된 범위 내에서 적용하고 내부 디지털 인력을 체계적으로 양성하는 일이 시급하며, 이를 담당할 내부 이니셔티브 조직을 신설하고 경영진부터 솔선수범하여 디지털 교육을 받아야 한다. DBS의 경우 경영진부터 디지털 교육을 이수하면서 직원들을 독려하였다.

세 번째, 고객경험을 최우선으로 해야 한다. 디지털 퍼스트를 넘어 모바일 온리 시대에 접어들면 고객들은 기존과 다른 새로운 고객경험을 원하고 요구할 것이다. 앞으로의 고객들은 모바일 서비스의 만족도 수준을 기반으로 주거래은행을 선택할 것이다. 이를 위해서는 기존의 제품 기반 사고방식에서 벗어나 왜 고객이 이 제품과 서비스를 구매하는지, 즉 구매동기에 대한 이해와 성찰이 필요하다.

영혼을 울리는 엔진 소리,
할리데이비슨의 인공지능 마케팅은 특별하다

본격적인 디지털 트랜스포메이션 시대에 접어들면서 글로벌 기업의 리테일 전략도 빠르게 변화하고 있다. 가장 큰 변화는 오프라인 매장과 온라인 매장 간 경계가 허물어지고 있으며 데이터가 리테일 전략의 중심이 되고 있다는 점이다. 온라인 채널과 오프라인 채널을 통해 수집된 데이터는 기존 프로세스를 단축 및 개선하고 더 정확한 고객 정보를 창출해 맞춤형 고객경험을 제공하는 데 사용되고 있다. 세계적인 바이크 제조사인 할리데이비슨Harley-Davidson은 2008년 글로벌 금융위기로 바이크 출하량이 40% 이상 감소하면서 펜실베이니아 요크에 위치한 공장 등 생산시설 폐쇄를 고민할 만큼 심각한 경영위기를 맞이하게 된다. 할리데이비슨은 이러한 위기를 IT 시스템에 대한 투자와 고객 맞춤형 생산으로 제조 벨류체인을 혁신하면서 탈출하였다.

Harley-Davidson

디지털 공급망 관리 통합 시스템 도입으로 맞춤 생산 프로세스 구현

할리데이비슨은 SAP와의 협력을 통해 단일 디지털 공급망을 구현, 미리 정해진 경로를 따라 이동하는 조립라인식 생산 프로세스(컨베이어 벨트 방식)에서 벗어나 소프트웨어 및 자동화에 의해 구동되는 고객맞춤 생산 방식으로 전환하였다. 할리데이비슨은 바이크 공장의 생산성을 높이기 위해 기계와 생산 공정에 대한 데이터를 수집하는 네트워크 센서와 스마트 장치를 공장 전체에 설치했다. 또한 무선 네트워크로 공장 내 모든 설비와 기기들을 연결하여 제조시간은 물론 온도, 습도와 같은 사소한 데이터까지 모두 통합하는 시스템을 구축하고, 실시간으로 전체 성과와 생산 속도를 공장 내 대시보드와 PC, 모바일 기기를 통해 제공해 직원들이 정보를 직접 확인할 수 있도록 하였다.

● 할리데이비슨 요크 공장 (출처 : 할리데이비슨)

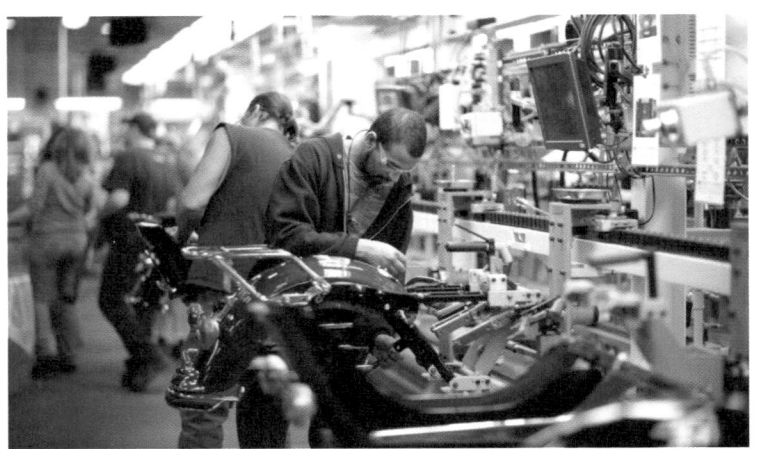

직원들은 작업 중 병목현상 발생 여부와 부서별 작업속도, 완성까지 걸리는 시간 등 수시로 공정효율을 확인하며 작업할 수 있어 전반적인 생산효율이 높아지게 되었다. 고객의 발주가 확정되면 바이크를 조립하는데 필요한 모든 부품 리스트가 입력되고 생산계획에 반영된다. 필요한 부품의 재고확인과 부품수배가 이루어지고 생산에 들어가게 된다. 할리데이비슨의 스마트팩토리 내 기기와 운반설비에도 센서가 부착되어 제조거점의 관련 정보를 전체 모니터링할 수 있다.

수주, 부품 수요관리, 생산계획, 재고관리, 생산진척 관리, 배송 관리 등 공급망이 하나로 연결된 디지털 기반의 시스템 구축을 통해 할리데이비슨의 많은 부분이 달라졌다. 과거에는 딜러가 고객의 요구사항을 전달하면 다시 공장에서 표준 바이크를 커스터마이징 한 후 고객에게 인도하기 때문에 수개월의 시간이 소요된 반면, 지금은 할리데이비슨 홈페이지에서 고객이 원하는 색상과 차륜, 머플러, 시트, 핸들을 포함한 각종 부품을 직접 선택할 수 있도록 하고, 고객의 요구사항이 바이크 생산 프로세스 전 과정에 직접 반영되는 매스커스터마이제이션 프로세스를 구축하여 주문에서 배송에 이르는 시간을 획기적으로 단축했다. 이는 제품의 설계, 생산, 물류, 마케팅, 배송 등 벨류체인 전반에 걸쳐 대대적인 혁신과 변화를 이끌었다는 점에서 의의가 있다. 할리데이비슨은 이를 통해 21일로 고정되었던 기존 생산일정을 단 6시간으로 획기적으로 단축했고, 2억 달러에 달하는 운영비용 감소, 직원 생산성 2.4% 증가, 순이익률 19% 향상이라는 성과를 거두었다.[57]

57. How manufacturers can master digital transformation, Manufacturing(2020.04)

할리데이비슨은 본격적인 디지털 트랜스포메이션 추진을 위해 2020년 8월, 20년 이상의 경력을 보유한 자그디시 크리슈난Jagdish Krishnan을 새로운 CDO로 영입하고 할리데이비슨 브랜드와 연계된 새로운 디지털 경험을 고객들에게 제공함으로써 소비자와의 관계를 구축하는 역할을 맡겼다. 자그디시 크리슈난은 딜로이트Deloitte 출신으로 정보보안, 엔터프라이즈 소프트웨어 구축, 프로그래밍 및 IT 운영 등 다양한 경험을 쌓은 인물이다.[58]

인공지능을 활용한 CRM 캠페인 운영

할리데이비슨은 인공지능을 마케팅 커뮤니케이션에 활용하여 화제가 되었다. 뉴욕 지점은 부진한 판매실적을 개선하고자 2016년 인공지능 알버트Albert를 활용한 광고 캠페인을 시작했다. 이를 위해 실적이 우수한 광고 소재와 메시지 조합을 식별하고, 모든 디지털 채널의 우선순위를 정하여 가격 및 예산을 할당하였다. 캠페인 개시 첫 2일간 알버트는 기존보다 2배 증가한 15대의 바이크를 판매했으며, 6개월 만에 오토바이 판매량의 40%를 알버트를 통해 판매하는 데 성공했다.

이를 위해 할리데이비슨은 CRM 시스템을 통해 추출한 기존 고객의 정보를 분석하여 과거에 실제로 상품을 구매하거나 장바구니에 담은 고객, 웹사이트의 내용을 살펴보거나 오랫동안 머문 상위 25%의 고객과 같이 높은 가치가 있는 고객들의 행동과 특징을 데이터화하였다.

58. Harley-Davidson Announces New Chief Digital Officer, Global News Wire(2020.08.4)

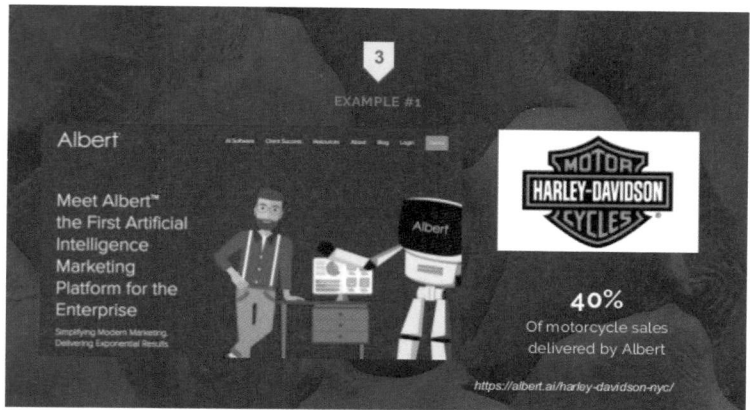

● 알버트를 통해 인공지능 마케팅을 진행한 할리데이비슨 (출처 : albert.ai)

이후 조사된 정보와 유사한 패턴을 보인 소비자들을 구분하고 소규모의 그룹을 만들어 테스트 캠페인을 진행하였다. 일련의 테스트를 통해 얻은 정보와 그 외의 변수를 활용하여 어떠한 헤드라인과 시각적 요소의 조합이 다양한 디지털 채널을 통해서 서로 다른 청중의 관심을 끌 수 있을지 예측하였다. 예를 들면 전단지나 메일에 상품을 "구매하세요[Buy]"라는 단어가 아닌 "전화주세요[Call]"라는 단어가 포함된 캠페인이 447%나 더 높은 효과를 거뒀다고 판단하고 이후 "전화주세요"라는 단어로 광고 문구를 변경하였다.[59]

알버트를 이용한 인공지능 마케팅은 크게 4단계로 구성된다.

① 데이터 추출/분석 단계에서는 할리데이비슨의 CRM 데이터마트에서 과거 우량고객의 특징과 거동을 알버트가 정의한다.(예: 구매고객,

---

59. How Harley-Davidson Used Artificial Intelligence to Increase New York Sales Leads by 2,930%, Harvard Business Review, HBR(2017.05.30)

온라인카트 담기, 홈페이지 체류 시간 상위 25%, 홈페이지 방문 횟수가 많은 고객 등)

② 테스트 단계에서는 데이터 분석을 통해 동일한 패턴을 보이는 고객군을 마이크로 그룹화한 후 그룹 내 소수 샘플들을 대상으로 테스트 캠페인을 실시하였다. 테스트를 통해 얻은 데이터를 기반으로 헤드라인, 비주얼 조합 성과 등을 분석한다.

③ 테스트 결과 분석 단계에서는 알버트가 성과가 있었던 캠페인과 없었던 캠페인을 구분하고 채널별 예산할당, 콘텐츠 권장사항 등 최적의 조합을 찾아 자동으로 적용하는 단계다. 마케터가 아닌 알버트가 최적의 가격 책정을 예측하고 실적이 가장 좋은 채널에 예산을 재할당한다. 예를 들어 페이스북 광고 집행 시에 안드로이드 사용자가 iOS 사용

● 할리데이비슨의 인공지능 마케팅 사례 (출처 : How Harley-Davidson Used Artificial Intelligence to Increase New York Sales Leads by 2,930%, Harvard Business Review, 2017.05)

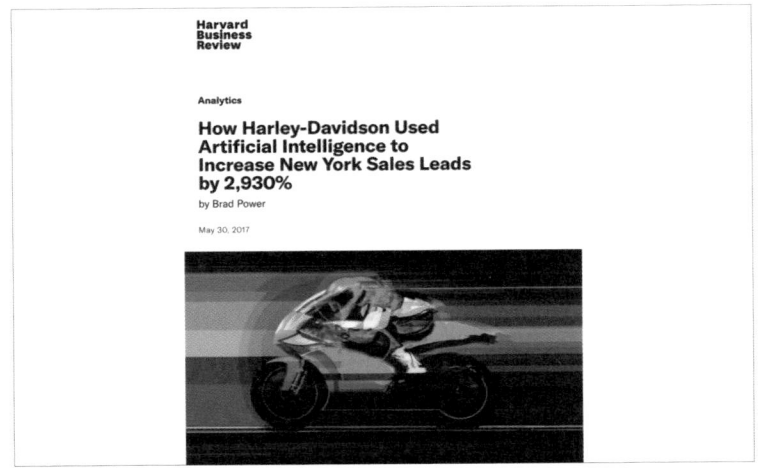

자보다 5배 이상의 성과가 난다는 것을 알버트가 발견하고 캠페인 예산을 자동으로 변경하여 집행한다.

④ 맞춤형 캠페인 단계에서는 수백만 개의 키워드를 최적화하고 수천 개의 유사 광고를 동시에 테스트한 후 알버트가 고객 거동경로를 이해하도록 설계되고, 이 고객 거동경로를 통해 고객별로 맞춤형 캠페인을 제시한다.

알버트는 과거 마케터들의 주관적 판단이 개입되는 페르소나가 아닌 실제 사용자들에게 효과가 입증된 전략을 실시간으로 업데이트하여 최적의 이익을 얻는 방법을 찾아내는 데 성공했다. 과거 뉴욕시민의 2% 정도가 할리데이비슨 바이크에 관심 있는 고객일 것이라는 막연한 추

● 할리데이비슨 뉴욕 지점 A.I 캠페인 전개 프로세스 (출처 : 하버드비즈니스리뷰 사례 재구성)

데이터 추출/분석	• 할리 데이비슨의 CRM 데이터마트에서 과거 우량고객의 특징과 특정 행동을 Albert가 분석 (예: 기존 구매고객, 장바구니에 제품을 저장한 고객, 홈페이지 체류시간 상위 25% 고객, 홈페이지 자주 방문 고객 등)
캠페인 진행	• 데이터 분석을 통해 동일한 패턴을 보이는 고객군을 마이크로 그룹화한 후 샘플 테스트 실시. 테스트를 통해 얻은 데이터를 기반으로 헤드라인, 비주얼 조합 성과 분석
테스트 결과 분석	• Albert가 성과가 있었던 테스트와 성과가 없었던 테스트를 구분하고 채널별 예산할당, 콘텐츠 권장사항 등 최적 조합을 자동으로 적용. Albert는 최적의 가격 정책을 예측하고 실적이 가장 좋은 채널에 예산을 재할당 (예: Albert가 페이스북 안드로이드 사용자가 iOS 사용자보다 성과가 5배 이상 높다는 것을 발견하고 캠페인 예산을 자동으로 변경하여 집행)
맞춤형 캠페인 진행	• 수백만 개의 키워드 최적화하고 수천 개의 유사 광고를 동시에 테스트하면서 Albert가 고객별로 맞춤형 캠페인 제시

측 대신 데이터 수집을 통해 정확한 잠재고객군을 발견하고 이를 집중 공략하여 성과를 거둔 것이다.

크라우드 소싱을 통한 아이디어 공개 모집

할리데이비슨은 글로벌 경제위기 이후 위축된 소비심리를 타개하기 위해 크라우드 소싱을 통한 마케팅 방식을 전개했다. 오토바이 마니아층의 두터운 지지를 기반으로 2010년 말 소비자들의 아이디어를 공개적으로 모집한 결과 총 650개가 넘는 아이디어를 접수했으며, 대중으로부터 얻은 아이디어를 광고 캠페인으로 활용하였다. 할리데이비슨은 2011년 2월, 빅토르앤스포일과 함께 고객이 우리에 갇혀있지 않고 자신의 차량을 직접 디자인한다는 'No Cages' 캠페인을 전개했다. 광고는 지루한 일상을 탈출하여 자유를 찾아 떠난다는 의미로, 할리데이비슨의 홈페이지에서 사용자가 원하는 할리 오토바이를 디자인하면 늦어도 4주 안에 인도받을 수 있다는 맞춤제조 방식을 강조하고 있다.

디지털 기술을 통한
새로운 고객경험을 제시한 다임러

-

-

-

-

-

-

세계경제포럼WEF은 전통 산업 분야 중에서 자동차 산업이 가장 빠르게 디지털 플랫폼 모델로 진화할 것으로 전망했다. 차 안 곳곳에 부착된 약 300여 개의 센서를 통해 수집한 데이터를 기반으로 차량 고장이나 장애를 미리 예측하고 실시간으로 대응할 수 있다. 자율주행 기능을 동작시키면 운전자는 차량 이동 중에 업무를 보거나 휴식을 취할 수 있다. 쇼핑을 할 수도 있고 동영상을 감상할 수도 있다. 자동차는 다양한 디지털 서비스를 이용할 수 있는 플랫폼으로 변신하게 된다. 현재 메르세데스 벤츠, BMW, 아우디, GM 등 수많은 자동차 제조업체들은 차량에서 발생하는 데이터를 활용하여 새로운 고객경험과 고객가치를 만들어내고 있다. 또한, 기업 사명은 '자동차 제조업체'에서 '스마트 모빌리티Smart Mobility 기업'으로 바뀌고 있다.

자동차 제조사에서 스마트 모빌리티 기업으로 전환

글로벌기업 CEO들은 디지털 시대를 맞이하여 현재 기업의 비즈니스모델 중 10% 정도만 살아남을 것으로 전망하고 있다. 이들은 가장 이상적인 비즈니스모델로 '디지털 플랫폼 비즈니스'를 선정했는데, 그 이유는 전 세계 시가총액 10대 기업 중 70%(마이크로소프트, 애플, 아마존, 구글, 텐센트, 페이스북, 알리바바)와 10조 달러 이상의 기업가치를 가진 유니콘 중 70%(우버, 디디추싱, 샤오미, 에어비앤비, 위워크, 핀터레스트, 리프트)가 디지털 플랫폼 비즈니스모델을 전개하고 있기 때문이다. 이런 사실을 목격한 포르쉐, 벤츠, BMW, 재규어, 랜드로버, 볼보 등 글로벌 자동차 메이커들은 전통적인 제조업을 벗어나 디지털 플랫폼 기업이 되려고 한다. 자동차 제조사는 이제 제조와 생산뿐 아니라 소비패턴의 변화를 사전에 포착하고 신속하게 대응하는 고객 중심 사고방식이 중요해졌으며 제품 수명주기의 단축으로 신제품과 서비스에 대한 조기 시장화와 함께 시장선점 전략과 출구전략이 동시에 필요하게 되었다. 또한 제품을 생산하여 판매하는 현재 방식에서 벗어나 소비자의 만족도를 높이고 이를 통해 구축되는 소비자와의 연계성과 커뮤니케이션을 강화하는 방향으로 제조 및 판매방식을 바꿔나가야 한다. 자동차 회사는 고객의 프로파일과 주행습관을 분석하여 잘 쓰지 않는 기능을 추천할 수 있고, 보험회사와 손잡고 운전습관이 양호하고 과속주행을 하지 않으며 주행거리가 짧은 고객에게는 보험료를 할인해 주거나 다양한 혜택이 있는 보험상품을 추천할 수 있다. 과거에는 상상도 못 했던 일들이 현실화되고 있는 것이다.

수많은 자동차 제조사 중 독일의 다임러Daimler는 자동차 산업의 데이터 중심 혁신Data Driven Innovation에서 확실한 결과를 보여주고 있다. 다임러는 마이크로소프트와 손잡고 9개월간의 작업을 거쳐 2019년 2월 MS 애저 기반의 클라우드 빅데이터 플랫폼인 '익스톨로eXtollo'를 전격 오픈했다. 익스톨로는 높은 수준의 보안을 유지하면서 다양한 비정형 데이터를 저장하는 일종의 데이터 호수Data Lake로, 빅데이터 분석을 통해 기존 차량의 유지보수 및 신차 개발에 사용된다. 또한 엔비디아와 손잡고 새로운 인포테인먼트 시스템을 개발하여 기존에 없던 새로운 사용자경험을 제공할 예정이다.[60]

예를 들어 차에 탑승하면 인공지능이 운전자의 기분에 맞춘 음악을 추천하고 마치 옆자리에 친구가 있는 것처럼 농담을 섞어가면서 인공지능과 자연스럽게 대화를 하면서 심심치 않게 귀가할 수 있다. 차기 메르세데스 벤츠 회장으로 선정된 올라 칼레니우스Ola Källenius는 "메르세데스 벤츠는 이제 자동차 기업이 아닌 소프트웨어 기업이며, 자동차는 궁극의 웨어러블이다"라고 선언할 만큼 다임러는 빠르게 디지털 기업으로의 전환을 모색하고 있다.

제조, 유통, 금융 등 디지털 탈바꿈을 진행하는 많은 파이프라인 기업들이 고민하는 부분이 직원들의 참여가 부족하다는 점이다. 이는 인공지능의 도입으로 일자리가 감소할 수 있다는 막연한 불안감과 함께 디지털 트랜스포메이션이 '6시그마' 등 기존의 경영혁신 활동과 다를 바가 없을 것이라는 경험적인 요소가 작용했기 때문이다. 그렇다면

60. Why Daimler moved its big data platform to the cloud, TechCrunch(2019.02.20)

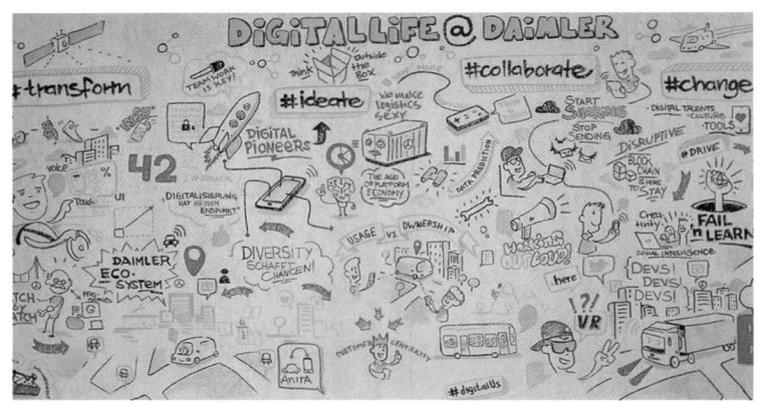

● DigitalLife@Daimler의 주요 활동 (출처 : 다임러)

100년이 넘는 긴 세월 동안 자동차 산업에 몸담고 있던 다임러는 어떻게 디지털 기업으로 빠르게 전환할 수 있었을까? 사내 디지털 추진 조직인 DigitalLife@Daimler에서 그 답을 찾을 수 있다. 다임러는 전사 차원의 디지털 탈바꿈을 위해 지난 2011년 DigitalLife@Daimler라는 사내 이니셔티브 조직을 만들고 이를 통해 다임러의 모든 사업부에서 디지털 트랜스포메이션을 추진하고 사업부 간 협력cross-divisional 방식으로 사내의 디지털 관련 이슈를 해결하고 있다. 또한 연간 수시로 열리는 사내 행사와 커뮤니티를 통해 직원들과 경영진이 만나 디지털이 가져올 새로운 자동차 산업의 미래에 대해 아이디어를 공유하고 수시로 외부 전문가 및 스타트업과 협업하면서 자연스럽게 디지털 탈바꿈에 대한 부정적인 인식을 걷어내고 디지털이 가져올 새로운 모빌리티의 미래를 준비해왔다.

DigitalLife@Daimler 전략

DigitalLife@Daimler의 기본 전략은 크게 4가지로 구분할 수 있다.

1) Transform

다임러는 디지털 트렌드를 파악하고 다임러 내부와의 관련성을 모색하기 위해 디지털라이프 테드 토크TED Talk와 같은 형식으로 모빌리티의 미래, 최신 트렌드, 기술 등 디지털 관련 정보가 내부에서 잘 소통되도록 유도하고 있다. 이를 통해 부품조달, 차량제조, 생산, 고객 및 파트너와의 커뮤니케이션 등 전체 가치사슬을 체계적으로 디지털화하는 방안을 준비하고 있다.

2) Ideate

다임러는 다양한 부서에 근무하는 직원들이 직접 참여하는 해커톤, 오픈스페이스 등을 통해 디지털 부문에서의 아이디어를 수집하고 이를 구현하기 위해 노력하고 있다. 특히 직원 커뮤니티를 통해 직원들이 피칭 준비, 아이디어 코칭, 네트워킹 등 그룹 차원의 지원을 제공한다. 2018년 오픈스페이스의 주제는 "Let's data together!"로 다양한 사업부서에 근무하는 직원들이 한자리에 모여서 데이터를 기반으로 새로운 비즈니스모델에 대해 토론하고 아이디어를 공유하였다. 또한 해커톤인 DigitalLife Campus에는 사내 직원뿐 아니라 대학생, 외부 전문가들과 함께 자동차의 미래와 새로운 업무에 대해 아이디어를 교환하고 있다.

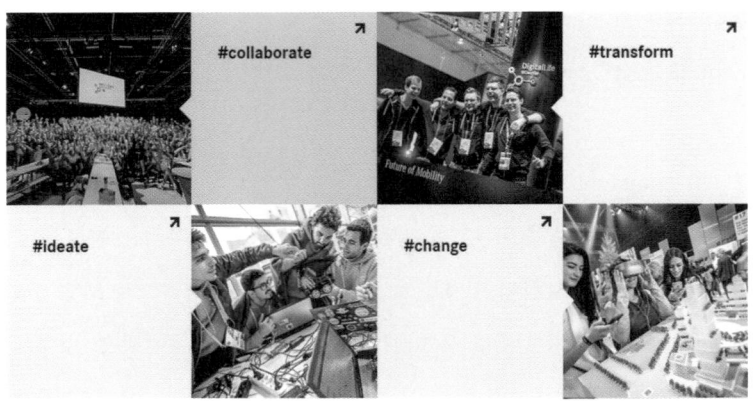

● DigitalLife@Daimler의 주요 활동 (출처 : 다임러)

3) Change

디지털 전환은 우리가 함께 일하는 방식, 즉 기업의 조직문화의 변화를 의미한다. 다임러는 40명의 강사와 3,000명의 직원이 참여하는 사내 행사 Digital Life Day를 통해 관리자들은 성공사례 뿐만 아니라 실패사례도 과감하게 공개하면서 직원들이 실패를 두려워하지 않고 용기를 가지고 새로운 도전을 감행할 수 있도록 독려하고 있다.

4) Collaborate

다임러는 직원 간 사내 프로젝트 조직인 'Working On Loud'를 운영하고 있다. 운영방법은 다양한 사업부서 직원 5명이 한 조를 이뤄서 토론을 통해 주제를 정하고 총 12주 동안 매주 1회 모임을 통해 새로운 프로젝트를 진행하는 방식이다. 이를 통해 직원들은 자연스럽게 미래의 변화를 준비하고 부족한 역량을 키울 수 있다.

디지털 리테일랩을 통해 고객경험 향상

다임러는 2017년 5월 버추얼 리테일랩을 오픈하고 방문객들에게 VR기기를 이용해 벤츠가 제공하는 새로운 고객경험을 제시하였다. 방문객들은 가상환경에서 실제 경험하기 어려운 다양한 체험을 해볼 수 있다. 특히 eMotion Seat에는 가상현실과 주행환경을 결합해 대형 디스플레이를 통해 벤츠 신차를 직접 운전해보는 생생한 경험을 제공하고 있는데, 방문객들은 360도 뷰 비디오를 통해 실제보다 더 진짜처럼 차를 운전하는 체험을 할 수 있다. 가상 쇼룸에서는 오큘러스리프트 VR기기와 4K 터치 테이블을 통해 다양한 벤츠 차량 모델에 대한 프레젠테이션도

● 방문객들이 VR 기기를 통해 체험하는 장면 (출처 : 다임러)

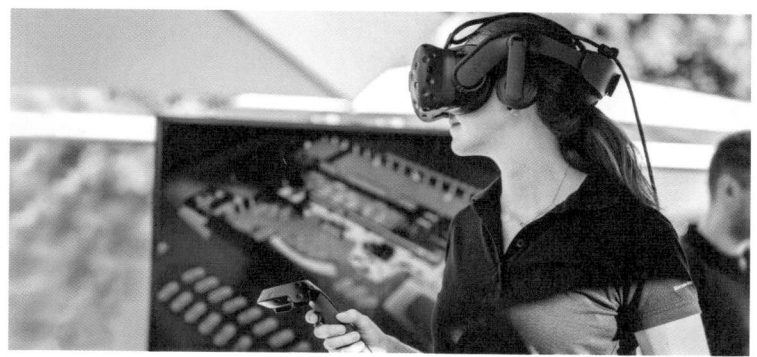

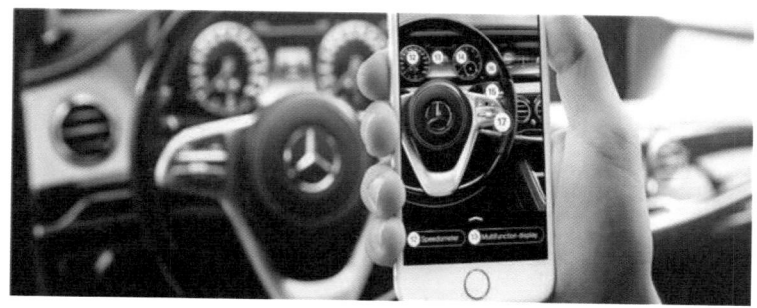

● Ask Mercedes Virtual Assistant를 실행시키는 장면 (출처 : 다임러)

받을 수 있다. 벤츠 버추얼 리테일랩은 마치 컴퓨터 게임처럼 새로운 리테일 환경을 체험하고 경험해 볼 수 있는 툴로, 3차원 가상도시에 딜러십, 콜센터, 은행, 고객 자택 등을 구성하여 고객이 매장에 입장하면서부터 나갈 때까지의 모든 고객여정에 대해 각 MOT별로 상황에 맞게 체험할 수 있어 딜러 교육뿐 아니라 더 나은 고객서비스를 제공하기 위한 훈련을 할 수 있다. 특히 고객 View뿐만 아니라 딜러, IT 개발자 등 다양한 직무 프로필을 지원하여 각 직무 담당자의 시선에서 가상 시나리오를 전개할 수 있어 본인의 업무와 부족한 부분을 더 잘 이해하고 개선점을 찾아 보완할 수 있다.

또한 'Ask Mercedes Virtual Assistant(메르세데스 가상 도우미에게 문의)' 서비스는 고객의 다양한 질문에 대해 챗봇과 가상현실 기술을 활용해 가상비서가 답변을 제공한다. 예를 들어 "센터 콘솔의 이 버튼은 무엇입니까?", "휴대폰을 자동차에 연결하려면 어떻게 해야 합니까?",

"Sport+란 무엇입니까?" 등을 채팅이나 음성으로 질문할 수 있고, 스마트폰 카메라를 사용하여 컨트롤 및 디스플레이를 스캔하면 해당 기능에 대한 설명을 제공한다.

베스트셀러《고객체험의 경제학》의 저자인 조지프 파인 2세는 "앞으로 소매업체들이 살아남으려면 매장이 단순히 제품을 판매하는 곳 이상의 가치를 제공하는 곳이어야 한다. 그러기 위해서는 고객이 매장을 방문할 이유를 만들어야 한다"고 말한다. 이제 리테일 기업은 디지털 기술을 활용해 비즈니스 프로세스 문제를 해결하고 고객 만족도를 더욱 높여야 한다. 이를 위해서는 고객 정보 흐름을 관리하고 이를 이용해 대면과 비대면 채널을 통해 커뮤니케이션하고 디지털 기술을 활용한 새로운 고객경험을 제공하는 전략 수립이 필수적이다.

제로(Zero)에서 영웅(Hero)으로,
샤오미의 디지털 리테일 전략

-

-

-

-

-

-

사람들이 샤오미에 대해 오해하고 있는 사실이 2가지가 있다.

첫 번째는 샤오미의 가성비 높은 전자제품을 '대륙의 실수'로 착각하고 있다는 것이다. 알고 보면 대륙의 실수가 아닌 '대륙의 실력'이다. 2010년 설립된 샤오미Xiaomi는 창업 4년 만에 세계 스마트폰 시장 4위, '미밴드'로 스마트밴드 세계 시장 2위를 기록하는 등 빠르게 성장하고 있다. 하버드 경영대학원은 설립 7년 만에 글로벌 테크 자이언트로 성장한 샤오미를 "제로에서 시작해서 영웅이 되었다"고 치켜세웠다. 이제 샤오미는 더 이상 대륙의 실수도, 애플 짝퉁도 아닌 삼성전자와 애플을 긴장시키는 무서운 아이돌로 성장했다.

두 번째 오해는 샤오미를 일반 제조기업으로 알고 있는 점이다. 샤오미는 겉으로는 제조기업처럼 보이지만 소프트웨어 기업, 또는 플랫폼 기업이라고 부르는 것이 정확한 표현이다. 그 이유는 샤오미는 자체

생산공장이 없기 때문이다. 샤오미의 소프트웨어 개발자들은 MIUI OS를 보다 편리하게 업그레이드하는 데 주력하고 제조는 폭스콘Foxconn과 잉화다Inventec Appliances Corporation 같은 EMS 업체에 위탁 생산하고 있다. EMS 업체는 부품의 구매부터 조립, 생산, 포장, 배송까지를 모두 맡는 턴키 방식의 제조를 하는데, 샤오미가 설계도만 갖다주면 제조부터 배송까지 알아서 해준다. 스마트폰 판매도 다른 경쟁기업들이 공장에서 만든 제품을 이통사 대리점을 통해 유통시킬 때 샤오미는 자체 온라인몰과 써드3rd파티 온라인몰, 그리고 오프라인 채널을 통해 직접 유통하여 비용을 절감하는 전략을 취하고 있다.

매주 업데이트되는 MIUI OS

샤오미 MIUI는 안드로이드 오픈소스 프로젝트를 기반으로 샤오미에서 자체 개발한 커스텀 펌웨어로, 안드로이드의 개방성과 애플의 UX·UI를 잘 접목했다는 평가를 받고 있다. 직접 보면 안드로이드보다는 애플 iOS와 비슷하다. MIUI OS는 전 세계 3억 명의 액티브 유저를 보유하고 있으며 매주 1회 업데이트를 실시한다. 샤오미의 소프트웨어 개발자들은 월~수요일 동안 코딩을 하고 목요일에 테스트를 거쳐 금요일에 업데이트 버전을 오픈하는데, 주말 동안 사용자들의 피드백을 받아 다시 개발에 돌입하는 패턴을 유지하고 있다. 이런 사실은 샤오미가 전 세계 기업 중 린스타트업(실험과 검증을 통해 고객의 반응을 확인하고 이를 반영한 상품/서비스를

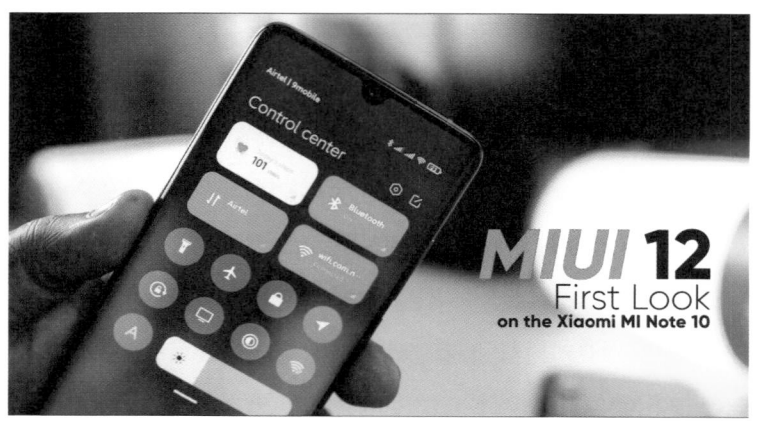

● 샤오미의 모바일OS MIUI 12 (출처 : 샤오미)

신속하게 개발하는 프로세스) 개념을 가장 잘 이해하고 실천하는 기업으로 평가

받는 이유이기도 하다.

　　또한 Mi 스마트폰 등 핵심 제품만 직접 관리하고 나머지 Mi 브랜드

가 붙은 생활가전, 스마트 헬스, 전자기기 등은 모두 400여 개에 달하는

써드파티 기업들이 만들고 있다. 샤오미는 이들 기업에 투자해 거대한

샤오미 생태계를 조성하는 데 성공했다. 샤오미 웨어러블, 배터리팩, 공

기청정기, TV 등의 수많은 제품은 모두 샤오미와 창업자 레이쥔이 설립

한 '웨이 캐피탈'이 투자한 회사에서 만들고 있다. 화미(미밴드), 칭미, 란

미 등 샤오미(小米)처럼 '쌀 미(米)' 자로 끝나는 이름의 회사가 13개에 달

하는데 이들이 웨어러블, TV, 랩톱 컴퓨터 등 샤오미의 주요 제품을 만

드는 주인공이다. 이중 화미Huami는 2018년 2월 미국 나스닥에 상장해

이미 글로벌 유니콘 기업으로 성장했으며 Smart Mi, ZMI, NINEBOT 역시 글로벌 유니콘으로 성장했다. 샤오미 기업생태계의 특징은 한마디로 '전방위 투자+인큐베이션'으로 정의할 수 있다. 모든 생태계 참가기업에게 브랜딩, 서플라이 체인, 채널, 투자&파이낸싱 등 비즈니스에 필요한 거의 모든 부분을 지원한다. 이런 사실 때문에 해외 언론에서는 샤오미를 아마존+애플+소프트뱅크 비전펀드를 합친 기업이라고 평가하기도 한다. 샤오미의 리테일 전략은 독특하다. 초기 온라인 판매 중심 전략을 버리고 2015년 9월 북경에 애플스토어 같은 세련된 분위기의 'Mi Home(샤오미의 집)' 매장을 오픈하여 고객들이 샤오미 제품을 실제로 체험해보고 살 수 있는 플래그십 스토어를 운영하고 있다. 샤오미는 2021년 4월 기준, 중국에서 5,000개의 Mi Home 매장을 오픈하였다.

샤오미의 New 리테일 전략

샤오미의 New 리테일 전략은 크게 4가지로 구분할 수 있다.[61]

첫 번째는 트래픽 흐름 증가다. 샤오미는 Mi Home의 위치를 전략적으로 자라, 유니클로, H&M과 같은 패스트패션이나 스타벅스 매장 인근에 오픈한다. 그 이유는 젊은 층이 많이 방문하는 SPA 브랜드나 스타벅스 매장과 가까이 있으면 이들이 옷을 보러오거나 커피를 마시고 나서 자연스럽게 근처에 위치한 Mi Home으로 발길을 옮길 수 있기 때문이다. 또한 Mi Home에는 스마트폰뿐 아니라 수명이 짧은 이

61. Xiaom i: From a mobile and technology company to a lifestyle and retail company, Fung Business Intelligence(2018.06)

어폰, 안경, 가방, 칫솔, 면도기, 밴드 등의 제품도 함께 취급하여 고객들이 한 달에 한 번은 매장에 방문하도록 유도한다. 매장당 연평균 100억 원 매출을 기록하며 단위 면적당 매출액은 애플에 이어 세계 2위를 차지하고 있다.

두 번째는 전환율 상승이다. 고객들의 잦은 방문을 위해 샤오미는 매장에 전시된 제품을 자주 업데이트하고 온라인몰에서 잘 팔리는 제품 중심으로 200~300개 제품만을 집중 전시하고 카테고리별로 가성비가 뛰어난 킬러 제품을 곳곳에 배치해 고객들의 눈길을 끄는 전략을 취하고 있다. 또한 매장 직원들은 상품 판매보다는 방문객들이 샤오미 모바일앱을 설치하고 온라인에서 주문하도록 유도하고 테크니컬 서포트나 궁금한 점을 해결해주는 일종의 컨시어지 역할에 치중하고 있다. 다시 말해 매장 직원들은 단순한 판매원이 아니라 고객의 문제를 해결해주고 오프라인 세상에서 온라인 세상으로의 연결을 안내하는 패스파인더 역할을 하고 있다.

세 번째는 판매 증가 전략이다. 샤오미의 모든 제품은 Mi 앱 또는 Mi AI 스피커를 통해 제어할 수 있도록 기술적으로 연계하여 제품 자체의 경쟁력보다 샤오미 전체 생태계의 경쟁력을 제고하는 전형적인 플랫폼 비즈니스의 특징을 보여주고 있다. 샤오미 전동자전거, 스쿠터, 노트북 컴퓨터, TV, 드론 심지어는 전기밥솥, 공기청정기, 정수기, 전동칫솔 등 모든 제품이 샤오미 스마트폰으로 조작할 수 있는 사물인터넷IoT 제품이다. 샤오미는 이미 400여 개 제조 파트너를 보유한 세계 최대 규모의

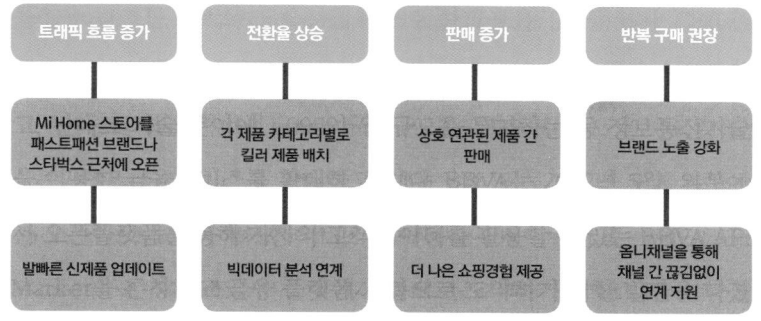

트래픽 흐름 증가	전환율 상승	판매 증가	반복 구매 권장
Mi Home 스토어를 패스트패션 브랜드나 스타벅스 근처에 오픈	각 제품 카테고리별로 킬러 제품 배치	상호 연관된 제품 간 판매	브랜드 노출 강화
발빠른 신제품 업데이트	빅데이터 분석 연계	더 나은 쇼핑경험 제공	옴니채널을 통해 채널 간 끊김없이 연계 지원

● 샤오미의 New 리테일 전략 (출처 : Fung Business Intelligence 자료 재구성)

IoT 생태계를 구축했으며, 2019년부터 5년간 인공지능^AI과 사물인터넷 ^IoT을 결합한 'AIoT'에 1조 6천억 원 이상을 투자하였다. 이미 2018년 기준 3,400만 명이 AI 지원 샤오미 제품을 월 1회 이상 이용하고 있다. 샤오미의 사물인터넷 서비스에 등록된 기기 수는 2020년 2분기 기준 2억 7,100만 개로 이는 애플도 해내지 못한 세계 최대 실적이다.

네 번째는 반복 구매 권장이다. 샤오미는 온라인 및 오프라인 채널에서 가격 일관성을 유지하고 모든 채널의 원활한 통합을 위해 많은 노력을 기울이고 있다. 예를 들어 매장의 판매 직원은 샤오미 앱을 다운로드하고 온라인으로 주문하도록 고객을 안내하는데, 이는 고객의 트래픽을 오프라인에서 온라인으로 유도하는 데 도움을 주고 있다. 2018년 5월 중국 선전에 오픈한 플래그십 스토어에서 이러한 샤오미의 New 리테일 전략을 확인할 수 있었다. 샤오미는 뉴욕시 5번가 애플 플래그십 스토어를 디자인한 디자이너 팀 코베^Tim Kobe 팀에 의뢰하여 샤오미의 뉴 리테일 플래그십 스토어를 오픈했다. 1층에는 이른바 킬러 제품인 스마트폰, 스마트워치, 헤드폰, 보조배터리 등을 전시하고 2층에는 스마트 리빙 관련 제품인 여행가방, 자전거, 탁상램프, 커피머신 등을 진열하고 있다. 이곳에서 판매되는 모든 샤오미 제품에는 QR코드가 부착돼 있어 고객들은 샤오미 모바일앱을 통해 QR코드를 스캔한 후 위챗페이, 알리페이 등을 통해 온라인으로 주문할 수 있다. 특이한 점은 매장 내 5개의 80인치 대형 LED 스크린을 통해 사용자의 손동작과 이동경로를 추적한 다음 사용자가 터치스크린에서 특정 제품을 손으로 터치하면 즉각 스크린에 해당 제품에 대한 정보와 스마트폰으로 주문할 수 있는 QR코드를 보여준다.

럼의 대명사,
바카디의 디지털 마케팅 전략

-
-
-
-
-
-

영화 〈캐리비안의 해적〉을 보면 잭 스패로우 선장과 해적 일당들이 군인들에게 쫓기는 급박한 상황에서도 항상 손에 병을 들고 있는 모습을 자주 볼 수 있다. 그 병에 담긴 액체의 이름은 바로 럼rum이다. 럼은 사탕수수를 착즙해서 설탕을 만들고 남은 찌꺼기인 당밀이나 사탕수수즙을 발효시켜 증류한 술로 카리브해 지역, 브라질, 남아메리카 북부 지역에서 많이 생산되었다. 럼은 브랜디나 위스키에 비해 값이 싸고 맛이 강렬하면서도 오랫동안 상하지 않아 길고 험난한 항해 기간 동안 선원들의 고독과 외로움을 달래주기에 안성맞춤이었다. 그러다 보니 자연스럽게 럼이 뱃사람이나 해적을 상징하는 대명사로 굳어졌다. 럼은 색깔이 진한 헤비럼, 중간 정도인 미디엄럼, 그리고 색이 옅은 라이트럼으로 구분할 수 있는데, 라이트럼 중에서 가장 많이 알려진 브랜드가 바카디Bacardi다. 바카디는 디아지오, 페르노리카와 더불어 세계 3대 주류 회사 중 하

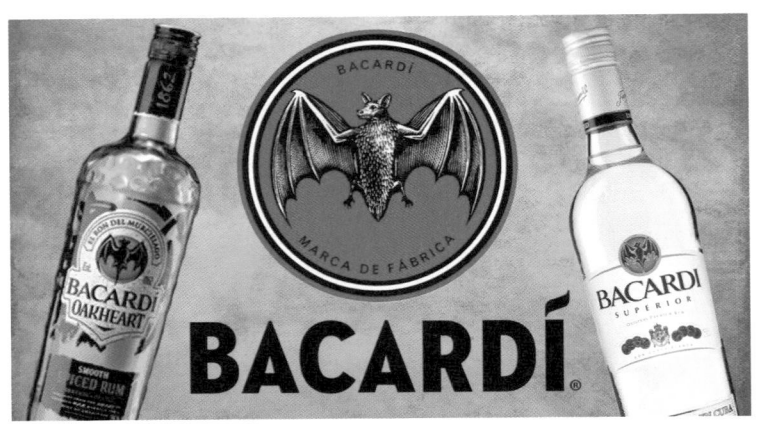

● 럼의 대명사 바카디 병에 새겨진 박쥐문양 (출처 : 바카디)

나로, 럼 브랜드인 '바카디', 프리미엄 진 '봄베이 사파이어', 프리미엄 보드카 '그레이 구스' 등이 유명하다. 바카디 럼 병에 새겨진 박쥐 마크는 100년 전 바카디를 만들던 움막집에 행운을 부르는 박쥐가 살고 있던 것을 기념해 인쇄되었다.

1862년에 설립된 바카디는 오랜 세월 럼이 주력 제품이었지만 세월이 흐르면서 사람들이 예전만큼 알코올 도수가 높은 술을 찾지 않고, 찾는다고 해도 주로 싱글몰트 위스키가 대부분이었다. 또한 젊은 세대들은 마초 느낌이 강한 럼이나 보드카보다는 알코올 도수가 낮은 맥주나 칵테일 등을 찾는다는 사실을 현실로 받아들일 수밖에 없었다. 이런 현실을 타개하기 위해 바카디는 세계적인 광고대행사와 손잡고 밀레니얼 세대에게 익숙한 디지털 채널을 통해 다양한 마케팅 활동을 대

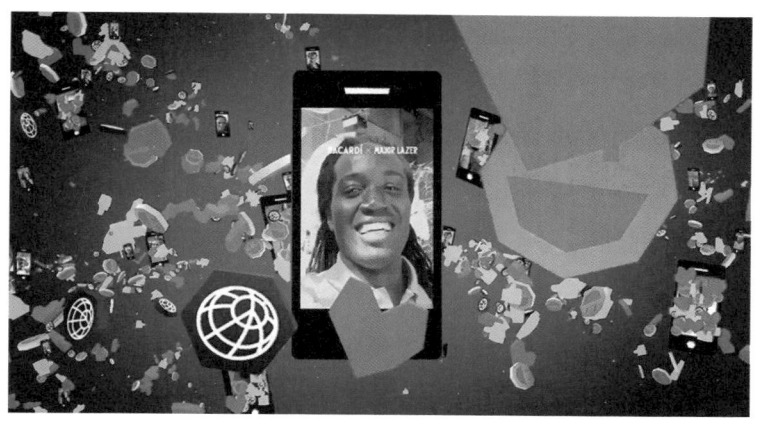

● 바카디는 메이저 레이저와 제작한 뮤직비디오를 스냅챗 렌즈로 제공하여 인기를 모았다 (출처 : 바카디)

대적으로 전개하였다. 바카디는 밀레니얼 세대에게 익숙한 소셜미디어 채널인 스냅챗과 인스타그램을 적극적으로 활용하고 있는데, 특히 2017년 6월 스냅챗 렌즈로 제공한 메이저 레이저Major Lazer와 함께 제작한 뮤직비디오는 1,800만 명이 시청하고 4,200만 뷰를 기록하는 등 인기를 모았다.

　　이처럼 젊어진 소비자에게 독특한 경험을 제공함으로써 바카디는 주류 제조업체의 경계를 넘어 '문화에 관한 독특한 존재'가 되는 것을 목표로 하고 있다. 아무래도 여러 사람이 모인 파티에서 술을 마실 때 음악을 빼놓을 수 없기 때문에 바카디는 디지털과 음악을 즐기는 밀레니얼 세대에게 다가가기 위해 세계적인 광고대행사인 BBDO와 함께 InstantDJ라는 디지털 캠페인을 진행했다. InstantDJ는 인스타그램 스

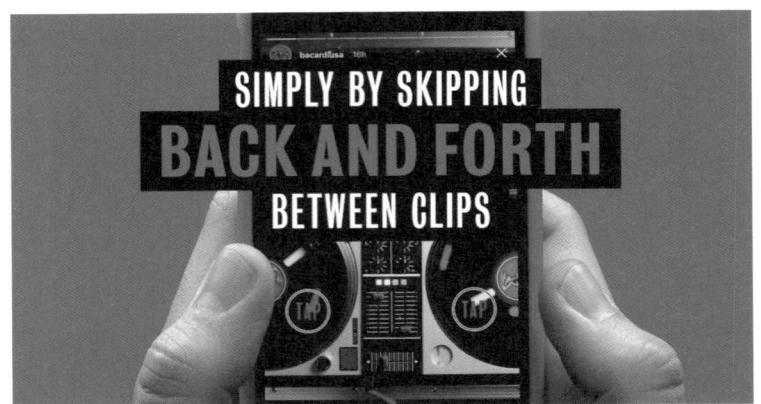

● 바카디 InstantDJ (출처 : 바카디)

토리의 앞뒤 건너뛰기 기능을 이용하여 사용자가 마치 자신이 DJ가 된
것처럼 스마트폰 화면을 통해 손가락으로 턴테이블을 제어하면서 음악
을 믹싱할 수 있도록 하였다. 젊은 층이 즐기는 최신 음악을 스마트폰을
통해 가지고 놀 수 있는 서비스를 제공함으로써 파티와 놀이를 즐기는
젊은 세대들에게 자연스럽게 바카디의 브랜드를 노출하는 마케팅 전략
을 구사하고 있다.

또한 바카디는 칵테일을 즐기는 고객들을 위해 Mixedcocktails.
com 웹사이트와 모바일앱을 출시했다. 고객들은 바카디 홈페이지와
모바일앱에서 제공하는 400개가 넘는 레시피와 콘텐츠를 통해 누구나
칵테일 분야의 예술가인 믹솔로지스트mixologist로 변신할 수 있다. 또한
사용자는 'My Bar' 기능을 통해 검색 결과를 필터링하고, 자신이 좋아
하는 음료를 저장하며, 자신이 만든 칵테일 사진을 저장할 수도 있다.

자신의 정보를 등록하는 사용자는 추가 기능을 사용하고, 친구들과 음료 레시피를 공유하며, 각 이정표에 도달할 때마다 가상 배지를 받을 수 있다. 이처럼 바카디는 마케팅 혁신과 제품 혁신은 밀접한 상관관계가 있다고 확신하고 온라인과 오프라인 채널을 통해 이색적인 사용자 경험을 제공하기 위해 노력하고 있다. 바카디는 버진 애틀랜틱 항공과 함께 2017년 9월부터 유럽 공항 곳곳에 있는 버진 클럽하우스 칵테일바를 이용하는 버진 애틀랜틱 항공 이용객들에게 VR 칵테일 체험서비스를 제공 중이다.

참여를 원하는 승객이 칵테일 바에 앉아 기어 VR을 착용하면 바로 눈앞에서 세계적인 바텐더의 화려한 공연이 펼쳐지고 VR 기기를 벗으면 방금 전까지 감상했던 칵테일쇼에 등장한 봄베이 사파이어, 그레이 구스, 바카디 오초 등 바카디를 베이스로 한 새로운 칵테일을 마실 수 있다. 이는 가상과 현실을 결합했을 뿐 아니라 시각과 청각, 미각을 동시에 경험할 수 있는 체험 마케팅의 진수라고 할 수 있다. 여기서 바카디 칵테일을 경험한 승객들은 바카디의 충성고객이 될 수밖에 없다.

코로나19로 인한 위기를 디지털 역량 강화로 돌파

코로나19로 인해 바카디의 주 고객인 술집, 클럽, 바 등이 폐쇄되거나 영업시간 제한을 받게 되면서 바카디는 새로운 생존전략을 고민해야 했다. 코로나19로 인해 가정 내 술 수요가 증가하는 등 온라인에서 소비자의 구매패턴이 계속 변화함에 따라 바카디는 비용을 통제하면서 일관되고 혁신적인 디지털 환경을 제공하기 위해 디지털 투자를 늘리고 소비자에게 새로운 디지털 경험을 제공하기 위해 노력하고 있다. 이를 위해 바카디는 디지털 솔루션 기업인 EPAM과 계약을 체결하고 다양한 바카디 브랜드를 홍보하는 디지털 플랫폼과 End-to-end DevOps(엔드투엔드 데브옵스: 전반적인 제품개발 과정에서 사람, 프로세스, 기술을 하나로 통합하여 고객에게 더 나은 제품을 신속하게 제공하는 프로세스) 자동화 플랫폼을 구현하였다. 이를 통해 브랜드 일관성을 개선하고, 출시 기간을 단축하며, IT 인프라 비용을 42%가량 절감하였다. 또 핵심 브랜드 사이트에서 소비자들이 편리하게 제품을 검색하고 주문할 수 있도록 고객경험을 향상시켰다.

이러한 노력의 결과로 바카디와 EPAM은 런던에서 열린 'DevOps Industry Awards' 소매 부문에서 'Best Overlic DevOps Project'를 수상했다. 바카디와 EPAM은 150개가 넘는 브랜드 사이트와 2,500개 이상의 도메인을 포함하는 디지털 포트폴리오를 재점검하고 모바일 앱, 웹사이트, 인스타그램, 유튜브 등 다양한 소셜 채널을 통해서 바카디의 콘텐츠와 노하우를 소비자에게 직접 전달하는 D2C 전략도 추진할 계획이다.

What more can we do?

마케팅의 아버지로 불리는 필립 코틀러는 《마켓 4.0》이라는 책을 통해 마케팅은 마켓 1.0^(제품 중심) → 마켓 2.0^(고객 중심) → 마켓 3.0^(인간 중심)으로 진화하고 있다고 정의하고, 앞으로의 마켓 4.0 시대에는 전통적 마케팅과 디지털 마케팅의 통합이 중요하다고 말하고 있다. 그 이유는 디지털 시대의 고객은 디지털 채널을 통해 서로 고도로 연결되어 있고, 지속적으로 새로운 사용자경험을 원하고 있기 때문이다. 본격적인 마켓 4.0 시대를 맞아 주류기업인 바카디가 고객에게 제공하는 가치는 혁신과 변화에 대한 대응으로 요약할 수 있다. 1862년 쿠바에서 시작한 바카디가 지금까지 150년 넘게 사업을 지속할 수 있었던 이유는 지속적으로 '우리가 고객들에게 좀 더 해줄 수 있는 것은 무엇일까What more can we do?' 라는 초심을 잃지 않고 다양한 방법을 통해 고객이 원하는 차별화된 경험을 제공하기 위해 노력했기 때문이 아닐까?

피자도 판매하는 e-커머스 기업,
도미노피자

많은 패스트푸드 브랜드 중에서 도미노피자Domino's Pizza는 디지털 트랜스포메이션에 성공했다는 찬사를 받고 있다. 도미노피자는 1960년대에 톰 모나한과 제임스 모나한 형제가 만든 조그마한 동네 피자가게에서 출발했다. 업계 최초로 고객이 있는 곳으로 찾아가는 피자 배달서비스를 도입한 이후 폭발적으로 성장한 도미노피자는 전 세계에 16,000개 매장과 29만 명의 직원을 보유한 글로벌 패스트푸드 업체로 성장했다. 하지만 외적 성장에만 치우친 나머지 가장 중요한 맛과 고객의 신뢰를 잃게 되면서 2000년 이후 어려움을 겪게 되었다. 고객들은 피자가 아니라 마치 딱딱한 종이를 씹는 것처럼 맛이 없다고 도미노피자를 비판했고, 심지어 피자가 아니라 플라스틱으로 만든 이미테이션이 아니냐는 비아냥까지 듣게 되었다.

피자 프랜차이즈에서 피자도 파는 e-커머스 기업으로 변신

도미노피자의 경영진은 고객의 이러한 비판을 흘려듣지 않고 고심을 거듭하게 된다. 경영진들은 살아남기 위해서는 스스로를 '피자 프랜차이즈 기업'이 아니라 '피자도 파는 e-커머스 기업'으로 업의 개념을 재정의해야 한다고 생각했다. 반전은 2008년부터 시작되었다. 도미노는 고객들의 비판을 수용해 맛있는 피자를 만들기 위해 피자 레시피를 전면 수정하였고, 사람들의 다양한 입맛에 맞춰 토핑 메뉴를 재구성하는 등 브랜드부터 기업전략, 마케팅, 주문 배달 프로세스까지 거의 모든 부분을 리빌딩하기 시작하였다.

도미노피자는 2008년 'Pizza Tracker' 기술을 통해 고객이 도미노피자 웹사이트를 통해 온라인 주문의 진행상황을 추적할 수 있게 했다. 이 기술을 통해 도미노피자는 공급망 관리 및 IT와 같은 중앙집중식 서비스를 프랜차이즈로 확장하여 프랜차이즈의 운영을 단순화하고 효과적으로 비용을 관리하게 되었다.

당시 도미노피자가 주목한 점은 주문방식에 대한 고객들의 불만이었다. 일반적으로 피자를 주문하는 방법은 전화 또는 매장방문뿐이었다. 물론 홈페이지에서도 주문이 가능했지만 로그인, 토핑 선택, 음료 주문 등 복잡한 단계 때문에 고객의 외면을 받았다. 도미노피자는 고객이 가장 불편해하는 주문방식을 해결하기 위해 고객의 취향과 주소, 결제정보를 포함하고 다양한 디지털 채널과 디바이스에서 피자를 주문할 수 있는 자체 D2C 플랫폼인 'AnyWhere'를 2015년에 론칭하였다. 이

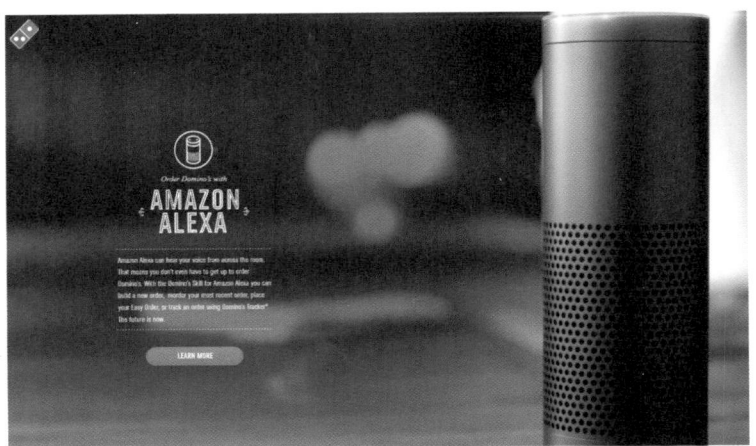

● 아마존 알렉사를 활용한 도미노피자 주문 (출처 : 도미노피자)

를 통해 트위터에서 피자를 주문할 수 있는 'Tweet to order'를 출시
하였으며, 아마존에코에서 음성으로 피자를 주문할 수 있는 서비스도
제공하고 있다. 재미있는 것은 문자메시지로 피자 아이콘을 보내도 피
자를 배달받을 수 있다는 점이다.

특히 'Zero Click'은 모바일앱에 별도의 로그인과 주문을 입력할
필요가 없다. 피자가 먹고 싶을 때 Zero Click 앱을 터치하면 10초간 카
운트다운이 시작되는데 이후 미리 등록해 놓은 피자가 자동으로 주문
되고 앱에서 주문확인서를 보여준다. 혹시 모바일앱을 잘못 누르는 실
수를 방지하기 위하여 10초의 카운트가 시작되는데, 실수인 경우 버튼
을 눌러 타이머를 중지하면 주문이 취소된다. 디지털에 대한 도미노의
노력은 피자 주문과 배달에 대한 장벽을 단순화하여 고객들이 쉽고 편

리하게 피자를 주문할 수 있도록 배려하였다.

고객이 가장 불편해하는 분야에 집중한 결과는 3년이 채 안 되어 실적으로 나타나기 시작했다. 2011년에는 매출의 약 25%가 온라인을 통해 발생하였고, 2017년에는 글로벌 매출 27억 9천만 달러를 기록하면서 피자헛을 제치고 전 세계 최고 피자 프랜차이즈 기업으로 등극하였다. 2020년 기준 미국 내 주문의 65%가 디지털 채널을 통해 이뤄지고 있다. 도미노피자는 2021년 1월 6일 기준 주가 384.87달러를 기록하면서 지난 10년간 애플, 넷플릭스, 아마존을 제치고 주가상승율에서 세계 1위를 기록하고 있다. 2020년 1분기에는 8억 7,300만 달러의 매출을 기록했으며 주가는 지난 1년 동안 31%가량 상승하였다.

세계 최초의 피자 배달하는 자율주행 로봇 공개

최근 도미노는 피자를 배달하는 세계 최초의 자율주행 로봇 '드루^{DRU}'를 세상에 공개해 화제가 되었다. 드루는 미국 육군 탐사로봇 유닛의 주행장치 소스를 기반으로 불규칙적인 도로와 다양한 장애물을 피해 자율주행할 수 있도록 제작되었다. 드루의 냉장고는 음료수를 시원하게 보관할 수 있는 파란색 칸과 피자를 따뜻하게 보관할 수 있는 붉은색 칸으로 나누어져 있다. '새로운 디지털 비즈니스의 창출'은 데이터와 디지털 기술을 활용하여 기존에 없던 제품과 서비스를 창출하는 형태의 비즈니스 모델을 말한다. 조직의 디지털 역량을 활용하여 기존 또는 신규

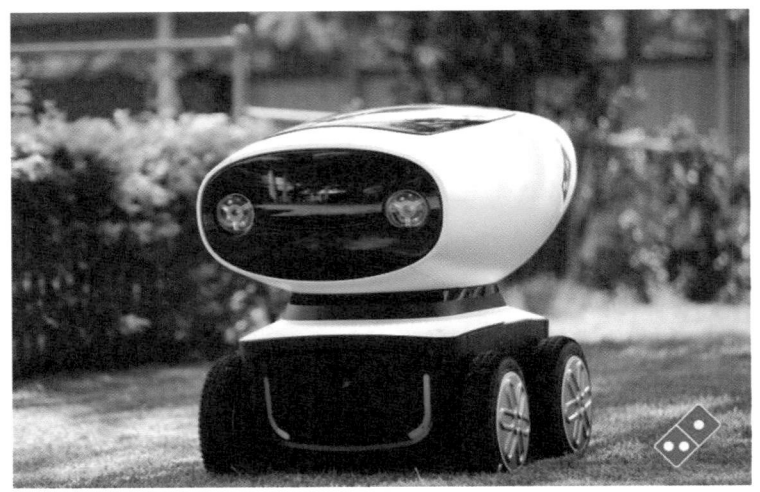

● 도미노피자가 선보인 자율주행 로봇 DRU (출처 : 도미노피자)

고객의 고충을 해결하여 기존 사업을 영위하면서 확보한 고객활동, 거래방식 등을 기반으로 기존에 없던 차별화된 고객경험과 가치를 제공하는 것이다.

도미노피자는 2020년 6월, 코로나19에 대응하기 위해 '도미노 카사이드 딜리버리 서비스Domino's Carside Delivery Service'를 출시했다. 고객이 홈페이지와 모바일앱에서 주문을 하면 'Domino's Carside Delivery' 옵션이 표시된다. 그리고 차량 색상, 제조사, 모델을 추가하라는 메시지가 표시되는데 이 정보는 고객이 매장에 도착하면 고객 차량을 식별하는데 사용된다. 또한 조수석, 뒷좌석, 트렁크 등 피자를 받을 장소와 도착시간을 결정하는 옵션을 선택해두면 매장에 도착했을 때 직원이 주문한 피자를 선택한 장소에 실어주기 때문에 피자 주문부터 배송까지 전체 과정을 비접촉식으로 진행할 수 있다.[62]

디지털 트랜스포메이션의 핵심은 기본부터 먼저 바로잡는 것

도미노피자가 부활하게 된 배경에는 경쟁업체들이 기존의 레거시 자원에 집중하는 동안 고객이 불편해하는 것이 무엇인지를 관찰하고 주문부터 배송까지의 고객여정 전 과정을 개선하기 위한 노력이 있었다. 또한 빠른 도전과 실패를 인정하는 디자인씽킹 사고방식의 조직문화가 뒷받침됐기 때문이다. 도미노피자의 사례는 전통기업이 디지털 트랜스포메이션을 시도할 때 '가장 기본적인 것부터 먼저 바로잡는 것이 중요하다'는 사실을 다시 한번 깨닫게 해준다. 기본을 다지는 과정은 인내심을 필요로 하지만, 그 기반을 구축하는 것은 조직 전체가 느리지만 올곧게 디지털 세상으로 전진할 수 있는 동기가 되기 때문이다. '고객은 언제 어디서든 편하게 주문하고, 우리는 신속하게 배달하자'는 모토를 신념처럼 지키면서 '피자를 파는 e-커머스 회사가 되겠다'는 도미노피자의 디지털 트랜스포메이션 과정을 관심 있게 지켜보자.

---

62. "Domino's Launches 'Carside Delivery' Nationwide", QSR Magazine(2020.06.29)

고객연결 중심의 디지털 혁신을 추진하는

스타벅스

2007년만 해도 스타벅스Starbucks는 매출급감, 브랜드 이미지 추락, 고객의 다변화 요구 대응 등 경영상의 어려움에 직면하였고, 저렴한 커피를 도입한 던킨도너츠와 맥도날드의 도전으로 2007년 4분기 순익이 전년 동기대비 97% 하락하고 회계연도 전체 순익이 53% 감소하는 창사 이래 최대 위기에 직면했다. 이처럼 경영상황이 악화되자 창업자인 하워드 슐츠가 2008년 1월 CEO로 복귀하면서 구원투수로 등장하였다.

　하워드 슐츠는 복귀하자마자 스타벅스의 문제점을 파악하고 고객으로부터의 혁신을 추진하기 위해 고객들이 스타벅스에 관한 아이디어를 직접 제안하는 마이스타벅스 아이디어 닷컴Mystarbucksidea.com을 개설했다. 과감한 혁신을 위해서 혁신 아이디어를 직원이 아닌 고객으로부터 직접 듣고 이를 현장에 반영하려고 한 것이다. 사이트 운영은 고객들의 아이디어를 공유하고Share, 좋은 아이디어에 투표한Vote 뒤, 댓글로 그 아

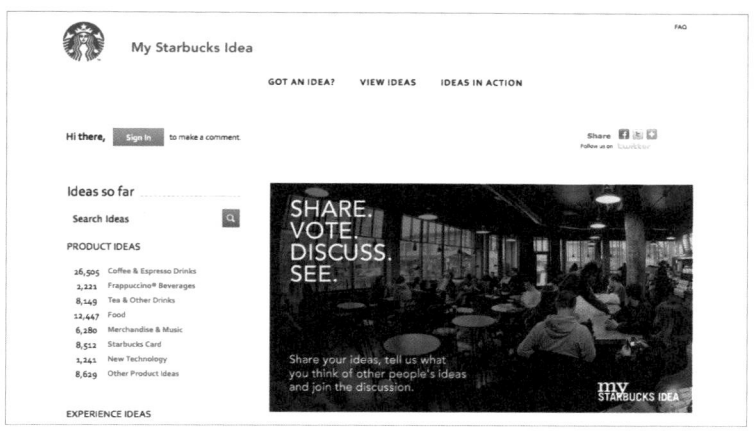

● 마이스타벅스 아이디어 (출처 : 스타벅스)

이디어에 관해 토론하며Discuss, 어떻게 실현되는지 지켜보자See는 프로
세스로 진행하였다.

　　마이스타벅스 아이디어 닷컴을 통해 고객들은 자신들의 제안이 실
제 스타벅스 운영에 반영되고 또 실제 반영되지 않더라도 토론 과정을
거쳐 자신의 아이디어가 다른 사람들로부터 평가되고 회자되는 경험을
통해 마치 내가 스타벅스의 경영진이 된 것 같은 참여감과 공동체 의식
을 가지게 되었다고 말한다. 마이스타벅스 아이디어 닷컴에는 2008년
부터 2013년까지 약 15만 건의 아이디어가 등록되었고, 이 중에서 277
건의 아이디어가 반영되었는데 대표적인 것이 이동 시 커피가 튀는 것
을 방지하는 스플래시 스틱, 매장 내 와이파이 무료 사용, 생일자 무료
음료쿠폰 발송, 스마트폰 충전 등이다. 마이스타벅스 아이디어 닷컴은

고객경험을 강화하고 창조적인 혁신 성장 플랫폼을 위한 지렛대 역할을 톡톡히 수행하였다.

스타벅스 모바일앱을 사용하는 액티브 유저는 1,700만 명에 달하며 월 평균 700만 건의 주문이 모바일 결제로 이뤄지고 있다. 미국 내 전체 매출의 27%(10억 3,000만 달러)가 모바일앱을 통해 발생하고 있다. 또한 1,200만 명이 넘는 스타벅스 리워드멤버를 보유하고 있다. 스타벅스는 이렇게 어마어마하게 발생하는 데이터를 수집하고 테스트한 다음 데이터 기반의 개인화 서비스를 제공하기 위해 노력하고 있다.

스타벅스의 CTO 제리 마틴–플릭잉거Gerri Martin-Flickinger는 언론과의 인터뷰에서 "매주 9천만 건씩 발생하는 트랜젝션을 통해 누가 어떤 커피를 어디서 언제 주문하는지 알 수 있고, 이렇게 수집한 데이터를 날씨, 로케이션 등 상황 데이터Contextual Data와 조합하여 새로운 인사이트를 얻을 수 있다. 이를 통해 보다 나은 고객서비스와 고객경험을 제시할 수 있다"고 말한 바 있다.

스타벅스의 디지털 플라이휠(Digital Flywheel) 전략

플라이휠은 기계나 엔진의 회전속도를 유지하기 위해 사용되는 바퀴를 의미하는데 중장비 업체의 산업용 머신이나 자동차 회사에 어울릴법한 플라이휠이란 단어는 아이러니하게도 커피 자이언트인 스타벅스의 디지털 전략을 가장 잘 설명하는 완벽한 단어가 되었다. 스타벅스는 알고

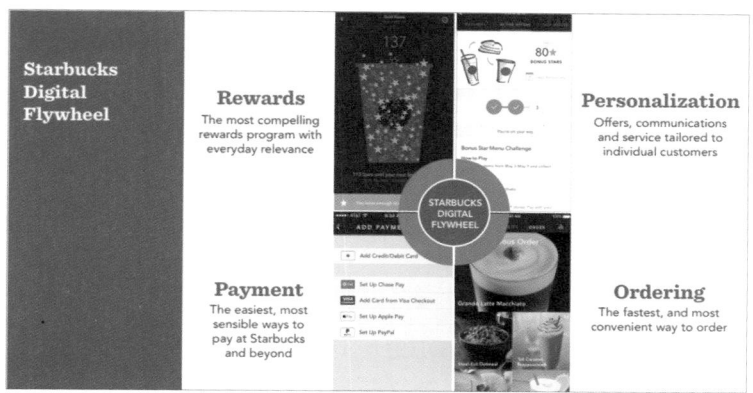

● 스타벅스 디지털 플라이휠 (출처 : 스타벅스)

리즘과 자동화를 통해 사람들이 언제 어디서나 편리하고 빠르게 커피를 주문하고 결제할 수 있으며, 이에 대한 보상과 개인화된 서비스를 제공하는 디지털 플라이휠 전략을 발표하였다.

디지털 플라이휠은 리워드(멤버십), 퍼스널 추천(개인 맞춤 추천), 사이렌 오더(앱을 이용한 주문), 페이먼트(결제)의 네 가지 축으로 구성되어 있다. 특히 스타벅스는 미국, 일본, 한국, 유럽 등 특정 국가에 구애 없이 전 세계 스타벅스 매장을 이용하는 사람은 누구나 온라인과 오프라인에서 끊김 없는 동일한 고객경험을 제공하는 것을 목표로 삼았다. 예를 들어 미국 LA공항에서 출발해 인천공항에 내린 승객이 수화물을 기다리면서 사이렌오더로 주문을 하면 가까운 인천공항 중앙점에서 주문한 커피를 받을 수 있는 서비스가 가능해진 것이다. 이는 다시 말해 완벽한 클라우드 기반의 커머스 통합 플랫폼Unified Commerce Platform이 구현되는 것을 의미한다. 스타벅스는 전 세계 매장의 80%를 디지털 플라이휠 모델로 확대 운영하고 있다. 또한 인공지능 채팅봇 등의 새로운 기술을 도입해 고객과의 접점을 더욱 확대하고 있다. 아마존의 음성인식 서비스인 알렉사를 활용해 음성이나 채팅으로 음료를 주문할 수 있는 '마이스타벅스 바리스타My Starbucks' Barista' 서비스도 진행 중이다.

스타벅스는 고객에게 더 많은 보상을 제공하기 위해 로열티 프로그램도 개편하였다. 기존 프로그램은 1달러를 지출할 때마다 2개의 별점이 부여되는 방식이며 고객이 125포인트를 적립하면 무료 음료 또는 식품을 제공했다. 그러나 새로운 프로그램에서는 25포인트만 적립하면 여러 가지 혜택을 받을 수 있게 했다. 신규 프로그램에서는 그린Green과 골드Gold를 폐지하고 모든 고객을 하나로 통합하여 운영하고 있다. 스타벅스의 보상 프로그램은 10년 넘게 유지되어 현재 1,630만 명이 넘는 정회원이 회사 거래의 40%를 차지하고 있다.

금융기업들은 스타벅스를 아예 규제받지 않는 은행으로 부르면서 경쟁사로 인지하고 있다고 한다. 수많은 스타벅스 고객들이 신용카드 대신 스타벅스 애플리케이션(앱)에 등록한 선불카드로 커피값을 결제하고 있다. 미국 사용자만 2,340만 명으로 애플페이(2,200만), 구글페이(1,110만), 삼성페이(990만)를 훨씬 뛰어넘는 수준이다. 미국 내 스타벅스 충전카드 적립금 총액이 2016년 1분기 기준 12억 달러(1조 4,130억 원)을 넘어섰다. 여기서 12억 달러는 웬만한 미국 지방은행의 예치금과 맞먹는 수치라고 하니 스타벅스를 디지털 금융기업이라고 해도 손색이 없어 보인다.

스타벅스 카드에 적립해 놓은 예치금은 스타트업의 투자자금으로 활용되어 '서비스의 디지털화'라는 선순환 구조를 가능케 하고 있다. 특히 마이데이터와 오픈뱅킹이 활성화되면 스타벅스에서 고객데이터 기반의 새로운 금융서비스를 출시하는 것도 가능해졌다.

스타벅스의 디지털 트랜스포메이션 여정을 보면 단순히 인공지능이나 빅데이터와 같은 디지털 기술을 통해 생산성을 향상시키는 단계를 지나 하나의 스타벅스 디지털 생태계를 구축하는 형태로 접근한다는 사실을 알 수 있다. 스타벅스는 MS 애저Azure 블록체인 기술을 통해 커피콩의 수급부터 소비자에게 제공되는 전 과정을 디지털 트랜스포메이션하고 있다. 마이크로소프트 클라우드 애저의 IoT 솔루션인 애저 스피어Azure Sphere를 활용해 품질 관리, 폐기물 감소, 에너지 소비량 관리, 수리 시점 예측 등 단순 커피를 파는 기업에서 벗어나 디지털 기업으로 거듭나고 있다. 이를 통해 커피머신도 사물인터넷의 관점에서 접근하여 모든 커피의 실시간 추출 데이터를 모으고 분석함으로써 최고의 고객 응대가 가능한 환경을 조성하는 것이다. 지역과 계절에 따라, 심지어는 손님에 따라 맞춤형 서비스를 제공할 수 있는 토대를 만들고 있는 것이다.

2017년 스타벅스 CEO에 임명된 캐빈 존슨Kevin Johnson은 스타벅스에 입사하기 전에 30년 동안 IBM, 마이크로소프트, 주니퍼네트워크Juniper Networks에서 근무한 IT 출신이다. 그는 하워드 슐츠 이후 스타벅스의 모든 고객접점에서 고객경험을 강화하기 위하여 꾸준한 학습을 통

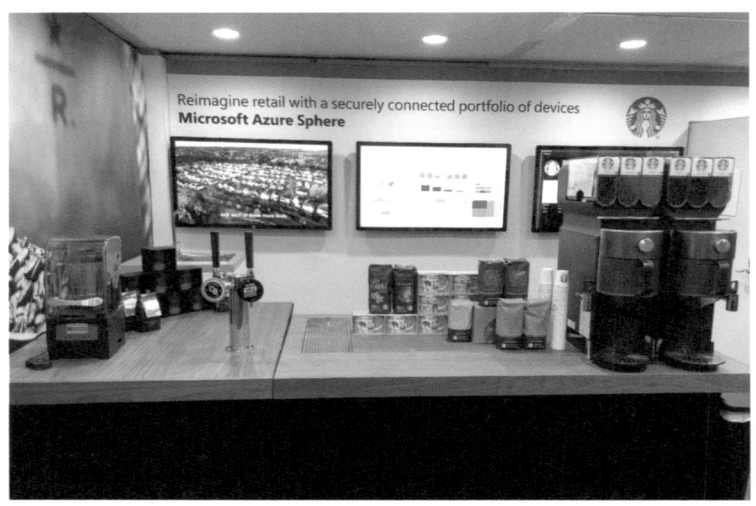

● 스타벅스 MS 애저 스피어 (출처 : 마이크로소프트)

한 점진적인 고객연결 중심의 혁신을 진행하고 있으며, 이를 기반으로 디지털 트랜스포메이션 전략을 추진하고 있다.

　　캐빈 존슨은 NRF ^{National Retail Federation}의 'Big Show 2020'에서 "디지털 기술을 통해 미래를 재발명하는 것을 두려워하지 말고, 혁신 추진에 있어서는 무엇보다 인간과의 상호작용에 중점을 두어야 한다. 우리는 미래를 대담하게 재창조해야 한다. 모바일 인터넷이 이러한 새로운 시나리오를 만들어냈다는 것을 인정하지만 사람과의 연결을 희생시켜서는 안 된다"라며 무엇보다 인간 중심의 혁신을 강조하였다.

　　2021년은 스타벅스가 50주년이 되는 해로, 스타벅스는 앞으로 50년을 준비하는 데 있어서 디지털 기술이 중요한 역할을 할 것으로 기대

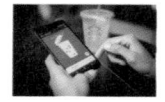
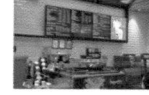
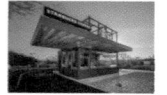
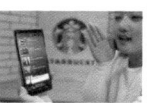
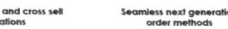
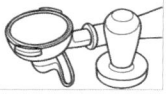

WHERE DEEPBREW DRIVES ELEVATED EXPERIENCES

MOBILE PAY	DIGITAL MENU BOARD	DRIVE THRU	VOICE ORDERING
Leverage rapid A/B testing to improve recos	Leverage inventory data	Leverage upsell and cross sell modifications	Seamless next generation order methods

● 스타벅스 딥 브루 (출처 : 마이크로소프트)

하고 있다. 이러한 미래 비전을 보여주는 핵심기술이 인공지능 플랫폼인 '딥 브루Deep Brew'이다. 딥 브루는 전 세계 31,000개 이상의 매장을 효율적으로 운영하고, 일주일에 1억 명 이상의 구매고객을 대상으로 고객경험을 강화하는데 활용하고 있다.

딥 브루를 기반으로 매장 내 커피원두를 비롯한 식자재의 재고수요를 예측하고, 매장을 효율적으로 운영하는데 바리스타 수가 얼마나 필요한지를 30분마다 분석한다. 직원들이 이러한 수요예측 분석작업에 시간을 낭비하는 것을 인공지능으로 대체함으로써 매장직원이 고객과 상호작용하는데 좀 더 많은 시간을 할애할 수 있도록 하는 것이다.

캐빈 존슨은 "바리스타를 대체하는 로봇에 관한 것이 아니다. 바리스타가 좀 더 자유로워지고 고객과 연결되기 위한 기술이다. 인공지능을 통해 절약된 시간은 100% 고객연결Customer Connect로 되돌아간다"라고 말했다. 더불어 "현재 스타벅스의 고객연결 점수가 사상 최고를 기록하며 매출이 증가하고 있다"며 매장 내 인공지능 도입이 기계가 사람을 대체하는 것이 아니라는 점을 강조하고 있다.

현재 스타벅스는 인공지능 기술을 활용해 매장 내 주문 시스템 개선을 테스트하고 있다. 고객 주문내역을 POS에 입력할 필요 없이 좀 더 고객과 대화하고 상호작용하는데 중점을 두고 있다. 바리스타가 마이크를 착용하고 고객의 눈을 보면서 주문을 받기 위해 대화를 나누면 인공지능이 고객과의 대화를 분석해 자동으로 주문할 수 있는 기술을 개발하고 있다.

캐빈 존슨은 "우리는 바리스타가 고객과 연결하는데 더 많은 시간을 할애할 수 있도록 많은 투자를 하려 노력하고 있다"라고 스타벅스의 디지털 기술 투자 방향성을 밝혔다.

더불어 스타벅스의 '인간 중심의 디지털 전략Human-first digital strategy' 비전은 기술인재를 끌어모으는데도 영향을 미치고 있다. 기존 거대 테크 기업들의 수익 중심 기술구현에 한계를 느낀 젊은 우수 인재들이 스타벅스의 디지털 전략 비전에 공감하여 입사지원이 늘고 있다.

새로운 디지털 기술 도입을 위하여 스타벅스는 적극적으로 스타트업에 투자하고 있다. 디지털 기술 투자를 위해 2019년에 사모펀드인 Valor Equity Partners와 공동으로 푸드리테일테크Food Retail Tech 펀드인 'Valor Siren Ventures'에 1억 달러를 투자했다. 이 펀드를 통해 스타벅스는 디지털 및 오프라인 매장의 혁신을 위한 푸드테크와 혁신제품을 발굴하고, 디지털 기술을 확보할 예정이다.

스타벅스는 스타트업에 대한 지원과 투자를 통해 새로운 아이디어를 발굴하고, 기존 운영방식과 프로세스에 새로운 혁신적인 기술을 적용해 고객경험을 강화하고 매장운영을 혁신할 계획이다.

스타벅의 CEO인 케빈 존슨은 "우리는 혁신적인 아이디어가 미래를 향한 연료라고 믿는다. 우리는 푸드, 체험매장, 디지털 플라이휠을 통해 우리 회사 내부에서 이러한 전통을 이어나갈 것"이라고 디지털 기술투자의 필요성을 강조하였다.

스타벅스는 디지털 및 매장 경험을 한 단계 업그레이드시키는 뉴리테일New Retail 전략도 추진하고 있다. 전 세계에 3만 개의 매장을 보유하고 있으며, 프리미엄 매장인 '스타벅스 리저브 로스터리'와 소형포맷 매장 등 다양한 유형의 매장을 확장하고 있다. 2009년에 모바일앱을 출시하면서 인앱결제를 도입하고, 2015년에는 매장을 방문하지 않더라도 모바일로 편리하게 주문·결제할 수 있는 모바일 예약주문 서비스 '모바일 오더 & 페이Mobile Order & Pay'를 제공하고 있다. 현재 스타벅스는 한 단계 더 발전시켜 디지털과 오프라인 매장 경험을 강화하기 위한 매장 디자인 혁신, 디지털 기술 투자 확대, 데이터 기반 로열티 프로그램 운영에 중점을 두고 디지털 트랜스포메이션 2.0 전략 추진을 가속화하고 있다.

스타벅스는 매장 위치에 따른 고객행동을 분석하여 맞춤형 포맷의 매장도 개발 중이다. 2018년에 텍사트 오스틴과 뉴저지 글렌리지에서 실시한 고객 인사이트 마이닝Customer insights-mining을 기반으로 시간에 따

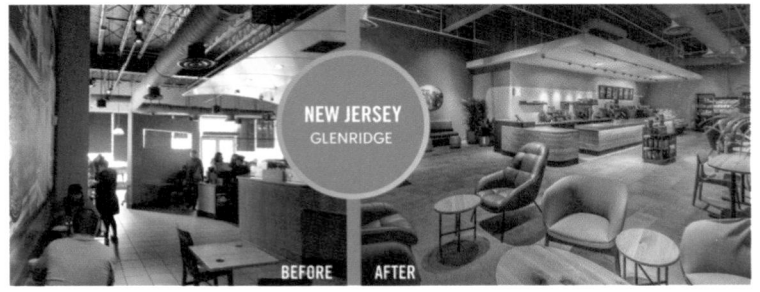

● 스타벅스 뉴 리테일 매장 (출처 : 스타벅스)

라 변화하는 고객행동에 맞춘 유연한 매장 디자인 모델을 실험하고 있
다. 뉴저지에서 시간대에 따라 매장을 방문하는 고객과 이용방식이 다
르다는 것을 파악한 후 편리함, 편안함, 연결에 중점을 두고 오전에는 매
장 주문의 편의성을 강화하고, 오후에는 여유롭고 편안하게 즐길 수 있
는 형태로 글렌리지 매장을 개선하였다.

　　스타벅스의 케빈 존슨 CEO는 "인간 중심의 디지털 전략이 미래 리
테일 산업의 성공의 키"라고 말하면서 디지털이 비대면 시대를 열어가
고 있지만 스타벅스에서는 한 주에 1억 명의 고객과 대면 서비스를 제
공하면서 사람과의 관계를 확장하는 공동체 커뮤니티를 강화하고, 이
를 비즈니스 기회로 만들어갈 것이라고 밝혔다. 또한 현실 세계를 의미
하는 피지컬과 디지털의 결혼에 실패한 기업들은 결국 실패할 것이라
고도 말한 바 있다. 스타벅스는 2020년 6월, 코로나19로 인한 리테일 환
경의 변화에 대응하기 위해 피지컬과 디지털 세상의 고객경험 통합 계
획을 발표하면서 미국 내 매장 포트폴리오의 전환을 가속화하여 향후

18개월 동안 400개의 매장을 폐쇄 또는 변경해 픽업 매장, 드라이브스루, 워크 업 윈도우 등 편의성 주도의 개선 작업을 진행하고 있다.

이제는 고객에 대한 상세한 데이터 확보와 전략적 활용이 기업의 미래를 좌우하는 시대가 도래했다. 스타벅스는 모바일앱을 통해 착실하게 고객 데이터를 쌓고, 인공지능, 빅데이터, IoT를 통해 고객이 불편하게 느끼는 문제점을 조기에 발견하고 이를 해결하는 디지털과 피지컬이 융합된 모범적인 사례를 보여주고 있다. 스타벅스는 '빅데이터에서 중요한 것은 빅Big도 아니고 데이터Data도 아닌, 데이터에서 추출한 인사이트를 통해 의사결정에 반영하는 것이다'라고 데이터 활용의 중요성을 강조하고 있다.

스타벅스는 알고리즘과 자동화를 통해 주문-결제-보상-개인화라는 디지털 플라이휠 전략을 수행하고 있고, 데이터 기반의 개인화 서비스를 통해 매출 증대라는 성과를 보여주는 진정한 디지털 트랜스포메이션 성공 사례를 잘 보여주고 있다. 사실 스타벅스가 트랜스포메이션하려고 한 것은 아날로그에서 디지털로의 전환이 아닌, 기존의 평범한 커피 소비에서 프리미엄 커피에 대한 새로운 사용자경험New Customer Experience 으로 트랜스포메이션하려고 한 것이 아닐까?

130년 동안 전 세계인의 사랑을 받은 코카콜라, 이제는 디지털 기업이다

-

-

-

-

-

-

코카콜라Coca-Cola는 지난 130년 동안 전 세계인에게 사랑받은 글로벌 음료회사로, 500여 개의 브랜드를 보유하고 있으며 200여 개 국가에서 매일 19억 개 이상 판매되고 있다. 하지만 잘나가던 코카콜라도 빠르게 변화하는 디지털 시대에 적응하지 못해 어려움을 겪게 된다. 2012년 480억 달러에 달했던 매출이 2016년에는 418억 달러로 13%p 하락하였고, 2000년부터 13년간 1위를 기록했던 인터브랜드Interbrand 글로벌 브랜드 순위에서도 애플에 1위 자리를 내어주고 내려오게 되었다.

하지만 현재 코카콜라는 전통적인 CPG Consumer Packaged Goods(식음료, 일용품 등 소비재) 제조사에서 재료 생산부터 판매, 마케팅/커뮤니케이션까지 디지털 기술과 데이터를 활용하는 등 디지털 기업으로 전환하고 있다. 코카콜라는 과거로부터 배우는 것의 중요성을 설명하는 "Kiss the past hello"라고 불리는 보이지 않는 유산을 내부적으로 가지고 있다.

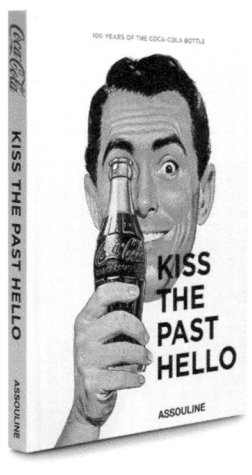

이 말은 과거로부터 배우고, 성공과 실패로부터 배우고, 효과가 있는 것과 그렇지 않은 것에서 배움으로써 조금씩 앞으로 나아가자는 의미로, 이러한 코카콜라 정신은 디지털 시대에도 그대로 적용되고 있다.

● 코카콜라의 사내 문화 Kiss the past hello (출처 : 코카콜라)

제품기획부터 마케팅까지 모든 분야에 데이터 기반 의사결정 적용

코카콜라는 음료 생산에서부터 유통, 판매, 소비자 피드백 등에 이르기까지 발생하는 막대한 양의 데이터를 기반으로 데이터 중심 경영전략을 수립하여 의사결정을 내리고 있다. 대표적인 예가 2017년에 출시한 체리 스프라이트다. 이 음료는 고객이 자신의 음료를 마음대로 혼합할 수 있는 셀프서비스 음료분수에서 수집한 데이터에서 영감을 받아 개발됐다. 음료분수를 이용하는 소비자들은 좋아하는 맛을 원하는 만큼 알맞게 섞어 자신만의 음료를 제조할 수 있으며 덕분에 코카콜라는 사용자들에게 가장 인기 있는 맛의 조합을 파악하고 이를 대중들에게 판매하는 기성음료로 출시할 수 있었다.

코카콜라가 보유한 데이터 알고리즘은 전 세계 200여 개국에서 각국의 소비자들을 대상으로 최고의 음료 조합을 찾아내고 있다. 소셜미디어 세상에서도 코카콜라는 매우 핫한 브랜드다. 코카콜라는 332만 명의 트위터 팔로워와 1억 600만 명 이상의 페이스북 팬을 보유하고 있는데, 자사의 제품과 브랜드가 소셜미디어에서 어떻게 언급되는지, 누가 코카콜라의 음료를 소비하고, 소비자들은 어디에 살고 있으며, 언제 코카콜라에 대해 이야기하는지 등을 파악할 수 있다. 최근에는 자동판매기에 인공지능을 사용하여 모바일결제 방식을 수용하고, 판매이력을 추적하며, 유지보수와 리필 요구를 자동화하였다.

코카콜라의 디지털 트랜스포메이션 전략[63]

130년이 넘는 역사를 자랑하는 청량음료 기업에서 디지털 기업으로의 변신을 준비 중인 코카콜라의 디지털 트랜스포메이션 전략은 크게 3가지 단계로 구분할 수 있다.

첫 번째는 고객경험 트랜스포메이션이다. 코카콜라는 고객이 코카콜라 제품이나 브랜드와 만날 때 기존보다 더 나은 고객경험과 개인화 서비스를 제공하기 위해 노력 중이다. 최근에는 중국의 맞춤형 캔에 AR 기능을 추가했는데, 고객이 알리바바와 위챗을 통해 코카콜라 캔의 증강현실에 접속하면 해당 지역의 생생한 스토리를 체험할 수 있다. 코카콜라는 소비자들의 숨겨진 니즈를 발굴하기 위하여 소비자가 스마트폰으로 결제하면 주변 자판기에서 콜라를 꺼낼 수 있는 'AI 자판기'를 선보

---

63. Redefining a Century-Old Story: Coca-Cola's 4-Step Digital Transformation(2018.04.16)

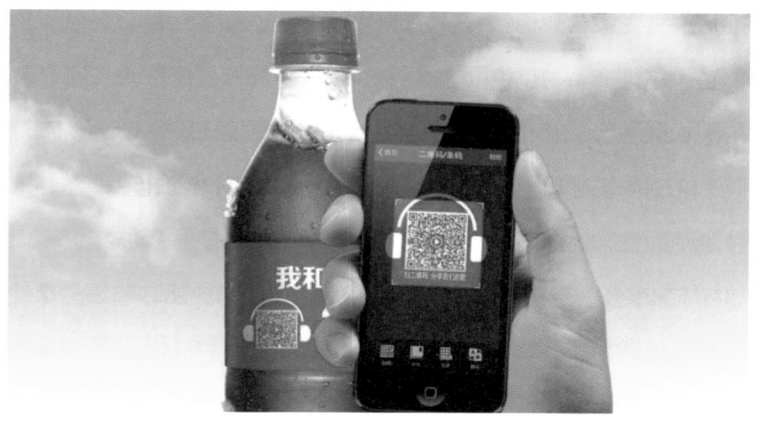

● QR코드 활용 콘텐츠서비스 제공 (출처 : 코카콜라)

였다. '코카콜라 프리스타일'이라는 스마트 자판기는 소비자가 취향대로 코카콜라 음료를 직접 만들어서 먹을 수 있다. 자판기의 터치스크린을 누르는 과정을 통해 본인이 원하는 레시피에 따라 200여 가지의 맛이 다른 음료를 혼합·제조하여 맛볼 수 있다. 소비자 입장에서는 자신의 취향에 딱 맞는 음료를 마실 수 있고, 코카콜라 입장에서는 자판기에 남겨진 데이터를 분석해 소비자들의 숨겨진 니즈를 발굴해나갈 수 있다.

두 번째는 오퍼레이션 트랜스포메이션이다. 코카콜라는 데이터와 디지털 기술을 활용하고 내부 프로세스를 개선하여 시장 출시 속도를 높이는 등 프로세스 혁신에 주력하고 있다. 전 세계에서 5만여 대의 자판기를 운영 중인 코카콜라는 마이크로소프트와의 협력을 통해 클라우드 애저 플랫폼으로 연결된 인공지능 자판기를 선보였다. 이를 통해 세계 어디서나 음료 주문이 가능하고, 상품 가격을 원격으로 바꿀 수 있으며 판촉 행사도 할 수 있다. 인공지능 자판기 이용 고객은 스마트폰으로 제품을 주문하고 자신의 위치와 가까운 자판기에서 음료를 받을 수 있다. 코카콜라는 이러한 디지털 혁신을 통해 전사 데이터에서 사업 통찰력을 얻고 향상된 고객 및 직원 경험을 얻을 수 있다.

세 번째는 비즈니스 트랜스포메이션이다. 코카콜라는 다른 경쟁사가 코카콜라를 위협하기 전에 내부적으로 파괴적 혁신을 통해 새로운 비즈니스 기회를 창출한다. 코카콜라의 신제품 판매 전략에도 빅데이터가 적극 활용된다. 코카콜라는 인종·종교·날씨·문화배경·취향이 다양한 수많은 소비자들의 기호에 맞는 최적의 조합을 찾아내기 위해 빅데이터 기술을 활용한다. 이러한 개인화 시스템 도입으로 브랜드가 소비자와 직접 소통할 수 있으며, 자판기 사용률이 높은 언택트 시대에 소비자에게 폭넓은 선택지를 줄 수 있어 매출 증대효과도 기대할 수 있다.

코로나19로 인해 비대면 환경에서 비즈니스를 수행하는 것이 일상화되고 급격한 변화가 발생하고 있는 시점이다. 더불어 이러한 변화가 일단 일상화된 시점부터 다시 과거로 돌아가는 것은 불가능하다. 지난 100여 년 동안 소비자들은 제품경제 시대에서 살아왔지만 이제 '고객의 시대'라는 새로운 패러다임의 전환시기를 맞이하게 되었다. 새로운 패러다임의 변화에 맞춰 전통기업들도 코카콜라처럼 "Kiss the past hello" 정신으로 자신만의 디지털 트랜스포메이션 전략을 수립하고 지속적으로 추진해야 할 것이다.

갓 나온 튀김보다 뜨거운
맥도날드의 디지털 트랜스포메이션 전략

-

-

-

-

-

-

맥도날드McDonald's 매장에서 갓 나온 감자튀김보다 더 뜨거운 것은 아마도 맥도날드의 주가가 아닐까 싶다. 맥도날드 주가는 2020년 12월 31일 기준 주당 214.58달러를 기록했는데, 이는 3년 전에 비해 70%가량 상승한 수치다. 글로벌 연간 매출은 약 113조 원을 기록하는 등 2015년 2분기 이래 4년 연속 성장세를 보이고 있다. 전문가들은 맥도날드의 거침없는 성장세의 이유를 디지털 트랜스포메이션 전략에서 찾고 있다.

전형적인 패스트푸드 브랜드와 디지털의 조합은 언뜻 보면 잘 어울리지 않지만, 맥도날드가 지난 몇 년간 보여준 거침없는 디지털 부문의 행보는 많은 이들의 주목을 끌기에 부족함이 없어 보인다. 맥도날드의 디지털 전환은 전 CEO인 스티브 이스터브룩Stephen Easterbrook이 2017년에 발표한 '맥도날드 성장 가속화 계획McDonald's Velocity Growth Plan'이라는 턴어라운드 전략에서 시작됐다.

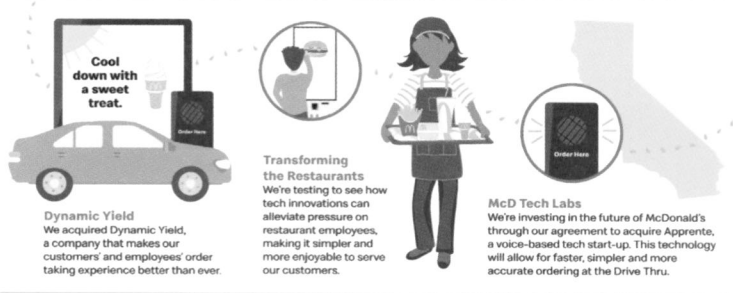

● 디지털 기술 활용 고객경험 강화 (출처 : 맥도날드)

이를 통해 맥도날드는 '미래형 전략', '배달주문 서비스', '디지털'이
라는 3가지 키워드를 성장 전략으로 삼고, 모든 고객 접점에서 디지털
기술을 활용하여 고객과의 상호작용을 재구성하고 새로운 고객경험을
제공하기 위해 노력하고 있다. 예를 들어 맥도날드는 드라이브스루 공
간과 매장 내에 대형 디스플레이를 배치하고 데이터에 기반하여 고객
의 취향에 맞는 추천 메뉴와 추가 메뉴를 선보이고 있다. 이전에는 메뉴
보드에 천편일률적으로 빅맥, 쿼터 파운드, 맥너겟 등을 보여줬다면 지
금은 시간, 날씨, 대기 시간, 과거 주문한 메뉴 등 다양한 상황적 요소를
고려하여 날씨가 더운 오후에는 시원한 탄산음료를 추천하는 등 맞춤
메뉴를 선보이고 있다.

또한 주문이 완료되면 디스플레이 화면에 추천 목록이 표시되어 고

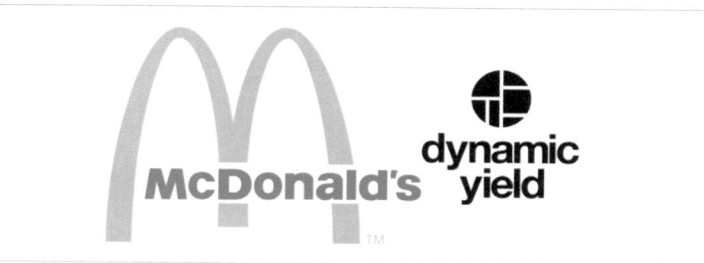

● 맥도날드의 다이나믹 일드 인수 (출처 : 맥도날드)

객이 더 많은 주문을 할 수 있도록 유도한다. 맥도날드는 이와 같은 고객 맞춤형 서비스를 위해 2019년 3월 이스라엘 태생의 스타트업 '다이내믹 일드dynamic yield'를 3억 달러에 인수했다. 맥도날드는 다이내믹 일드의 맞춤형 개인화 서비스를 통해 약 50~70%의 판매가 이루어지는 드라이브 스루 내 고객경험을 자동화 및 개인화하여 인공지능 기반의 새로운 혁신모델을 추구하고 있다. 다이내믹 일드는 현재 미국 내 9,500개 드라이브스루 매장에 설치됐으며, 2021년에는 미국과 호주의 거의 모든 맥도날드 드라이브스루 매장에 적용될 예정이다.

　맥도날드는 효과적인 디지털 트랜스포메이션 추진을 위해 디지털 자문 위원회Digital Advisory Council를 설립하였는데, 위원회는 맥도날드 주요 임원들로 구성되어 있으며 분기별로 모임을 갖고 비즈니스 일선에서 쌓은 경험을 바탕으로 아이디어를 도출하고 있다. 또한 맥도날드는 2019년에 엔지니어와 데이터 과학자, 마케팅 전문가를 한곳에 모은 'McD Tech Labs'을 설립하고 주문, 개인화, 결제, 로열티 및 배송 등 각 고객 접점에서 디지털 기술을 활용하여 고객경험을 제고할 수 있는 방법에 대한 본격적인 R&D에 착수하고 있다.[64]

맥도날드 전 CEO인 스티브 이스터브룩은 인터뷰에서 "디지털은 전 세계 소매업계를 변화시키고 있으며 맥도날드 역시 변화시킬 것이다. 디지털 전환의 핵심은 고객맞춤형 서비스이다. 이를 위해서는 데이터를 고객들에게 유용한 방식으로 생태계 안에 풀어야 한다. 다양한 데이터 조각들이 서로 말하게 하는 것이다. 그리고 고객이 자기 정보를 스스로 오픈하도록 해야 한다. 시간이 지남에 따라 스스로를 기꺼이 열어줄 고객들에게 우리가 가치를 되돌려줄 수 있다는 사실을 증명해야 한다"라고 말했다.

다이내믹 일드와 어프렌트 인수를 통해 무인 드라이브스루 시도

맥도날드는 2019년 9월, 음성인식 기술을 보유한 스타트업 '어프렌트 Apprente'를 3억 달러에 인수하여 음성인식 기술을 드라이브스루 매장 자동화에 적용하고, 향후에는 매장 내 키오스크나 모바일앱에도 적용시킬 예정이다. 어프렌트는 사람의 음성을 바로 해석하는 '음성의 의미화 Sound to meaning' 기술을 보유하고 있어 고객의 주문을 문자화하지 않고도 음성 정보를 직접 컴퓨터에 전달할 수 있다. 특히 소음이 많은 매장 내 환경이나 사투리, 억양, 악센트 등 고객의 발음이 정확하지 않을 경우에도 정확한 인식률을 보이고 있다. 맥도날드는 어프렌트의 음성인식 기

---

64. McDonald's launches tech lab in Silicon Valley after buying drive-thru tech startup, Chicago Business Journals(2019.09.10)

술을 통해 무인 드라이브스루 매장을 테스트하고 있는데, 기계가 드라이브스루 근무 인력을 대체할 수 있다면 인건비와 훈련비 등을 대폭 줄일 수 있을 것으로 보인다.

3대 성장전략 중 하나인 배달주문 서비스 부문에서는 우버이츠Uber Eats와 제휴해 맥딜리버리 서비스를 출시했다. 각 가정의 식탁까지 맥도날드 음식을 배달해주는 이 서비스는 미국 전역의 1,000개가 넘는 맥도날드 매장에서 제공되고 있어 사용자는 언제 어디서나 우버이츠 앱을 통해 자신이 좋아하는 맥도날드 음식을 즐길 수 있게 되었다. 맥도날드는 맥딜리버리를 통해 40억 달러 이상의 매출 증진 효과를 기대하고 있다.

이처럼 맥도날드는 온·오프라인의 경험을 서로 끊임없이 연결하는 옴니채널 전략을 통해 오프라인 매장에서 얻은 통찰력을 온라인에 적용하고, 반대로 온라인에서 확보한 데이터는 매장에서 상품 배열을 차별화하는데 활용하고 있다. 맥도날드는 오프라인 공간에서 온라인의 편리함을 체험하거나, 온라인의 가치를 오프라인으로 옮겨옴으로써 고객에게 새로운 경험을 제공하는 것이 중요하다고 판단하고, 빠른 트렌드 변화 속에서 고객이 원하는 것을 신속하게 캐치하고 해결하기 위해 전사 차원의 역량을 집중시키고 있다.

맥도날드의 미래를 보여주는 컨셉스토어인 'McDonald's of the Future'는 물리적 공간을 의미하는 '피지컬physical'과 '디지털digital'의 합성어인 '피지털physital'화 된 고객경험을 제공하고 있다. 이 컨셉스토어는

'패스트푸드 브랜드'에서 스마트하고 친숙한 '패스트 캐주얼 브랜드'로 전환하려는 맥도날드의 모습을 디지털 기술을 활용하여 보여준다. 매장 내에는 개인화된 맞춤형 버거를 주문할 수 있는 'Create Your Taste Digital Kiosk'가 설치되어 있고, 비디오 게임 등 다양한 놀이공간도 갖춰져 있다. 또한 영국에서 시작한 'Experience of the Future' 프로그램은 온라인에서 주문 후 오프라인 매장에서 주문한 버거를 받을 수 있으며, 식사를 하면서 삼성 태블릿PC를 활용해 인터넷이나 게임 등을 즐길 수도 있다. 디지털 기술은 신규인력 채용 등 내부 인사관리에도 활용되고 있다. 맥도날드는 아마존 알렉사나 구글 어시스턴트 사용자가 음성 명령을 사용하여 입사 지원서를 작성할 수 있는 'Apply Thru'를 도입하기도 했다.

디지털, 딜리버리, 드라이브스루에서 2배 이상 성장이 목표

맥도날드는 2020년 11월, 새로운 성장 전략인 'Accelerating the Archs'를 발표하였다. 이 전략은 맥도날드가 글로벌 리딩 옴니채널 레스토랑 브랜드로 성장하겠다는 목표 아래 ① 새로운 브랜드스토리에 대한 투자를 통해 마케팅 역량 극대화, ② 맛있는 버거, 치킨, 커피를 고객에게 제공하는 핵심에 집중, ③ 고객에게 빠르고 쉬운 경험을 제공하는 강력한 디지털 경험 성장엔진을 구축하여 디지털, 딜리버리, 드라이브스루 분야에서 2배 이상 성장하겠다는 세부 과제를 포함하고 있다.

1) 디지털(Digital)

코로나19의 영향으로 2020년 주요 6개 국가에서 맥도날드의 디지털 부문 매출이 100억 달러를 넘어서면서 맥도날드는 변화의 속도를 유지하기 위해 디지털 분야에 투자를 대폭 확대할 계획이다. 이를 위해 새로운 디지털 경험 성장엔진인 MyMcDonald's 플랫폼을 2021년 말까지 주요 6개 국가에 오픈하고, 플랫폼 내 디지털 도구를 통해 빠르고 쉬운 경험을 고객에게 제공하고 주문, 결제, 배송, 개인화 등 주요 고객 접점에서 지금보다 편리한 방법으로 맥도날드 서비스를 이용할 수 있도록 지원할 예정이다. 맥도날드는 2021년과 2022년에 한 자릿수 이상의 매출 성장을 예상하고 있으며, 디지털 분야에만 약 23억 달러를 투자할 계획을 세우고 있다.

2) 딜리버리(Delivery)

지난 3년간 맥도날드는 배달서비스를 제공하는 오프라인 매장 수를 28,000개로 확대했으며, 이를 바탕으로 딜리버리 서비스를 더욱 확장할 계획이다. 맥도날드 앱에서 주문할 수 있는 기능과 속도와 정확성에 중점을 두고 운영을 최적화하는 기능이 포함된다.

3) 드라이브스루(Drive-thru)

맥도날드는 미국 내 약 14,000개 지점 중 95%에 드라이브스루를 적용하고 있다. 코로나19 팬데믹이 전 세계적으로 확산되면서 드라이브 스루에 대한 수요는 계속 증가하는 추세다. 고객이 차를 탄 채로 원하는 맥도날드 메뉴를 주문하고 결제까지 원스톱으로 진행할 수 있어 드라이브 스루 매장 내에서의 고객경험은 앞으로 훨씬 더 중요해질 것으로 보인다. 맥도날드는 다이내믹 일드와 어프렌트의 기술을 드라이브스루에 적용하여 자동주문 접수와 같은 보다 빠르고 편리한 환경을 제공하는 혁신을 가속화할 예정이다.

워싱턴포스트는
종이신문의 구원자가 될 수 있을까?

-

-

-

-

-

-

언론사 기자들이 기사를 쓸 때 가장 많이 고민하는 부분이 기사 제목인
'헤드라인' 작성이다. 그런데 이런 헤드라인 작성을 인공지능이 추천해
주는 언론사가 있다고 한다. 미국의 워싱턴포스트The Washington Post가 그
주인공이다. 인공지능이 과거 기사 DB를 참고하여 기사 헤드라인을 추
천하는 업무는 워싱턴포스트가 아마존 웹서비스AWS와 진행하는 협업
프로젝트 중 하나다. 이 신문사는 기자가 아닌 로봇이 만들어내는 기사
가 한 해에 850건에 달한다. 하지만 이는 워싱턴포스트의 디지털 혁신
을 보여주는 단면에 불과하다.

전 세계 디지털 생태계의 가장 큰 포식자로 떠오른 아마존의 최고
경영자 제프 베조스Jeff Bezos가 130년 역사의 종이신문 워싱턴포스트를
2013년에 2억 5천만 달러에 인수하자 사람들은 고개를 갸우뚱했다. 이
미 디지털 분야에서 가장 성공한 기업으로 꼽히는 아마존이 왜 하필이

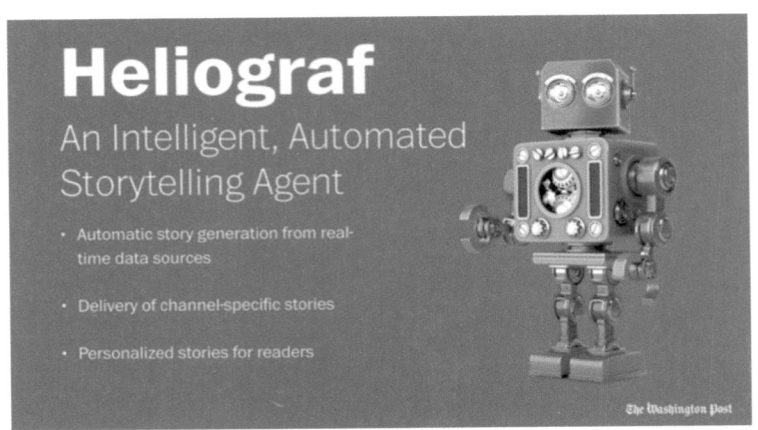

● 워싱턴포스트의 로봇기자 헬리오그래프 (출처 : 워싱턴포스트)

면 종이신문을 인수했을까? 전문가들은 디지털화가 가장 어려운 산업
으로 의료분야와 함께 미디어산업을 꼽는다. 미국을 비롯한 전 세계의
많은 언론사들이 디지털 혁신을 시도했으나 거의 실패하고, 다시 매출
의 대부분을 차지하는 종이신문을 잘 만들기 위해 전념하는 사례만 봐
도 알 수 있다. 그렇다면 워싱턴포스트는 과연 어떤 재주가 있길래 디지
털 분야에서 혁혁한 성과를 거둘 수 있었을까?

디지털 트랜스포메이션은 전통적인 '제품 중심Product Feature'의 사고
방식에서 고객이 정말로 원하고 필요로 하는 '고객 해결 과제Customer Job'
중심의 사고방식으로 변화하는 그 자체를 의미한다. 고객 해결 과제의
해결책을 기획하고, 적시에 개발하여 제안하기 위해서는 다양한 고객
의 데이터를 수집·분석하는 체제로 전환하는 것은 필연적일 수밖에 없

다. 그러려면 기존 조직이 디지털 중심으로 '전환Transformation' 되어야 하고, 이 조직을 중심으로 새로운 문화가 만들어지고 디지털 기술을 적극적으로 도입·활용··응용해야 한다. 워싱턴포스트의 디지털 트랜스포메이션 전략을 크게 비전 수립, 조직구성, 거버넌스 체계 구성, 비즈니스 모델 개발, 디지털 생태계 구축 등 5가지 단계로 구분하여 살펴보았다.

과감한 디지털 혁신 비전 수립

먼저 조직의 디지털 트랜스포메이션을 실행하기 위해서는 비전 수립 및 대내외 선포가 가장 우선시되어야 한다. 미래에 대한 강력한 도전과 목표가 경영진으로부터 시작되어 조직 전체로 전파되어야 디지털 비전이 가시화될 수 있다. 제프 베조스가 워싱턴포스트를 인수할 당시 기존 직원들은 '혹시 내가 잘리지나 않을까' 하는 공포감에 휩싸였다고 한다. 베조스는 이런 직원들을 다독이면서 기업의 방향을 제시하였다. 첫째는 빠른 디지털 실행이고, 둘째는 야심만만한 저널리즘을 구현하자는 것이다. 베조스는 이를 통해 궁극적으로 워싱턴포스트가 종이신문에서 종합 디지털 미디어 기업으로 전환해야 한다고 선언했다. 업의 개념이 바뀌면서 내부에서 고객을 바라보는 시각도 개선되었다. 워싱턴포스트 간부들부터 '독자'라는 말 대신 '고객'이라는 단어를 사용하면서 고객에 대한 정의를 새롭게 하였고, 기자들이 취재한 내용을 텍스트로 전달하는 기존 방식에서 고객이 궁금해하는 문제를 빠른 시간 내에 동영상, 인포그래픽, VR 등 다양한 콘텐츠 유형으로 제작하여 멀티채널을 통해 제공하는 방식으로 업에 대한 개념을 새롭게 재정의하였다.

뉴스룸 조직 개편

비전 수립이 완성되면 디지털 트랜스포메이션 전략 추진에 필요한 별도의 전담조직과 디지털 기술과 경험이 풍부한 인재를 확보해야 한다. 베조스는 워싱턴포스트 인수 후에 취재기자와 에디터를 줄이는 대신 오히려 50명 가까이 늘리고, 뉴스룸 근무 직원도 추가로 70명 더 늘렸다. 아마존 핵심 엔지니어를 워싱턴포스트에 파견하여 아마존의 디지털 경험과 기술을 전수하였고, 기자, 에디터, 디자이너, 엔지니어 등이 한 장소에서 근무하는 통합 뉴스룸을 구성해 서로 소통하며 협업할 수 있는 환경을 만들었다. 과거에는 기자 중심의 편집국 인력이 운전대를 잡았다면 지금은 기자와 개발자가 함께 운전대를 잡고 워싱턴포스트라는 버스를 운전하는 셈이다.

혁신문화 강조 및 보상과 거버넌스 체계 구축

체계화되고 일관성 있는 디지털 트랜스포메이션의 비전과 전략을 추진하기 위해서는 이를 운영, 관리, 평가할 수 있는 일종의 거버넌스 체계가 구축되어야 한다. 워싱턴포스트의 KPI는 타 언론사와 마찬가지로 매출과 영업이익이었다. 기업 등으로부터 얼마나 많은 광고를 유치하는가가 중요한 평가지표였다. 베조스는 이러한 경직된 조직문화를 새로운 실험에 도전하는 빠른 조직문화로 바꾸기 위해 기존 평가방식과는 전혀 다른 새로운 KPI를 도입했다. 첫째, '얼마나 빨리 움직이는가?'와 둘째, '다양한 실험을 시도했는가?'이다. 이를 위해 평가방식을 바꾸고 고객 입장에서 지금 작성하려는 기사가 어떤 유형, 어떤 채널로 제공될 때 가장 파괴력이 있을지를 고민하게 되었다. 물론 현장에 있는 기자는 죽을 맛이다. 과거에는 좋은 기사를 작성하고 송고하면 끝이었는데, 이제는 기사 작성은 일의 시작일 뿐이다. 본인이 작성한 기사(콘텐츠)의 트래픽이 얼마인지가 중요해졌기 때문에 가능한 모든 채널을 통해 많은 사람들이 본인의 기사를 읽도록 노력해야 한다.

소프트웨어 기업으로 비즈니스모델 전환

디지털 트랜스포메이션을 추구하는 기업은 디지털 시대에 맞는 비즈니스모델을 개발해야 한다. 제프 베조스는 이를 위해 아마존에서 이미 검증된 플랫폼 전략을 워싱턴포스트에 이식했다. 양면 시장Two-Sided Market (서로 다른 두 개 이상의 그룹이 플랫폼을 통해 상호 거래하면서 가치를 창출)의 특징에 따라 베조스는 먼저 많은 사용자층이 확보되면 당장은 수익이 발생하지 않더라도 시간이 지남에 따라 이익이 발생할 것이라고 생각했다. 예를 들어, 소수 고객으로부터 많은 매출을 기대하는 것이 아니라 많은 고객들

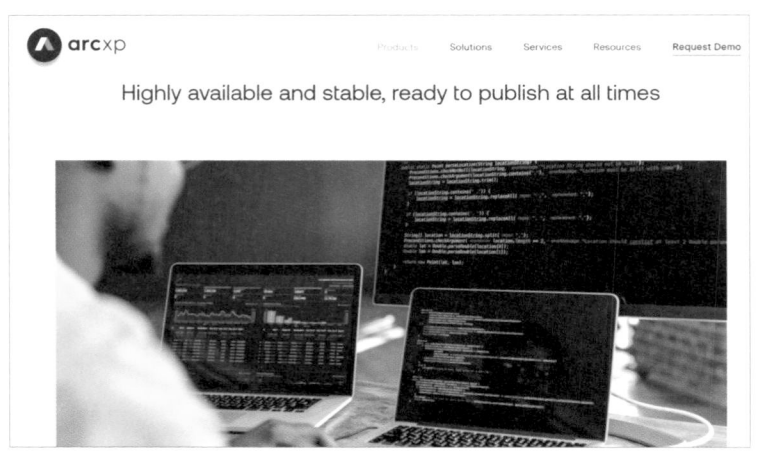

● 워싱턴포스트의 콘텐츠 매니지먼트 시스템인 아크 (출처 : 워싱턴포스트)

로부터 적은 돈을 벌어들이는 것이 유리하다고 생각하고 워싱턴포스
트를 지역지에서 미국 전역을 커버하는 전국지로 전환을 시도하였다.

이를 위해 워싱턴포스트는 자사 기사뿐 아니라 타임, 살롱, 디 애틀랜
틱 등 경쟁지의 인기 기사까지 한눈에 볼 수 있는 'The Most' 섹션을 통
해 독자들에게 차별화된 가치를 제공하였고, 미국 내 많은 지역 신문들
과 손잡고 지역 신문 독자들도 무료로 워싱턴포스트 홈페이지와 모바
일앱에 접속할 수 있도록 하였다. 2015년 당시 워싱턴포스트의 디지털
버전 구독료는 월 9.99달러(웹)와 14.99달러(웹+모바일앱)였는데 지역 신문
독자에게는 무료로 제공하였다. 또한 독자들이 관심을 가질 기사를 추천
해주는 기사 추천 알고리즘을 도입하여 독자들이 오랜 시간 워싱턴포스
트 사이트에 머물 수 있도록 하였다. 이외에도 '아마존 프라임' 서비스 가

입자에게는 워싱턴포스트 디지털 구독권을 6개월간 무료로 제공하였다. 워싱턴포스트는 자체 개발한 콘텐츠 매니지먼트 시스템인 아크ARC를 아마존 웹서비스와 같은 SaaS Software as a Service 형태로 제공하고 있다. 이미 'LA 타임즈'와 '시카고 트리뷴' 같은 언론사들이 아크의 주요 고객이다. 전문가들이 워싱턴포스트를 더 이상 신문사가 아닌 IT 솔루션 기업 또는 소프트웨어 기업으로 부르는 이유이기도 하다.

디지털 구독자 확보를 위한 디지털 생태계 구축

디지털 트랜스포메이션의 마지막 단계는 생태계 구축이다. 진정한 디지털 트랜스포메이션을 하기 위해서는 사업에 참여하는 다양한 이해 관계자들이 함께 성장할 수 있는 디지털 생태계 구축이 필요하다. 이를 위해서는 외부와의 협력을 통한 오픈 이노베이션 전략이 필수적이다. 워싱턴포스트는 '신문 파트너십 프로그램'을 통해 제휴된 지역신문 독자들이 워싱턴포스트 홈페이지와 모바일앱에 무료로 접속할 수 있도록 하여 디지털 트래픽을 증가시키는 동시에 향후 새로운 디지털 구독자를 확보하는 발판을 마련하였다. 또한 전 세계 프리랜서 저널리스트 연결망을 구축하는 '탤런트 네트워크Talent Network' 사업을 발표했다. 이제 본인의 블로그 등을 통해 검증된 외부 프리랜서도 워싱턴포스트 기자들과 경쟁하면서 본인의 기사를 기고할 수 있고, 이에 대한 정당한 대가를 받아 갈 수 있다.

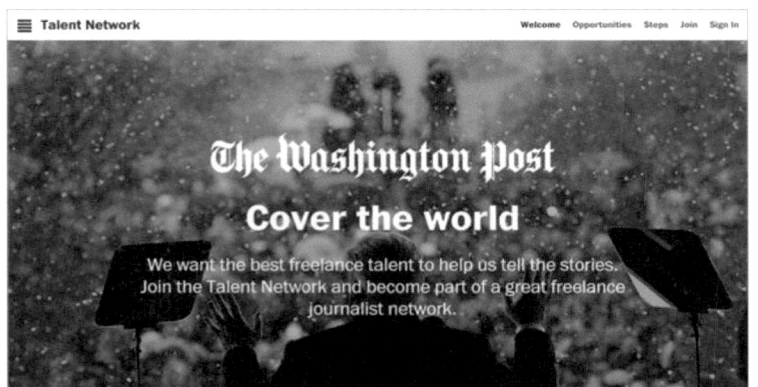

● 워싱턴포스트 탤런트 네트워크 (출처 : 워싱턴포스트)

　　2020년 11월 기준으로 워싱턴포스트의 디지털 유료 구독자 수는 약 300만 명으로 630만 명인 뉴욕타임스 다음으로 가장 많은 구독자를 확보하고 있다. 뿐만 아니라 신규 구독자도 지난 1년간 75% 늘어나 디지털 구독 수입이 두 배 이상 증가했다. 여기에 디지털 광고 수입까지 작년에 비해 40% 이상 늘어나는 성과를 거뒀다.

　　"디지털이 모든 세상을 먹어 치우고 있다"라는 말이 어색하지 않을 만큼 이제는 어떤 기업도 디지털을 외면하거나 디지털 트랜스포메이션이라는 새로운 패러다임의 변화에서 벗어날 수 없다. 디지털과 피지컬의 경계가 점차 사라지고 있는 시대에 과거의 빛나는 유산이 미래에도 그대로 적용된다는 보장은 없다. 디지털 전환을 위해 고민하고 있는 많은 기업들에게 워싱턴포스트의 디지털 트랜스포메이션 전략은 좋은 힌트가 될 것이다.

퀄리티 저널리즘을 지향하는
디지털 미디어 기업, 뉴욕타임스

-

-

-

-

-

-

모바일, IoT, 인공지능, 빅데이터 등 디지털 기술의 발전으로 인해 자동화, 지능화가 가속화되면서 신문사도 고객관리, 비즈니스모델, 운영프로세스 등 비즈니스 전반에 걸친 새로운 혁신이 요구되고 있다. 특히 신문산업은 트위터, 페이스북, 유튜브 등 SNS의 활성화와 구독률, 열독률의 감소로 오랜 기간 침체위기에 빠져있다. 전 세계를 선도하는 언론 미디어로 저널리즘에 관해서는 세계 최고를 자부하는 뉴욕타임스The New York Times 역시 신문 산업의 근본적 취약 구조를 극복하지 못하고 위기에 봉착하게 되었다.

　빠르게 변화하는 시대의 흐름에 적응하지 못하고 미디어 산업의 선두자리에서 점차 밀려나고 있음을 자각한 뉴욕타임스는 디지털 시대에 어떻게 변화해야 할 것인지 진지하게 고민하기 시작했다. 많은 직원들이 머리를 맞대고 토론을 거친 후 내린 결정은 평범하고 획일화된 정

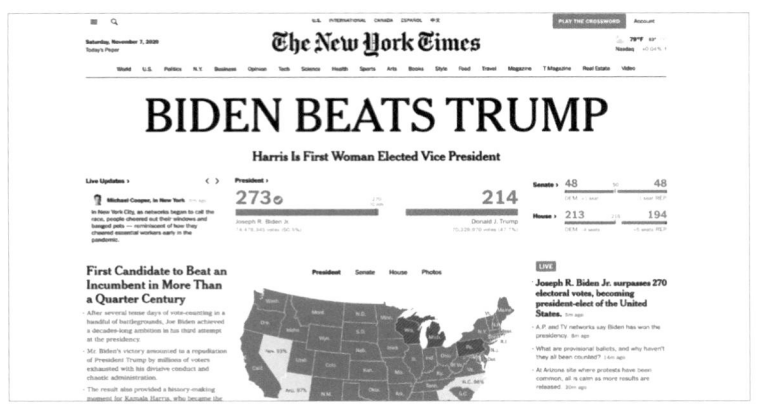

● 바이든 대통령 당선을 다룬 뉴욕타임스 헤드라인 (출처 : 뉴욕타임스)

보를 무료로 제공하는 매체가 많아짐에 따라 높은 전문성에 대한 독자들의 요구가 커질 수밖에 없다는 점에 집중하고, 페이지뷰나 기사 조회수와 같은 정량지표에 치중하기보다는 정확한 팩트를 전달하는 저널리즘 본연의 가치인 '퀄리티 저널리즘'에 집중하자는 것이었다. 그리고 이러한 전략적 방향전환은 대성공을 거두었다. 뉴욕타임스의 순이익률은 2017년 0.4%에서 2019년 7.7%를 기록하였고, 주가는 2021년 1월 6일 기준 48.09달러로 4년 전에 비해 약 4배가량 상승하였다. 그렇다면 오프라인 미디어의 대명사인 뉴욕타임스는 어떻게 부활할 수 있었을까?

뉴욕타임스의 성공적인 디지털 혁신의 배경은 구독자에 우선순위를 둔 고객 중심 전략, IT 기술의 도입, 외부와의 파트너십 강화, 업무 프로세스의 전반적인 개편 등에서 그 해답을 찾을 수 있다. 특히 조직문화와 리더십 영역에서 탁월한 능력을 발휘하면서 뉴욕타임스의 콘텐츠

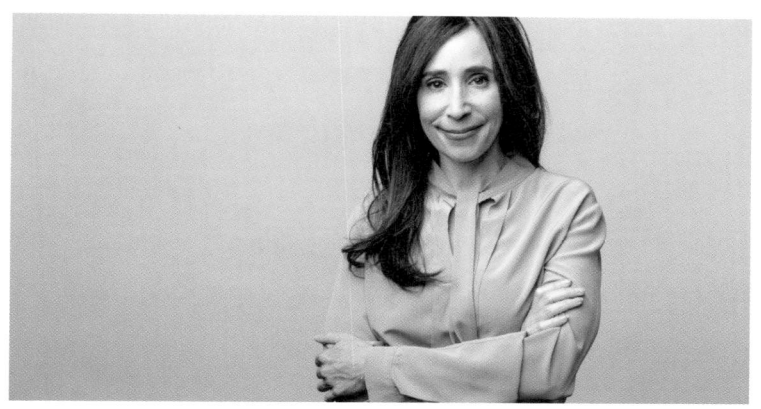

● 메러디스 코핏 레비엔 CEO (출처 : 뉴욕타임스)

유료화 전략을 성공적으로 이끈 마크 톰슨Mark Thompson의 역할을 눈여겨 봐야 한다. 2012년 뉴욕타임스의 CEO로 취임한 마크 톰슨은 전 BBC 사장 출신으로, 뉴욕타임스의 디지털 트랜스포메이션의 핵심은 170년 전통에 빛나는 뉴욕타임스의 콘텐츠에 있다고 선언했다. 그는 고객들이 비용을 지불하고 구독할만한 가치 있는 저널리즘을 지향해야 한다고 주장하며 독자들에게 인기 있는 핵심 콘텐츠인 고급 문화비평과 엔터테인먼트, 라이프스타일 섹션에 주목하고 십자말퀴즈와 요리콘텐츠를 디지털 유료 구독서비스로 전환하였다. 이를 통해 뉴욕타임스의 디지털 콘텐츠에는 딱딱한 뉴스만 존재하는 것이 아님을 보여주며 기대 이상의 성과를 보였다.

2013년에는 포브스의 광고책임자로 있던 당시 42세의 메러디스 코핏 레비엔Meredith Kopit Levien을 영입해 디지털 광고 부문에서 큰 성과를 거두었다. 그녀는 이후 최고운영책임자^{COO}를 거쳐 2020년 9월에 뉴욕타임스의 새 CEO로 취임했다. 2015년에는 공영라디오 방송인 NPR 출신 킨제이 윌슨^{Kinsey Wilson}을 상품·기술 담당 부사장으로 발탁했으며 핀터레스트, 허핑턴포스트, 버즈피드 출신들도 대거 영입했다. 다른 신문사가 대대적인 인력 감축에 나서는 가운데 뉴욕타임스는 오히려 2013년에 1,300명이던 편집국 인원이 2020년에는 1,750명에 달하는 증가 추세를 보였다. 2020년 말 기준으로 뉴욕타임스의 유료 구독자 수는 750만 명에 이르고 있다.

이중 신문을 구독하지 않고 디지털 서비스만 이용하는 유료 구독자는 630만 명에 이른다. 십자말풀이와 요리콘텐츠를 정기구독하는 사람만 100만 명이 넘는다. 자신감을 되찾은 뉴욕타임스는 2025년까지 유료 구독자 1,000만 명 확보를 목표로 내세우고 있다. 뉴욕타임스는 2020년 2분기 디지털 구독 부문 매출이 1억 8,550만 달러를 기록하면서 사상 처음으로 종이신문 매출을 앞서는 역사적인 기록을 세우게 된다. 사실 디지털 콘텐츠 유료화를 처음 시도한 신문사는 뉴욕타임스가 아니라 1997년에 유료화를 시도한 월스트리트저널이었다. 뉴욕타임스는 2005년 9월에 칼럼, 이메일 알림서비스, 기사 아카이브로 구성된 '타임스 셀렉트^{Times Select}'를 월 7.95달러에 출시했으나 유료 콘텐츠 매출이 온라인 광고시장 성장세에 비해 낮아 2007년 9월, 그동안 유료로 제공해오던 프리미엄 콘텐츠를 무료로 전환하였다. 이후 2011년, 모바일 기기의 콘텐츠 사용 인구가 늘어나는 시대 변화에 맞춰 다시 디지털 유료

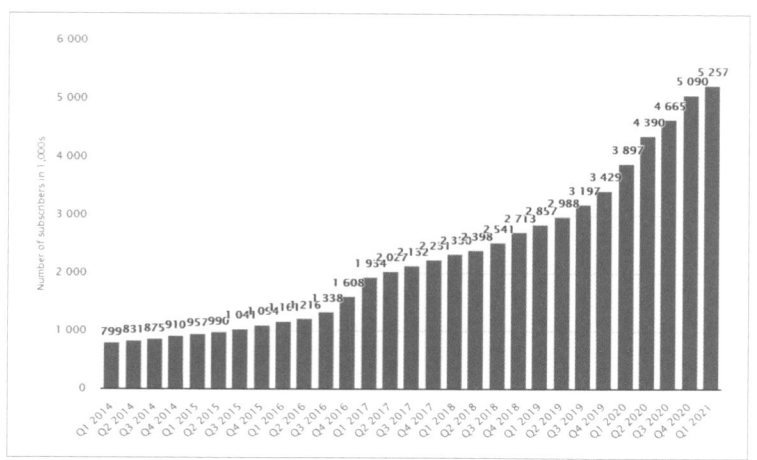

● 뉴욕타임스 디지털 전용 구독자 증가 추이 (출처 : statista.com)

화 정책을 도입하였다. 전문가들은 뉴욕타임스의 유료 콘텐츠 정책이 실패할 것이라고 예상했지만 뉴욕타임스는 이러한 예상을 뒤엎고 세계 최초로 신문사의 디지털 콘텐츠 유료화에 성공하게 된다.

　뉴욕타임스가 디지털 전환을 위해 가장 신경 쓴 부분은 내부조직 간 융합과 디지털 기반의 조직문화를 정착시키는 것이었다. 무조건 디지털 대륙으로의 이전을 외치기보다는 뉴욕타임스가 나아갈 방향, 명확한 비전과 목표를 설정하고 전사 공감대를 확보하기 위해 노력한 것이다. 이러한 노력의 산물 중 하나로 2014년 뉴욕타임스 직원들이 내부 인터뷰를 통해 직접 출간한 '혁신보고서'를 꼽을 수 있다. 기자들이 열심히 취재한 기사가 수용자에게 외면받는 현실을 인정하고, 무엇이 정말 좋은 콘텐츠인가를 직원 스스로가 찾아가는 과정을 담았다. 뉴욕타임스 혁신보고서에는 "디지털 퍼스트Digital first를 주창한 지 몇 년이 지났지만, 조직문화는 여전히 인쇄 신문 중심이다", "모바일앱은 종이신문을 답습하고, 소셜미디어 전략에는 아무도 신경 쓰지 않는다"는 등의 자기비판과 성찰의 목소리를 쏟아냈다. 또한 2015년 10월에는 '우리가 가야할 길Our Path Forward', 2017년 1월에는 '독보적 저널리즘Journalism The Stands Apart'이라는 내부 보고서를 연달아 발간하면서 디지털 미디어 기업으로의 방향성은 물론 세부적인 방법론까지 구체적으로 제시하였다. 이 보고서에서 뉴욕타임스는 "우리는 페이지뷰 경쟁을 하거나 싸구려 광고를 팔려고 하지 않는다. 우리의 전략은 전 세계 수백만 명의 고객이 기꺼이 비용을 지불하는 퀄리티 저널리즘을 제공하는 '구독 최우선Subscription-First' 회사다"라고 선언하였다.

● 뉴욕타임스의 고객별 확보 전략 (출처 : 뉴욕타임스 내부 보고서 재구성)

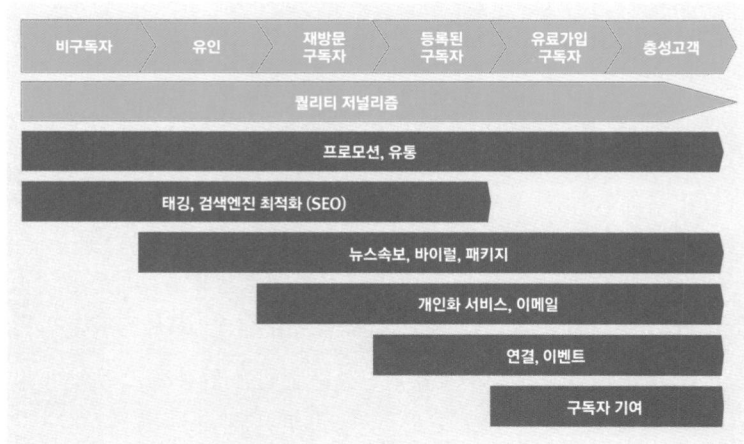

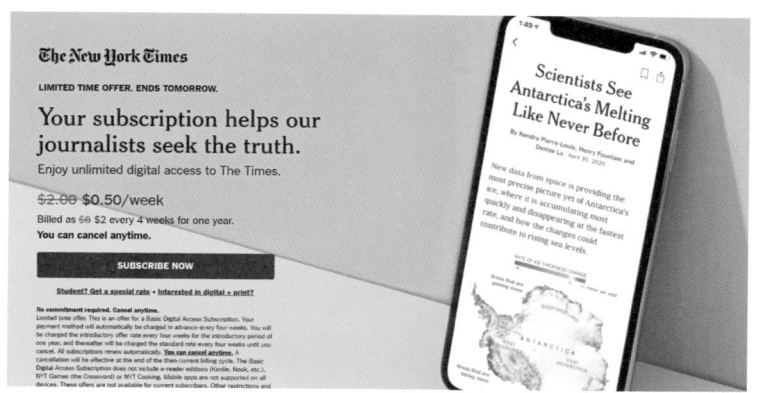

● 뉴욕타임스 구독 가입 페이지 (출처 : 뉴욕타임스)

　　현재 뉴욕타임스의 통합 뉴스룸은 전 세계 주요 신문사들의 벤치마 킹 대상이다. 이제는 전통적으로 독자에게 집중하던 뉴스룸과 광고주 에게 집중해오던 사업부서가 보이지 않는 벽을 허물고 함께 일해야 하 는 시대가 도래했다. 이렇게 부서 간 협력을 통해 상대방이 가진 경험과 지식을 통해 저널리즘이 기술적인 변화를 꾀할 수 있고 독자들의 행동 변화에 비교적 쉽게 적응할 수 있기 때문이다. 이를 통해 조직 내의 소 통과 협력이 증가하고, 직원들이 부서 간 경계를 넘나들며 경력을 쌓을 수도 있다. 통합 뉴스룸을 운영한다는 것은 단지 종이신문에 기사를 싣 는 것뿐만 아니라 홈페이지를 운영하고, 모바일앱, 뉴스레터, 뉴스 알림, 소셜미디어 등 다양한 종류의 서비스를 살펴보고 국제판, 동영상, 여러 가지 단독 상품을 지휘하는 것 등이 모두 포함되어 있다.

　　뉴욕타임스는 디지털 전략 최우선을 위해 마치 스타트업과 같이 스피드와 실행에 중점을 둔 사내 애자일 조직을 만들었다. 뉴욕타임스와 같이 168년의 전통과 보수적인 문화를 가진 신문사 조직에서 한 번에 전격적으로 애자일 전환을 하는 것은 불가능하다. 뉴욕타임스는 ING은행이나 BoA^Bank of America의 애자일 트랜스포메이션 사례를 벤치마킹하고, 소규모의 파일럿 팀으로부터 시작해서 점진적으로 확장하는 방법을 적용했다. 20대 후반~30대 초반의 팀 리더를 임명하여 이들이 제품과 기술 로드맵에 대한 권한을 가지고 학습 플랫폼에서 배운 내용에 따라 결정을 내릴 수 있는 매트릭스 조직을 만들었고, 약 5년간의 적응 단계를 거쳐 마침내 조직에 이를 정착시켰다.

　　뉴욕타임스는 콘텐츠의 내용, 서비스, 기술과 조직 구조 등 여러 방면을 언급하며 혁신을 주장했는데, 가장 중점적인 부분은 소비자 중심의 비즈니스모델 설계였다. 먼저 그들은 콘텐츠 수용자들에게 전달되지 않는 뉴스들에 집중하여 독자들에게 다가가고자 하였다. 뉴욕타임스는 시간이 흘러도 그 가치를 잃지 않는 이른바 '에버그린 콘텐츠'를 활용하여 개인맞춤 패키지 서비스를 제공해 옛 콘텐츠와 새 기술의 조합으로 독자들에게 다가가고 있다. 언론사는 품질 좋고 새로운 콘텐츠에만 초점을 맞춰 독자가 저절로 느끼는 것을 바라기보다, 자신들이 이미 가지고 있는 콘텐츠의 가치를 깨닫고 소비자들에게 이를 어떻게 접근시킬지 연구하여 사람들이 스스로 찾아와서 기사를 읽도록 하는 것을 목표로 설정해야 한다. 2019년 제작된 특별 섹션에서는 국립 아프리카계 미국인 역사·문화 박물관 개관을 포함하여 알츠하이머의 초기 단

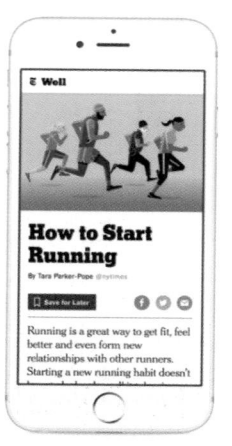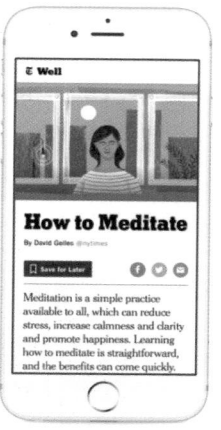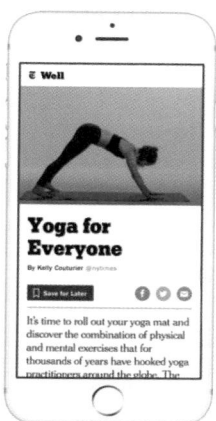

● 뉴욕타임스 웰 시리즈 (출처 : 뉴욕타임스)

계를 통해 자신의 길을 찾는 여성의 이야기 등 고품격 콘텐츠를 소개
하고 있다.

2017년, 뉴욕타임스는 넷플릭스에 '아버지, 군인, 아들Father, Soldier,
Son'이라는 작품을 공개했다. 이 작품은 아프가니스탄에 파병된 군인 브
라이언 아이쉬와 두 아들을 주인공으로 하는 다큐멘터리로, 두 명의 기
자가 10년간 취재해 탄생한 작품이다. 뉴욕타임스는 이 작품을 포함해
총 세 편의 다큐멘터리를 제작했고, 향후 아마존 프라임에서 10개 작품
을 추가로 방영할 예정이다. 이는 이제 뉴욕타임스의 핵심 콘텐츠가 신
문기사가 아니라 텍스트, 오디오, 비디오, 인터랙티브 콘텐츠라는 점을
분명하게 보여주고 있다. 또한 뉴욕타임스가 운영하는 팟캐스트 '더 데
일리The Daily' 청취자는 4,300만 명에 이르며, 열성 청취자의 절반가량

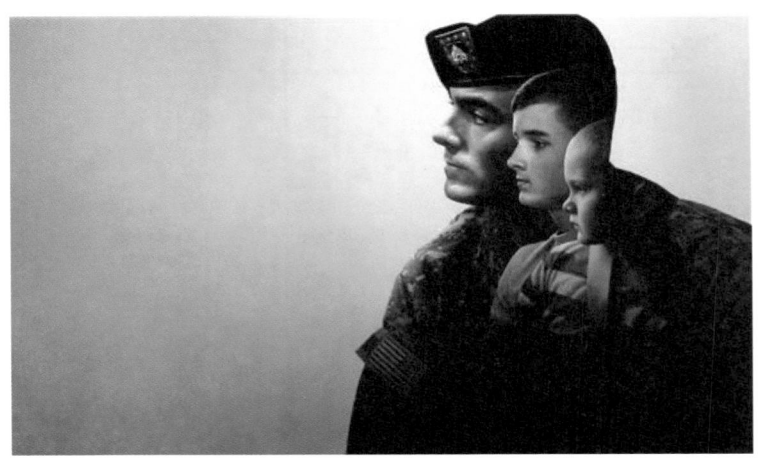

● 넷플릭스에 공개한 다큐멘터리 'Father, Soldier, Son' (출처 : 뉴욕타임스)

이 30세 이하일 정도로 젊은 층을 사로잡는 데 성공했다. 뉴욕타임스는 2020년 7월, 팟캐스트 스튜디오 '시리얼 프로덕션'을 인수하면서 종합 미디어 기업으로 진화해가고 있다.

　뉴욕타임스가 2012년에 발표한 인터랙티브 뉴스 '스노우폴Snow Fall' 은 미국 워싱턴주에 있는 캐스케이드 산맥에서 일어난 눈사태를 텍스트, 인포그래픽, 동영상, 인터뷰, 슬라이드쇼 기법을 총동원해 작성한 뉴스 콘텐츠로, 보도 6일 만에 290만 명의 독자가 이 기사 사이트를 방문해 350만 페이지뷰를 기록했고 SNS에서도 총 8만 건이 넘게 공유되었다. 기사가 아니라 한 편의 다큐멘터리를 보는 듯한 느낌을 주는 '스노우폴'은 2013년 퓰리처상 기획보도 부문을 수상하면서 뉴스 콘텐츠의 새로운 장르를 개척했다는 평가를 받고 있다. 또한 뉴욕타임스가 2015

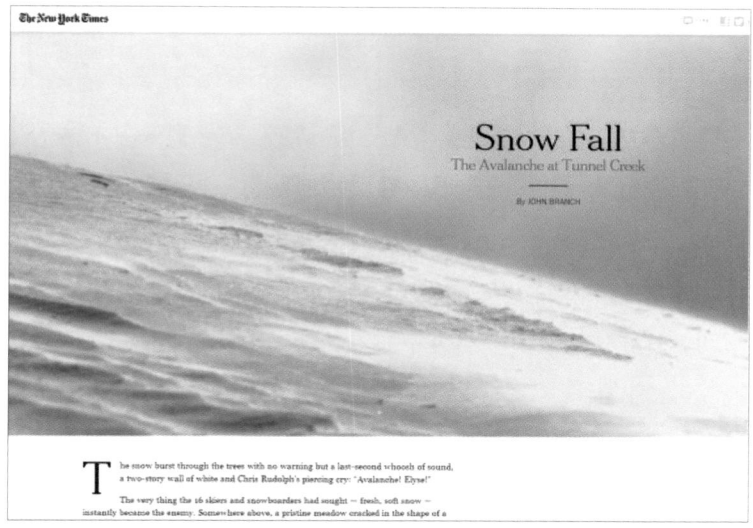

● 뉴욕타임스 인터랙티브 저널리즘 '스노우폴' (출처 : 뉴욕타임스)

년에 발표한 '난민The Displaced'이란 기사는 전쟁의 아픔과 생생한 현실을
AR/VR로 구현해 가상현실 저널리즘이란 분야를 개척했다는 평가를 받
았다. VR 영상을 시청할 수 있는 특수 안경을 끼고 영상을 보면 현장에
있는 것처럼 몰입해 콘텐츠를 감상할 수 있다.

　뉴욕타임스는 구글의 머신러닝과 클라우드 기술을 활용하고 있으
며 아마존의 인공지능 음성비서인 알렉사를 통해 자사의 뉴스와 정보
를 제공하는 등 IT 기업과의 제휴를 통해 사내 시스템과 서비스 곳곳에
디지털 기술을 적용하고 있다. 뉴욕타임스는 지난 2014년, 컬럼비아대
수학과 교수인 크리스 위긴스를 최고 데이터 책임자로 영입하고, 머신

러닝을 이용하여 이탈 가능성이 높은 구독자를 사전에 예측할 수 있는 '유료 구독 탈퇴자 예측' 모델을 개발했다. 이 알고리즘 덕분에 뉴욕타임스는 구독 중단 가능성이 높은 독자를 예측할 수 있고, 이를 사전에 대비하여 높은 유료 구독자 수를 보유할 수 있게 되었다.

그동안 뉴욕타임스는 '스노우폴'과 같은 일회성 대형 프로젝트에는 확실하게 투자하고 집중했지만, 템플릿이나 제작도구를 사용한 반복 가능성의 가치를 지닌 작업을 과소평가해왔다. 반복 가능성을 가진 플랫폼은 기자들이 도구를 통해 '스노우폴'과 같은 인터랙티브 콘텐츠를 작성할 수 있도록 해주기에 언론사의 일상적인 체질개선에 도움이 될 것이다. 뉴욕타임스가 추구하는 것은 페이스북과 같은 소셜미디어에서 흔히 콘텐츠라고 불리는 단편적인 얕은 지식들의 모음이 아니라, 긴 시간 공들여 기획하고 만들어낸 저널리즘을 내놓는 것이다. 결국 뉴욕타임스가 디지털 시대에 만들고자 하는 콘텐츠는 바로 돈을 내도 아깝지 않을, 저널리즘을 기반으로 한 깊이 있고 통찰력 있는 콘텐츠라는 것을 알 수 있다.

Part 3

전통기업의
디지털
트랜스포메이션
성공법칙

디지털 트랜스포메이션은 왜 실패하는가?

보스턴컨설팅그룹^{BCG}이 전 세계 70개 기업 895명의 임원을 대상으로 조사한 결과에 따르면 디지털 트랜스포메이션에 성공한 기업은 30%에 불과하며 나머지 70%는 실패하는 것으로 나타났다.[65] 베인앤컴퍼니 Bain&Company가 미국 제조기업 경영진을 대상으로 한 조사에서도 66%가 기존 제조 프로세스를 디지털화하기 위해 디지털 기술에 투자하고 있지만 단지 25%의 기업만이 투자를 통해 원하는 성과를 달성하고 있었다.[66]

CIO.com에서는 디지털 트랜스포메이션 추진이 실패하는 요인으로 CEO의 지원부족, 디지털 트랜스포메이션에 대한 내부합의 부재, 관

● 디지털 트랜스포메이션 성공기업 조사결과 (출처 : 보스턴컨설팅그룹)

구분	대상기업 (%)
장기적인 변화 진행 및 목표가치 달성	30%
장기적인 변화 제한 및 목표가치 미진	25%
장기적인 변화 및 목표가치 달성 한계	47%

65. Flipping the Odds of Digital Transformation Success, BCG(2020.10.29)
66. Digital Operations: Don't Depart without a Strategy, Bain&Company(2020.3.18)

망의 함정, 기술도입 및 인재채용 실패, 변화에 대한 저항, 기술함정, 부족한 속도, 연속성의 부재 등 12가지의 문제를 지적하고 있다.[67] 이 중에서 디지털 트랜스포메이션 전략을 추진하면서 많은 기업들이 실수하고 크게 실패하는 요인으로 CEO의 잘못된 비전과 부족한 지원, 디지털 트랜스포메이션에 대한 내부합의 및 공감대 형성 부재, 기술함정 및 도입실패를 들 수 있다.

첫 번째 CEO의 잘못된 비전과 부족한 지원은 CEO가 디지털 변화를 단순한 트렌드로 인식하거나 화려한 디지털 기술로 포장하는 게 디지털 트랜스포메이션이라고 착각하거나, 새롭게 부상하고 있는 빅테크 기업 및 스타트업을 간과하는 것들을 들 수 있다. 또한 과거의 성공방식을 그대로 답습하여 기존경험에 의지한 비전과 전략을 추진하거나, 조직, 인재, 프로세스, 예산에 대한 제대로 된 투자 없이 내부조직에 혁신만 강요하면서 발생할 수 있다.

2012년에 P&G의 CEO인 밥 맥도널드Bob McDonald는 '지구상에서 가장 디지털화된 회사'로 탈바꿈하기 위한 전략을 추진하였다. 새로운 성장 기반을 마련하기 위한 비전으로 디지털 트랜스포메이션을 제시하였다. 그러나 명확한 목표와 장기적인 성장전략이 부재한 채 디지털 회사로 탈바꿈하겠다는 뜬구름 같은 비전과 보여주기식 프로젝트를 남발하면서 때마침 불어닥친 경제위기 상황으로 기업이 어려워지면서 결국 CEO에서 물러나게 되었다.

두 번째 디지털 트랜스포메이션에 대한 내부합의 및 공감대 형성

67. 관망의 함정부터 경쟁사 오인까지 디지털 혁신 실패 이유 12가지, Ciokorea(2019.05.22)

부재는 대부분의 기업들이 CEO의 잘못된 비전에 별다른 이견 없이 무모하게 전략을 추진하거나, 디지털 트랜스포메이션을 기존 방식에 디지털 기술을 접목하여 단순하게 기존 프로세스와 서비스를 개선하는 것이라고 빠르게 내부합의를 도출하는 것에서 발생한다. 디지털 시대에 기업이 생존하기 위해서는 일하는 방식의 변화, 가치사슬의 재정의, 새로운 고객경험 제공, 비즈니스모델 혁신 같은 기존 기업이 영위했던 근본적인 모든 것들을 탈바꿈해야 한다는 내부합의 및 공감대 형성이 이루어지지 않은 채 보여주기식 프로젝트만 남발하는 경우 디지털 트랜스포메이션은 실패할 확률이 높다.

GE는 산업현장의 기계장비에 사물인터넷을 접목하고 산업용 소프트웨어 운영체제를 개발해 산업인터넷Industrial Internet을 주도하겠다는 전략을 추진하였다. 그러나 디지털 트랜스포메이션 추진 비전 및 지향점의 내부합의가 이루어지지 않은 채 CEO가 독단적으로 무리하게 프로젝트를 추진하면서 내부직원들의 혼란과 불안을 가중시켜 프로젝트 진행 및 시스템이 제대로 작동되지 않는 결과를 초래하여 결국 실패하게 되었다.

세 번째 기술함정 및 도입실패는 전략이 부재한 상황에서 인공지능, 빅데이터, 사물인터넷, 블록체인 같은 화려한 디지털 신기술을 마치 패션처럼 도입하는 경우에 발생한다. 디지털 트랜스포메이션을 CEO의 단기 성과를 치장하기 위한 수단이나 디지털 시대에 대응하는 디지털 기업의 브랜드 이미지를 만들기 위한 홍보수단으로 활용하는 경우가 많

실패 요인	주요 내용
CEO의 잘못된 비전과 부족한 지원	• 단순한 트렌드로 인식 • 화려한 디지털 기술로 포장 • 빅테크 기업 및 스타트업을 간과 • 과거의 성공방식을 그대로 답습 • 투자 없이 내부조직에 혁신만 강요
디지털 트랜스포메이션에 대한 내부합의 및 공감대 형성 부재	• 잘못된 비전에 별다른 이견 없이 무모하게 전략 추진 • 기존 방식에 디지털 기술만 접목 • 보여주기식 프로젝트만 남발
기술함정 및 도입실패	• 디지털 신기술을 마치 패션처럼 도입 • CEO의 단기 성과를 치장하기 위한 수단 활용 • 디지털 기업의 브랜드 이미지 구축 홍보수단으로 활용 • 내부 활용을 배제한 디지털 기술만 도입

● 디지털 트랜스포메이션 실패요인 (출처 : 디지털이니셔티브 그룹)

다. 디지털 기술 도입을 디지털 트랜스포메이션의 전부라고 생각하고 직원 활용, 내부 프로세스 연계, 데이터 확보, 고객경험 강화 등과 무관한 디지털 기술만 도입하는 경우 막대한 비용만 투자하고 내부직원의 활용과 가시적인 성과가 나타나지 않는 한계에 부딪치게 된다.

영국 국영방송 BBC는 온디맨드 디지털 콘텐츠 서비스 제공을 위해 직원들이 동영상과 오디오를 편집, 공유, 개발하고 구조화된 콘텐츠 데이터를 관리할 수 있는 시스템을 구축하였다. 그러나 기술도입에만 급급한 나머지 직원들의 활용, 내부 프로세스 연계, 관리운영 역량이 제대로 이루어지지 않아 1억 파운드라는 막대한 비용을 투자하였으나 프로젝트는 실패로 돌아갔다.

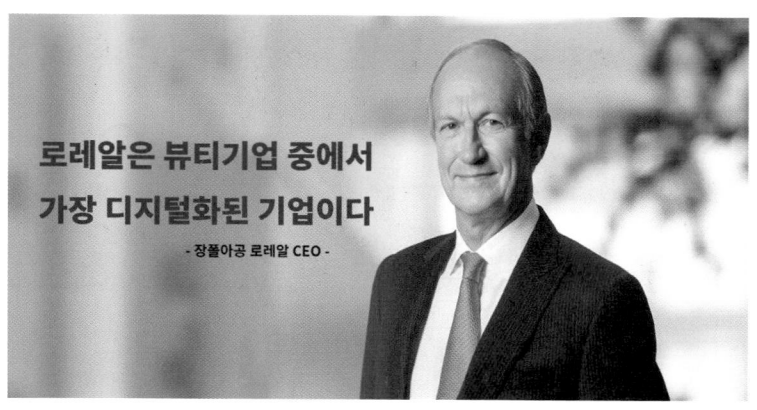

● 로레알 장 폴 아공 CEO (출처 : 로레알 참고, 재구성)

의 상황, 비즈니스모델 등 디지털로 인한 변화를 면밀히 분석하고 현재 기업의 내외부 역량을 파악한 후 일하는 방식의 변화, 고객 중심의 가치사슬 구조 재편, 디지털 기반의 비즈니스모델 혁신을 추진하기 위한 명확한 목적과 함께 장기적인 관점의 비전과 전략이 설정되어야 한다.

스타벅스는 장기적인 관점에서 특정 국가에 구애 없이 전 세계 스타벅스 매장을 이용하는 사람은 누구나 온라인과 오프라인에서 '끊김 없는' 동일한 고객경험을 제공하는 것을 목표로 하였다. 사람들이 커피를 구매하는 과정에 주목하여 알고리즘과 자동화를 통해 언제 어디서나 편리하게 커피를 주문하고, 편리하고 빠르게 결제하며, 이에 대한 보상과 개인화된 서비스를 제공하는 '디지털 플라이휠' 전략을 강화하는 데 중점을 두고 디지털 트랜스포메이션 전략을 추진하였다. 이를 통해 주문, 결제, 리워드, 개인화 등 각 영역별로 디지털 기술을 적용하여 새

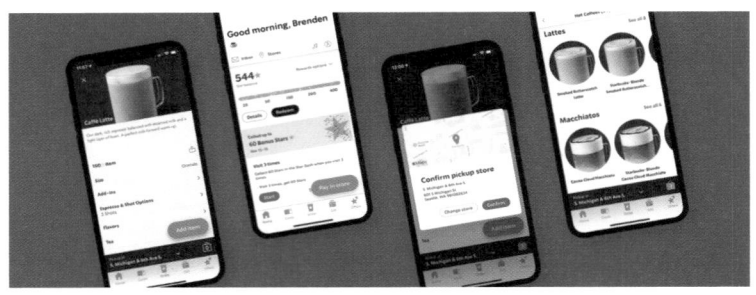

● 스타벅스 모바일 서비스 (출처 : 스타벅스)

로운 고객경험을 제공하고 있다.

세 번째, 디지털 트랜스포메이션 거버넌스 체계가 구축되어야 한다. 거버넌스 조직체계를 구성하고 CDO를 임명하여 전략 추진, 기술 확보, 조직문화, 예산 투자, 생태계 구축 등의 디지털 트랜스포메이션 추진 전략이 단계별로 체계적이고 일관성 있게 진행되도록 운영, 관리, 조정, 지원이 이루어져야 한다.

다임러는 전사 차원의 디지털 트랜스포메이션을 위해 DigitalLife@Daimler라는 사내 이니셔티브 조직을 만들고 이를 통해 다임러의 모든 사업부에서 디지털 트랜스포메이션을 추진하고, 사업부 간 협력Cross-divisional 방식으로 사내의 디지털 관련 이슈를 해결하고 있다. 또한 연간 수시로 열리는 사내 행사와 커뮤니티를 통해 직원들과 경영진들이 만나서 디지털이 가져올 새로운 자동차 산업의 미래에 대해 아이디어를 공유하고 수시로 외부 전문가 및 스타트업과 협업하면서 자연스럽게 디지털 트랜스포메이션에 대한 부정적인 인식을 걷어내고 디지털이 가져올 새로운 모빌리티의 미래를 준비하고 있다.

네 번째, 작게 시작하여 많이 실패하고 점진적인 개선이 이루어져야 한다. 내부 조직의 적극적인 참여를 이끌어내고 프로젝트 위험을 최소화하여 고객과 시장이 원하는 제품을 출시하기 위해서는 처음부터 작게 시작하고 고객의 피드백을 반영하여 점진적인 개선이 이루어질 수 있는 프로젝트 추진이 필요하다. 더불어 오픈 이노베이션, 린 스타트업, 애자일 방법론, 디자인 씽킹 같은 실행에 중점을 둔 다양한 방법론 활용과 동시에 실험을 장려하고 실패를 용인하는 조직문화가 이루어져야 한다.

오픈 이노베이션은 다양한 외부 채널의 아이디어, 기술, 인력 등을 적극 활용하여 혁신하는 방식으로, 대표적인 사례가 개방형 연구개발로 불리는 P&G의 'C&D^{Connect & Develop}'이다. 이전까지 피앤지는 신제품 개발을 내부 R&D팀에서 진행했는데, 외부와 협력 개발하는 방식으로

● DigitalLife@Daimler (출처 : 다임러)

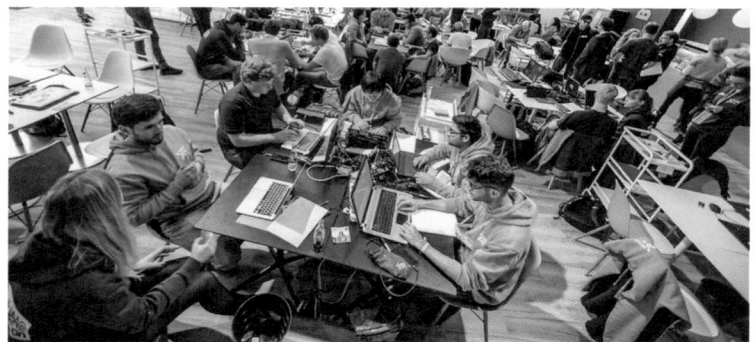

전환해서 신제품 개발 건수와 성공률을 대폭 끌어올렸다. 또한 싱가포르 노동부는 세계적 디자인 전문회사인 IDEO와 협력해 비자 신청 예약부터 센터 방문, 발급에 이르는 전반적인 절차를 단순화하고 그 과정에서 소비자가 사용하는 온라인 서비스, 센터 공간 및 직원 서비스 등을 고객 친화적으로 새롭게 디자인했다. 그 결과 비자 서비스센터 방문객이 비자를 발급받는 데까지 걸리는 시간을 평균 4시간에서 15분으로 단축할 수 있었다.

다섯 번째, 기존 비즈니스모델을 재점검하고 과감하게 혁신해야 한다. 기업의 비즈니스모델에는 유통기한이 존재한다. 디지털 기술 확산에 의해 새롭게 정의되고 있는 고객, 프로세스, 경쟁에 기존 전통적인 방식의 비즈니스모델로는 생존할 수가 없다. 그렇기 때문에 전통적인 방식의 비즈니스모델에 디지털 기술을 결합하여 기존 비즈니스모델을 개

● P&G의 Connect & Develop (출처 : P&G)

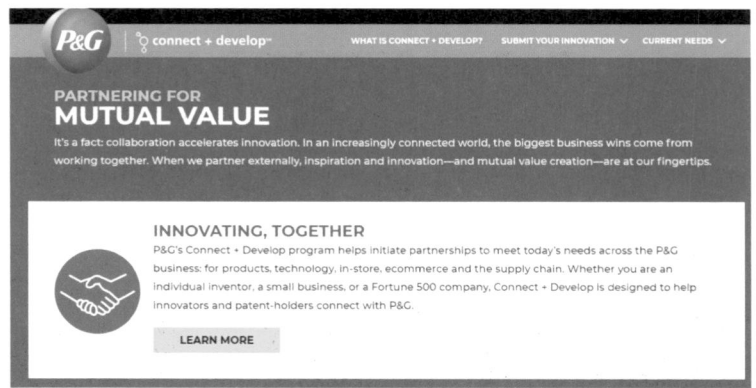

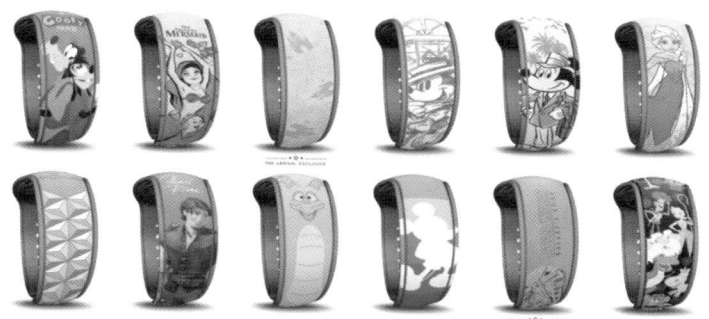

● 디즈니 매직밴드 (출처 : 디즈니)

선하거나, 디지털 기반으로 비즈니스모델을 확장하거나, 기존과 다른 새로운 영역으로 비즈니스모델을 혁신하는 것이 필요하다.

　미국의 디즈니랜드는 센서가 장착된 매직밴드MagicBand를 이용하여 고객경험을 강화하고 디지털 기반의 새로운 가치를 제공하고 있다. 매직밴드에는 센서가 장착돼 있어 디즈니랜드 입장권은 물론 호텔 열쇠로 사용할 수 있을 뿐만 아니라 신용카드 기능도 있어 매직밴드로 결제도 가능하다. 디즈니는 새로운 디지털 디바이스 개발과 플랫폼 제공으로 고객데이터 활용, 입장권, 호텔숙박, 결제 등의 새로운 부가서비스를 창출할 수 있는 디지털 기반 비즈니스모델을 확보하게 되었다.

그들은 어떻게 디지털 트랜스포메이션에 성공했나
디지털 시대에 살아남기 위한 전통기업의 생존지침서

펴낸날 | 2021년 7월 15일(초판 1쇄)
        2022년 10월 15일(초판 3쇄)
지은이 | 김형택·이승준
펴낸곳 | 윌컴퍼니
펴낸이 | 김화수
출판등록 | 제2019-000052호
전화 | 02-725-9597
팩스 | 02-725-0312
이메일 | willcompanybook@naver.com
ISBN | 979-11-85676-66-1   03320

독성프리
TOXIC FREE

TOXIC FREE

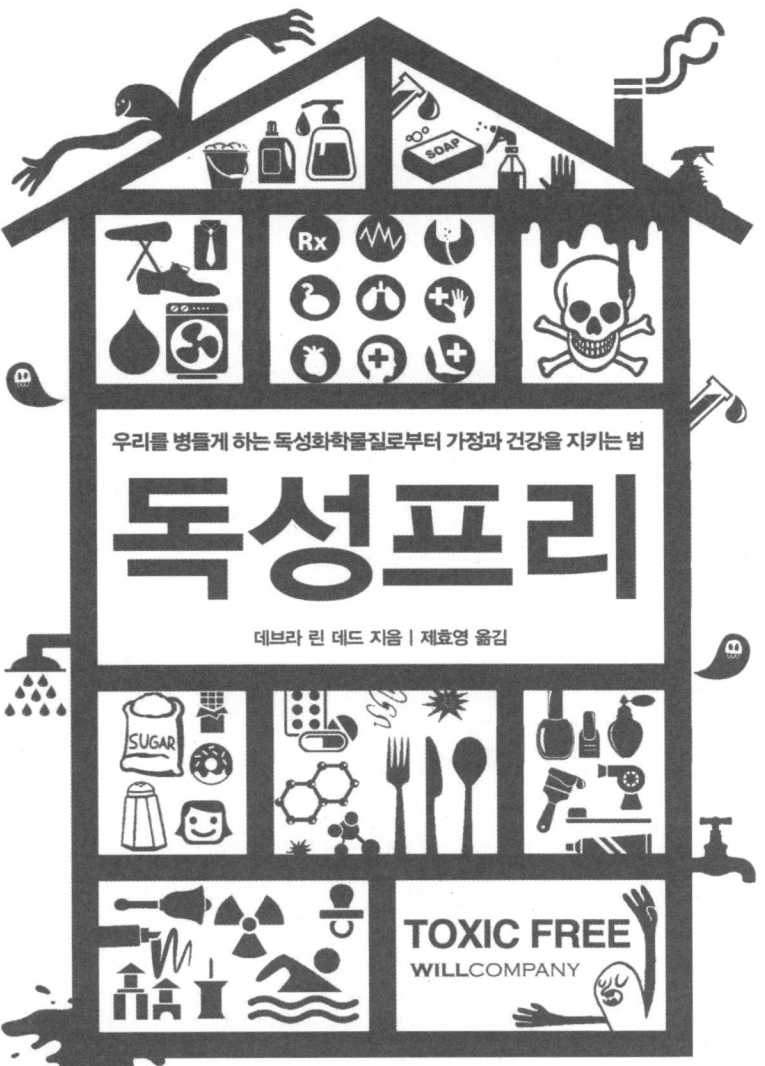

우리를 병들게 하는 독성화학물질로부터 가정과 건강을 지키는 법

독성프리

데브라 린 데드 지음 | 제효영 옮김

TOXIC FREE
WILLCOMPANY

알아두기

1. 본문 하단의 주는 모두 옮긴이가 설명한 것입니다.
2. 단위는 다음과 같이 바꾸어 표기했습니다. 단, 부득이한 곳은 그대로 두었습니다.
   파운드(무게) → 킬로그램, 그램
   온스(무게) → 킬로그램, 그램, 밀리그램
   인치(길이) → 미터, 센티미터
   피트(길이) → 미터, 센티미터
   갤런(부피) → 리터
   화씨(온도) → 섭씨

| 감사의 말 |

이 책은 1984년에 처음 출간되어 지난 20여년간 몇 개 판본으로 재판되던 것을 현대에 맞게 재구성한 것이다. 지난 수년간 많은 분들이 도움을 준 덕분에 이 책을 쓸 수 있었다.

먼저 나에게 맨 처음 작가가 될 기회를 준 제러미 타처와, 펭귄(Penguin) 출판사의 자회사인 타처(Tarcher)의 발행인으로서 끊임없이 신간을 발표해온 조엘 포티노스에게 감사한다.

함께 일하는 내내 즐거운 시간을 보낸 편집자 마이클 솔라나에게도 감사한다. 덕분에 각종 자료를 체계적으로 정리할 수 있었다. 교열 담당자인 데이비드 체사노우에게도 고맙다는 인사를 전한다. 내 에이전시의 제이 포이너에게도 감사한다.

특히 이 책의 생리학적 내용과 해독 관련 정보를 검토해준 공인 마사지치료사 스티븐 룬 박사에게 감사한다. 이 분야의 지식과 경험이 많은 박사에게서 매우 많은 도움을 받았으며, 내용이 틀린 것은 아닌지 염려하지 않고 자신 있게 쓸 수 있었다.

마지막으로, 무독성제품을 판매하는 모든 업체에 감사 인사를 하고 싶다. 여러분 덕분에 우리는 건강을 위한 선택을 할 수 있다.

나는 의사도 과학자도 독성학자도 아니다. 그저 어느 정도 교육을 받은 소비자의 한 사람으로서 여러분에게 이야기하고자 한다. 나도 여러분과 마찬가지로 편안하고 즐겁고 안전한 가정을 꾸리고 싶다. 여러분이 나를 울타리 너머로 요리 비결을 공유하기도 하고 차 1잔 마시러 들르기도 하는 그런 이웃 친구로 생각해줬으면 한다.

아니면 멘토로 생각해도 좋다. 혼란스럽고 너무 어려워서 막막한 기분마저 들게 하는 그런 문제에 대해 길을 열어줄 수 있는 경험 많고 아는 것 많은 조언자 말이다. 여러분에게 낯선 분야를 안내할 기회를 내게 준다면, 여러분이 좀더 빠르고 쉽게 독성화학물질과 관련된 선택을 내릴 수 있도록 돕겠다.

이 책에는 건강을 개선하기 위해 어떤 선택을 내려야 할 때 참고할 만한 정보들이 담겨 있다. 의학적인 조언을 하려는 것은 아니니 오해하지 마라. 나는 의사가 아니다. 이 책에 나온 정보는 미국 식품의약국(FDA)에서 평가를 받은 적이 없다. 또 이 책은 질병, 장애, 통증, 부상, 기형 등 신체·정신적 상태에 대한 진단이나 치료, 치유를 목적으로 작성된 것이 아니다. 이 책을 참고해서 얻는 결과는 개인별로 다양할 수 있다.

　나는 그동안 폭넓은 조사와 개인적인 경험으로 얻은 지식을, 이 책을 통해 여러분과 나누고 싶다. 모두 나 자신을 비롯해 지인들의 건강을 개선하는 데 도움이 된 정보들이다. 이 책에 담긴 정보를 실제로 삶에 접목한다면 여러분의 건강도 개선될 것이다. 모든 선택은 여러분의 손에 달렸다. 그리고 그 결과 역시 여러분의 책임이다.

　책을 읽다 보면 제품을 원래 용도가 아닌 다른 방식으로 사용하라는 조언이 간간이 나올 것이다. 정부규정상 각 제조업체는 제품을 특정한 용도로 사용할 경우 분석검사 결과를 통해 안전하고 효과가 있다는 사실이 입증되지 않는 한 소비자에게 그런 용도를 권장할 수 없다(게다가 그런 검사결과가 나온다고 해도 정부의 승인을 받아야 한다). 따라서 이 책에서 언급하는 또다른 용도에 대해서 굳이 제조업체로부터 승인을 받을 필요는 없다고 생각한다. 이 책에서 제안한 내용이 모든 사람에게 효과가 있다고 보장할 수는 없지만, 많은 사람이 도움을 받은 것은 사실이다.

　이 책은 관심사, 경제적 형편, 의학적인 건강상태, 생활양식이 각기 다른 사람들이 모두 읽을 수 있도록 썼으므로, 간혹 권고한 내용이 여러분에게 잘 맞지 않는다고 생각할 수 있다. 그럴 때는 개인의 판단에 따라 결정하기 바란다. 이 책의 주요 목표는 가정과 환경에 존재하는 독성물질의 위험성을 인지하고 독성물질에서 벗어날 수 있는 대안을 제시하는 것임을 기억해주기 바란다.

사람의 인체는 각기 고유한 특성이 있다. 따라서 자기 몸을 어떻게 관리할지는 여러분 스스로 결정해야 한다. 내가 이 책을 쓴 이유도 여러분이 독성물질에서 벗어나고자 어떤 결정을 내릴 때 도움이 될 만한 정보를 제공하기 위함이다.

| 차례 |

TOXIC FREE

우리에게는 각자 사랑, 이해, 연민, 기쁨 등
긍정적인 인품을 발휘하는 능력이 무한정 부여되어 있다.
하지만 질병이라는 비극은 건강할 때 나타나는
적극적인 정서와 창의적인 능력을 막아버린다.
건강은 우리 자신과 주변사람에게 행복을 더해주고,
사랑과 온기, 노래, 웃음, 음악이 무엇인지 알게 해주고,
창의성이 주는 기쁨을 누리게 해주며,
무언가 달성했을 때의 만족감을 느끼게 해준다.
그런 점에서 건강을 위해 충분히 노력하고 돈을 지불할 가치가 있다.

— 아델 데이비스(Adele Davis), 《건강해집시다(Let's Get Well)》(1972년)

독성물질 때문에 아프다

지금 이 책을 읽고 있다면 체내의 독성화학물질 때문에 고통에 시달릴 가능성이 클 것이다.

다소 불쾌한 말로 들리는가? 하지만 나는 이 책에서 그 말이 사실임을 보여줄 생각이다.

그뿐만 아니라 체내의 독성화학물질을 줄이는 방법, 가정을 유독하게 하는 소비재를 없애는 방법도 알려줄 것이다. 여러분과 여러분이 사랑하는 사람들이 태어날 때부터 부여받은 튼튼한 건강을 누릴 수 있도록 말이다.

나 역시 독성화학물질을 없애고 생활한 지 30년이 넘었다. 집에서 독성물질이 사라지니 내 삶이 바뀌었다.

- 건강이 회복되었고,
- 건강관리 비용을 아낄 수 있게 되었으며,
- 몸상태가 좋으니 삶을 즐길 수 있게 되었다. 일도 하고, 재미있는 것도 할 수 있다.

독성화학물질이 나한테 병을 일으킨 것 아니냐는 의견을 처음 제시한 사람은 나의 아버지였다.

나는 암으로 돌아가시기 직전인 어머니를 돌보기 위해 스물네살 때 개인생활을 정리하고 부모님 집으로 들어왔다. 어머니는 수많은 치료를 받았지만 의사들은 남은 시간이 얼마 없다고 했다. 나는 어머니의 마지막 남은 생을 함께하려고 돌아온 것이다. 결국 어머니는 몇 개월 후 돌아가셨다. 그때 나이가 겨우 51세였다. 할아버지 역시 암으로 돌아가셨다. 그리고 내가 이 책을 쓰기 시작하던 무렵 친구 2명도 유방암과 싸우는 중이었다. 그중 1명은 미처 책을 완성하기도 전에 세상을 떠났다.

어머니가 돌아가시고 얼마 지나지 않은 어느 날 밤, 나는 피아노 앞에 앉아 아름답고 감동적인 음악을 한 곡 연주하기 시작했다. 누구라도 애절하게 느꼈을 선율이었지만, 웬일인지 나는 흐르는 눈물을 주체할 수가 없었다. 도무지 눈물이 멈추지를 않았다.

물론 당시 나에게는 울음이 터질 만한 이유가 많았다. 하지만 아버지는 조금 다른 관점에서 생각했다. 아직 어머니가 살아 있을 때 아버지는 어머니가 비타민C 정맥주사 치료를 받았으면 좋겠다고 생각했다. 병원에서 안된다고 하자 아버지는 결국 그 치료를 해줄 다른 의사를 찾았다. 새로운 의사는 환경의학 분야에서 손꼽히는 분이었다. 그래서 어머니는 비타민C 정맥주사를 맞을 수 있었다. 어머니가 주사를 다 맞을 때까지 기다리던 아버지는 독성화학물질에 노출되었을 때 나타나는 증상 중 하나가 이성을 잃은 듯 울음을 터뜨리는 것임을 알게 되었다.

그 이야기를 들은 나는 정말 울음의 원인이 화학물질인지 확인하고 싶었다. 그래서 병원을 찾아 검사를 받아본 결과, 독성화학물질 노출로 인한 면역체계 이상이라는 진단을 받았다. 바로 '화학물질과 민증'(MCS : Multiple Chemical Sensitivity)이라고 불리는 환경질환이었다.

진단을 받기 전까지 나는 내가 병에 걸렸다는 사실조차 모르고 있었다. 병적인 울음은 그저 한 부분에 지나지 않았다. 실제로는 서로 전혀 연관이 없는 것처럼 보이는 수많은 증상이 나타났다. 그 중 가장 심각한 증상은 두통이 끊이지 않고 매일 밤 불면증에 시달린 것이다. 샤워만 하면 쓰러질 것처럼 어지러웠고, 하루 중 대부분 또렷하게 생각하는 것이 불가능했다. 설탕이 잔뜩 든 음식이라면 무엇이든 먹으려는 강한 욕구가 갑작스레, 통제가 안될 정도로 솟구쳤다. 아이스크림 한 통, 과자 한 상자, 큰 코코넛크림파이 등 등……. 그리고 매우 우울한 날이 많았다.

독성화학물질은 어디에나 있는데 그것이 날 병들게 할 수 있다니, 나는 갈 곳이 아무데도 없었다. 진단은 받았지만 치료법은 없었다. 독성화학물질이 날 아프게 한다는 것은 알았지만, 건강해지려면 뭘 어떻게 해야 하는지는 알지 못했다.

그렇게 1년쯤 흐른 후에도 전혀 나아진 것이 없었다. 그런데 하루는 나와 마찬가지로 화학물질과민증을 앓고 있다는 한 여자가 말했다. "아직도 PP가공*된 시트를 깔고 자는 건 아니죠? 그런 시트

• PP는 permanent press의 준말. 직물에 수지가공을 한 후 고온의 열처리를 거쳐 반영구적인 주름을 만드는 가공법. 보통 침대 시트가 구겨지지 않도록 방지하는 데 사용된다.

에 포름알데히드가 그렇게 많다고 하네요."

그 여자의 말이 내 인생을 바꾸었다. 사실 내 집에 나를 병들게 하는 독성화학물질이 있을 것이라고는 꿈에도 생각해본 적이 없었다. 그런 건 정부가 다 알아서 관리하겠지 하고 생각했기 때문이다. 하지만 전혀 아니었다.

누군가 집 안에서 병의 원인이 되는 독성화학물질을 찾아보라고 제안한 것은 그때가 처음이었다. 나는 그 말대로 해보았다.

내가 독성화학물질과 그것이 건강에 미치는 영향을 맨 처음 공부하기 시작한 1978년에는 정보가 그다지 많지 않았다. 독성물질관리센터, 의대 도서관, 독성학(toxicology) 관련 서적 등 무엇이든 뒤져보는 수밖에 없었다. 당시에는 실내공기의 질에 관한 연구나 독성학 연구에 매진하는 비영리기관, 가정내유해폐기물(household hazardous waste) 수거사업 같은 것은 존재하지도 않았다(가정내유해폐기물이라는 것이 있는지조차 모르던 시대였다). 오늘날처럼 독성화학물질에 관한 연구결과가 거의 매일 뉴스에 등장하는 것도 아니었다. 내 집에 숨겨진 독성화학물질을 찾겠다는 목표로 나는 매일 아침 눈을 번쩍 뜨고 일어났다. 무엇이 날 병들게 하는지 알아내고, 또 어떻게 하면 건강해질 수 있는지 알고 싶었다.

시간이 흐르면서 나는 특정증상이 특정물질에 노출된 결과로 나타난다는 사실을 인지하기 시작했다. 향수를 뿌리면 두통이 왔고, 향수를 뿌리지 않으면 두통도 사라졌다.

샤워만 하면 어지럽던 나는 아버지한테 염소를 제거할 수 있는 필터를 샤워기에 설치해달라고 부탁했다. 필터를 설치하자 정말로 샤워를 해도 어지럽지 않았다. 또 포름알데히드가 불면증을 일으킨다는 사실을 알고, 이어서 내 침대에 깔린 PP가공된 시트에 포름알데히드가 존재한다는 것을 알게 된 후 PP가공을 하지 않은 구깃구깃한 면 시트로 바꾸었다. 그러자 마침내 잠들 수 있었다.

날마다 사용하는 소비재에 독성화학물질이 숨겨져 있다는 것을 더 많이 알게 되면서 집에 있는 모든 것이 유독하다고 느끼기 시작했다. 문제는, 이것이 사실이었다는 것이다.

어느 날 나는 내 집에서 독성화학물질을 모두 없애기로 마음먹었다. 그리고 정말 그렇게 했다. 단 하루 만에, 회오리바람이라도 지나간 것처럼 독성화학물질이 들어 있는 제품을 모두 집에서 싹 쓸어내버렸다. 다 끝낸 후에 남은 것은 아무것도 걸리지 않은 벽과, 페인트붓 자국이 여기저기 남은 콘크리트 바닥(원래 카펫이 깔려 있었다), 바퀴 달린 철제 침대와 매트리스 대신 사용하는 면 담요가 전부였다.

이제 방 안에 독성화학물질은 하나도 없었다. 그리고 그때부터 내 몸은 낫기 시작했다.

나는 집에서 사용하는 소비재의 독성화학물질에 노출되면 건강이 나빠지고 그런 제품을 사용하지 않으면 건강이 좋아질 수 있다는 것을 알게 되었다. 그리고 당시 내 건강에 발생한 고통스러운 문제는 모두 방지할 수 있었던 것이라는 사실을 깨달았다.

바로 자신의 집에서 독성화학물질에 노출되어 불필요하게 병을 앓는 사람이 1명도 없었으면 하고 나는 바란다. 바로 그런 이유에서 가정의 독성화학물질, 그리고 그것 대신 안전하게 사용할 수 있는 대체물질에 관한 책을 쓰기 시작했다.

첫 번째 결과물은 내가 직접 복사해서 만든 작은 책자다. 그런데 이를 계기로 길이 열리기 시작했다. 본아미세정제(Bon Ami Polishing Cleanser)를 만든 회사에서, 내가 이 제품을 무독성제품으로 추천한 것에 대한 답례로 나를 전국 미디어투어* 행사장 두 곳에 초청해준 것이다.

이후 나는 책 편집자를 만나게 되었고, 1978년에 제대로 된 첫 번째 책 《무독성, 천연재료(Nontoxic & Natural)》를 발표했다. 이어서 1986년에는 《무독성 집(The Nontoxic Home)》을 출간했다. 두 번째 책은 가정 내 독성물질을 찾아 변화를 시작하기 위한 입문서였다. 이 두 책은 1990년 초에 각각 《무독성, 천연재료와 지구를 위한 (Nontoxic, Natural & Earthwise)》과 《무독성 집과 사무실(The Nontoxic Home & Office)》이라는 제목으로 개정판이 나왔다. 1997년에는 이 책들이 《안전한 나의 집(Home Safe Home)》이라는 제목으로 1권으로 통합되었으며 2004년에 재출간되었다. 가정 내 독성물질과 안전한 대체물질에 관한 내 책은 지난 25년이 넘는 시간 동안 계속 같은 출판사에서 출간되었다.

마지막 책이 나온 후 다음과 같은 3가지 중요한 일이 일어났다.

• 독성이 없는 천연제품들이 시장에 많이 출시되었다.

---

* 기업, 여행사, 지방자치단체 등이 자신의 상품이나 특정명소를 홍보하기 위해 유관인 사들을 초청해서 관광을 통해 취재 기회를 주는 것.

- 소비재의 독성화학물질이 건강에 끼치는 영향에 대한 정보가 매우 많아졌다.
- 연방정부와 주정부 모두 소비재의 독성화학물질 관리법을 강화하려는 법안을 상정했다.

이제는 거의 1주일에 한 번꼴로 소비재의 독성화학물질과 그 물질이 우리를 어떻게 병들게 하는지에 관한 새 연구결과가 뉴스를 통해 전해진다.

이제는 소비재에 독성화학물질이 존재하는지, 그것이 우리의 건강에 영향을 미치는지에 의문의 여지가 없다. 그리고 이로써 오늘날 우리가 당면한 문제는, 모든 독성화학물질로부터 우리의 건강을 보호하기 위해 어떤 노력을 할 수 있는가 하는 것이다.

그 해답이 이 책에 있다. 가정의 독성물질과 안전한 대체품에 대한 정보는 너무나 방대하다. 그 내용을 모두 이 책에 담으려는 생각은 추호도 없다.

그보다는 여러분이 새로운 세계로 진입하게 해줄 쾌속 지침서가 되었으면 한다. 내 목표는 이 책이 다음과 같은 내용을 이해하기 쉽게 전달하는 것이다.

- 소비재의 독성화학물질이 건강에 끼치는 영향에 관한 기초지식
- 가정에서 독성물질을 없애기 위해 누구나 쉽게 실천할 수 있는 첫 번째 조치
- 독성물질로 인한 환경오염을 줄이기 위한 방안

- 체내 독소를 제거하고, 이미 몸속에 존재하는 독성물질로 인한 건강 문제에서 회복하고자 할 때 도움이 되는 방법

여러분이 독소가 없는 상태를 위해 노력해야 하는 이유는 여러 가지다. 그중에서도 가장 분명한 이유는, 그것이 여러분의 건강에 좋다는 것이다. 단언컨대 독성화학물질은 거의 모든 질병에 영향을 줄 수 있다(자세한 내용은 제1장에서 살펴볼 것이다).

그뿐만 아니라 의료비지출도 줄일 수 있다. '더 안전한 화학물질, 건강한 가정'(Safer Chemicals, Healthy Families)*이 발표한 2010년 보고서에 따르면, 소비재에서 독성화학물질이 사라질 경우 미국의 건강관리 비용을 매년 50억달러 가까이 줄일 수 있는 것으로 추정된다.

미국에서는 전체 인구의 절반가량인 1억3,300만명이 만성질환이나 독성화학물질 노출과 관련된 문제를 갖고 있다. 집에서 매일 사용하는 소비재의 독성화학물질은 미국 전체 사망자의 70%, 전체 건강관리 비용의 75%를 차지하는 원인이 되고 있다.

우리 가정에서 사용하는 소비재 중 다수는 제조·이용·폐기과정 중 독성성분을 방출해서 환경에도 영향을 준다. 사람에게 독성이 있는 이러한 제품 대다수는 석유화학물질을 합성해서 만든 것으로, 이런 물질은 석유유출부터 독성폐기물까지 다양한 오염을 일으킨다. 또 대기오염, 수질오염, 오염된 토양에서 재배된 식품을 통해 다시 인체가 오염되는 원인이 된다.

---

* 환경단체, 보건단체 250여곳의 연합.

그런데 내가 이 책의 집필을 마무리하던 중, 소비재의 독성물질 문제를 해결하는 것이 얼마나 시급한지 더욱 실감하게 해주는 일이 있었다. 루이자 윌리엄스(Louisa L. Williams) 박사의 책 《급진적인 의학 : 질병의 근원을 치료하는 최신 자연치유법(Radical Medicine: Cutting-Edge Natural Therapies That Treat the Root Causes of Disease)》을 읽은 것이 그 계기였다.

나는 2008년 샌프란시스코에서 열린 웨스턴프라이스재단(Weston Price Foundation)*의 컨퍼런스에 연설자로 참석했다가 윌리엄스 박사를 만났다. 당시 윌리엄스 박사는 내 책을 읽은 터라 내가 누구인지 정확히 알고 있었다. 박사는 몹시 반가워하면서 무게가 2킬로그램이 넘고 두께가 7센티미터도 넘는 자신의 책을 내게 선물로 주었다. 내 책이 참고문헌 중 하나로 인용된 책이었다. 독성화학물질 노출로 인한 질병 치료에 관한 내용이라는 것을 안 나는 책을 집으로 가져와서 시간이 날 때 읽어봐야지 하고는 책장에 꽂아두었다.

그러다 결국 2010년 겨울이 절정에 달할 때가 되어서야 마침내 그 책을 펼쳐들었다. 윌리엄스 박사는 맨 첫 장에 이런 글을 썼다.

하루에 사과 1개를 먹는다고 해서 의사를 만날 일이 없어지는 것은 아니다. 최적화된 식단에 따라 밥을 먹고, 순수한 물만 마시고, 규칙적으로 운동하고, 비타민과 무기질이 잔뜩 들어 있어서 미국인 대

---

* 교육, 연구 등을 통해 영양가 풍부한 식품을 미국인들의 식탁에 되돌려놓는다는 목표로 활동 중인 비영리단체.

부분이 건강을 유지하는 데 도움이 된다고들 하는 식이보충제를 부지런히 먹는다고 해도 마찬가지다. (……) "퇴행성질환을 물리치고 개개인이 태어날 때 부여받은 최적의 건강상태를 회복하려면, 건강한 생활습관만으로는 더이상 충분하지 않다." (쌍따옴표는 내가 강조한 부분)

이어서 박사는 카이로프랙틱(chiropractic)*을 비롯한 자연치유법들 역시 100년 전만큼 효과를 발휘하지 못한다고 설명했다. 그 시대는 우리 몸이 독성화학물질에 푹 잠기기 이전이기 때문이다.

나는 카이로프랙틱 전문가인 친구에게 이 말이 사실인지 물어보았다. 친구는 그렇다고 답하며, 최근에는 많은 카이로프랙틱 전문가들이 영양요법 등 다른 서비스를 제공한다고 말했다. 전통적인 카이로프랙틱은 1895년에 처음 개발되던 당시만큼 효과가 없다는 것이다.

윌리엄스 박사의 글은 충격이었다. 1987년부터 나는 기본적으로 자연의 방식을 따르기만 하면 모든 사람이 건강할 것이라고 믿었다. 완전식품을 먹는 것, 매일 물을 8잔 마시는 것, 비타민을 복용하는 것, 운동하는 것, 잠을 충분히 자는 것, 자연치유법을 실천하는 것이 전부가 아니다. 이런 상식적인 건강지침은 매일 집과 환경에서 당하는 독성화학물질의 맹공격을 막고, 이미 과거에 이루어진 노출로 몸속에 저장된 독성화학물질의 문제를 해결하기에 역부족인 것이다.

• 척추지압교정법.

수잔 서머스(Susanne Sommers)가 《영원히 섹시하게 : 40대 이후 살과 싸우는 법(Sexy Forever: How to Fight Fat After Forty)》에서 지적했듯이, 이제 식이요법만으로는 살을 뺄 수 없다. 수잔이 제안하는 체중 감량 프로그램 1단계는 독성물질에 대한 노출을 줄이고 몸속에 쌓인 독성화학물질을 배출하는 것이다. 그런 다음 식사를 조절하면 살이 빠진다.

오늘날 사람들에게는 원래 사람의 몸이 만들어질 당시에는 없던 문제가 생겼다. 바로 독성물질 과적이다. 우리는 건강한 생활습관만으로는 건강해질 수 없는 시대를 살고 있다. 독성물질 노출 문제부터 해결해야 한다. 이제 모든 의사결정은 다음과 같은 질문을 고려할 필요가 있다. "이 행동으로 개인 혹은 환경이 독성물질에 노출되는 일이 증가할까, 감소할까?"

인체에 너무나도 많은 독성물질이 존재해서 자연스러운 방법으로는 치유하기 어려운 시대를 살아간다는 말은 어쩌면 절망적으로 들릴지도 모르겠다. 하지만 우리 몸속에 있는 독소를 제거하고 가정과 환경을 정화하기 위해 할 수 있는 일은 많다. 나는 바로 지금이 그 일을 실천할 때라는 확신이 든다. 그 결과는 모두에게, 그리고 모든 곳에서 엄청난 성공으로 나타날 것이다. 바닥까지 떨어졌으니 이제는 다시 올라갈 때다.

요즘은 그 어느 때보다도 가정의 독성제품들을 안전한 것으로 바꾸기가 쉽다. 게다가 그리 어렵지 않게 여러분의 체내에 쌓인 독성화학물질을 제거할 수 있는 효과적인 방법들이 있다. 물잔에 특별한 맛이 없는 액체 몇 방울을 넣어 마시는 것 등 생각보다 간단하다.

독성화학물질이 건강에 끼치는 유해한 영향을 역전시키기 위해 여러분이 할 일은 무독성과 관련된 선택을 하고, 해결방법을 배우고, 그대로 실천하는 것이다.

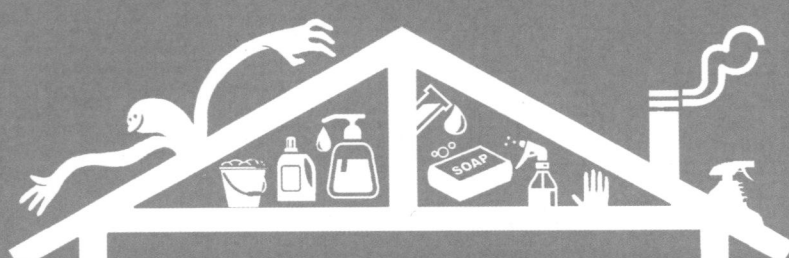

제1장

독성물질

사소한 잘못도 무시하면 실수가 된다.
— 올랜도 바티스타(Orlando A. Battista), 화학자

독성화학물질에 노출되면 몸이 안 좋아질 수는 있지만, 그것이 꼭 병이 되는 것은 아니다. 세균이나 바이러스에 감염된다 해도 약을 복용하면 치료되는 것처럼 말이다. 그러므로 독성화학물질에 노출되어 아픈 것은, 비록 인체가 정상적으로 작동하지는 않지만, 햇볕에 살갗이 탔을 때처럼 원인물질에 더이상 노출되지만 않으면 원상 회복될 수 있는 상태라 할 수 있다. 선택의 여지가 남아 있고 예방법도 존재한다.

일상적으로 사용하는 소비재 때문에 독성물질에 노출되는 문제는 조만간 우리의 건강과 관련 있는 가장 큰 문제로 대두될 것이다. 소비재에 독성화학물질이 광범위하게 사용된다는 점, 환경 전반에 독성물질이 만연하다는 점을 고려할 때 누구나 독성물질에 대해 알아둘 필요가 있다.

그러므로 여러분이 이 책을 읽고 독성물질의 영향을 피하는 쪽으로 선택하고, 동시에 독성화학물질에 노출되는 것이 가져올 파괴적인 결과로부터 스스로 건강을 지키는 방법을 깨달았으면 한다.

모든 주제에는 기본이 되는 개념이 있다. 이 기본개념을 이해하고 나면 독성화학물질에 대한 어떤 글이나 이야기를 접한다 해도 그 내용을 이해할 수 있고 유해성을 스스로 평가할 수 있다. 다시 말해 다른 사람의 의견에 좌지우지되지 않고 무엇이 진실인지 스스로 파악할 수 있게 된다.

독성화학물질과 그 물질들이 건강에 끼치는 영향, 그리고 여러분 자신과 사랑하는 이들을 독성물질에서 보호하려면 어떻게 해야 하는지에 관한 정보는 오늘날 두말할 나위 없이 유용한 지식이다. 우리는 살아가는 내내 어디서든 독성물질에 노출될 수 있기 때문이다. 이런 지식이 있는 것과 없는 것의 차이는 곧 건강하고 행복한 삶 속에서 꿈을 실현하며 즐겁게 사는 것과 고통과 괴로움, 천문학적인 의료비 속에서 살아가는 것의 차이로 이어진다. 자신의 건강, 사랑하는 이들의 건강이 염려된다면 이런 지식이 꼭 필요하다.

독성화학물질이 인체에 미치는 영향을 다루는 학문을 독성학이라고 한다(부록 B에 독성학의 기초를 설명해두었다). 우선 독성물질을 이해하는 데 필요한 4가지 요점을 알아보자.

인간이 만들어내는 독성물질

독(혹은 독소)은 그 양이 충분하면 몸을 해치거나 우리를 죽게 할 수 있는 물질이다. 우리에게 잘 알려진 독으로는 비소, 시안화물(청산가리), 수은 등이 있다. 200여년 전까지만 해도 세상에는 독이 1종류밖에 없었다. 바로 자연에 존재하는 독이다.

미생물 독 미생물 독은 세균과 균류가 만들어내는 독이다. 예를 들어 '클로스트리디움 보툴리늄'이라는 세균은 보툴린이라는 독소를 만드는데, 살균처리가 제대로 되지 않은 식품이나 산성도가 높은 통조림 등에 이 세균의 포자가 존재할 수 있다. 이 독소가 포함된 식품을 섭취할 경우 신체허약, 마비 증상이 발생할 수 있다.

식물 독 식물 독은 많은 식물에서 발견되며, 야생종과 직접 기른 식물 모두 해당된다. 수선화, 붓꽃, 튤립, 일부 국화과 식물 등 우리가 흔히 접하고 소중하게 생각하는 식물에도 독이 존재한다. 감자 싹에도 독이 있으므로 먹으면 안된다.

동물 독 동물 독은 독이 있는 동물에 물리거나 쏘여서 옮겨지는 경우가 일반적이다. 육상동물 중에는 뱀, 전갈, 거미, 개미가, 수생동물 중에는 바다뱀, 가오리, 해파리가 독이 있는 동물이다.

연기 각종 연기 속에는 타면서 발생하는 부산물 속에 독이 포함되어 있을 수 있다. 포름알데히드, 이산화질소, 이산화황, 일산화탄소, 시안화수소 등이다. 이러한 화학물질들은 산불로 나무가 타거나 화산이 분출하면서 공기 중으로 방출된다.

1800년대에 들어서 산업혁명이 시작되고 전세계에 많은 변화가 일어났다. 그중 하나가 화학물질을 대량생산하게 된 것이다. 그 결과 생물계에서 이전까지 한 번도 나타난 적이 없던 새로운 유형의 2

가지 독이 생겨났다.

정제 화학물질 정제 화학물질은 하나로 존재하던 천연물질을 구성요소 여러 개로 나눌 때 생성된다. 염화나트륨을 예로 들어보자. 소금은 자연에서 염수 혹은 예전에 소금기 있는 바다였던 지역의 지하광산에 존재한다. 이러한 소금은 나트륨, 염화물을 비롯해 자연에 존재하는 온갖 무기질, 미량원소 등으로 구성되어 있다. 세상이 존재한 이후 사람들이 섭취한 소금은 바로 이 천연소금이었다. 산업혁명 전까지는 그랬다.

공업이 발전하면서 소금은 정제되어 순수한 염화나트륨으로 분리되었다. 불순물(무기질, 미량원소)은 제거되었다. 오늘날 '소금'이라는 단어가 '정제된 산업용 염화나트륨'을 의미하게 된 것도 이 때문이다. 자연에 존재하는 소금을 그대로 섭취하고 싶다면, 천일염이나 히말라야 광산에서 캔 소금 같은 특산물을 구입해야 한다.

인간이 만든 화학물질 자연에서는 하나로 존재하던 물질이 인간에 의해 정제되어 그 구성요소별로 분리되었다. 원유 정제가 좋은 예다. 산업계는 이렇게 분리된 물질들을 이용해 자연에는 존재하지 않는 새로운 화학물질을 만들어냈다. 그렇게 해서 탄생한 것 중 하나가 농약이다. 농약은 대부분 석유에서 얻은 탄화수소로 만들어진다.

농약을 만들려면 우선 유정*을 통해 땅속에 있던 원유를 꺼낸 뒤 정제공장으로 보낸다. 이곳에서 원유는 증류과정을 거쳐 석유 등 여러 물질로 분리된다. 이렇게 얻은 석유에 염소, 황, 인, 질소 등 정제된 또다른 공업용 화학물질을 첨가해 농약을 만든다. 액상 농약은 제조시점에 구할 수 있는 석유증류액은 무엇이든 혼합해서 원료로 사용하는데, 이 증류액 혼합물은 농약의 불활성성분**이 된다.

오늘날 인간이 노출되는 독성물질은 대부분 인간이 만든 합성화학물질이며, 우리가 매일 사용하는 소비재에 그러한 물질이 들어 있다.

흥미로운 사실은, 우리가 독이라고 생각하는 일부 물질이 자연상태에서는 독성을 전혀 나타내지 않다가 각종 산업에 사용되는 형태가 되었을 때만 독성을 나타낸다는 것이다.

잘 알려진 예가 정제된 염화나트륨, 우리가 소금이라고 부르는 물질이다. 이 정제된 염화나트륨이 위험한 이유 중 하나는 혈압을 높여 심장질환이나 뇌졸중 발생률을 크게 높이는 것이다. 반면에 정제되지 않아 다양한 무기질이 그대로 남아 있는 천연소금은 오히려 혈압조절, 체내 전해질 농도 유지, 면역체계 개선 등 건강에 여러 가지로 도움을 준다.

크롬 역시 그러한 예에 속한다. 주기율표에 포함된 기본원소 중 하나인 크롬은 자연에서 크롬 광석의 형태로 채굴된다. 이 크롬은

• 지표 아래에 묻힌 석유나 그 부산물을 채굴하기 위해 굴착한 시설.
•• 농약의 약효를 내는 성분을 활성성분 혹은 유효성분이라고 하고, 나머지를 불활성성분이라고 한다. 불활성성분은 주로 활성성분이 물에 잘 섞이게 하는 역할을 한다.

형태가 무엇인지에 따라 독성 수준이 달라진다. 3가크롬의 경우 우리 몸에 필요한 미량원소 중 하나이며 당 대사작용에 관여한다(당뇨병 환자들은 혈당을 낮추기 위해 3가크롬을 식이보충제로 복용한다). 3가크롬이 결핍되면 '크롬결핍'이라는 질병이 발생할 수 있다. 반면에 6가크롬(영화 《에린 브로코비치(Erin Brockovich)》에서도 6가크롬의 악영향에 대해 다루었다)은 독성이 매우 강해서 흡입하면 세포 DNA가 손상된다.

요즘 판매되는 소비재는 대부분 재생불가능한 원유에서 생성된 석유화학적 파생물질을 재료로 해서 만들어진다. 이런 물질은 자연에서는 찾아볼 수 없는 것이 많으며, 인체에도 이런 물질을 몸의 일부로 받아들이거나 흡수할 수 있는 수단이 마련되어 있지 않다. 이러한 화학물질은 거의 모든 산업에서 사용되며 온갖 소비재에 포함되어 있다.

독이 체내에 유입된 것을 '중독'이라고 하는데, 중독상태라고 할 때는 반드시 다음 4가지 요소가 모두 존재해야 한다.

• 독
• 독에 노출된 인체
• 독에 일정수준으로 노출되어 그 독의 표적이 되는 생체조직이나 기관의 세포에 화학물질의 독성이 누적됨
• 그 결과 세포가 손상되어 정상적인 구조나 기능이 파괴되고, 가시적인 징후나 증상이 나타나며, 심하면 사망함

어쩌면 듣기 거슬리는 말일지도 모르겠다. 하지만 우리가 깨닫지

못한 사이 우리 주변에 존재하는 독과 우리가 제거하지 않은 독들로 말미암은 건강 문제로 지금도 수백만명이 고통받고 있으며 환경이 파괴되고 있다. 독이 없으면 중독도 발생하지 않는다. 아주 간단한 문제다.

·················· 독성물질로 오염된 생활환경 ··················

세상에는 다양한 독성물질이 존재한다. 소비재에서, 집 안에서, 자녀가 다니는 학교에서, 일터에서, 동네에서, 환경에서 모두 독성물질을 찾아볼 수 있다.

산업계 간행물인 《화학과 공학 뉴스(Chemical & Engineering News)》에서는 매년 7월에 산업용 화학물질 생산에 관한 통계정보를 발표한다. 2009년 미국의 화학물질 생산현황을 보여주는 자료를 한번 살펴보자(2010년 7월에 발표된 자료다).

2009년에 미국은 거의 2,250억킬로그램에 달하는 화학물질과 화학물질 제품을 생산했다. 미국 인구 3억1,090만명으로 나누면 1명당 최대 약 720킬로그램의 화학물질을 사용했다는 의미다. 체중이 72킬로그램인 사람이라면 체중의 10배에 해당하는 화학물질을 사용한 셈이다.

미국에서는 산업용 화학물질은 모두 미국화학협회(American Chemical Society) 산하기관인 CAS(Chemical Abstracts Service)에 반드시 등록해야 한다. CAS에서는 화학물질 각각에 대해 CAS번호를 발행해서 구분한다. 1가지 화학물질도 일반명과 상품명이 여러 개인 경우가 많으므로 이 CAS번호야말로 공식적인 식별기호라 할 수 있다. 마치 식물이나 동물이 여러 가지 이름으로 불리지만 학명은 하나씩만 부여되어 있는 것과 같다. 특정 화학물질이 건강에 미치는 영향에 관한 정보를 찾고 물질의 독성이 어느 정도 수준인지 알고 싶다면 그 물질의 CAS번호만 확인하면 된다.

CAS번호는 유기화학물질과 무기화학물질을 대상으로 5,700만 개 이상 부여되었다. CAS 홈페이지(www.cas.org)를 방문하면 첫 화면에 접속시점까지 부여된 CAS번호의 수가 나온다. 이 숫자는 새로운 CAS번호가 발행될 때마다 계속 바뀐다. 오늘(2010년 11월 15일) 접속해서 확인해보니 57,110,200개였는데, 지금 그 숫자를 타이핑하

2009년 미국의 화학물질 생산

유기화학물질 (탄소 성분) 아크릴로니트릴, 벤젠, 스티렌, 요소, 비닐 등	7,250만톤
무기화학물질 (탄소 성분이 아닌 화학물질 전체) 알루미늄, 암모니아, 염소, 황산 등	7,730만톤
플라스틱 PET, 스티렌, PVC 등	3,220만톤
합성섬유 아크릴, 나일론, 폴리에스테르, 레이온 등	250만톤
합성비료	650만톤
합계	2억 4,800만톤 (약 2,232억킬로그램)

※ 자료 : 《화학과 공학 뉴스》 88(27), 2010.7.5

는 동안 다시 57,110,201로 바뀌었다.*

화학물질 중 일부는 인체에 안전하다고 여겨지는 것도 사실이다. 그러나 대다수는 안전성이 완전히 검증되지 않은 상태다. 게다가 여러 종류의 화학물질이 식품, 물, 공기에서 사용될 때, 혹은 몸속에 이미 존재하는 다른 화학물질과 상호작용할 때 발생할 수 있는 상황에 관한 연구는 거의 실시된 적이 없다. 그나마 지금까지 발표된 몇 안되는 관련 연구결과를 살펴보면, 서로 다른 화학물질이 결합할 때는 유해성도 매우 크게 증가하는 것으로 나타났다. 과학계조차 화학물질로 인해 궁극적으로 어떤 결과가 나타나는지 알 수 없어서, 정부가 화학물질 사용을 충분한 강도로 규제하지 못하는 실정이다.

미국의 평균적인 가정에는 이렇듯 충분히 검증되지 않은 합성물질로 만들어진 제품들이 그야말로 가득 쌓여 있다. 한 세기가 바뀌면서 오늘날 각 가정에서 사용하는 화학물질의 양은 보통의 화학실험실보다도 많다. 심지어 전문가들이 엄격한 보건·안전규정에 따라 산업적 용도로 사용하는 화학물질 중 일부가 가정에서 특별한 지침이나 아무런 제한 없이 사용되고 있다.

과학계에서 화학물질 연구가 계속 진행될수록, 그동안 우리가 안전하다고 생각하며 사용해온 가정용 제품 중 상당수가 실제로는 어느 정도 독성이 있다는 사실이 밝혀지고 있다. 두통, 우울감 같은 증상이 이제는 여러 사람에게서 보편적으로 나타나는 것도 가정

• 2012년 7월 현재 6,700만개가 훌쩍 넘었다.

용 독성물질에 노출되는 것과 관련이 있을 수 있다. 예를 들어 독성학 교과서에는 침대 시트에 주름방지를 위해 사용하는 포름알데히드에 노출되면 일반적으로 불면증이 발생한다고 명시되어 있다. 하지만 포름알데히드로 인한 불면증을 포함해 화학물질에 노출되어서 발생하는 건강 문제를 관리하는 규정은 존재하지 않는다. 침대 시트 어디에도 포름알데히드로 인한 피해에 관한 설명은 나와 있지 않다.

⋯⋯⋯⋯ 인체는 독성화학물질을 저장한다 ⋯⋯⋯⋯

세상에 존재하는 독성화학물질은 그 양이 엄청나서 우리 몸이 처리할 수 있는 수준을 크게 벗어난 실정이다.

신체의 해독시스템이 독성화학물질을 충분히 제거할 수 없다면, 결국 그 물질에 오염될 수밖에 없다. 오늘날 대부분의 사람이 그런 상태라고 할 수 있다. 몸속에 들어온 독성물질은 배출되지 않고 지방, 정액, 모유, 근육, 뼈, 뇌, 간 등 기관 곳곳에 저장된다. 이렇게 몸속에 저장된 화학물질을 통틀어 '체내축적물'이라고 한다.

다양한 화학물질은 각기 다른 경로를 통해 몸속에 유입될 수 있다. 그후의 배출 속도도 다양해서, 비소는 노출된 지 72시간 이내에 거의 다 배출되는 한편 일부 살충제는 몸속에 50년 동안이나 잔류한다.

물론 화학물질이 몸 바깥으로 얼마나 빨리 배출되는지는 인체 해독시스템의 상태와 노출된 독성화학물질의 양에 따라 결정된다. 독성화학물질에 계속해서 노출된다면 해독시스템을 통해 제거할 수 있는 양보다 많은 화학물질이 몸속에 들어오고, 결국 체내축적물이 된다. 문제는 매일 대부분의 사람이 이 정도 수준으로 화학물질에 노출되고 있다는 것이다.

과학계에서는 오늘날 인체를 오염시키는 독성화학물질은 최소 700종이라고 추정한다. 어느 지역에 살든, 직업이 무엇이든 그건 중요하지 않다. 이 지구상에서 살아가는 이상 모두가 최소한 이 정도의 화학물질에 오염된 것이다.

미국 환경보호청(EPA)이 인체의 지방조직을 검사한 결과 다음과 같은 사실이 확인되었다.

- 우리 모두의 몸속에 폴리염화비페닐(PCB)이 존재한다. 접착제, 무탄소 복사지, 형광등 속의 안정기*, 잉크, 페인트, 농약, 플라스틱, 그외 다양한 소비재를 통해 노출된 물질이다. PCB는 1977년부터 제조가 중단되거나 사용범위가 줄어들었지만 아직도 환경 중에 널리 분포한다. 현재 PCB 노출의 가장 큰 원인이 되는 것은 생선이다.
- 우리 모두의 몸속에 스티렌이 존재한다. 스티로폼 재질의 커피 컵, 포장식품 용기를 통해 노출된 것이다.

---

* 전기를 형광등의 유리튜브 양쪽에 있는 전기단자로 보내 유리튜브 속에 붙어 있는 형광물질이 빛을 발하도록 하는 부분.

- 우리 모두의 몸속에 다이클로로벤젠이 존재한다. 공기청정제, 방충제, 화장실용 탈취제를 흡입하면서 노출된 것이다.
- 우리 모두의 몸속에 크실렌이 존재한다. 가솔린, 페인트와 니스, 녹 방지제, 유성 펜, 담배연기를 통해 노출된 것이다.
- 우리 모두의 몸속에 다이옥신이 존재한다. 다이옥신의 주요 노출원은 음식이다. 다이옥신은 지용성이므로 생물체의 세포 내에 축적되며 먹이사슬에서 상위 단계로 올라갈수록 축적량이 많아진다. 북미 지역 사람들의 경우 전체 다이옥신 노출량의 93%가 식사 중 육류와 유제품 섭취로 발생한다(우유와 유제품을 통한 것이 23%이며, 나머지는 쇠고기, 생선, 돼지고기, 가금육, 계란을 통한 것이다). 다이옥신은 먹이사슬을 통해 축적되므로, 어류의 몸속에는 그 어류가 서식하는 환경에 존재하는 것보다 10만배 더 많은 다이옥신이 존재한다.
- 위의 화학물질은 모두 암을 비롯한 각종 질병을 일으킬 수 있다.

앞에서 예를 든 물질을 비롯한 여러 화학물질은 제거하기 위한 노력을 하지 않는 한 모든 사람의 몸속에 저장되는 것으로 알려져 있다(인체에 저장된 독성화학물질을 제거해서 체내축적물을 줄이는 방법에 대해서는 제4장에서 살펴본다).

지구가 산업용 화학물질에 오염되지 않았던 시절과 비교할 때, 현재 산업화된 환경에서 살아가는 우리의 몸은 얼마나 오염된 것일까?

한 실험에서는 1,600년 전 매장된 페루인의 뼈를 대상으로 납 잔류 여부를 조사했다. 또 이 페루인의 뼈와 현대 영국인과 미국인의 뼈에 잔류한 납 함량을 비교했다. 그 결과 현대인의 뼈에서 검출된 납은 고대 페루인의 뼈에서 검출된 양보다 1,000배 더 많았다.

인체가 독성화학물질을 한곳에 저장하는 것은 한편으로 유익한 기능이다. 화학물질이 혈관을 타고 돌아다니며 몸 전체에 유독한 영향을 끼치지 못하도록 하기 때문이다. 그렇다 해도, 이러한 독성 물질은 당연히 없는 편이 더 나을 것이다.

사람의 몸은 독성화학물질을 변형시켜 그 영향을 확대하거나 감소하게 만드는 능력이 있다. 심지어 화학물질을 완전히 다른 것으로 바꾸어놓기도 한다. 그런데 몸속에 함께 유입되었거나 그전에 유입되어 이미 저장되어 있던 다른 화학물질과 새로 들어온 물질이 만나 반응을 일으킬 수 있기 때문에, 어떤 영향이 나타날지 예측 불가능한 면이 있다. 술과 진정제가 잘 알려진 예다. 청소용 세제와 농약, 혹은 별로 큰 영향이 없을 것으로 생각되는 식품첨가물까지도 서로 다른 물질끼리 상호작용을 할 수 있다. 과거에 노출된 독성화학물질이 몸 안에 남아 있다고 해도 노력만 하면 언제든 배출되도록 할 수 있다. 하지만 그대로 남아 있다면 건강에 문제가 발생할 확률이 높아질 뿐이다.

미국 질병통제예방센터(CDC) 산하 국립환경보건센터(NCEH)에서는 2001년부터 〈환경화학물질 인체노출에 관한 국가 보고서 (National Report on Human Exposure to Environmental Chemicals)〉를 총 네 차례 발표했다. 이 보고서는 혈액이나 소변에 존재하는 화학물질을 측정하는 소위 바이오모니터링(biomonitoring)으로, 미국인의 환경화학물질에 대한 노출 수준을 지속적으로 평가하기 위한 일련의 노력 중 하나다. CDC 소속 과학자들은 바이오모니터링 결과를 이용해 한 사람의 몸에 어떤 화학물질이 유입되는지, 그 농도는 어느 정도인지 조사한다. 이 자료는 특정 화학물질에 대한 일반 인구집단의 노출 수준을 파악하는 데도 도움이 된다.

2009년에 발표된 네 번째 보고서는 지금까지 실시한 환경화학물질 노출평가 중 가장 포괄적인 내용을 담고 있다. 이 보고서에 따르면 검사대상자 약 2,400명에게서 212종의 화학물질이 검출되었다. 보고서 개요에서 미국인의 체내에서 검출된 화학물질에 대해 다음과 같이 서술하고 있다.

제품 제조과정에서 난연제*로 맨 처음 사용된 물질이 바로 폴리브롬화비페닐(PBB) 에테르다. 이 물질은 환경과 인체의 지방조직에 축적된다. PBB의 일종인 BDE-47은 참가자 거의 전체의 혈청에서 검출되었다.

에폭시 수지와 폴리카보네이트의 구성성분인 비스페놀A는 생식독성을 일으킬 수 있는 물질이다. 일반적으로 이 물질은 비스페놀A가 포함된 물질과 접촉한 식품을 섭취하는 것으로 체내에 유입될 수 있다. CDC 연구진은 미국 국민을 대표하는 인구집단의 소변 샘플 중 90% 이상에서 비스페놀A가 검출되었다고 밝혔다.

그밖에 인체가 광범위하게 노출된 것으로 확인된 화학물질로는

• 발화를 지연시키는 물질.

PFOA(perfluorooctanoic acid)를 꼽을 수 있다. 다른 과불화화합물*이 합성될 때 부산물로 생성되는 PFOA는, 조리기구에 음식이 눌어붙지 않도록 내열성 코팅처리를 할 때 사용하는 폴리테트라플루오로에틸렌** 제조시 사용된다. 환경오염물질의 일종인 이 물질 또한 연구대상자 대부분에서 검출되었다.

위의 화학물질 모두 건강에 유해한 영향을 주는 것으로 알려졌으며 그것만으로도 문제는 심각하다. 그런데 더욱 우려되는 것은, 이 물질들이 서로 결합할 경우의 위험성에 대해서는 전혀 연구된 내용이 없다는 점이다.

·········· 독성물질은 모든 질병에 영향을 준다 ··········

- 주변에 중독에 시달리는 사람이 있는가?
- 지금 암을 앓고 있거나 암으로 사망한 사람이 있는가?
- 지인 중에 아이를 가질 수 없는 부부가 있는가?
- 당뇨병이 있거나 과체중인 사람이 있는가?
- 만성두통 혹은 불면증에 시달리는 사람을 알고 있는가?

• 탄소와 불소로 이루어진 불소화합물을 가리킨다.
•• 우리가 흔히 '테플론'으로 부르는 물질의 화학명. 듀퐁사가 개발한 이 불소수지의 상표명이 테플론이다.

위와 같은 증상을 비롯한 갖가지 신체증상이 바로 산업용 독성
화학물질에 노출된 탓에 발생한 것일 수 있다. 여러분 주변에 독성
화학물질로 병든 사람이 실제로 있을 뿐만 아니라 여러분 자신도
독성화학물질에 노출되는 바람에 어느 정도 고통받고 있을 가능성
이 크다.

내가 가정에서 사용하는 소비재의 독성화학물질 조사를 시작한
1978년 당시에는 독성학이라는 분야 자체가 거의 확립되지 않았다.
최초의 독성학 교과서도 1971년에야 등장했고, 독성학 전문가를 인
증하는 전문기관도 1979년에 처음 설립되었다.

35년여가 흐른 지금, 독성화학물질과 그 영향에 관한 지식은 크
게 변화했다. 그리고 독성화학물질에 대한 노출이 거의 모든 증상
과 질병의 바탕이 된다는 연구결과들도 찾아볼 수 있다. 이러한 연
구결과를 종합해둔 훌륭한 웹사이트 두 곳이 있다.

- 스코어카드(www.scorecard.org/health-effects/index.tcl)
- 건강과 환경에 관한 공동연구(www.healthandenvironment.org/tddb)

우리가 매일 노출되는 독성화학물질이 일반적인 질병을 초래한
다는 근거는 너무나 많다. 이 때문에 나는 정통의학이든 대체의학
이든, 의료보건 분야 전문가라면 모두에게 독성물질에 대한 노출과
질병의 연관관계를 더 많이 연구하고 치료의 기본바탕으로 삼을 것
을 촉구한다.

오늘날 의료계가 일차적으로 관심을 두는 것은 바로 증상이다.

몸에 어떤 증상이 나타나면 우리는 우선 치료방안을 찾는다. 의사를 찾아가 약을 처방받거나 천연식품 판매점에서 허브 제품을 구입하는 것의 공통점은 모두 어떤 징후와 증상의 치료법을 찾기 위한 노력이라는 점이다.

하지만 이와는 다른 시각으로 접근할 필요가 있다. 건강에 영향을 주는 기본적이고 핵심적인 요소들이 있다. 충분한 영양, 운동, 태양빛 등이 그것이다. 생명을 유지시켜주는 이런 요소들이 존재하면 건강이 뒤따르고, 존재하지 않으면 질병이 발생한다. 독성화학물질 노출은 건강에 핵심적인 영향을 준다. 인체가 그와 같은 물질에 노출되면 몸 전체 건강이 손상될 수 있다. 그리고 그러한 물질에 노출되지 않으면 건강이 찾아온다. 독성화학물질 노출 문제에 대처하는 것은 현대사회에서 건강을 지키기 위해 사실상 반드시 필요한 일이다.

독성화학물질은 병을 일으키는 주요 원인 중 하나일 뿐만 아니라 사실 유일한 요인이라는 것이 내 생각이다. 그러한 화학물질이 너무 광범위하게 존재하고 우리 인체에 대혼란을 야기한다는 점에서, 건강의 토대를 다지려면 독성화학물질에 노출되는 문제를 가장 먼저 고려하고 해결해야 할 것이다. 요즘 점점 많은 의료보건 전문가가 이러한 관점에 동의하는 추세다.

나는 지난 30년간 조사하고 글을 쓰면서 그 변화를 인지했다. 또 독성물질에 노출되는 것이 우리 건강에 어떤 영향을 주는지에 관한 인식이 점차 고조되는 경향이 나타나는 과정도 볼 수 있었다. 독성물질과 그것이 건강에 미치는 영향을 보여주는 데이터도 많고, 둘

사이의 연관성은 증명되었다. 이제는 그러한 지식을 우리의 건강관리에 실제로 통합할 때다.

전문기관이나 정부규제를 통해 우리가 마주치는 독성화학물질이 줄어들기만을 기다려서는 안된다. 여러분 스스로 독성물질에서 벗어나기 위한 선택을 할 수 있다. 그리고 독성물질에 노출되는 것이 건강을 최적상태로 유지하는 데 방해가 되고 심지어 형편없는 상태로 만들 수 있다는 점을 더 고찰해볼 것을 의사 등 여러분이 만나는 의료보건 전문가에게 직접 권고할 수 있다.

독은 몸 구석구석에 영향을 준다. 독성화학물질이 인체에 어떠한 영향을 끼치는지 상세한 내용은 부록 A를 보기 바란다.

················· 독성물질에서 벗어날 수 있다 ·················

독성물질이 현대인의 건강에 문제를 일으키는 이유는 간단하다.

• 우리는 너무나도 많은 독성화학물질에 노출되고 있다.
• 인체의 기능은 우리가 노출되는 엄청난 양의 독성물질을 배출하기에 역부족이다.

독성물질로 가득한 세상을 살아가는 우리가 건강해지려면 다음과 같은 노력이 필요하다.

- 독성물질에 노출되는 양을 줄여야 한다.
- 인체가 독성화학물질을 처리하고 제거하는 능력을 강화해야 한다.

줄이자
독성물질에 대한 노출

높이자
인체의 독성물질 제거 능력

모두 여러분이 할 수 있는 일이다. 제2장에서는 가정에서 사용하는 소비재를 통해 노출되는 독성화학물질을 줄이는 방법에 대해 이야기할 것이다. 이어 제3장에서는 환경에 존재하는 독성화학물질에 대한 노출을 줄이는 방법을 알아본다. 제4장에서는 인체가 독성물질을 제거하는 능력을 강화하려면 어떻게 해야 하는지 살펴볼 것이다. 계속 읽어주기 바란다.

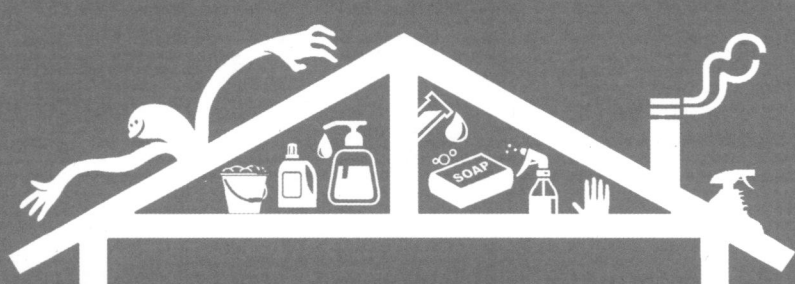

제2장

가정

우리는 집을 만들지만, 집은 우리 삶을 만든다.

— 윈스턴 처칠

새 집으로 이사하면 텅 빈 집 안을 원하는 물건들로 채울 수 있다. 직접 꾸민 공간에서 생활할 수 있는 것이다.

여러분은 자신이 사는 집에 원하는 물건을 가져다놓을 수 있는 권한이 있기 때문에, 집을 독성물질로부터 자유로운 공간으로 만들 수 있는 권한도 있다.

독성화학물질에 대한 노출로 질병이 발생할 위험을 줄이는 가장 효과적인 방법은 그러한 물질이 포함된 소비재를 그냥 없애는 것이다. 독이 없으면 중독도 발생하지 않는다는 단순한 이치를 잊지 말자.

말로 하기는 쉽지만 막상 실천하자니 어려운 이야기로 들릴 수 있다. 하지만 여러분의 집에서 독성화학물질을 거의 전부 몰아내는 것, 이 일은 전적으로 가능하다. 나는 1978년부터 독성물질이 없는 집에서 살아왔다. 이미 30년도 더 된 일이다. 그래서 여러분도 지금 할 수 있다고 확신한다.

그리고 사실 독성물질로부터 자유로운 집에서 사는 것이 훨씬 더 즐거운 일이다. 유기농법으로 재배한 식품은 맛도 훨씬 좋고 영양도 훨씬 풍부하다. 직접 만든 비누에 천연방향유(essential oil)를 넣으면 멋진 향이 난다. 독성물질이 없는 곳에서 살아가는 것처럼 좋은 일도 없다.

여러분이 사는 집이 독성물질이 존재하는 공간이 될 것인지는 다음 요소들로 결정된다.

• 집 안에 독성화학물질이 있는가?
• 독성화학물질을 집 밖으로 제거할 수 있는가? 제거할 수 있다면, 주로 환기를 통해 집 밖으로 배출되는 물질인가?

겨울에 난방하거나 여름에 냉방하면서 창문을 꼭꼭 닫아두면 집 안의 에너지가 그대로 보존된다. 이 때문에 집에 독성화학물질이 많으면 많을수록 점점 높은 농도로 쌓이게 된다. 내가 사는 플로리다에서는 1년의 절반을 냉난방장치를 가동한 채 지낸다. 그래서 집 안에 독성화학물질이 존재할 경우 여름철에는 공기조절설비(HVAC)˙ 속에서 같은 공기가 계속 순환하면서 독성물질의 농도가 점점 높아진다.

미국 환경보호청은 가정에서 가장 많이 노출되는 독성화학물질을 관리하기 위해 설립된 기관이다. 환경보호청은 1987년, 환경 문제의 종류를 규명하고 문제별로 그 심각성을 비교하는 사업을 야심

˙ Heating, Ventilating and Air Conditioning. 공기의 온도뿐만 아니라 온도, 습도, 질까지 제어하기 위한 장치. 난방, 환기 등 전과정을 제어한다.

차게 시행했다. 자원이 부족한 상황에서, 사회에 더 큰 위험을 안겨주는 오염이 무엇인지 알아내고 그것을 해결하는 데 초점을 맞추어야 한다는 믿음으로 시작된 일이었다. 환경보호청 관리자들과 외부 전문가들로 구성된 실무단은 자신들이 작성한 리스트를 보고 깜짝 놀랐다. 조사결과 실내공기오염의 주범이 라돈, 전기난방기, 가스레인지, 살충제, 세척제, 심지어 수돗물에서 증발된 오염물질로 나타난 것이다. 모두 집 안에서 노출되는 물질들이다.

따라서 독성화학물질에 대한 노출을 줄이기 위한 노력은 바로 여러분의 집에서부터 시작되어야 한다. 집은 여러분이 독성물질에 가장 많이 노출되는 곳이자 직접 제어할 수 있는 부분이 가장 많은 곳이다.

생활 속에서 없애야 하는 독성화학물질이 너무 많다는 생각에 막막한 기분이 드는가? 사실 해결방안은 꽤 단순하다. 무독성제품을 하나만 선택해도 여러 종류의 독성화학물질에서 벗어날 수 있기 때문이다. 예를 들어 신선한 유기농식품을 선택했다면 농약, 포장 캔에서 용출되는 비스페놀A, 포장재에 남아 있는 플라스틱 잔류물질을 비롯한 독성화학물질을 없앨 수 있다. 향수를 뿌리지 않고 합성향 성분이 포함된 방향제를 사용하지 않을 경우 약 4,000가지 독성 성분에서 자유로울 수 있다. 또 천연섬유로 만든 옷을 선택하면 섬유가공에 사용되는 포름알데히드 성분과 합성플라스틱을 없앨 수 있다.

이번 장에서 여러분은 집 안 곳곳에서 사용하는 독성제품을 무독성제품으로 바꿀 수 있는, 간단하고도 저렴한 방법 50가지를 배우

게 될 것이다. 심지어 돈이 전혀 들지 않는 방법도 있다. 이 방법들
은 다음과 같은 분류에 따라 제시된다.

- 대표 독성물질 5종
- 실내공기오염
- 가정용 청소 · 세탁용품
- 가정용 살충제
- 물
- 미용 · 위생제품
- 식품
- 섬유
- 실내장식
- 사무용품

이것이 여러분이 가정에서 노출되는 모든 독성물질을 포함하는
것은 아니지만, 노출이 발생하는 주요한 원인을 대부분 포괄한다.
따라서 노출의 원인을 없애는 좋은 시작점이 될 것이다.

나는 집에서 독성화학물질을 없애기로 마음먹은 후 내가 알고 있
는 독성화학물질은 모조리, 정말로 단 하루 만에 사정없이 집 밖으
로 몰아냈다. 하지만 여러분도 그렇게 극단적으로 시작할 필요는
없다.

내가 제시하는 내용을 찬찬히 읽고 여러분이 쉽게 실천할 수 있
는 것을 하나 찾아보라. 그것부터 시작하라. 일단 실천해보고 첫 단

계가 잘 완료되었다면 자축하라. 그리고 다시 다음 단계를 시작하라. 단계를 하나씩 시행할 때마다 가정에서 독성물질을 줄일 수 있고, 그렇게 건강에 한 걸음 더 다가가게 된다.

성공을 거두었다면 가족과 친구들에게도 그 사실을 알리자. 지인들도 여러분이 한 것과 똑같은 첫 단계를 실천할 수 있도록 독려하는 것이다. 친구들과 모여서 함께 하면 더욱 좋을 것이다.

이 책에서 소개하는 50가지 방법을 모두 실천에 옮긴다면 독성물질이 없는 집을 만드는 과정에 큰 발전을 이룩한 것이다.

내가 운영하는 웹사이트(www.debralynndadd.com)에서 이 50가지

독성물질 노출경로

어떤 제품의 유해성을 평가할 때는 그 제품의 화학물질이 체내로 어떻게 유입되는지 아는 것이 매우 중요하다. 어떤 성분은 공기 중에 발산되지는 않는데 삼키면 치명적일 수 있다. 피부자극을 유발하는 성분도 있고, 흡입하면 신체에 특정반응을 유발하는 성분도 있다. 여러분이 유해성을 보다 빨리 파악할 수 있도록 돕기 위해 간단한 그림으로 표시해보았다. 다음 각 그림은 독성물질이 노출되는 경로를 나타낸다. 단, 우리가 인지하지 못하는 2차노출도 있을 수 있음을 유념하자.

 입으로 섭취했을 때

 눈에 들어갔을 때

 피부로 접촉했을 때

 코나 입으로 흡입했을 때

노출경로에 관한 더 자세한 정보는 부록 B를 보기 바란다.

방법의 실천방안과 함께 추천제품에 관한 정보를 제공하고 있다.
한번 방문해보기 바란다.

대표적인 독성물질들

담배연기

미국 보건부 경고 : 흡연은 폐암, 심장질환, 폐기종 *을 유발하며 임신을 어렵게 만들 수 있습니다.
미국 보건부 경고 : 지금 금연하면 건강에 심각한 위해가 되는 요소를 크게 줄일 수 있습니다.
미국 보건부 경고 : 임신한 여성이 흡연하면 태아 손상, 조산, 저체중아 출산 등의 결과가 발생할 수 있습니다.
미국 보건부 경고 : 담배연기에는 일산화탄소가 포함되어 있습니다.

담배연기 속에는 벤젠, 일산화탄소, 포름알데히드, 암모니아, 시안화수소 등 가장 유독한 것으로 알려진 대기오염물질을 비롯해 4,000종 이상의 화학물질이 포함되어 있다. 그중 43종은 암을 유발하는 것으로 입증되었으며 200종 이상은 독으로 알려졌다.

여러분 자신이 흡연하지 않는다 해도 주변에 일상적으로 담배를 피우는 사람이 있다면 여러분도 흡연자와 거의 유사한 위험요인을 보유하고 있을지 모른다.

담배연기는 흡연자 자신뿐만 아니라 비흡연자에게도 해가 된다.

• 폐조직에 공기가 과도하게 축적되어 발생하는 호흡기질환.

담배 1개비에서 나오는 연기 중 흡연자가 실제로 흡입하는 양은 전체의 4%에 지나지 않는다. '부류연'(또는 비주류연기)이라 불리는 나머지 96%의 연기 속에는 흡연자가 필터를 통해 빨아들이는 것보다 2배 이상 더 많은 오염물질이 포함되어 있다. 흡연자와 2시간 이상 같은 방 안에 머물렀다면 흡연자보다 4배 많은 독성물질을 들이킨 셈이다.

담배연기는 수천 가지 독성화학물질이 인체에 유입되는 원인일 뿐만 아니라, 담배연기에 노출되면 폐의 섬모가 파괴된다. 이 때문에 폐의 기능 중 숨을 쉬면서 공기를 들이마신 후 공기 속에 섞인 입자들을 정화하는 기능이 손상된다. 한마디로 담배연기를 들이마실 때마다 폐는 계속 손상되는 것이다. 미국 환경보호청은 간접흡연으로 마시는 연기를 발암물질 A군으로 분류했다.

2009년에는 3차 간접흡연이 영유아와 어린이에게 위험할 수 있다는 사실이 밝혀졌다. 3차 간접흡연이란 담배를 끈 이후에 남아 있는 담배연기 오염물질에 노출되는 것을 말한다. 이 잔류 오염물질은 담배를 끈 후에도 카펫, 소파, 벽, 흡연자의 옷과 머리카락에 수시간, 심지어 며칠 동안 머문다. 내가 이 글을 쓰는 시점에도 3차 간접흡연이 질병과 직접 연관성이 있다는 연구결과는 나오지 않았다. 그렇다고 해서 유해성이 증명되지 않았다고 확신할 수도 없을 것이다. 3차 간접흡연의 문제는 시간이 흐를수록 누적된다는 것이다. 특히 집과 자동차의 벽 등 흡연자가 자주 담배를 피우는 장소에 오염물질이 쌓인다. 나는 이런 장소의 독성이 상당히 강하다는 연구결과가 곧 나올 것이라고 확신한다.

여러분이 흡연자라면, 금연하라. 힘들다면 최소한 비흡연자를 배려해서 그들과 함께 있는 공간에서는 담배를 피우지 마라. "담배 피워도 될까요?" 하는 간단한 질문만으로도 바깥에 나가서 흡연해야 할지 결정하는 데 도움이 될 것이다.

집 안에서는 누구도 담배를 피우지 못하게 하라. 그리고 모든 공공장소를 금연장소로 지정하기 위한 노력에 동참하라. 담배연기 속 유해한 물질은 담배가 꺼진 후에도 대기 중에 오래도록 잔류한다.

흡연자와 함께 생활하는 독자라면 상대방이 금연할 수 있도록 최대한 노력하라. 혹은 밖에 나가서 담배를 피우라고 요청하라. 흡연실을 따로 만드는 것도 좋다. 영국 빅토리아시대˚에는 남성들이 따로 마련된 방에 가서 '흡연용 재킷'을 입고 담배를 피웠다고 한다. 함께 사는 연약한 여성들의 건강에 해가 되지 않도록 하기 위해서였다. 솔직히 나는 그것도 그다지 충분하지 않다고 생각한다. 모두의 건강과 우리가 사는 환경에 가장 좋은 것은 바로 금연이다.

미국 비흡연자권리단체(www.no-smoke.org) 홈페이지에서는 간접흡연의 유해성에 관한 과학적 근거와 더불어 담배연기 없애기 정책, 관련법 등의 정보를 제공한다. 여러분은 어디에 살든 담배연기가 없는 공기를 호흡할 권리가 있다.

내가 가장 강력히 권하는 것은 담배에 손대지 않는 것이다. 그래

˚ 1837~1901년.

도 '아무것도 안 하는 것보다는 뭐라도 하는 것이 낫다'는 원칙에 따라 흡연자를 위한 대안을 제공한다. 바로 전자담배다. 전자담배는 배터리로 작동하는 일종의 분무기로, 담배 맛이 나는 액상 니코틴이 들어 있어서 빨아들이면 니코틴이 증발해 폐에 전달된다. 흡연자의 몸속에 니코틴이 흡수되고 연기처럼 보이는, 그러나 무해한 수증기를 내뱉게 된다. 따라서 흡연자는 간접흡연이라는 피해를 발생시키지 않으면서 어디서든 니코틴을 공급받을 수 있다. 분명히 해둘 것은, 니코틴 자체가 독이며 독성이 있다는 점이다. 그러나 여러분이나 지인이 이미 니코틴에 중독된 상태라서 금연이 너무 힘들다면 전자담배를 이용하도록 하라. 흡연자 자신과 주변의 다른 사람이 담배연기의 독성화학물질에 노출되지 않도록 해줄 것이다.

알코올음료

하루에 술을 1~2잔 마시는 것은 건강에 나쁘지 않을 수 있다. 오히려 좋은 면도 있다. 하지만 그 이상 마시게 되면 문제가 시작된다. 일부 사람들에게는 1~2잔도 과도한 양일 수 있다.

알코올중독은 심장질환, 간염, 간경변을 유발할 수 있으며 질병에 대한 저항력을 감소시키고 수명을 단축시킨다. 또 영양결핍, 암, 태아알코올증후군*, 뇌손상, 뇌졸중, 정맥염, 정맥류의 원인이 될 수 있다. 남성에게는 테스토스테론 수치를 감소시켜 성기능 약화, 성욕 감퇴, 가슴 확대, 얼굴의 털 소실 등의 증상이 나타날 수 있다.

안타깝게도 알코올의 이처럼 유해한 영향은 술을 마신 당사자한테서만 끝나지 않는다. 술 취한 운전자로 인해 무고한 생명이 수없이 희생당하고 있다. 미국에서 발생하는 자살, 성폭행, 성추행 범죄의 절반 이상이 술 때문에 벌어진다. 그리고 수많은 알코올중독자가 어딘가에서 추락하거나 불이 나도 도망치지 못해서, 물에 빠져서, 혹은 자살로 생을 마감한다.

알코올음료와 관련해 건강상 우려되는 또다른 문제는, 인체에서 가장 중요한 해독기관인 간이 손상될 수 있다는 것이다. 신경계, 심혈관계, 면역계 또한 알코올로 인해 손상될 수 있다.

하지만 알코올음료의 독성과 관련해 가장 중요한 문제는 따로 있다. 몇 개월에 한해 1주일에 3일 정도 알코올을 적당한 양만큼 섭취한다 해도 몸속에서 독성물질이 분해되는 속도와 과정에 변화가 생길 수 있다는 점이다. 알코올음료를 일상적으로 마시는 사람은 그렇지 않은 사람과 비교할 때 일부 화학물질을 더 빨리 분해하는 것으로 알려져 있는데, 이는 곧 몸속에서 그러한 화학물질의 독성이 증대될 수 있다는 것을 의미한다.

• 임신 중 여성이 만성적으로 알코올을 섭취했을 때 일부 아기에서 발생하는 정신·신체적 결함.

알코올음료를 절대 마시면 안된다고 말할 생각은 없다. 나 역시 요리하면서 와인이나 맥주를 가끔 사용한다(알코올 성분은 고온에서 제거된다). 특별한 날 와인이나 샴페인을 마시는 일은 그보다 더 잦은 편이다.

알코올음료를 마시려면 그로 인한 피해를 기꺼이 감수해야 한다. 따라서 알코올이 독임을 인지하고 무엇이 자신에게 가장 적절한 선택인지 생각하면서 먹는 양과 빈도를 결정해야 한다.

예시로 맥주와 와인을 선택할 때 참고할 수 있는 사항을 몇 가지 제시해보았다. 추가적인 독성물질 섭취를 최소화하는 방법들이다.

맥주 유기농법으로 재배된 홉(hop)*과 맥아로 만든 맥주를 찾아본다. 보통 자연식품 판매점에서 찾을 수 있다.

그다음 선택할 수 있는 것은 천연맥주다. 독일에서는 모든 맥주가 맥주순수법(Reinheitsgebot)에 따른 보호를 받는다. 맥주순수법에서는 홉, 맥아, 물 이외에 다른 성분을 사용해 맥주를 제조하는 행위를 범죄로 간주한다.

지역에서 운영하는 소규모 맥주공장에서 맥주를 구입하는 것도 방법 중 하나다. 이런 곳에서는 대부분 가장 우수한 천연재료만 사용해 직접 맥주를 제조한다. 무슨 재료로 만들었는지 여러분이 직

• 맥주의 쓴맛을 내는 데 사용되는 뽕나뭇과 다년생 넝쿨식물.

접 물어볼 수도 있다. 가정에서 손수 맥주를 만들어보는 것도 요즘 인기 있는 취미활동이 되었다. 도전해보고 싶다면 인터넷에서 재료 판매처를 찾아 주문하면 된다.

와인 천연식품 판매점에서는 대부분 유기농법으로 재배된 포도로 만든 양질의 와인을 판매한다. 프랑스, 독일, 이탈리아에서 수입된 제품도 있고, 미국 캘리포니아주에서 만든 와인도 상당수를 차지한다. 미국의 다른 일부 지역에서도 유기농법을 적용하고 있다.

그런데 유기농법으로 재배된 포도로 만든 것인지와 상관없이, 와인과 관련된 중요한 문제가 하나 있다. 바로 아황산염이다. 아황산염은 즉각적인 호흡곤란을 유발할 수 있으며 알레르기 반응도 일으킬 수 있다. 일반적으로 사용하지 말아야 하는 식품첨가물로 여겨지는 이 아황산염은 포도 발효과정에서 자연적으로 생성된다. 와인은 대부분 아황산염을 어느 정도 함유한다.

문제는 일부 와인 제조업체가 산화와 부패를 억제하기 위해 일부러 아황산염을 첨가한다는 것이다. 이것은 수세기 전부터 사용된 방법이다. 미국에서는 와인에 아황산염이 10ppm 이상 함유된 경우 제품 라벨에 "아황산염 함유"라는 문구를 반드시 표시해야 한다. 와인은 대부분 아황산염이 30~150ppm 함유되어 있다.

알코올음료를 완전히 피하는 것도 물론 가능하다. 천연식품 판매점에 가면 맛좋은 무알코올음료가 여러 종류 판매되고 있다. 샴페인 대신 무알코올맥주, 와인용 포도로 만든 주스(내가 정말 좋아하는

음료다), 사과소다수, 혹은 그밖에 다른 과일주스를 마셔보는 것은
어떨까?

일반의약품

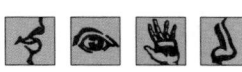

경고 : 본 제품을 비롯한 모든 의약품은 어린이 손이 닿지 않는 곳에 보관하시오. 사고로 과용한 경우 즉시 의
사나 독성물질관리센터에 연락해야 합니다. 임신 중이거나 수유 중인 사람은 본 제품을 이용하기 전 반드시
의사와 상담하기 바랍니다.

약물은 크게 기분전환용 약물, 일반의약품, 처방약 이렇게 3가지로
분류할 수 있다. 기분전환용 약물은 독자적인 영역에 속하는 것으
로, 건강을 파괴하므로 피하는 것이 최선이다. 처방약은 의사와 상
담해서 처방받는 것으로 가장 정확한 정보를 얻을 수 있다.

여기서 다룰 분야는 처방전 없이 구입하는 일반의약품이다. 진통
제, 제산제, 알레르기약, 기침시럽, 설사약, 수면제……. 모두 여러
분의 집 비상약 보관함에 하나씩은 있을 법한 것들이다.

일반의약품은 처방약과 달리 처방전 없이도 구입할 수 있으며,
의사의 안내 없이 자신이 유용하다고 혹은 필요하다고 생각할 때
사용한다. 이러한 일반의약품은 증상을 완화시킬 목적으로 만들어
진 것이라서, 증상이 나타난 원인인 질병 그 자체는 치료하지 못한
다. 그저 고통을 덜어서 일상생활을 지속할 수 있게 하고 인체가 자
체 치유 능력을 발휘해 스스로 치료할 수 있게 도와주는 것이다.

가정에서 약물이나 의약품을 이용할 때 그 종류와 상관없이 가장

위험한 문제는 자칫 과용해 중독이 발생할 수 있다는 점이다. 특히 아이들은 현란한 색깔의 알약을 보면 큰 관심을 보이고 삽시간에 많은 양을 먹어버릴 수 있다. 이 경우 심각한 결과가 초래된다.

많은 약물과 의약품은 심각한 부작용을 유발할 수 있다. 예를 들자니 그런 약들이 너무나 많다. 여러분 가정의 비상약 보관함에 있는 약들의 부작용을 알고 싶다면 가까운 도서관을 방문해 《미국의사약전(Physicians' Desk Reference)》*을 찾아보면 된다. 일반적으로 사용되는 2,500종 이상의 의약품에 관한 정보를 확인할 수 있을 것이다. 인터넷 검색엔진에서 약물 명칭으로 검색만 해봐도 손쉽게 관련 정보를 얻을 수 있다.

기분전환용 약물, 일반의약품, 처방약까지 모든 약의 가장 유해한 부작용은 우리 몸에서 제일 중요한 해독기관인 간을 손상시킬 가능성이 있다는 점이다. 처방약은 대부분 사람이 인위적으로 만든 것이며 우리 몸의 일부로 동화될 수 없다. 따라서 다른 독성화학물질과 똑같은 방식으로 몸속에 저장되고 결국 인체는 '독성물질 과부하' 상태가 된다.

일반의약품은 이따금 발생하는 증상을 일시적으로 완화하는 용도로만 사용해야 한다. 절대 일상적으로 사용하기 위해 만들어진 것이 아니다. 일반의약품의 라벨을 보면 이런 문구가 있다. "증상이 지속되면 의사와 상담하시오." 증상이 없어지지 않으면 의학적인 치료를 요하는 심각한 질병이 있을 수 있기 때문이다.

• 미국의 거의 모든 의원, 병원, 약국에서 사용되는 표준 처방약 참조 간행물.

나는 앞서 펴낸 다른 책에서 증상 호전을 위해 가정에서 활용할 수 있는 천연치료약 정보를 제공했다. 그런데 이제 관점이 조금 바뀌었음을 이 지면을 빌어 밝힌다.

신체증상은 건강에 무언가 문제가 생겨서 인체가 그것을 해결하기 위해 반응하고 있음을 나타내는 일종의 신호다. 열이 나는 것은 세균을 없애기 위해 몸을 뜨겁게 만드는 것이고, 기침을 하는 것은 폐를 깨끗하게 하기 위한 과정이다. 또 두통은 지금 스트레스가 과도한 상태라는 신호로, 좀 쉬면서 한가한 시간을 보내라는 경고일 수 있다. 몸에 증상이 나타난 상태인데도 억지로 참거나 아예 무시하는 것은 올바른 행동이 아니다. 모두 자연적인 치유과정의 일부분이기 때문이다.

나는 지난 수년간 내 몸에 나타나는 증상을 치유하기 위해 노력했는데도 성공을 거두지 못했다. 그래서 다른 전략을 마련해 내 몸을 치료해보기로 마음먹었는데, "안에서 밖으로"가 바로 내 전략의 핵심이다. 즉 증상이 나타나게 된 근본적인 문제를 해결하자는 것이다.

우선 밀을 먹지 않는 것으로 식생활을 바꾸자 증상 중 많은 부분이 해결되었다. 정제된 백설탕을 먹지 않으니 나머지 증상도 해결되었다. 매일 20분씩 동네를 한 바퀴 걷기 시작하자 더 많은 증상이 사라졌다. 물을 충분히 마신 것도 도움이 되었다.

하지만 가장 중요한 부분은 바로 내 몸에서 독성화학물질을 없앤 것이었다. 이것에 대해서는 제4장에서 더 자세히 설명하겠다.

가정내 독성물질과 유해폐기물

아이들이 가정에서 노출될 수 있는 독성물질 중 가장 위험한 것은 섭취를 통한 즉각적인 중독이다. 미국 질병통제예방센터에 따르면, 2006년에만 독성물질관리센터에 의도치 않은 중독사고 혹은 독물 노출사고가 약 200만건 접수되었다. 이 사고의 대부분은 청소세제, 의약품, 화장품, 개인위생용품 등 가정에서 일상적으로 사용하는 물건과 관련이 있었다.

　아이가 얼마나 순식간에 중독될 수 있는지 이해를 돕기 위해 우리 생활에서 일어날 수 있는 사례를 생각해보자. 한살배기 꼬마가 식기세척기에 그릇을 넣는 엄마를 보고 있다. 그러다 어떠한 예고도 없이 아이가 식기세척기용 염소세정제에 손가락을 쑥 집어넣었다 빼서는 입에 넣고 빨아먹는다. 세살짜리 아이가 헤어컨디셔너를 겨우 85그램 정도 마신 것 때문에 사망한 사건도 있다. 또 빨래할 때 쓰는 표백제가 바닥에 흘렀는데 아기가 그 위를 기어다닌 후 결국 세상을 떠난 일도 있다.

　여러분이 독성물질이 들어 있는 제품을 집에서 사용하지만 않으면 이러한 위험은 다 사라진다.

　내가 개인적으로 알고 지내는 어떤 분은 다용도청소액 분무기를 바닥에 내려놓고 잠깐 전화를 받으러 갔다. 그분의 두살배기 아들이 그 분무기를 쥐고는 바로 자기 눈에다 분사하고 말았다. 다행히도 무독성 용액이어서 큰일은 발생하지 않았다.

여러분도 나처럼 일단 독성제품이 집에 있으면 위험한 일이 발생할 수밖에 없다는 사실을 확신하게 된다면, 그런 제품은 곧장 다 갖다버리고 안전한 대체용품을 사용하게 될 것이다!

그런데 막상 그렇게 하자니 폐기는 또 어떻게 해야 하는지 고민이 될 수 있다. 그냥 버리면 되지, 폐기하는 게 대체 무슨 문제가 된다는 것일까? 여러분 집에 있는 독성제품을 버리는 것은 곧 가정내유해폐기물을 발생시키는 것이다. 반쯤 쓰고 남은 농약을 쓰레기통에 버리면 이 농약은 원래 독성폐기물은 버릴 수 없도록 되어 있는 지역 쓰레기매립지로 가게 된다.

중요한 사실은 가정용 독성제품 대부분이 가정내유해폐기물이라는 점이다. 그런데도 가정에서 발생하는 유해폐기물은 공장이나 업체에서 발생하는 유해폐기물처럼 규제를 받지 않는다. 분명히 동일한 독성화학물질이 들어 있는데도 말이다.

환경보호청은 미국의 가정에서 나오는 전체 쓰레기 가운데 유해폐기물은 매년 160만톤이며 각 가정의 총 쓰레기 중 평균 1% 정도를 차지한다고 추정한다. 즉 평균적인 가정에서 따로 폐기해야 하는 가정내유해폐기물이 최대 약 45킬로그램까지 나온다는 의미다.

가정내유해폐기물이 적절한 방식에 따라 처리되지 않으면 환경미화원에게 위험할 수 있고 환경에도 위협이 된다. 그러한 폐기물이 땅에 묻히거나 하수도로 흘러들어가 홍수 때 개울, 호수, 강으로 유입된다면 식수원이 오염될 수 있다. 또 지표에서 지하수를 품고 있는 지층까지 스며들어가 우물물을 주요 식수원으로 사용하는 사람들에게 해를 끼칠 수 있다. 개울, 호수, 강 근처에서 살아가는 동식물들도 가정내유해폐기물로 오염된 물 때문에 해를 입을 수 있다. 이러한 폐기물을 변기나 각 가정의 배수관으로 흘려버리면 지역 하수처리시설로 들어가 지역민들이 사용하는 수로로 들어간다.

독성물질에서 벗어나는 법 ··· 04

가정의 중독사고와 가정내유해폐기물을 줄이기 위해서는 그냥 그 위험한 제품을 사용하지 않는 것이 최선이다. 이 책에서 소개하는 50가지 방법과 내 웹사이트에 나와 있는 권고사항들을 따른다면 여러분도 얼마든지 그렇게 할 수 있다. 자녀를 위험하게 만들고 환경을 오염시키는 제품을 또 구입하는 일은 없어질 것이다.

이미 사용하고 있던 가정내유해폐기물은 어떻게 처리해야 할까? 정답은 여러분이 사는 지역의 가정내유해폐기물 수거시설로 가져가는 것이다.

그러려면 먼저 수거시설부터 찾아야 한다. 나도 지금 검색엔진에 내가 사는 동네 이름과 '가정내유해폐기물'이라고 입력하고 검색해보았다. 폐기해야 하는 유해폐기물은 없지만 우리 동네에 가정내유해폐기물 처리 프로그램이 시행되고 있는지 궁금했다. 검색결과 시설이 있는 것으로 확인되었다. 여러분이 사는 동네에도 분명히 있을 것이라고 생각한다. 만약 수거시설이 없다면 일반쓰레기 처리업체에 연락해 유해폐기물은 어떻게 버려야 하는지 물어보라. 일부 독성제품은 일반쓰레기와 함께 버리면 범법행위가 될 수도 있다.

내가 사는 동네에는 평상시에 가정내유해폐기물을 따로 버릴 수 있는 장소가 마련되어 있다. 지역마다 수거가능한 제품과 수거가 불가능한 제품을 정해두고 있으므로, 여러분이 사는 지역의 폐기물 처리시설에 연락하면 관련 정보를 얻을 수 있다.

다음 표는 '샌프란시스코 가정내유해폐기물 프로그램'에서 독성물질로 규정한 제품을 나열한 것이다. 이 예시를 통해 일반적으로 어떤 물품을 가정의 독성물질 혹은 유해폐기물로 구분하는지 알 수 있을 것이다.

가정용 청소세제
암모니아 성분이 들어간 세정제, 염소표백제, 세제, 살균제, 하수구세정제, 가구·바닥 광택제, 가성소다, 금속광택제, 오븐세척제, 카펫세척제, 욕조·타일·샤워부스 세정제, 세탁용품, 드라이클리닝 용제, 좀약, 얼룩제거제

자동차용품
알루미늄세정제, 차체흠집충전재, 변속기윤활유, 브레이크오일, 카뷰레터세정제, 자동차용 왁스, 크롬광택제, 경유, 엔진표면세정제, 휘발유, 등유, 윤활유, 폐엔진오일

애완용품
벼룩제거용 분말, 애완동물용 샴푸

화장품
각질제거제, 제모제, 머리 파마용품, 머리 스트레이트용품, 매니큐어, 매니큐어제거제

취미용품
아크릴페인트, 물감 등 각종 매제와 희석제, 정착액, 화학실험용품, 유성페인트, 사진 관련 화학용품, 현상액, 수지, 유리섬유, 에폭시, 고무접착제 희석제, 회화용품, 고무 라텍스 소재의 페인트, 모형비행기용 페인트, 기름 성분이 포함된 페인트, 페인트제거액, 페인트희석제, 테레빈유, 경유

독성물질은 문 밖에 두자

가정에서 아무리 무독성제품만 선택해 사용한다 하더라도, 외출할 때마다 독성화학물질은 신발 밑창에 묻어 우리와 함께 귀가한다. 아스팔트, 잔디, 정원, 인도에 묻어 있던 농약과 제초제 등 우리가 걸어다니는 동안 온갖 화학물질이 묻을 수 있다.

신발 밑창에 독성화학물질을 묻힌 채 집 안을 돌아다니면 그 물질이 집 안 바닥에 떨어진다. 그리고 나중에 맨발로 있을 때 발바닥을 통해 체내로 흡수될 수 있다. 또 그 화학물질이 증발하면서 흡입될 수도 있다. 아이가 있는 집이라면 바닥에서 놀던 아이 손에 묻어 그대로 입으로 들어갈 가능성도 있다. 특히 영유아는 독성화학물질과 발암물질에 어른들보다 훨씬 취약하다는 점을 잊지 말아야 한다.

해결책은 신발을 집 바깥에 두는 것이다. 가장 자주 드나드는 문 바로 옆에 신발장을 만들고, 집 안에 들어올 때는 신발을 벗는다. 집에서 맨발로 다니는 것이 내키지 않는다면 바로 갈아신을 수 있는 슬리퍼나 양말을 현관에 준비하면 된다. 집에 찾아온 손님에게도 슬리퍼나 양말을 신발 대신 착용하도록 해야 할 것이다.

또 하나, 집에 들어오자마자 제일 먼저 손부터 씻어야 한다. 밖에서 활동하다 보면 손에 세균과 더불어 독성화학물질이 묻을 수 있다.

손을 통해 인체로 전달되기 쉬운 물질 중 하나가 바로 내분비교란물질로 알려진 비스페놀A다. 최근에는 감열지를 사용하는 현금등록기 영수증에 비스페놀A가 사용되고 있다. 비스페놀A는 영수증을 만지면서 피부로 쉽게 옮겨진 후 피부를 관통해 손을 씻어도 없앨 수 없는 깊이까지 몸속으로 침투한다.

손을 통한 유해물질 노출을 이야기하다 보니 할머니가 늘 돈을 만지고 나면 손이 아주 지저분해진다며 손을 씻도록 하던 일이 떠오른다. 알고 보니 이것은 옳은 가르침이었다. 라이트패터슨공군기지의 의료센터에서 검사한 결과, 지폐의 86%에서 세균이 검출되었다. 면역체계가 약한 사람에게는 아주 해로울 수 있는 세균들이다. 오늘날에는 면역체계 독성물질에 일상적으로 노출될 수 있다는 점을 고려하면, 여러분의 면역체계도 이미 취약해진 상태일지 모른다. 게다가 이 검사결과 달리 지폐에서는 코카인도 미량 검출되었으며,

95%에서 비스페놀A도 확인되었다. 아마 여러분 역시 나처럼, 아직 검사로 확인되지 않은 또다른 독성물질도 지폐에 존재할 수 있겠다는 생각이 자연스레 들 것이다.

실내공기오염

실내공기오염물질

공기정화기는 실내공기를 오염시키는 물질을 제거하기 위해 사용한다. 실내공기오염물질은 크게 3종류로 나눌 수 있다.

미립자 화분, 집 안의 먼지, 곰팡이, 비듬, 석면, 담배연기에 포함된 입자 등 현미경으로 볼 수 있는 크기의 물질. 천식 환자나 재채기, 콧물, 눈 가려움증 같은 알레르기 증상이 있는 사람이라면 실내공기 중 미립자를 없애야 한다.

기체 휘발성 화학물질에서 나온 뿌연 물질을 가리킨다. 포름알데히드, 플라스틱, 페인트, 용제, 농약, 향수, 일산화탄소, 페놀, 담배연기 등이 그러한 화학물질에 포함된다. 두통, 피로감, 집중력 저하, 화학물질과민증으로 인한 각종 증상이 있는 사람이라면 실내공기에서 이 같은 기체를 제거해야 한다.

질병을 유발하는 생물체 세균, 바이러스 등.

　환경보호청은 실내공기오염을 미국에서 발생하는 환경 관련 건강 문제의 첫 번째 원인으로 간주한다. 대부분의 사람이 실내에서 90% 이상의 시간을 보낸다는 점에서 실내공기의 질은 실외공기의 질보다 우리 건강에 끼치는 영향력이 훨씬 더 크다고 볼 수 있다. 알레르기천식면역학회(American College of Allergy, Asthma and Immunology)에 따르면, 실내공기오염으로 모든 질병이 유발되거나 원래 있던 병이 더 악화한다. 하지만 다행히도 실내공기의 질은 우리가 통제할 수 있는 부분에 속한다.

　실내공기오염물질이 건강에 끼치는 영향은 즉시 나타날 수도 있고 장기적, 즉 오랜 기간에 걸쳐 나타날 수도 있다. 즉각적인 영향은 노출횟수가 한 번일 때 또는 반복적일 때 모두 나타날 수 있으며 눈·코·목 가려움증, 두통, 어지러움, 피로감, 천식 증상, 과민성, 폐염증 등의 증상이 발생한다. 장기적인 영향은 호흡기질환, 심장질환, 암으로 나타나며, 심신이 심각하게 나빠지거나 생명이 위독한 상태가 될 수도 있다. 이 같은 장기적인 영향은 증상이 발현되기까지 오랜 시간이 걸리기 때문에, 지금 당장 눈에 띄는 증상이 없다 하더라도 실내공기의 질을 개선하는 것은 매우 중요하다.

　실내공기오염은 에너지절약을 위해 단열은 강화하면서 환기시설은 적절히 갖추지 않은 것, 거기다 독성물질이 함유된 제품을 점점 더 많이 사용하게 된 것이 복합적으로 작용해 발생한 결과라고 할 수 있다. 실제로 많은 가정에서 오염물질 농도가 실외보다 실내공기에서 더 높게 나타난다. 심지어 실내의 공기오염 수준이 실외공기의 오염물질 최대 허용량보다 더 높은 집도 있다.

실내공기오염에 관한 한 연구에서는 오염의 원인물질이 무엇인지 확인하면서 동시에 호흡을 통해 어떤 물질이 우리 몸으로 들어오고 나가는지 조사해보았다. 가정에서 연료탱크를 채우자 몇 시간후 가족들이 호흡으로 뱉은 숨 속에서 휘발유가 검출되었다. 또 세탁소에 잠깐 다녀온 사람의 숨 속에서는 사염화에틸렌이 검출되었다. 뜨거운 물에 샤워하고 나서 뱉은 숨에서는 클로로포름이 검출되었는데, 염소 처리된 물에서 방출된 물질임이 분명하다. 지금 이 글을 쓰는 날, 오후에 슈퍼마켓 청소세제용품 코너에 가서 방향제 라벨에 적힌 경고문을 읽어보았다. 진열대 앞에서 잠시, 약 2분 정도 방향제 제품을 보는 동안 이미 내 입 속에는 각종 청소세제용품의 밀봉된 포장용기를 뚫고 나온 독성화학물질의 맛이 느껴졌다.

독성물질에서 벗어나는 법 ⋯ 06

실내공기가 오염되었다고 해도, 공기정화기는 필요할 수도 있고 필요하지 않을 수도 있다.

실내공기오염을 해결할 수 있는 가장 적절한 방법은 오염의 원인을 없애는 것이다. 이 책 전반에서 이미 이와 유사한 제안을 했다. 코 모양 그림과 함께 제시된 내용은 호흡을 통해 체내로 유입될 수 있는 오염물질을 줄이는 방법을 안내한 것이다.

그다음 방법은 자주 환기하는 것이다. 날씨가 허락하는 한 최대한 자주 창문을 연다. 창문용 환풍기를 설치하면 더 많은 도움이 된다. 환기는 하고 싶지만 공기가 너무 차가워지거나 더워지는 것이 싫다면 '공기교환기' 설치를 고려해보라. 공기조절설비 관련업체에 연락하면 정보를 얻을 수 있다. 공기조절설비 업체의 연락처는 전화번호부에서 '난방, 환기, 에어컨' 등의 단어로 찾을 수 있다.

실내공기오염물질의 원인을 제거하거나 환기를 자주 하는 것으로 오염이 해결되지 않는다면, 공기정화기가 필요하다.

공기정화기는 이동식 제품을 구입하거나 중앙냉난방설비와 일체형으로 설치할 수 있는데, 이동식은 정화기능의 범위가 방 하나 정도로 제한된다는 점을 유념해야 한다.

보다 효과적으로 공기를 정화하려면 제거하려는 오염물질에 잘 맞는 필터를 선택해야 한다. 미립자를 없애려면 헤파필터(HEPA)*가 가장 적절하고, 기체를 제거하려면 탄소필터를 골라야 한다. 제거할 수 있는 오염물질의 범위가 넓다면 이 2가지 물질을 모두 제거할 수 있는 필터도 있다.

이동식 공기정화기 제품 중 성능이 정말 뛰어난 제품은 오프라인 매장에서는 찾기가 매우 어렵지만 인터넷에서는 쉽게 찾을 수 있다. 집 전체를 포괄하는 내장형 공기정화시설을 갖추고 싶다면 전화번호부에서 공기조절설비 업체를 찾아 문의하라.

• High-Efficiency Particulate Air filter. 고효율 미립자 필터.

일산화탄소

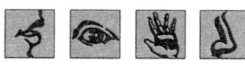

경고 : 천연가스에는 휘발유 등 석유 성분이 포함된 물질들과 마찬가지로, 발암물질로 알려진 벤젠이 자연적으로 함유되어 있습니다. 천연가스에 함유된 벤젠은 각종 기기에서 천연가스가 연소될 때 파괴됩니다. 또한 천연가스에는 연소되지 않은 가스가 누출될 때 이 사실을 재빨리 알아챌 수 있도록 경고 차원에서 부취제가 첨가됩니다.

경고 : 천연가스가 연소될 때 발생할 수 있는 물질인 그을음과 포름알데히드는 발암물질로 알려져 있습니다. 기기를 적절한 방법에 따라 가동하면 그을음 발생을 줄일 수 있습니다.

일산화탄소는 요리나 난방 목적으로 천연가스, 등유, 목재를 태울 때 부산물로 생성된다.

미국 소비자제품안전위원회(Consumer Product Safety Commission)에 따르면, 미국에서는 매년 일산화탄소로 수백명의 사망자가 발생한다. 그외 어지럼증, 구토, 경련으로 고통받는 사람도 수천명이다. 일산화탄소는 보이지도, 맛이 느껴지지도, 냄새가 나지도 않지만 생명을 앗아갈 수 있다.

일산화탄소는 뇌를 비롯한 체내의 산소를 고갈시킨다. 이때 가장 먼저 나타나는 증상이 졸림, 두통, 어지럼증, 상기된 피부, 방향감각 상실, 비정상적인 반사 반응, 초점이 흐릿해지는 현상, 과민성, 집중력 저하 등이다. 중독이 심해지면 구토, 구역질, 호흡곤란, 경련, 의식불명이 나타나며 숨을 거둘 수 있다. 오래전에 우리 할머니도 보일러를 잘못 가동시키는 바람에 일산화탄소에 노출되어 거의 돌아가실 뻔했다.

가정에서 발생하는 일산화탄소 중독사고는 대부분 가스레인지,

실내난방기, 벽걸이형 난방기, 중앙난방설비, 빨래건조기 등 가스를 이용하는 기기와 관련해서 발생한다.

독성물질에서 벗어나는 법 ··· 07

일산화탄소 사고로 사망자가 발생하지 않도록 하려면 조기탐지가 핵심이다. 그렇다고 여러분이나 가족에게서 중독 증상이 나타날 때까지 기다릴 필요는 없다.

집에 난방기 등 가스를 이용하는 기기가 있다면 모두 일산화탄소 탐지기를 보유하고 있어야 한다. 탐지기는 철물점이나 주택설비자재 판매점, 인터넷 등에서 구입할 수 있다. 가격은 온라인의 경우 20달러 이하다. 작은 투자로 마음의 평화를 얻을 수 있다.

또다른 방법은 모든 기기를 전기제품으로 교체하는 것이다. 전기레인지, 전기난방기, 전기온수기, 전기건조기 등은 일산화탄소를 발생시키지 않는다.

비용을 적게 들이면서 가스난방기를 사용하지 않는 방법으로, 전기를 이용하는 실내난방기(라디에이터)를 제안한다. 대부분의 철물점이나 주택설비자재 판매점에서 구입할 수 있다.

난방기를 구입할 때는 몸체가 금속으로 된 것을 고른다. 플라스틱인 경우 가열시 유독성 기체가 발생할 수 있다. 몸체가 금속으로 된 난방기는 다음과 같은 종류가 있다.

• 세라믹 유틸리티 히터

- 오일 라디에이터 히터
- 스테인리스 몸체의 복사(방사) 히터

플라스틱

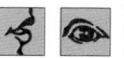

플라스틱은 우리 생활에서 거의 모든 곳에 사용된다. 석유나 석탄으로 만드는 플라스틱은 성형가능한 합성물질로, 종류가 아주 다양하다. 단단한 것도 있고 어느 정도 부드러운 것도 있는가 하면, 액상이라 고체의 표면 코팅이나 마감재, 접착제로 사용되는 것도 있다. 유연성도 전혀 휘지 않는 것에서부터 쉽게 구부러지는 형태까지 다양해 판, 필름을 비롯해 섬유, 가느다란 실로도 이용된다.

우리는 갖가지 경로로 플라스틱에 노출된다. 공기 중에 존재하는 플라스틱 기체를 흡입하기도 하고, 의류에 포함된 플라스틱이 피부와 닿기도 한다. 포장재나 보관용기에 포함된 플라스틱은 우리가 먹는 식품에 흡수될 수 있고, 플라스틱 파이프나 물통을 통해 물과도 접촉한다.

플라스틱은 정말 너무 많이 사용된다. 그리고 그 독성은 모두 다르다. 일반적으로 플라스틱을 이야기할 때는 물질 전체를 광범위하게 가리킨다. 따라서 "이건 플라스틱이니까 분명히 독성이 있을 거야"라고 말하는 것은 옳지 않다. 사실이 아니기 때문이다. 독성이 아주 강한 플라스틱도 있는 한편 상당히 안전한 플라스틱도 있고, 독성이 중간 정도인 플라스틱도 있다.

플라스틱은 종류에 따라 암을 유발할 수도 있고 내분비계를 교란시킬 수도 있으며 피부발진의 원인이 될 수도 있다. 발진은 별것 아닌 문제로 보일 수 있지만 우리 몸 어딘가가 잘못되었음을 나타내는 신호임에는 틀림없다.

독성물질에서 벗어나는 법 … 08

플라스틱과 관련해 기억해두면 좋은 간단한 지침을 제시하면 다음과 같다.

- **플라스틱은 종류와 특성에 따라 큰 차이가 있다.** 단일 플라스틱은 다양한 제품을 만드는 데 사용될 수 있다. 플라스틱을 만드는 기본재료에 여러 가지 가소제*를 첨가하면 플라스틱이 유연해진다. 일반적으로 플라스틱이 단단할수록 기체성분이 덜 제거된 것이고 부드러울수록 기체성분이 많이 제거된 것으로 본다.
- **가소제에 열을 가하면 기체가 방출된다.** 플라스틱에 열이 가해지면 가소제 성분의 분자가 방출된다. 반대로 저온에서는 가소제 성분의 방출이 줄어든다. 햇볕이 강한 날 플라스틱 재질의 물병을 들고 자동차에 타거나 벤치에 앉아 있으면 물병이 점점 데워져서 가소제 성분이 물속으로 용출된다. 이러한 원리를 생각하면 플라스틱 제품은 온도가 상승할 수 있는 곳에서는 사용하지 말

• 유연성을 부여하는 물질.

아야 한다.

- **용기 바닥의 재활용 마크를 확인한다.** 안전한 순서대로 나열하면 1 PET → 2 HDPE → 4 LDPE → 5 PP다.[*] 기억해두자. 나머지는 사용할 생각도 하지 말고.

가정의 플라스틱 제품을 모조리 다른 것으로 교체해야 하나 고민할 필요는 없다. 그건 사실상 불가능한 일이다. 내 텔레비전, VCR, 전화기 모두 재료의 대부분이 플라스틱이다. 예외로 컴퓨터만 알루미늄과 유리 재질이다.

물론 플라스틱 없이 살아갈 수는 있다. 플라스틱이 유명해진 것은 제2차세계대전 때부터였다. 그전에는 모두 천연재료를 이용했다. 지금도 여전히 수많은 제품이 천연재료로 만들어지고 있다. 면 기저귀, 목재 장난감, 밀짚 바구니, 면 샤워커튼, 유리 물병, 종이 가방 등 금세 몇 가지가 떠오른다. 그러니 무언가 선택할 때는 눈을 크게 뜨고 천연재료로 된 것을 골라보는 것은 어떨까.

- 플라스틱은 종류에 따라 안전도가 다르다. 재활용 마크의 숫자와 문자를 보면 안전도를 알 수 있다. 1번 PET(폴리에틸렌 테레프탈레이트)가 가장 안전하며, 2번 HDPE(고밀도 폴리에틸렌)도 안전하다. 4번 LDPE(저밀도 폴리에틸렌)와 5번 PP(폴리프로필렌)는 괜찮은 편이다. 그외 3번 PVC(폴리염화비닐)와 6번 PS(폴리스티렌)는 환경호르몬이 유출되므로 사용하지 않는 것이 좋다.

청소세제

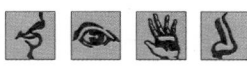

청소세제는 가정에서 발견되는 것 중 가장 독성이 강한 제품에 속한다. 1960년 제정된 '미국연방 유해물질 표시법'에 따라 소비자제품안전위원회가 관리하는 유일한 가정용품이 있으니, 바로 가정용 청소세제다. 즉 청소세제는 여러분을 해칠 수 있으므로 용기에 경고 표시를 하도록 관리하는 것이다.

만약 청소세제에 유해한 화학물질이 포함되어 있다면, 법에 의거해 독성이 어느 정도인지 눈에 잘 띄게 표시해야 한다. 이때 아래 문구 중 하나를 사용하도록 되어 있다.

- 위험, 혹은 독극물(해골과 그 뒤에 뼈다귀가 십자로 놓인 그림이 이 문구와 함께 등장) : 성인이 엄지와 검지로 한 번 집을 정도의 양만 삼켜도 사망할 수 있다.
- 경고 : 성인이 티스푼 하나만큼 섭취하면 사망할 수 있다.
- 주의 : 2스푼에서 2컵까지 섭취하면 사망할 수 있다.

경고문에는 독성물질로 인한 영향이 나타날 수 있는 노출량을 정확하게 명시하도록 되어 있으나, 실제로는 엄격히 지켜지지 않는 실정이다. 따라서 위 문구들은 위험 수준을 전반적으로 나타내는 용도로 보면 된다.

청소세제의 실질적인 안전성이나 위험 수준은 평가하기 어렵다. 제조업체가 제품 라벨에 정확한 성분을 표시하도록 법을 통해 잘 관리되고 있지 않기 때문이다. '물질안전보건자료'(MSDS : Material Safety Data Sheet)*에는 청소세제에 들어 있는 독성물질이 대부분 명시되어 있지만, 일부 성분은 사업상 기밀로 치부되어 정부와 독성물질관리센터조차도 제품에 어떤 성분이 들어 있는지 파악할 수가 없다.

독성물질에서 벗어나는 법 ⋯ 09

독성물질에서 벗어날 수 있는 가장 손쉬운 방법은 부엌에 있는 독성 청소세제를 모두 무독성제품으로 교체하는 것이다. 가까운 천연식품 판매점에 들러 청소세제 진열대를 돌아보면 필요한 제품을 모두 찾을 수 있을 것이다.

크게 힘들이지 않고 직접 청소세제를 만들어 사용할 수도 있다. 대부분 가정에서 부엌에 늘 두고 쓰는 간단한 재료를 이용하면 저렴하게 천연 청소세제를 만들 수 있다. 이런 대체품은 여러분이 이미 익숙하게 사용해온 화학물질만큼 효과가 뛰어나다. 게다가 시중에 판매되는 청소세제보다 훨씬 저렴하다는 장점도 있다. 광고나 포장에 든 비용을 지불할 필요도 없고 용도에 따라 종류별로 구입

• 화학물질의 이름, 물리화학적 성질, 유해위험성, 폭발·화재시 방재요령, 환경에 미치는 영향 등을 기록한 자료.

할 필요도 없다.

나는 식초와 물을 동일비율로 섞고 여기에 유기농 액상 비누와 베이킹소다를 첨가한 용액을 만들어서 통에 담아두고 청소는 이걸로 다 해결한다.

스팀청소도 할 수 있다. 평범한 물도 증기로 바뀌면 먼지, 기름때, 묵은 때, 비누거품이 굳은 얼룩, 곰팡이, 흰곰팡이, 석회가 쌓인 것까지 말 그대로 녹여낼 수 있다. 힘들게 문지르거나 화학성분의 도움 없이도 닦아내고, 균을 없애고, 냄새까지 없앨 수 있는 것이다. 몇 가지 배합만 알고 있으면 집에서 하는 청소는 대부분 직접 만든 세제로 끝낼 수 있다.

배수관세정제

 독극물 : 독성물질관리센터, 응급실, 의사에게 연락을 취하시오. 눈과 피부에 심각한 손상을 입힐 수 있으며, 시력을 잃을 수 있습니다. 삼키면 위험하며 치명적일 수 있습니다.

배수관세정제의 주요 성분은 가성소다(잿물)다. 이는 피부에 닿자마자 살이 녹아버릴 정도로 부식성이 아주 강한 물질이다. 가성소다는 피부에 딱 한 방울 떨어지거나, 굳어 있던 가성소다 결정이 물에 젖은 피부에 닿기만 해도 손상이 발생한다. 또 삼키면 신체조직이 빠른 속도로 화상을 입게 되므로 식도, 위, 내장 전체가 해를 입는다. 가성소다에 중독되면 목숨을 건진다 해도 신체기관 손상은 되돌릴 수 없다.

가성소다 자체는 호흡으로 노출될 경우 아무런 해가 되지 않는다. 그런데 암모니아, 석유증류액 등 유해한 증기를 발산하는 휘발성 액상 화학물질과 가성소다를 섞어서 액상 형태로 만든 것이 바로 배수관세정제다.

만약 여러분이 집에서 사용하는 청소세제 중 딱 하나만 바꾸려고 한다면 그 대상은 바로 배수관세정제가 되어야 할 것이다. 배수관세정제는 가정에서 사용하는 것 중 가장 위험하고 불필요한 제품이라고 장담한다.

독성물질에서 벗어나는 법 … 10

가성소다가 들어간 배수관세정제는 그 유해성에 비하면 효과가 그리 뛰어난 것도 아니다. 여러분이 그런 제품으로 막힌 하수관을 뚫어보려고 몇 번이나 노력해보았을지 눈에 선하다. 그래 봐야 속시원히 해결 못한 것도 다 안다. 가성소다에 오염된 물만 세면대에 가득한 상태에서 이제 어떻게 하지 답답해한 적이 한두 번이 아닐 것이다. 효과도 없는 제품으로 가족들을 위험에 빠뜨릴 이유가 없지 않은가?

내가 배수관을 뚫을 때 즐겨 사용하는 것은 손에 착 붙는 플런저(plunger)*다. 이 구식용품은 언제든 사용할 수 있고 효과를 보지 못

• 손잡이 끝에 동그란 흡착 고무판이 붙어 있는 배관 청소용구. 우리가 흔히 '뚫어뻥'으로 부르는 것으로, 주로 변기가 막혔을 때 사용한다.

하는 경우가 거의 없다. 철물점 어느 곳에서나 플런저를 구입할 수 있는데, 한 번 사면 몇 년은 쓸 수 있는데다 값도 아주 저렴하다. 이 것을 손에 들고 막힌 배수관에 대고 몇 번만 압력을 가하면 꽉 막혀 있던 것들이 결국 뻥 뚫린다.

플런저로 뚫지 못한 배수관은 가성소다로도 못 뚫는다. 그럴 땐 배관공을 불러야 한다. 배관공들은 길고 잘 구부러지는 금속 재질로 된 기구를 사용해 막힌 곳을 밀어낸다. 막힌 부위가 저 깊은 곳일 때는 가정용 호스로 수압을 발생시키는 장비를 이용해 뚫을 수도 있다. 이런 장비는 철물점이나 배관설비를 취급하는 상점에서 구할 수 있다.

하지만 가장 좋은 해결책은 막히지 않게 미리미리 예방하는 것이다. 음식 찌꺼기나 머리카락을 걸러낼 수 있는 배수관용 거름망을 사용하고(나는 망이 촘촘한 것을 사용한다), 기름기가 있는 것은 배수관에 흘려버리면 안된다는 사실을 기억하자(기름 찌꺼기는 쓰레기통에 버리거나 따로 모아야 한다). 우리 집은 배수관이 마지막으로 언제 막혔는지 기억조차 안 난다.

기름때제거제

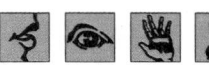

위험 : 접촉하면 화상을 입을 수 있습니다. 피부, 눈, 점막, 옷에 닿지 않도록 하시오. 먹으면 안됩니다. 사용할 때는 고무장갑을 착용하시오. 가성소다를 함유한 제품입니다. 삼키거나 눈에 튀었다면 의사에게 진료를 받아야 합니다. 어린이 손이 닿지 않는 곳에 보관하시오. 점막에 닿으면 자극이 올 수 있습니다. 증기를 흡입하지 않도록 주의하시오.

기름때제거제에는 여러 가지 독성물질이 함유되어 있는데, 그중 가장 위험한 성분은 가성소다와 암모니아다. 특히 분무기 형태의 기름때제거제는 가성소다와 암모니아가 아주 작은 방울이 되어 공기 중에 뿌려질 수 있다는 점에서 매우 위험하다. 가성소다와 암모니아가 공기 중에 뿌려지면 흡입할 위험이 있으며 눈, 피부와 더 쉽게 접촉할 수 있다.

독성물질에서 벗어나는 법 … 11

아마 여러분도 나처럼 기름때 청소하는 일이 참 싫을 것이다. 음식이 흘러내리지 않도록 세심하게 주의해서 레인지나 오븐을 사용한다면 청소를 하지 않아도 된다. 찜 요리를 할 때 오븐 속에서 음식이 넘칠 것 같은 예감이 든다면 과자 굽는 판이나 알루미늄포일을 깐 판 위에 그릇을 올려서 오븐에 넣는다. 또 오븐 바닥으로 음식이 떨어졌다면 내부가 식기 전에 얼른 닦아내서 떨어진 음식이 오븐 안에서 익으면서 눌어붙지 않도록 한다.

그래도 문제는 늘 발생하게 마련이다. 아직 무독성 기름때제거제는 시중에 나와 있지 않다. 대신 무독성세정제 업계에서 일하는 내 친구 지나가 알려준 요령을 하나 전해주겠다. 독성화학물질을 사용하지 않는 지나의 기름때 청소법은 다음과 같다.

수년 묵은 기름때가 켜켜이 쌓인 정말 지저분한 레인지나 오븐이 있다면, 무독성물질로 관리하기 전에 딱 한 번 화학물질로 된 기름때제거제를 이용해도 된다. 정말 어쩔 수 없이 딱 한 번 그런 기름때

지나의 기름때 청소법

분무기에 액상 비누(세제가 아니다!) 2스푼과 붕사(borax) 2스푼을 넣고 나머지는 물로 채운다. 가루가 완전히 녹았는지 확인해서 용액을 뿜을 때 분무기 관이 막히는 불상사가 일어나지 않도록 하자.

잘 녹았으면 분무기를 레인지나 오븐 표면에 가까이 갖다대고 용액을 분사한다. 용액이 공기 중에 (그리고 여러분의 눈과 폐로) 흩날리지 않도록 표면에 가까이 댄다. 모두 천연성분으로 된 용액이지만 잔뜩 찌든 기름때까지 지울 만큼 효과가 강력하므로, 사용할 때는 반드시 장갑과 안경 혹은 보호경을 착용한다.

용액을 분사한 후 20분 정도 그대로 두었다가 철수세미로 문지르고 염소 성분이 포함되지 않은 냄비세정용 분말로 닦아낸다. 검은색으로 눌어붙은 자국 등 그래도 닦이지 않는 찌든 때는 철물점에서 판매하는 연마석을 이용해보라.

제거제를 사용하는 경우라도 절대 분무기 제품은 선택하지 말자.

더불어 소비자제품안전위원회가 안전한 기름때제거제 사용을 위해 권고한 다음 사항을 참고하기 바란다.

- 사용하기 전에는 항상 제품 사용법을 읽고 지시대로 사용한다.
- 보호용 장갑과 안경을 착용한다.
- 부엌 창문은 열고, 어린이 등 가족들이 가까이 오지 않도록 한 후 사용한다.
- 냄새 때문에 힘들다고 느껴지면 부엌 밖으로 나가서 신선한 공기를 쐰다.

곰팡이제거제

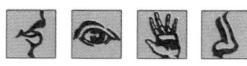

곰팡이제거제에는 페놀, 등유, 펜타클로로페놀 성분이 함유되어 있다. 모두 피부접촉이나 흡입을 통해 노출되면 유해한 성분들로, 삼키면 생명이 위험할 수 있다. 아이러니한 것은, 곰팡이제거제 라벨에는 눈이 따가울 수 있다는 경고문이 있음에도 불구하고 펌프 형태나 분사할 수 있는 분무기에 담긴 채 판매되고 있다는 것이다. 분무기를 쓰면 유해한 용액이 공기 중에 뿌려질 가능성이 크다.

독성물질에서 벗어나는 법 … 12

붕사와 물 혹은 식초와 물을 섞어 분무기에 넣으면 곰팡이제거제로 쓸 수 있다. 이렇게 만든 용액을 뿌리기만 해도 곰팡이가 말끔히 사라진다. 붕사는 곰팡이 생장을 억제하는 작용을 하기 때문에 싱크대 밑 등 눅눅한 곳에 뿌리면 된다.

곰팡이는 실내공기오염이 발생하는 일반적인 원인 중 하나다. 하지만 눅눅하고 어두운 환경에서만 곰팡이가 생기기 때문에, 습기가 많고 쉽게 증식할 수 있는 곳에서만 문제가 발생한다. 대부분의 가정에서는 부엌과 욕실이 바로 그러한 장소다.

가장 좋은 해결책은 건조하고 밝은 환경을 만들어 애초부터 곰팡이 발생을 막는 것이다. 습기가 생길 만한 장소가 없는지 집 안을 둘러보고 환경을 바꿔보자. 습기가 없으면 곰팡이는 생기지 않는다. 욕실은 샤워 후 환풍기를 가동해 물기를 없애면 곰팡이 발생을 막을 수 있다. 우리 집 욕실에는 커다란 채광창을 만들었더니 빛도 들어오고 욕실도 건조하게 유지할 수 있게 되었다.

살균제

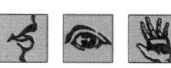

주의 : 어린이 손이 닿지 않는 곳에 보관하시오. 열기, 불꽃, 화기와 닿지 않도록 하시오. 눈에 닿지 않도록 하시오. 식품에 닿지 않도록 하시오.

살균제에는 흡입하면 몸에 해로운 휘발성 화학물질이 다량 함유되어 있다. 살균제에 특히 자주 사용되는 성분인 크레졸은 피부와 호흡기 점막을 통해 체내로 쉽게 흡수되며 간, 신장, 폐, 췌장, 비장을 손상시킨다. 강력한 신경 독성물질이기도 하다. 살균제에는 그밖에도 페놀, 에탄올, 포름알데히드, 암모니아, 염소 등 세균을 죽이는 독성물질이 들어 있다.

참 아이러니한 사실은, 많은 사람들이 가족 중에 아픈 사람이 있을 때, 즉 누군가 독성물질의 영향에 가장 취약한 상태일 때 살균제를 사용한다는 것이다. 또 위생에 너무 신경을 쓰느라 살균에 주력하고 "상쾌하고 깨끗한 향"이 주변에 계속 유지되도록 애쓰는 사람들이 많다. 오히려 몸에 위험한 기체인 줄도 모르고 말이다.

자연은 특유의 경이로움을 발휘해서 인체가 스스로 세균을 처리할 수 있도록 효과적인 면역체계를 부여했다(부록 A의 면역계 참고). 세균을 없애려고 독성화학물질을 사용하면 우리 몸의 방어책인 이 면역체계의 기능에 문제가 생길 수 있다.

독성물질에서 벗어나는 법 … 13

나는 종류를 불문하고 살균제는 아예 사용하지 않는다. 그렇게 한 지 벌써 20년도 넘었다. 대신 영양보충을 통해 내 몸의 면역체계를 강화한다. 그랬더니 감기 한 번 걸린 일이 없다.

살균제는 텔레비전 광고에서도 나오듯 "닿자마자 세균을 죽이는" 물질이다. 문제는 세균을 모두 죽이는 것이 아니라 일부만 없앨 수 있다는 점이다. 세균끼리는 아주 친밀해서 살균처리를 한 직후에도 재빨리 증식한다.

질병을 유발하는 세균과 바이러스를 없애고 싶은 물건이 있다면, 끓는 물에 넣어 멸균해야 한다. 병원의 수술도구들은 끓는 물에 증기압력이 더해지는 가압멸균처리기 속에서 멸균된다.

몇 년 전 읽은 한 연구결과에 따르면, 어떤 병원에서 온수 약 4리터에 붕사 1/2컵을 섞은 용액을 이용해 청소했더니 그 병원에서 규정한 살균요건을 모두 충족시킬 수 있었다고 한다(이 연구결과는 더이상 확인이 불가능하므로 누군가 똑같이 해보고 그 결과를 내게도 알려줬으면 한다). 기저귀용 쓰레기통*에도 자주 사용되는 붕사는 가까운 슈퍼마켓 청소세제 코너에 가면 구할 수 있다.

비누와 물로 자주 청소하는 것 또한 세균을 줄이는 효과적인 방법이다. 비누는 물의 표면장력을 줄이고 문지르기 쉬운 상태로 만들어주기 때문에 세균을 손쉽게 없애는 데 도움이 된다. 이때 핵심은 마찰력이다. 여러분의 피부든 욕실 선반이든, 많이 문지르면 문지를수록 더 깨끗해진다. 외과의사들이 수술 전 항균비누로 손을 씻는 모습을 보면 그냥 문질러 씻는 데 그치지 않는다. 문지르고, 문지르고, 문지르고, 또 문지른다(약 2분 동안이나 말이다). 알고 지내는 한 간호사는 평상시 손을 씻을 때도 비누를 묻혀 20초간 문지른다고 한다. ABC 노래를 처음부터 끝까지 부르면 그 정도 시간이 흐른단다. 참, 독성물질인 트리클로산이 함유된 항균비누는 사용할 필요가 없다. 그냥 향이 없는 평범한 비누면 된다.

부엌에서 발생하는 특정 유해미생물에 대해서는 좀 자세히 알아둘 필요가 있다. 익히지 않은 육류에 존재할 수 있는 살모넬라 같은 균이 그런 미생물에 속한다. 나는 육류용 도마를 따로 마련해 사용하는 것으로 독성화학물질의 도움 없이도 살모넬라를 물리치고 있다. 육류용 도마는 사용한 즉시 칼과 함께 뜨거운 물로 씻고 내 손도 함께 씻는다. 지역 보건부의 검사를 받는 음식점들도 같은 방법을 사용한다. 음식점 전용제품을 취급하는 판매점에 가보면 사용하는 식품별로 색깔이 다른 도마를 판매한다.

뜨거운 물에 헹구는 것만으로도 세균을 일부 제거할 수 있다. 건

• 밀폐가 잘되는 기저귀 전용 쓰레기통으로, 뚜껑을 닫으면 냄새를 제거하는 베이킹소다 등이 자동분사된다.

조도 중요하다. 세균, 곰팡이는 건조한 곳에서는 살아남지 못한다.

얼룩제거제

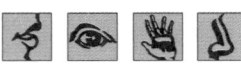

얼룩제거제의 용제로 흔히 사용되는 퍼클로로에틸렌은 드라이클리
닝 제품에도 사용되는 물질이다. 하지만 드라이클리닝 제품보다 얼
룩제거제를 사용하면서 이 물질에 노출될 때 더 중대한 위험이 발
생한다. 휘발된 물질은 발암성이 있으며 아주 유독하다. 또 현기증,
어지럼증, 졸림, 구토, 식욕 감퇴, 방향감각 상실 같은 증상을 유발
한다. 퍼클로로에틸렌 휘발물질에 다량 노출되면 생명이 위독해질
수 있다.

독성물질에서 벗어나는 법 … 14

얼룩을 가장 쉽게 제거하는 방법은 생기자마자 몇 분 이내에 지우
는 것이다. 따라서 어딘가에 얼룩이 묻자마자 찌든 때가 되기 전에
얼른 지우는 습관을 들이는 것이 중요하다.

　몇 년 전 출판사 관계자와 우연히 고급 레스토랑에서 만나 동석
해서 함께 후식을 먹은 적이 있다. 그녀는 유명 출판사 편집장과 함
께 막 점심을 먹은 후였다. 나는 달콤한 초콜릿소스를 듬뿍 끼얹은

아이스크림을 주문했다. 맛을 보려고 숟가락 가득 떠올리는데, 그만 아이스크림이 내 빨간색 코듀로이 소재 원피스 위로 떨어지고 말았다. 그러자 그녀가 얼른 탄산수를 주문하더니 내 원피스에 흠뻑 들이부었다. 그 당시에는 별로 효과가 없는 것처럼 보였는데, 나중에 비누와 물로 씻어내니 초콜릿 얼룩이 완전히 사라졌다.

대형소매점에 가면 독성이 강하지 않은 얼룩제거제를 여러 종류 판매한다. 또 인터넷을 검색하면 얼룩제거제를 직접 만드는 방법도 찾을 수 있다.

드라이클리닝

천연소재와 합성섬유가 혼합된 옷 가운데 대다수는 라벨에 이런 문구가 쓰여 있다. "반드시 드라이클리닝하시오." 드라이클리닝은 이름처럼 정말 드라이(건조)하게 진행되는 것은 아니다. 일반 빨래에 사용되는 세제와 물 대신 섬유에 흡수되지는 않으면서 얼룩과 때를 제거하는 용제를 이용해 세탁하는 것이 드라이클리닝이다. 이 방법으로 세탁하면 섬유가 수축하거나 늘어나지 않으며 색이 바래거나 빠지지 않는다. 또 약한 섬유도 찢어지거나 물 얼룩이 생기지 않으며 면 소재 옷도 뿌예지지 않는다.

드라이클리닝이 완료된 옷에는 아무런 경고문이 없다. 그런데 사실은 경고문이 있어야 한다. 드라이클리닝에 사용되는 용제는 특별한 언급이 없는 한 대부분 퍼클로로에틸렌으로, 가장 일반적으로 사용되지만 가장 유독한 용제다. 이 퍼클로로에틸렌은 발암물질 2A군으로 분류된 물질이다. 인체에 암을 유발할 가능성이 있다는 의미다. 그뿐만 아니라 신경 독성물질이기도 하며 간 손상을 야기할 수도 있다. 휘발성이 매우 강하고 가구, 식품 등 다공성물질이라면 무엇에든 침투할 수 있다. 따라서 퍼클로로에틸렌을 이용해 드라이클리닝한 옷은 되도록 집에 없는 편이 낫다.

드라이클리닝 용제로 두 번째로 많이 사용되는 것은 탄화수소다. 가끔 '유기'(organic)라는 표현과 함께 광고에 등장하는데, 이것이 유기농법으로 만든 제품이라는 의미는 절대 아니다. 이러한 제품에 사용된 '유기'라는 표현은 화학물질의 종류가 유기물질, 즉 탄소 분자로 구성된 물질이라는 뜻이다. 즉 순수석유성분이다. 탄화수소 용제는 휘발성 유기화합물(VOC)로 분류되는데, VOC는 대기 중에 증발되어 스모그와 지구온난화에 영향을 준다. 이러한 탄화수소 용제는 그 종류가 다양하며 대부분 독성이 아주 강하다.

그밖에도 벤젠, 염소, 포름알데히드, 나프탈렌, 트리클로로에틸렌, 크실렌 등의 독성화학물질이 드라이클리닝에 사용된다.

독성물질에서 벗어나는 법 … 15

드라이클리닝한 의류가 인체에 위험할까? 그럴 수도 있고 아닐 수도 있다. 퍼클로로에틸렌이 휘발할 때 그 기체를 흡입하면 위험하다. 하지만 이 물질 자체는 휘발성이 아주 강해서 완전히 증발하고 잔류물질이 생기지 않는다. 드라이클리닝을 하면 보통 건조과정을 거치게 된다. 그런데 세탁소에서 보호용 비닐을 씌울 때 옷이 채 마르지 않아 축축한 경우가 많다. 환경보호청이 실시한 연구결과를 보면 일반적인 실내공기오염물질에 드라이클리닝한 의류가 약간 축축할 때 휘발되는 물질도 포함되어 있다.

해결책은 간단하다. 드라이클리닝한 의류는 집에 갖고 오자마자 비닐을 벗기고 통풍이 잘되는 장소(야외가 가장 좋다)에 걸어두어 남아 있는 용제가 증발되도록 한다. 이때 증발된 물질이 집 바깥에 남아 있도록 문은 닫아둔다. 그리고 다시 방의 창문을 열어 혹시 집 안에 남아 있을지 모르는 물질을 밖으로 내보낸다.

하지만 분명히 퍼클로로에틸렌은 독성이 있고, 그보다 독성이 약한 대체물질이 있다.

일부 세탁소에서는 손세탁, 얼룩제거, 스팀세탁, 첨단세탁기(특수 세제와 물만 이용하는 설비), 의류건조기를 함께 사용하는 '습식클리닝' 서비스를 제공한다. 집에서 세탁하지 않고 세탁소에 맡길 때 장점은 건조기가 컴퓨터로 제어되고 옷감을 늘려주는 기계가 있어서 직물이 원래 크기와 형태를 유지한다는 것이다.

드라이클리닝에 사용할 수 있는 용제 중에는 독성이 덜한 물질도 있다. 글리콜 에테르가 그중 하나로, 이 물질 역시 석유로 만들고 독성이 있는 것은 마찬가지지만 다른 석유계 용제보다는 독성이 덜하다.

액상 실리콘은 기본적으로 모래를 액화해서 얻는 물질이다. 우리가 사는 땅에서 가장 안전하면서 가장 풍부한 천연광물인 이산화규소로 이 액상 실리콘을 만든다. 이 물질은 자연에 돌아가더라도 모래, 미량의 물과 이산화탄소, 이 3가지 천연원소로 분해될 뿐이다. 이렇듯 안전하기 때문에 별도의 규제도 필요없다.

드라이클리닝에 사용할 수 있는 가장 안전한 물질은 액상 이산화탄소다. 이산화탄소는 모든 동물이 숨을 쉬면서 내뱉는 기체다. 식물은 고압액상 형태로 이산화탄소를 흡수한다. 탄산음료에도 이 액상 이산화탄소가 사용되고 세제에도 사용된다. 옷감을 깨끗하게 만들고 살균하는 기능이 있는데다 섬유 속에 침투해 때 입자를 없애고 얼룩이 남지 않게 한다. 심지어 액상 이산화탄소는 드라이클리닝 과정에 사용된 물질에서 나온 다른 유해한 화학물질까지 씻어낸다. 그뿐만 아니라 이산화탄소를 이용해 세탁하면 의류의 수명을 20~40%까지 늘릴 수 있다.

드라이클리닝에 사용되는 이산화탄소는 산업공정 중 부산물로 발생하는 것을 따로 모은 것으로, 원래 대기 중에 방출되는 이산화탄소를 모아 활용하는 것이다. 의류 1벌을 세탁하는 데 사용되는 이산화탄소 중에서 공기로 다시 방출되는 양은 2%에 불과하므로 지구온난화에 미치는 영향도 매우 적다. 환경보호청과 천연자원보호위원회(NRDC)에서도 이산화탄소 드라이클리닝을 진정한 친환경 드라이클리닝으로 인정하고 있다. 또《컨슈머리포트(Consumer Report)》*에서는 이산화탄소 드라이클리닝을 일반적인 세탁법보다 효과 면에서 훨씬 우수하다고 평가했다. 아쉽게도 아직은 이산화탄소 드라이클리닝 기계가 많이 사용되고 있지 않다.

---

* 미국 소비자단체가 발행하는 소비자 정보 잡지.

독성이 강하지 않다고 강조하는 드라이클리닝 세탁소가 있는가? 그 말이 사실인지 궁금하다면 어떤 용제를 사용하는지 알아보라. 예를 들어 무독성세제 혹은 글리콜 에테르나 이산화탄소를 사용하는지 확인하면 된다. 이용하려는 세탁소를 면밀하게 확인해야 하며, 그들이 광고하는 말만 믿어서는 안될 것이다.

물론 세탁소에 옷을 맡기지 않고 직접 세탁할 수도 있다. 또 드라이클리닝을 할 필요가 없는 옷을 골라서 구입해도 된다. 나는 세탁기에 던져넣거나 손으로 빨 수 있는 옷만 구입한다.

양복 등 일부 의류는 전문적인 방식으로 세탁해야 한다는 것을 나 또한 인정한다. 그럴 때는 최대한 독성이 덜한 방식을 이용하기 바란다.

세제, 표백제, 섬유유연제

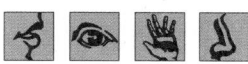

세제 경고문
위험 : 눈에 닿으면 즉시 의사와 상담하시오. 어린이 손이 닿지 않는 곳에 보관하시오.
경고 : 삼키면 위험할 수 있으며, 피부와 눈에 자극을 줄 수 있습니다. 어린이 손이 닿지 않는 곳에 보관하시오.

표백제 경고문
주의 : 어린이 손이 닿지 않는 곳에 보관하시오. 삼키면 위험할 수 있으며, 눈에 심각한 자극을 유발할 수 있습니다. 염소계 표백제는 암모니아 성분이 들어간 세탁세제나 식초와 혼합해서는 안됩니다. 매우 유독한 휘발물질 클로라민이 발생할 수 있습니다.

섬유유연제 경고문
주의 : 어린이 손이 닿지 않는 곳에 보관하시오.

일반적으로 사용하는 이 3가지 세탁세제 모두 "어린이 손이 닿지 않

는 곳에 보관하라"는 문구가 있다는 점에 주목하라. 아직도 대부분 가정에서 이러한 제품을 아이들 손이 닿을 수 있는 곳에 보관한다. 그 결과 세탁세제는 가정에서 발생하는 중독사고의 원인물질 중 가장 큰 비중을 차지한다. 세탁세제로 인한 사고 대부분은 어린이가 개봉하기 쉬운 세제 제품의 뚜껑을 열고 알록달록한 가루를 무심코 입에 넣는 바람에 발생한다.

세탁세제는 세탁 후에도 의류나 침대보에 남아 피부발진을 일으킬 수 있으며 "봄날의 싱그러움" 같은 인공향은 수많은 증상을 유발할 수 있다.

염소표백제 역시 사고로 삼키거나 빨래하던 중 발생하는 휘발물질을 흡입하면 위험할 수 있다. 액상 표백제의 경우 제품 라벨에는 마시지 말라는 경고만 나와 있지만 독성학 관련 서적에는 "흡입시 피부자극을 유발할 수 있는 독성물질"로 명시되어 있다.

섬유유연제는 정전기 발생을 막는 기능 때문에 옷감에 계속 잔류한다. 즉 완전히 옷에서 씻겨나가지 않으므로 우리 몸이 옷과 닿을 때마다 이 물질에 계속 노출된다. 섬유유연제 잔류물질은 피부에 상당한 자극을 유발할 수 있고 코막힘, 눈물 등 알레르기 반응이 발생하는 원인이 되기도 한다. 또 섬유유연제 제품 대부분이 아주 향이 강한데, 여기에는 신경 독성물질이 다수 함유되어 있다.

독성물질에서 벗어나는 법 … 16

세제 세제와 비누에는 아주 커다란 차이가 있다. 세제는 석유로 만드는 반면, 지난 수세기 동안 안전하게 사용해온 비누는 천연오일과 무기질로 만든다.

천연식품 판매점이나 인터넷쇼핑몰을 이용하면 세제도 천연성분이나 유기농 비누 성분으로 만든 제품을 구입할 수 있다. 새로운 세탁용품 중에 소프넛(soapnut)이라는 것이 있다. 무환자나무(soapberry)의 열매인데, 물에 넣으면 비누와 같은 물질을 만들어내 의류를 깨끗하고 부드럽게 만들어준다. 정말 효과가 뛰어나다. 나역시 소프넛을 사용해서 빨래한다.

고효율 드럼세탁기는 거품이 많이 발생하지 않는 세제를 사용한다. 일반세제를 사용하면 세제 사용량을 줄인다 해도 거품이 너무 많이 생기기 때문이다. 천연식품 판매점에서 구입할 수 있는 식물성세제 제품은 대부분 이런 드럼세탁기에도 사용할 수 있다. 사실 슈퍼마켓에서 사다 쓰는 일반세제에 익숙한 사람들은 거품이 너무 조금 발생하는 식물성 세제를 보고 세척 효과에 의구심을 갖는다. 가까운 천연식품 판매점에 들러 어떤 제품들이 있는지 확인해보라.

옷을 깨끗하게 만들기 위해 꼭 세제를 사용해야 하는 것은 아니다. 지저분한 때를 지우기보다는 땀과 냄새를 없애려고 빨래하는 경우가 많은 것이 사실이다. 이러한 목적을 위해서라면 빨래 한 바구니에 베이킹소다 1컵, 혹은 화이트식초˙ 1컵을 세제 대신 사용하면 된다.

• 옥수수, 타피오카 등 곡물을 발효 혹은 증류해서 정제한 주정으로 만든 무색의 식초.

표백제 옷을 센물(경수)로 세탁하면 물속의 무기질이 비누와 세제가 옷에 들러붙도록 만들어서 시간이 갈수록 옷이 칙칙하고 우중충해진다. 옷에 필름처럼 남은 비누와 세제가 옷감의 색을 희미하게 하고 흰색 옷은 회색으로 만드는 것이다. 연수장치만 사용해도 이 문제를 해결할 수 있다. 표백제도 필요없다. 베이킹소다로도 같은 효과를 볼 수 있는데, 물이 미끌미끌하다고 느껴질 때까지 충분한 양을 넣어서 사용하면 된다.

내가 사는 곳은 아주 심한 센물이 나오는 지역이라 집 전체에 연수기를 설치했다. 그랬더니 표백제를 쓸 일이 없다. 그러나 여러 가지 상황 때문에 연수기를 설치하는 것이 힘들다면 과산화수소, 탄산나트륨 성분으로 구성된 무염소, 무향의 산소표백제를 선택하라. 세탁용품을 판매하는 곳이라면 어디서든 구할 수 있다. 단, 제품명에 "옥시"(oxy)라는 표현이 있거나 "무염소"라는 문구가 있더라도 라벨을 꼼꼼하게 읽어보아야 한다. 일부 무염소표백제에는 인공향이 첨가되어 있기 때문이다.

산소표백제는 다른 용도로도 사용할 수 있다. 나는 옷의 오래된 얼룩을 지울 때 산소표백제를 사용하는데, 다른 방법으로는 절대 지워지지 않는 얼룩도 다 지워진다. 싱크대의 찌든 때나 냄비를 올려놓은 자국, 아기는 컵 바닥에 남아 있는 차 얼룩을 지우는 데도 사용한다. 변기와 욕실 타일을 반짝반짝하게 하는 데도 한몫한다. 요약하자면 산소표백제는 여러분이 깨끗하게 만들고 싶은 모든 대상을 깨끗하게 만들어주는 무독성 대체용품으로 사용할 수 있다.

섬유유연제 합성섬유가 인기를 얻기 전까지 섬유유연제는 이 세상에 존재하지도 않았다. 오로지 합성섬유의 정전기 발생을 줄이기 위한 목적으로 개발된 것이 섬유유연제. 천연섬유로 된 의류를 입으면 정전기 문제가 없으므로 섬유유연제를 사용할 필요가 없다.

그래도 정 섬유유연제를 사용해야 한다면 빨래건조기에 사용하는 무향의 시트 형태 제품이 그나마 안전하고 가장 편리하다. 세탁 시 헹굼 단계에 베이킹소다를 넣어도 섬유유연제와 같은 효과를 볼 수 있다.

유리세정제

독극물 : 화상을 입을 수 있습니다. 접촉시 의사의 진료를 받으십시오. 어린이 손이 닿지 않는 곳에 보관하시오.
주의 : 삼키면 위험합니다. 자극을 유발합니다. 눈에 닿지 않도록 하고 피부와 오래 접촉하지 않도록 하시오.
삼키지 마시오. 휘발된 물질을 흡입하지 마시오. 통풍이 잘되는 곳에서 사용하시오.

우리 세대는 흔히 할머니들이 암모니아를 사용하는 것을 보고 자라서 그런지 암모니아가 안전한 물질이라고 생각하는 경우가 많다. 하지만 위와 같은 경고문은 다름 아닌 희석 안된 암모니아 제품 병에 표시된 내용이다.

유리창 등에 사용하는 유리세정제에는 물, 인공색소와 함께 암모니아가 혼합되어 있다. 또한 스프레이 형태이기 때문에 희석된 암모니아의 작은 방울이 피부나 눈에 접촉할 수 있으며 흡입해서 폐에도 노출될 수 있다.

여러분 가정에서 암모니아를 없애는 손쉬운 방법 중 하나는 유리창을 닦을 때 화이트식초나 사과식초를 희석해서 사용하는 것이다. 둘 다 물을 동량 넣어 희석한 후 분무기에 담아 사용하면 된다. 이렇게 만든 용액을 유리창에 뿌린 후 신문지로 닦으면 얼룩 없이 반짝이는 유리창이 된다.

청소 목적으로 구비해둔 다른 암모니아 세정제가 있다면 가정내 유해폐기물 수거기관을 찾아가면 된다. 여러분이 사는 지역에 따라 쓰레기 처리업체가 암모니아 세정제를 일반쓰레기에 함께 버리지 못하게 할 수도 있다. 분명히 독성물질이니까.

폐기했다면 가까운 천연식품 판매점에 가서 암모니아 성분이 없는, 천연 식물성분으로 된 다목적 세정제를 구입한다.

방향제

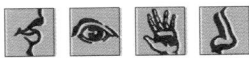

어린이 손이 닿지 않는 곳에 보관하시오.
주의 : 눈과 피부에 자극을 줄 수 있습니다. 피부와 오래 닿거나 자주 닿으면 알레르기 반응이 나타날 수 있습니다. 눈, 피부, 의류와 접촉하지 않도록 하시오. 먹으면 안됩니다.

어느 날 친구와 장을 보다가 방향제 제품 포장에 적힌 경고문을 좀 보고 가자고 제의했다. "방향제라는 이름을 붙이면 안되지." 친구가 거들었다. "공기 독성물질 공급기라고 불러야 맞잖아." 그 말은 사실이다. 방향제는 실제로 공기 중에 독성화학물질을 추가할 뿐이다.

대부분의 방향제는 공기를 전혀 상쾌하게 만들어주지 못한다. 불쾌한 냄새를 그저 좀더 기분 좋은 향으로 덮거나, 여러분의 신경을 둔화시키는 물질로 후각 기능을 교란할 뿐이다. 혹은 우리가 감지할 수 없는 막을 만들어 콧구멍(비강)을 덮는다.

천연자원보호위원회는 2007년 방향제에 관한 연구를 했는데, 검사대상 85% 이상에 프탈레이트가 다양한 수준으로 함유되어 있었다. 프탈레이트계 화학물질은 향을 용해시켜 운반하고 플라스틱을 유연하게 만드는 데 사용된다. 화장품, 페인트, 매니큐어, 어린이 장난감 등 다양한 제품에 널리 사용되고 있다.

프탈레이트와 관련된 건강 문제로는 암, 유아의 발달장애와 성호르몬장애(테스토스테론 감소, 정자 수 감소, 생식기 기형 등), 불임 등이 있다. 현재로서는 프탈레이트에 관한 규정이 전혀 없으며, 프탈레이트가 사용된 제품에 함량을 표시하는 것도 의무화되어 있지 않다.

방향제에 함유된 그외 독성물질로는 나프탈렌, 페놀, 크레졸, 에탄올, 크실렌, 포름알데히드 등이 있다.

독성물질에서 벗어나는 법 … 18

방향제 제품에 대한 엄청난 광고 공세가 펼쳐지고 있다. 하지만 방향제는 사실상 전혀 필요하지 않은 제품이라 할 수 있다. 가정에서는 창문을 열거나 가스레인지 위에 있는 후드 등 환풍기를 돌리기만 해도 불쾌한 냄새를 없앨 수 있다. 이렇게 하면 냄새뿐만 아니라 실내에 쌓인 휘발성 독성물질을 줄이는 데도 도움이 된다.

집에서 냄새가 난다면 어디서 시작된 것인지 원인을 찾아 해결하는 것도 좋은 방법이다. 식품에서 나는 냄새를 줄이려면 쓰레기통을 자주 비우고 세척하는 것이 좋다.

그래도 냄새가 너무 지독하다면 제올라이트(zeolite)를 사용해보자. 제올라이트는 자연적으로 생성되는 광물들로 구성되어 있는데, 대부분이 화산재 성분이다. 제올라이트의 구조는 마치 벌집처럼 복잡한 격자무늬로 되어 있다. 이러한 구조적인 특징 덕분에 제올라이트 결정의 내부는 표면적이 아주 넓다. 게다가 음전하를 띤 이온으로 구성되어 있어서, 양전하를 띤 오염물질을 정전기적 인력으로 끌어당기는 성질이 있다. 제올라이트는 냄새 제거, 공기 중 독성물질 제거 목적으로 산업용으로도 널리 사용된다. 여러분도 온라인을 통해 구입할 수 있다.

방향제를 사용하는 주된 이유가 공기 중에 좋은 향이 나도록 하는 것이라면, 천연향을 이용해보는 것은 어떨까? 가능하면 인공향 말고 실제 향을 활용하자(지금 나는 책상 밑에 놓인, 하얀 수선화의 달콤한 향을 즐기고 있다). 분무기에 물과 방향유를 넣어 만든 방향제를 사용해도 된다.

한편 집 안의 푹신한 표면, 즉 침대 매트리스와 천으로 된 침대틀, 카펫, 깔개, 커튼, 휘장 등 청소하기 어렵고 냄새를 제거하기 어려운 곳에 사용하면 된다고 광고하는 방향제 제품도 시중에 판매되고 있다. 하지만 이러한 제품은 에틸알코올(석유에서 유래한 화학물질을 희석한 것)에 향을 첨가해서 만든 것이다. 이것 역시 천연재료를 활용하면 향 없이 더 저렴한 비용으로 직접 만들 수 있다. 희석하지 않은 보드카를 분무기에 넣기만 하면 된다.

<h2 style="text-align:center">가정용 살충제</h2>

<h3 style="text-align:center">가정용 살충제</h3>

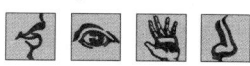

주의 : 어린이 손이 닿지 않는 곳에 보관하시오. 사람이나 애완동물이 없는 장소에서만 사용하시오. 사람이나 동물이 섭취하지 않도록 하시오. 삼키거나 피부를 통해 흡수되면 위험합니다. 피부, 눈, 의류에 닿지 않도록 하시오. 증발된 물질이나 분무된 물질을 흡입하지 마시오. 사용 중 흡연하지 마시오. 중증 환자가 있거나 약물치료 중인 사람이 있는 가정에서는 사용하지 마시오. 꽃가루 알레르기가 있는 사람이나 천식 환자가 있는 가정에서는 사용하지 마시오. 영유아, 환자, 노인, 분만예정일이 가까운 임신부가 있는 공간에는 사용하지 마시오. 부엌이나 식품을 보관 혹은 조리 중인 곳에는 사용하지 마시오. 식품에 직접 사용하지 마시오. 가정에서 식품을 조리하는 기구 표면에는 사용하지 말아야 하며, 사용시 조리기구는 천으로 덮거나 사용 후 충분히 세척해야 합니다. 사용시 애완동물은 가까이 오지 못하게 하고 수족관, 연약한 식물은 분사 전 천 등으로 덮습니다.

환경보호청에 따르면 일반가정용으로 판매되는 살충제 제품 중 라벨에 '주의'보다 강력한 경고문을 표시한 제품은 없다. 다시 말하면 위의 경고문 내용보다 더 위험한 제품은 허가를 받은 해충방제 전문가만 사용할 수 있다.

살충제는 대부분 개미, 벼룩, 바퀴벌레, 모기, 파리, 좀벌레 등 날아다니거나 기어다니는 곤충이면 모두 죽인다.

내가 사는 곳은 아열대기후의 천국 같은 날씨로 유명한 플로리다지만 벌레가 너무 많다. 하지만 우리 집에서는 곤충 때문에 골치 아픈 일이 거의 없다. 심지어 천연물질로 만든 해충방제 물질조차 필요가 없다. 비결이 뭘까? 창문과 대문에 방충망을 꼼꼼히 설치하고 해충이 침입할 수 있는 곳, 즉 갈라진 곳이나 열린 곳은 다 막았기 때문이다.

개미 문제는 이렇게 해결하면 된다. 우리 집에서도 사용한 방법이다. 먼저 집에서 개미가 발생한 흔적을 발견하면 물에 적신 스펀지로 그 자국을 닦아낸다. 개미는 방향을 찾을 때 서로 의지한다. 따라서 이동한 자국이 없으면 나머지 개미들은 길을 찾지 못한다. 개미가 집 안으로 들어오는 것을 목격했다면 일반적으로 흔히 사용하는 흰색 풀로 갈라진 벽 틈새를 막는다(풀이 마르면 투명해서 자국이 보이지 않는다). 개미가 일단 집 안으로 들어온 것이 확인되면 풀칠을 몇 차례 더 해야 할 수도 있다. 그래도 일단 균열된 부분을 막으면 더이상 개미 문제로 골머리 앓을 필요가 없다.

방충제(벌레퇴치제)

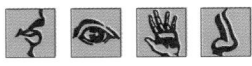

주의 : 삼키면 위험합니다. 눈, 입가에 닿지 않도록 하시오. 어린이가 손으로 만진 후 눈을 비비지 않도록 하시오. 레이온, 스판덱스 등 합성섬유에 바로 사용하거나 그 근처에서 사용하지 마시오. 건조처리된 가구, 플라스틱, 가죽, 시계 유리, 자동차 등 페인트나 광택제(니스)를 칠한 표면을 손상시킬 수 있습니다.

여러분은 어떻게 생각할지 모르나, 나라면 자동차 페인트도 벗길 수 있는 물질을 벌레 쫓는답시고 피부에 바르고 싶지는 않다!

방충제로 가장 널리 사용되는 것은 DEET(디에틸톨루아미드의 상표명)다. 영국 의학 분야 학술지인 《란셋(The Lancet)》에 따르면 DEET 노출시 뇌 이상, 명료하지 않은 발음, 보행 문제, 신체 떨림이 발생할 수 있으며 심지어 사망에 이를 수 있다고 한다. 《컨슈머리포트》는 DEET에 노출되었거나 사고로 DEET를 삼킨 어린이한테서 급성 신경독성 증상이 발생한 사례를 최소 10여건 밝힌 바 있다. 이 어린이들 가운데 몇 명은 결국 숨졌다.

물론 DEET 방충제를 사용한 사람이 모두 그러한 피해를 겪으며 고통받는 것은 아닐 것이다. 하지만 다시 한 번 생각해보라. 특히 DEET는 피부에 닿으면 그 성분의 56%가 혈류로 유입되고 몸속에 최대 2개월까지 머물 수 있다는 점을 유념하라.

독성물질에서 벗어나는 법 ⋯ 20

대부분의 사람이 모기를 쫓으려고 방충제를 사용한다. 내가 사는 이곳 플로리다에도 모기가 많아서 모기를 쫓는 것만큼은 나도 다른 사람 못지않게 잘 안다고 자신한다.

모기를 쫓는 가장 손쉬운 방법은 일반 식초를 이용하는 것이다. 나는 늘 주방에 구비되어 있는 유기농 사과식초를 사용한다. 없으면 증류된 화이트식초를 사용해도 된다. 이 식초를 입구에 좁은 관이 연결된 양념통 같은 데에 넣어서 외부로 노출된 피부에 한 방울씩 떨어뜨리면 된다.

그밖에도 인터넷쇼핑몰에서 판매하는 다양한 식물성 방충제와 세다유(cedar oil)*를 사용해도 효과가 있다. 면으로 된 방충망을 설치하는 것 또한 모기를 쫓는 데 유용하다. 이런 제품 역시 인터넷에서 구입할 수 있다.

좀약

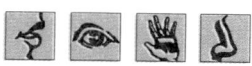

주의 : 삼키면 위험할 수 있습니다. 휘발된 기체를 장시간 흡입하거나 피부에 반복접촉하지 않도록 하시오. 어린이 손이 닿지 않는 곳에 보관하시오.

좀약 성분은 100% 파라디클로로벤젠이다. 휘발성이 있는 이 화학물질은 두통을 유발할 수 있으며 코, 목, 폐에 심한 자극을 줄 수 있다. 또 장기간 노출되면 간과 신장이 손상될 수 있다.

좀약은 형태가 꼭 사탕 같아서, 독성물질임에도 어린아이들의 눈에는 너무나 매력적인 물건으로 보인다. 만약 두살짜리가 좀약 1알을 무심코 삼킨다면 1시간 이내에 발작 증세를 보일 수 있다.

좀약 제품의 경고문을 볼 때마다 "휘발된 물질을 장시간 흡입하지 마시오"라는 말은 뭔가 이상하다는 생각이 든다. 좀약 자체가 휘발성물질이 나오도록 만들어진 제품 아닌가? 옷장에 머물던 좀약

• 미국산 붉은 삼나무에서 짜낸 기름.

냄새는 방 안 전체로 쉽게 퍼질 수 있고, 특히 환기가 잘 안되는 방
에서는 농도가 매우 짙어질 수 있다.

독성물질에서 벗어나는 법 … 21

모직 제품이 좀나방에 피해를 입지 않도록 보호하려면 라벤더와 로
즈메리, 박하, 또는 말린 후추 열매 등을 주머니에 넣어 걸어두면 된
다. 삼나무로 된 제품 역시 좀나방 퇴치에 효과적이다.

이런 허브 제품들은 안전하면서 효과가 뛰어날 뿐만 아니라, 그
특유의 천연향은 맡았을 때 훨씬 더 기분이 좋게 만든다.

방충용 주머니를 쉽게 만드는 비결이 하나 있다. 바로 아기용 면
양말을 사용하는 것이다! 크기도 딱 알맞고 디자인도 무척 예쁜 것
들이 많다. 아기용 면양말에 허브를 채운 다음 발목 부분을 접어 옷
핀을 하나 꽂기만 하면 완성이다.

머릿니 제거용 샴푸

취학연령의 자녀가 있는 가정에서는 아이가 어느 날 학교에서 머릿
니를 옮아오는 일이 꼭 발생한다.

이럴 때 머릿니를 없애려고 가장 흔하게 시도하는 방법이 바로
린데인 성분의 샴푸를 사용하는 것이다. 린데인은 독성이 아주 강
한 화학물질로, 피부를 통해 쉽게 흡수된다. 머릿니 치료 후 린데인

에 중독되어 어린이가 숨진 사고가 발생한 적도 있다. 현재 린데인은 경련, 발작을 일으키는 물질로 알려져 있으며 실험동물에서는 암도 유발할 수 있는 것으로 확인되었다.

린데인 성분이 함유된 샴푸는 아직도 판매되고 있으나 최근에는 피레드린이라는 활성성분이 더 많이 사용된다. 제충국이라는 꽃을 말려서 분쇄한 것이 바로 피레드린이다. 이 성분은 사람과 애완동물에는 해를 끼치지 않고 벌레만 죽이는 성질이 있다. 문제는 이 성분과 함께 제품에 첨가되는 석유증류액의 독성이 강하다는 것이다. 게다가 석유증류액은 구성성분을 알 수도 없다(제조업체도 불분명한 경우가 대부분이며, 그냥 되는대로 구한 갖가지 석유증류액을 혼합해서 판매한다). 나라면 내 아이의 두피에 독성이 어느 정도인지도 모르는 화학물질을 사용하지 않을 것이다. 특히 두피는 투과성이 아주 좋아서 화학물질을 사용하면 혈류로 쉽게 흡수된다.

독성물질에서 벗어나는 법 … 22

기생충협회(NPA)는 유해가능성이 있는 이·옴 제거용 제품의 오용과 남용으로부터 어린이를 보호하는 일을 담당한다. 협회 홈페이지(www.headlice.org)에서는 아이들이 학교에서 이나 이의 유충을 걱정하지 않고 지낼 수 있도록, 독성물질을 사용하지 않는 표준화된 머릿니 관리법을 제공한다.

샤워기 필터

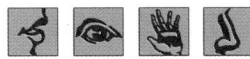

깨끗한 물을 마시는 것도 중요한 일이다. 이것은 돈을 들이지 않고 할 수 있는 첫 단계 노력이라 할 수 있다. 그런데 사실 더 중요한 것은 샤워하는 물에서 독성화학물질을 없앨 수 있는 필터를 마련하는 것이다.

어린이를 비롯해 성인의 50~70%가 피부를 통해 전체 수질오염물질의 절반가량에 노출되고 있다. 섭취를 통해 노출되는 수질오염물질은 전체의 20~50%가량만 실제로 몸속에 유입되는 반면, 피부를 통한 경우는 거의 100% 혈류로 바로 침투한다. 그러므로 반드시 샤워기에 필터를 설치하는 것이 좋다.

가장 일반적인 수질오염물질은 염소와 클로라민이다. 이는 세균, 바이러스, 기타 유기체로 인한 질병으로부터 공공건강을 보호하기 위해 상수도에 소독약으로 반드시 첨가해야 하는 물질들이다.

염소의 주된 문제점은 물속에 존재하는 천연유기물질(죽은 나뭇잎 등)과 결합하면 트리할로메탄(THM)이라는 물질을 형성한다는 것이다. 여러분이 익히 잘 아는 클로로포름도 바로 이 트리할로메탄의 가장 흔한 형태다. 클로로포름은 간, 신장 손상을 유발하고 신경계 기능을 억제할 수 있다. 발암물질이기도 하다. 환경보호청에 따르면 트리할로메탄은 염소 처리된 상수도 거의 전체에서 검출된다.

또한 뜨거운 물이 흐르는 샤워기의 물줄기에서도 클로로포름이 방출되는 것으로 확인되었다. 이로 인해 샤워기의 물은 주요한 실내 공기오염물질 중 하나가 되었다. 샤워기에서 나오는 증기를 흡입하는 것 또한 위험하다.

이러한 문제 때문에 상수도의 염소는 클로라민으로 대체되고 있다. 그런데 클로라민에는 관상어용 수조에 넣으면 물고기가 죽을 수 있으니 주의하라는 경고문이 붙어 있다.

독성물질에서 벗어나는 법 … 23

해결방법은 샤워기 필터를 마련하는 것이다. 샤워기 필터 제품에는 대부분 활성탄소나 KDF라 불리는 금속분말이 들어 있다. 둘 다 염소를 제거하는 역할을 한다. 인터넷을 뒤져보면 50달러도 안되는 가격에 구입할 수 있다.

샤워기 물에서 클로라민을 제거하려면 그러한 목적으로 특별히 고안된 탄소필터를 구입해야 한다. 필터를 구입하기 전에 지역 상수도 공급기관에 전화해서 물에 염소와 클로라민 중 어떤 물질을 넣는지 문의하기 바란다.

생수와 물병

생수 제품은 모두 환경보호청이 정한 음용수 기준을 충족하고 관련 기준에 맞게 라벨 표시를 해야 한다. 하지만 생수에도 심각한 독성물질 문제가 있다. 바로 포장된 병 자체가 원인이다.

샘물 혹은 음용수를 담아 시중에서 판매하는 투명한 플라스틱병에는 대부분 비스페놀A가 함유되어 있다. 강력한 내분비교란물질인 비스페놀A는 인체 생식기관과 호르몬을 손상시키고 가슴조직과 전립선에 해로운 영향을 줄 수 있다.

건강을 위해서는 자신이 마실 물과 음료를 가지고 다니는 습관을 들이는 것이 좋다. 다만, 그 물을 투명한 폴리카보네이트 플라스틱병에 담으면 독성물질이 용출될 위험이 있다. 병을 실온에서 탁자 위에 가만히 두어도 마찬가지다.

비스페놀A가 어느 정도 존재해도 된다는 허용 기준치가 있을까? 그런데 이것도 생각해볼 문제다. 누구에게 기준을 맞추어야 할까? 건강한 남성? 여성? 어린이? 아니면 노인? 또 실제로 얼마나 용출되는지 어떻게 확인할 수 있을까? 병에 물이 몇 시간 보관되었는지, 햇빛을 받으면서 트럭에 실려 운송되었는지 여부에 따라 용출량은 얼마든지 바뀔 수 있다. 나중에 후회하기보다는 그냥 안전한 방법을 택하는 게 낫지 않을까.

독성물질에서 벗어나는 법 … 24

생수 제품 중에서 유일하게 안전하다고 생각되는 것이 유리병에 담긴 것이다. 그것보다 더 좋은 방법은 재활용이 가능한 물병을 마련해서 스스로 물을 가지고 다니는 것이다.

플라스틱병은 건강 문제뿐만 아니라 버려지는 양이 엄청나서 환경 문제도 일으키고 있다. 요즘은 재활용 가능한 물병 제품이 참 많아서 얼마든지 구할 수 있는데도 말이다.

나는 유리 물병을 사용한다. 유해한 물질이 물에 전혀 용출되지 않기 때문이다. 가지고 다니기에 좀 무거운 것은 사실이다. 그래도 가장 안전한 선택임이 틀림없다. 여기에 식수용 필터로 여과한 물을 담아서 다닌다.

비스페놀A가 사용되지 않은 플라스틱병이나 금속 재질의 물병도 많이 판매되고 있기는 하지만, 그러한 제품들 역시 물에 다른 어떤 물질이 용출되지 않을까 우려스럽다. 개인적으로 나는 유리 물병을 고수할 생각이다. 가장 안전하고 위생적인 물 보관방법이니까.

미용 · 위생제품

화장품 · 바디케어 제품

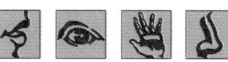

미용과 위생제품은 인체의 가장 민감한 부위에 사용되는 경우가 많다. 이러한 제품에 독성물질이 들어 있다면 여러분이 매일, 수년씩 피부에 사용하는 과정에서 쉽게 몸에 흡수될 수 있다. 흡수된 물질은 혈류로 유입되어 잠깐 사이 온몸에 퍼질 수 있다.

이런 제품도 우리가 먹는 식품처럼 까다로운 규정에 따라 안전성을 검사받았을 거라고 생각할지 모르지만, 불행히도 그렇지 않다.

여러분도 잘 알다시피 바디케어 제품과 관련해 가장 많이 알려진 소비자 불만사항은 피부발진이다. 가벼운 자극부터 심한 통증과 큰 상처가 나는 발진까지 정도도 다양하다. 그런데 발진 말고도 다른 문제가 많다. 립스틱에 납이 들어 있다는 사실, 여러분은 과연 알고 있었을까? 여성들 화장대에 얌전히 놓인 향수를 아이가 모르고 삼키면 사망할 수도 있다는 사실은 어떤가?

미국정부가 화장품의 안전성에 대해 공청회를 개최한 1989년, 수많은 화장품 전문가들이 화장품을 사용할 때 발생하는 각종 증상, 예컨대 두통, 균형감각 상실, 기억상실, 천식, 신경계·호흡계의 회복 불가능한 손상에 대해 증언했다. 의회의 분과위원회는 이 증언을 토대로 미국 국립산업안전보건연구원(NIOSH)에 당시 화장품에 사용되던 화학물질 2,953종을 분석해달라고 요청했다. 분석결과 이 중 884종은 독성이 있는 것으로 밝혀졌다.

요즘은 바디케어 제품 중 독성이 있는 것과 없는 것을 가려내기가 참 쉽다. 환경실무그룹에서 운영하는 '안전한 화장품 데이터베이스'(www.cosmeticsdatabase.com)를 방문해보라. 각종 미용제품 수천 종과 그 성분이 브랜드별로 나와 있으며 독성 수준에 따른 제품 순위도 볼 수 있다. 여러분이 사용하는 제품은 어떠한지, 독성이 덜한 제품은 어떤 것인지 확인할 수 있을 것이다.

참 기쁜 소식은, 천연 미용제품과 위생제품이 그 어느 때보다 많이 판매되고 있고, 더욱 순수한 성분을 넣은 제품들로 나날이 발전하고 있다는 것이다. 구하기도 쉽고, 예쁘게 꾸미는 용도로 사용하기에도 손색이 없을 정도로 품질이 뛰어나다. 유기농법으로 재배한 재료를 사용해 만든 미용·위생제품도 늘어나는 추세다.

천연 유기농 바디케어 제품은 천연식품 판매점에서 구입할 수 있다. 이런 판매점은 대부분 비누, 샴푸, 치약부터 화장품까지 다양한 제품을 구비하고 있다. 주로 식물, 동물, 광물성분으로 구성되어 있기 때문에 믿고 사용할 수 있다. 다만, 석유화학물질을 전혀 사용하지 않은 제품은 구하기 어렵다. 또 식물성분은 재배과정에 농약이 사용된 경우가 많다는 한계가 있다. 따라서 조금 더 고민하다 보면 유기농으로 재배된 성분으로 만든 미용제품을 찾게 될 것이다.

유기농제품을 사용하는 미용실이나 피부관리실 등에 문의해보는 것도 좋은 방법이다. 이런 곳에서는 전문가용으로만 판매되는 제품을 사용하며 판매하기도 한다. 내 경험상 일반적인 미용제품 판매점에서 구입한 제품들보다 효과가 훨씬 뛰어났다. 내가 즐겨 사용하는 샴푸는 유기농성분으로 만들어진 제품인데 미용실에서 구입한다. 1병에 25달러로 비싼 편이고 농축된 것도 아니어서 4개월 정도 사용할 수 있다. 얼굴에 바르는 제품도 유기농성분만 사용하는 미용전문가로부터 구입한다. 처음에는 너무 비싸다고 생각했지만, 그 효과가 지속되는 기간을 생각하면, 그리고 내 피부가 달라지는 것을 경험한 다음부터는 아까운 생각이 전혀 들지 않는다.

순수성분 미용제품을 직접 제작해서 판매하는 소규모업체들도 많다. 인터넷으로 이러한 업체의 제품을 구할 수 있다(내 홈페이지 www.debraslist.com 참고).

또는 여러분이 가정에서 직접 만들어 사용할 수 있는 제품도 생각보다 많다. 관련 서적을 찾아보면 피부관리 제품부터 치약까지 다양한 제품을 만드는 방법을 제공하고 있다. 검색엔진에 '화장품 만들기'로 검색해봐도 정보를 얻을 수 있다.

기본으로 돌아가서 유기농제품을 사용하는 것이 핵심이다. 나는 기존에 사용하던 것보다 미용제품의 종류와 수가 많이 줄었다. 지금은 수제비누로 몸을 씻고 얼굴에는 유기농 클렌저와 모이스처라이저를 바른다. 그밖에 유기농 샴푸, 사업상 행사가 있거나 특별한 일이 있어서 차려입을 때만 사용하는 천연화장품 몇 가지가 전부다(화장한 여성하고는 키스나 포옹하기 싫어하는 남성들이 있다는 사실을 우연히 알게 되었다. 화장품이 셔츠에 묻을 수 있다는 것이 이유였다! 그래서 나는 천연화장품을 쓰고 키스와 포옹을 마음껏 하기로 마음먹었다).

유명한 패션잡지나 세상에서 가장 아름다운 여성도, 겉모습을 완전히 바꾸는 것보다는 몸이 건강하고 컨디션이 좋은 상태에서 각자의 고유한 아름다움을 강화할 수 있는 미용제품을 사용할 때 가장 아름답게 보인다는 사실에 아마도 동의할 것이다. 내면의 아름다움은 겉으로 드러나게 되어 있고 그것만큼 아름다운 것도 없다.

헤어스프레이

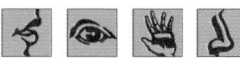

경고 : 인화성. 화기, 불꽃, 연기 가까이에서 사용하지 마시오. 머리가 완전히 마르기 전에는 사용하지 마시오. 눈 가까이에 분사하지 마시오. 내용물은 압력을 받고 있는 상태이니 구멍을 뚫거나 소각하지 마시오. 약 50도 이상에서는 보관하지 마시오. 어린이 손이 닿지 않는 곳에 보관하시오. 명시된 방법에 따라서만 사용하시오. 고의로 내용물을 압축하거나 흡입하는 등 오용하면 위험할 수 있으며 생명이 위독할 수 있습니다.

헤어스프레이에 사용되는 일반적인 성분은 스프레이용 압축가스, 알코올, 발암물질인 폴리비닐피롤리돈(PVP) 플라스틱, 포름알데히드, 인공향이다.

일상적으로 헤어스프레이를 사용하는 사람은 저장증(thesaurosis)이라는 폐질환이 발생할 위험이 크다. 림프절, 폐조직이 커지고 혈액세포가 변하는 질병이다. 다행히 이 질병은 치료할 수 있다. 미국 식품의약국 보고서에는 이 질병에 걸린 여성들이 헤어스프레이 사용을 중단하자 절반 이상이 6개월 이내에 회복되었다는 내용이 있다.

피부가 헤어스프레이에 민감하게 반응하는 사람도 많은데, 이 경우 스프레이가 연약한 피부에 닿는 것이 원인이다. 눈과 코가 자극을 받는 것 또한 흔한 부작용 중 하나다.

독성물질에서 벗어나는 법 … 26

나는 헤어스프레이를 지난 25년간 한 번도 사용하지 않았다(텔레비전에 출연하게 되어 메이크업 아티스트가 꾸며준 날만 빼고). 스타일링에 도움이 되는 제품을 사용하지 않아도 깔끔하게 보이기 위해 그냥 머리카락을 정돈할 뿐이다.

내가 다니는 미용실에서 판매하는, 품질이 우수한 유기농 샴푸를 사용하면서 그 제품 덕분에 머리 모양도 달라지고 손질하기 쉬워진다는 사실을 깨달았다. 물론 그런 샴푸는 일반 샴푸보다 더 비싸다. 그래도 조금씩만 사용하기 때문에 덜 비싼 샴푸를 여러 종류 사용하는 것보다 실제로는 돈이 덜 든다. 게다가 사용 후 외관상으로도 더 보기 좋고 기분도 좋아진다.

헤어스프레이를 꼭 사용해야 한다면 천연식품 판매점에 들러 무향 천연성분으로 된 제품 중 스프레이 형태가 아닌 제품이 있는지 확인해보기 바란다. 이런 제품에도 알코올, 인공향, 기타 일부 사람에게 알레르기 반응을 유발할 수 있는 성분이 들어 있겠지만 그래도 스프레이 형태로 판매되는 일반제품들보다는 훨씬 안전하다.

가정에서 머리손질에 사용할 대체품을 직접 만들어도 된다. 분무기에 꿀을 2~5티스푼 넣고 따뜻한 물을 1컵 넣은 후 잘 섞으면 완성이다. 꼭 한번 만들어보라고 권하고 싶다. 꿀 함량이 높을수록 머리 모양이 오래 유지되는데, 그렇다고 너무 많이 넣으면 머리카락이 딱 붙을 수 있으니 주의해야 한다. 만든 다음에는 냉장보관한다.

구강청결제

구강청결제는 우리가 안전하다고 생각하는 일상용품 중 하나일 것이다. 하지만 어린이에게 특히 위험한 제품이다. 문제는, 안전하다고 생각하기 때문에 어린이 손이 닿는 곳에 둔다는 점이다. 보통 이런 제품의 색깔과 맛은 아이들의 관심을 끌기 때문에 아이들이 위험할 정도로 많이 마시는 일이 발생할 수 있다.

보통 구강청결제에 함유된 알코올의 양은 맥주, 와인을 비롯한 각종 술보다 많다! 맥주에는 종류에 따라 알코올이 4~10%, 와인에는 6~10% 들어 있는 반면 구강청결제에는 알코올이 약 18~26%를 차지한다.

그런데 이보다 심각한 문제가 있다. 구강청결제에 들어 있는 알코올은 변성알코올이다. 즉 마실 수 없는 제품으로 만들기 위해 알코올 외에도 다른 화학물질이 첨가되었다는 뜻이다(이렇게 만드는 이유는, 마실 수 있는 알코올은 연방정부의 소비세 과세대상이기 때문이다). 구강청결제는 분명히 알코올음료로 만들어진 제품이 아니다. 하지만 아이들이 무심코 마실 수 있으며, 이 경우 아주 독한 술을 마신 것과 똑같은 반응이 곧바로 나타나게 된다. 아주 많은 양을 마시면 쇼크나 혼수상태에 빠져 사망할 수 있다.

구강청결제는 또한 오해가 많은 제품 중 하나다. 여러분은 이것이 입 안에 넣는 용도로 만들어졌기 때문에 삼켜도 안전할 것으로 생각할 수 있다. 나도 그랬기 때문에 제품 라벨에 "마셔서는 안된다"는 문구가 적힌 것을 보고 깜짝 놀랐다. 상식적인 판단과는 정반대되는 내용이다.

게다가 구강청결제 제품 중 다수가 항균성분인 트리클로산을 함유하고 있다. 트리클로산은 발암물질로 추정되며 내분비교란물질로도 알려져 있다.

·　독성물질에서 벗어나는 법 … 27

구강청결제는 나쁜 입냄새를 예방해준다고 광고하는데, 사실은 입속 세균을 죽이는 역할을 한다. 양치질이나 치실로 치아를 청소할 때 얻을 수 있는 효과를 이러한 제품을 이용하는 것으로 대신할 수는 없다. 그저 입냄새 예방을 위한 추가대책으로 사용할 수 있을 뿐이다.

솔직히 나는 구강청결제가 필요한지 잘 모르겠다. 한 번도 사용해보지 않았다. 나쁜 입냄새도 안 나고 충치도 없기 때문일 것이다. 그냥 양치질하고 치실을 사용하는 것이 전부다.

구강청결제를 사용할 필요가 있다면, 천연식품 판매점이나 인터넷에서 천연성분으로 만든 제품을 찾아보자. 하지만 이 경우에도 어린이 손에는 닿지 않게 보관해야 한다.

치약

경고 : 6세 이하 어린이 손이 닿지 않는 곳에 보관하시오. 양치질에 사용하는 양보다 많은 양을 삼켰다면 즉시 전문가의 도움을 받거나 독성물질관리센터에 연락하시오.

일반 치약에는 포름알데히드, 폴리비닐피롤리돈, 인공색소, 인공향 미료 같은 독성화학물질이 들어 있다. 하지만 치약에 들어 있는 가장 유독한 화학물질은 바로 불소다. 여러분이 사용하는 치약을 확인해보라. 경고문을 볼 수 있을 것이다.

충치발생을 막기 위해 불소가 함유된 치약과 구강청결제를 어린이에게도 사용하도록 하는 경우가 많다. 불소는 적정량 사용하면 충치예방에 정말 도움이 된다. 하지만 불소를 구강청결제, 치약, 수돗물에 혼합해 사용할 경우 어린이가 불소에 과잉노출될 수 있고 치아에 색소가 침착될 수 있다.* 그뿐만 아니라 두통, 피로감, 피부의 주름, 머리카락 소실, 갑상선질환, 암, 그밖에도 수많은 질병의 원인이 될 수 있다. 그리고 성인은 불소가 전혀 필요하지 않다.

독성물질에서 벗어나는 법 … 28

독성 치약은 던져버리고 천연성분이 함유된 치약이나 양치용 파우

• 이렇게 된 치아를 '반상치'라고 부른다. 불소가 치아의 구조물과 결합해 생기는 현상이다.

더를 찾아보자. 이런 제품은 대부분 불소가 들어 있지 않다. 들어 있다 하더라도 산업계 제조공정 폐기물에서 나온 불소가 아닌, 자연적으로 생성된 플루오르화나트륨이 함유되어 있을 가능성이 크다.

치약 자체를 아예 사용하지 않을 수도 있다. 대신 천연추출물이나 방향유 몇 방울에 베이킹소다를 섞어서 양치질해도 된다. 그냥 물로 이를 닦아도 효과는 뛰어나다. 중요한 것은 치아에서 음식물을 제거해 충치가 생기지 않도록 하는 것 아닌가.

라우릴황산나트륨(SLS)이 함유되지 않은 치약을 찾는 것도 좋은 방법이다(이런 제품에는 "SLS 무함유"라고 표시되어 있다). 라우릴황산나트륨은 치약, 비누, 샴푸 등 거품이 나는 제품에 널리 사용되는 계면활성제다. 이 물질은 피부에 큰 자극을 주며 호르몬 불균형과 암을 유발할 수 있다. 또 피부를 통해 체내로 유입되어 심장, 간, 폐, 뇌에 저장될 수 있다.

'양치용 비누'(tooth soap)로 알려진 새로운 제품도 등장했다. 치약 같은 페이스트나 젤 형태가 아니라 정말 비누를 잘게 갈아놓은 제품이다. 사용해본 사람들은 그 효과를 인정한다. 양치용 비누로 판매되는 제품을 구입해서 사용하거나 향, 색깔이 없는 비누를 선택해 직접 갈아서 사용해도 된다.

매니큐어, 매니큐어제거제

매니큐어제거제 경고문
주의 : 어린이 손이 닿지 않게 주의하시오. 섭취하면 위험합니다. 사고로 삼켰다면 의사나 독성물질관리센터와 상담하시오.

매니큐어제거제에는 경고문이 포함되어 있으므로 먼저 이 제품에 대해 이야기해보자. 매니큐어제거제의 주요 성분은 용제인 아세톤으로, 손톱에 사용하면 매니큐어만 지우는 것이 아니라 손톱이 부서지거나 갈라지는 원인이 된다. 또 손가락에 피부발진이 생길 수 있다. 매니큐어제거제에서 휘발된 성분을 흡입하면 폐에 자극이 될 수 있으며 약간 어지러운 기분이 들 수 있다. 모르고 삼킨 경우, 아세톤 때문에 몸을 제대로 제어할 수 없는 증상이나 구토 증상이 나타날 수 있다. 심하면 쓰러져 의식을 잃게 된다.

매니큐어는 훨씬 더 유독한 제품인데 놀랍게도 경고문조차 찾아볼 수 없다. 매니큐어에는 페놀, 톨루엔, 크실렌이 함유되어 있는데 모두 휘발성이 강하고 유해한 물질들이다. 기본재료는 포름알데히드 수지다.

독성물질에서 벗어나는 법 … 29

나는 매니큐어를 바르지는 않지만 예쁜 손톱을 갖고 싶기는 하다. 이럴 때 매니큐어 대신 사용할 수 있는 것이 손톱광택기(nail buffer)로, 화장품 판매점 등에서 저렴한 가격에 구입할 수 있다. 손톱광택기는 손톱 표면을 부드럽고 윤기가 흐르면서 반짝반짝 빛나게 만들어준다. 이 효과는 며칠씩 지속된다. 손톱광택기를 사용하고 난 뒤의 손톱 느낌이 나는 참 좋다. 독성물질은 전혀 사용하지 않고도 내 손톱이 예뻐질 수 있다는 것이 특히 마음에 든다.

독성용제 성분이 거의 들어 있지 않은, 독성이 덜한 매니큐어 제품도 시중에 판매되고 있다. 하지만 이런 제품에도 플라스틱 성분이 사용되는 것은 마찬가지다. 나라면 손톱에 플라스틱을 입히지 않을 것이다. 독성이 약한 매니큐어는 천연식품 판매점이나 인터넷에서 구입할 수 있다.

향수와 애프터셰이브로션

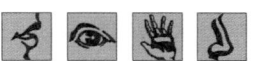

향수와 애프터셰이브로션은 어린이 손이 닿지 않는 곳에 보관하라는 경고문이 필요한 제품들인데도 실상 그런 문구가 표시되어 있지 않다. 내가 사는 지역의 독성물질관리센터에 따르면, 이러한 제품은 알코올 함량이 높아서 어린아이가 1스푼 정도만 삼켜도 중독사고가 발생한다고 한다. 혈당이 낮아져 의식을 잃을 수 있으며 혼수상태에 빠지거나 사망할 수 있다는 것이다. 정말로 여러분이 좋아하는 향수 1스푼으로 발생할 수 있는 일이다.

향수는 천연방향유, 아로마(향), 화학물질, 그리고 알코올 성분이 들어간 용제로 이루어져 있다. 일부 제품에는 염화메틸렌, 톨루엔, 메틸에틸케톤, 메틸이소부틸케톤, 에탄올, 염화벤질 등 결코 로맨틱하지 않은 성분들이 들어 있다. 모두 유해폐기물로 분류되는 화학물질들이다.

국립산업안전보건연구원은 1989년 화장품 업계에서 사용하는 화학물질 2,983종 가운데 884종이 독성물질로 암, 기형아, 중추신경질환, 알레르기 반응, 피부와 눈의 자극, 화학물질과민증을 유발할 수 있다고 밝혔다.

화장품 라벨에 적힌 "향"이라는 단어는 그 화장품에 각기 다른 성분이 4,000종까지 들어 있다는 의미로 해석할 수 있다. 이 화학물질 중 다수는 제품 라벨에 표시되어 있지도 않으며 사업상 기밀로 보호를 받는다. 그런데 이러한 성분의 약 95%는 석유화학물질이다.

코코 샤넬 덕분에 우리는 합성된 석유화학물질로 만든 향수와 각종 향을 사용하게 되었다. 1921년 소개된 '샤넬 No.5' 이전에는 모든 향수가 천연성분으로 만들어졌다. 샤넬은 뭔가 추상적이고 독특한 향, 어떤 꽃에서도 맡을 수 없는 향수를 만들고 싶어했다. 그런데 뜻하지 않게도 함께 일한 향수제조업자가 마침 알데히드라는 합성향 분자로 실험하던 중이었다. 이 물질에 꽃에서 얻은 방향유를 혼합한 것이 시작이었다. 그렇게 천연성분과 인공성분이 섞인 샤넬 No.5가 탄생한 것이다.

'안전한 화장품 캠페인'(Campaign for Safe Cosmetics)은 2010년에 〈향수, 그리 섹시하지 않다 : 향수에 숨겨진 화학물질의 유해성(Not So Sexy: The Health Risks of Secret Chemicals in Fragrance)〉이라는 제목의 보고서를 발표했다. 이 단체는 17가지 향수 제품을 외부 분석검사실에 의뢰해 성분을 검사해보았다. 그 결과 정자 손상, 갑상선질환, 암 등 다양한 건강 문제와 관련 있는 내분비교란물질 4종류가 함유된 것으로 확인되었다. 보고서는 검사에서 확인된 이 화학물질들은 대부분 공공기관이나 화장품 업계의 전문가들을 통해 단 한 번도 안전성평가가 실시되지 않은 물질이라고 경고한다.

향수 등 향이 강한 제품은 피부에 뿌리거나 바를 때 흡입할 수 있으며 피부를 통해 흡수된다. 심지어 신생아의 제대혈에서 향수 성분이 검출되었다는 보고도 있다.

독성물질에서 벗어나는 법 … 30

향수를 비롯해 합성향이 강한 제품을 사용하지 않으면 두통이 사라진다는 사실을 깨달은 후부터 나는 수년째 향수를 쓰지 않는다. 향수와 향이 나는 제품을 사용하고 싶다면 천연방향유로 만든 제품을 사용하라.

땀 억제제와 체취제거제

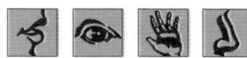

땀 억제제에는 스프레이용 압축가스, 암모니아, 알코올, 포름알데히드, 향 등이 함유되어 있는데, 가장 위험한 성분은 바로 습기를 없애는 역할을 하는 활성성분인 알루미늄클로로하이드레이트다.

알루미늄클로로하이드레이트는 겨드랑이 땀구멍에 감염을 유발할 수 있으며 치료를 받아야 할 정도로 심각한 피부자극을 일으킬 수 있다. 또한 땀 억제제에 함유된 알루미늄염으로 인해 몸속에 알루미늄이 축적될 수 있다는 우려도 제기되고 있다(다른 경로로 체내에 유입된 알루미늄은 다양한 뇌질환과 연관성이 있는 것으로 밝혀진 바 있다). 스프레이 제품에 알루미늄을 사용하는 것이 과연 안전한지 의문을 제기하는 사람들도 있다. 스프레이 제품은 공기 중에 부유하는 입자를 만들기 때문에 흡입하기 쉽고, 이는 폐에 알루미늄 성분이 유입될 확률을 높여 시간이 경과할수록 몸속에 축적될 수 있다는 우려 때문이다.

땀 억제제 성분이 없는 체취제거제에는 항균성분인 트리클로산이 함유된 경우가 있는데, 이 성분은 피부를 통해 흡수되면 간을 손상시킬 수 있다.

독성물질에서 벗어나는 법 … 31

시중에는 천연성분 체취제거제도 여러 종류 판매되고 있다. 그런데 탈취 효과는 사실 일반 베이킹소다가 훨씬 우수하다. 도무지 해결되지 않는 체취로 수년간 고생하는 사람들에게 나는 베이킹소다를 써보라고 권하고 있다. 모두들 제대로 효과를 본 건 베이킹소다뿐이라고 입을 모아 이야기한다. 사용법은 이렇다. 샤워 후 몸에 물기가 마른 상태에서 손가락으로 베이킹소다 분말을 조금만 집어 겨드랑이에 발라준다. 땀이 나도 살짝 축축해질 수는 있을지언정 절대 흠뻑 젖지 않는다. 베이킹소다 느낌이 영 거슬린다 싶으면 옥수수 전분이나 백색 점토와 섞어서 사용해도 된다.

물론 체취제거제 자체가 필요하지 않은 사람도 있다. 자연의 다른 존재들과 마찬가지로 우리 몸도 자연상태 그대로 두면 좋은 냄새가 난다는 것이 내 생각이다. 즉 몸에서 좋지 않은 냄새가 난다는 것은 몸 어딘가에 문제가 생긴 징후일 수 있다. 내가 주변에 광고하고 다닌 것이 신경쓰여 나도 항상 체취제거 용도로 베이킹소다를 사용하다가 어느 날 문득 그냥 바르지 않았더니, 사실 바를 필요가 없었다는 사실을 알게 되었다. 내 몸에서 지독한 냄새가 난다고 생각한 적도 없고, 나한테 가까이 와서 인상을 찌푸리거나 다른 곳으로 가버린 사람도 없었다. 몸에서 냄새가 나면 체취제거제가 아니라 해독이 필요하다는 생각이 든다(제4장 참고).

비누

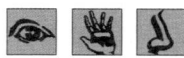

비누는 언제나 깨끗한 이미지를 떠올리게 한다. 그래서인지 건강에 해로운 성분이 일부 들어 있다는 생각은 하기 어렵다.

비누는 용도가 몸을 씻는 것이든 청소를 하는 것이든 상관없이, 모두 기본적으로 동물성 혹은 식물성 지방에 수산화나트륨(가성소다)을 혼합해서 만들어진다. 수산화나트륨 결정은 알갱이 딱 1개가 젖은 피부에 닿아도 피부가 녹아내릴 정도로 독성이 극도로 강한 물질이다. 하지만 염려할 필요는 없다. 비누 제조공정이 진행되면서 수산화나트륨 분자는 모두 분해되어 부드럽고 안전한 비누로 다시 탄생한다. 이러한 혼합공정에서 부산물로 생성되는 천연 글리세린 역시 비누의 원료로 사용된다. 그밖에 허브, 향료, 색소 등의 성분도 첨가된다.

식품의약국에서는 비누를 화장품으로 분류하고 있지 않다. 이 때문에 비누는 화장품처럼 성분을 표시해야 하는 법적 의무로부터 자유롭다. 덕분에 대부분 대형 비누 제조업체는 비누에 사용된 성분을 제품 라벨에 모두 명시하지 않는다.

　요즘 인기도 많고 광고도 아주 많이 하는 비누 제품은 아마도 항균기능이 있다는 '체취제거용 비누'일 것이다. 식품의약국의 제품검토 전문가단은 그처럼 강력한 세균제거제를 일상적으로 1년 내내 사용해도 안전한지 의문을 제기해왔다. 그러한 성분이 피부를 통해 흡수되면 간을 비롯한 기관에 축적되는 위험한 결과가 발생할 수 있다는 우려도 있다. 이에 전문가단은 클로록실레놀, 클로플루카반, 페놀, 트리클로카반, 또는 트리클로산 성분이 함유된 체취제거용 비누는 '안전하지 않다' 혹은 '안전성이 입증되지 않았다'고 밝혔다. 내가 이 글을 쓰는 현재, 식품의약국은 트리클로산 성분 사용 금지로 이어질 수 있는 일련의 조치를 시작했다. 트리클로산은 독성물질로, 체취제거용 비누를 비롯해 수많은 제품에 오랫동안 사용되어왔다.

　비누 제품이 공격적인 광고의 대상이 되고 있을 때 그 이면에서는 살균제에 대한 미심쩍은 의견이 계속 제기되었다. 마침내 식품의약국 전문가단은 그러한 제품에 함유된 유해가능성이 있는 성분들이 실제로 체취를 제거하거나 평범한 비누보다 효과가 더 뛰어나다는 증거는 찾을 수 없었다고 발표했다!

　체취제거용 비누를 제외한 비누 제품의 경우 가장 널리 사용되면서도 문제가 되는 것은 합성향료 성분이다. 체취제거용 비누나 고급 화장비누는 향료 성분을 알아보기 쉽게 표시하는 반면, 다른 비누 제품들은 특유의 "순수한" 이미지를 내세울 뿐 합성향료를 첨가한 것에 관해 아무런 표시도 하지 않는다. 게다가 일부 제품은 "천연제품"이라고 광고하면서도 실제로는 천연성분(코코넛, 오트밀 등)의 향을 강화한다는 목적으로 합성향료를 사용한다. 이런 향료는 비누의 세정기능과 전혀 무관할 뿐만 아니라, 피부에 자극을 주는 경우가 많으며 피부건조, 피부가 빨개지는 현상, 발진의 원인이 될 수 있다.

독성물질에서 벗어나는 법 … 32

우리에게 필요한 건 그냥 평범한 비누다. 살균제, 향료, 색소가 없는 그저 평범한 흰색 비누면 된다. 몸에서 나는 냄새를 없애려면 이런 일반 비누를 이용해 온수로 자주 샤워하는 것이 가장 효과적이다. 유독 잘 없어지지 않는 강한 체취 때문에 고민이라면, 건강에 이상이 생긴 징후일지도 모르니 의료보건 전문가와 상담해보는 것이 좋다. 몸이 건강하면 자연스레 좋은 냄새가 나게 마련이다.

최근에는 전문가가 손으로 직접 만든 비누 제품도 많이 판매되고 있다. 이런 제품에는 천연성분이 함유되어 있고 제품 라벨에 그 성분명이 나와 있다. 또 비누 성분에 대해 궁금한 것이 있으면 만든 사람에게 바로 물어볼 수 있다는 이점도 있다. 보통 수공제품 전시회나 농산물 직판장에서 이러한 비누 제품을 찾아볼 수 있으며 온라인으로도 구입할 수 있다. 천연식품 판매점에서도 일반 비누를 판매한다.

여러분이 손수 비누를 만들 수 있다는 것도 기억하기 바란다. 절대 어렵지 않다. 비누 제조법이 잘 설명된 책을 찾아보면 도움이 된다. 신나는 취미가 새로 생길 것이다. 누가 아는가? 사업을 시작하게 될지도.

식품

식품

우리가 먹는 음식의 질은 건강과 직결된다. 음식이라고 하면 맛이 좋은 것, 사람들과 어울려 즐길 수 있는 것, 영양분을 공급해주는 것, 유명한 요리사가 텔레비전에서 요리하는 모습 등의 이미지가 떠오를 것이다. 하지만 음식은 우리 삶에서 생명을 유지하게 해주는 역할을 한다. 인체 세포와 장기는 그야말로 우리가 먹는 음식으로 만들어진다. 여러분의 건강상태를 보면 여러분이 어떤 음식을 몸에 제공했는지 그대로 나타난다. 독성이 많은 음식은 몸의 독소도 증가시킨다.

그런데 우리의 식품공급망에는 독성화학물질이 너무나도 많다. 식품에 존재하는 가장 유독한 물질은 농약이다. 미국 환경보호청은 식품에 남아 있는 농약이 미국인의 건강과 환경에 가장 심각한 문제라고 평가했다.

농업에 사용되는 농약은 공기, 물, 토양을 비롯해 지구 전체에 살아 있는 생명체를 거의 모두 오염시키고 있다. 《디모인 레지스터

(The Des Moines Register)》*에 실린 한 기사에 따르면, 미국 곡창지대의 토양은 농약 오염도가 너무 심각해서 "구름에도 농약이 존재할 지경…… 실제로 토양에 있던 농약이 물과 함께 증발했다가 비가 내릴 때 다시 땅으로 떨어진다"고 한다. 그리고 우리 모두의 몸속 지방조직에 농약 잔류물질이 존재한다.

슈퍼마켓에서 판매하는 식품은 대부분 농약을 흠뻑 뿌린 것들로, 그 농약 중에는 암을 유발할 수 있는 것들이 많다. 식품 자체가 농약의 저장용기 역할을 하는 실정인데도, 정작 식품을 구입할 때 농약을 뿌렸다는 경고문은 눈을 씻고 찾아도 찾을 수가 없다. 식용작물에 일반적으로 사용하는 농약인 말라티온의 경고문를 한번 살펴보자.

어린이 손이 닿지 않는 곳에 보관하시오. 사용 전 반드시 제품 라벨 내용을 모두 숙지하시오. 주의사항을 읽고 지시한 사항을 철저히 준수하시오. 사람과 가축에 위험한 물질입니다.

경고 : 삼키면 위험합니다. 분사된 내용물이나 증발된 물질을 흡입하지 마시오. 피부에 닿지 않도록 하시오. 사용 후 음식물을 섭취하거나 흡연하기 전 손을 깨끗이 씻어야 합니다. 사료나 식품에 오염되지 않도록 하시오. 어린이가 자주 가는 곳에는 사용하지 말고 살포 후 건조되기 전에는 어린이가 살포된 곳에 가까이 가지 않도록 하시오. 본 제품을 작업자 등 사람이 있는 곳에 직접 사용하거나 물에 흘려보내서는 안됩니다. 살포시 보호장비를 착용하지 않은 사람이 주변에 없는 상태에서 사용해야 합니다.

• 미국 아이오와주 디모인에서 발행하는 조간신문. 1860년에 창간했으며 미국에서 가장 영향력 있는 지방지 가운데 하나다.

특히 이 부분을 주목하라. "음식물을 섭취하기 전 손을 깨끗이 씻어야 합니다. 식품에 오염되지 않도록 하시오." 이런 독성물질이 몸에 들어갈 수 있다는 것이 말이나 되는 소리인가?

농산물은 비단 잔류농약만 문제가 되는 것이 아니다. 훈증소독, 방사선조사, 왁스처리뿐만 아니라 콜타르*로 만든 색소로 염색하거나 살진균제가 사용된 종이로 포장하는 등의 문제도 있다. 상자에 포장되지 않은, 유기농법으로 재배된 오렌지를 처음 맛보았을 때의 느낌은 지금도 생생하다. 정말 말 그대로 "오렌지의 맛"이었다. 그동안 내가 신선한 오렌지의 맛으로 생각한 것은 포장 종이의 살진균제 맛이었다는 사실을 깨닫던 순간이었다.

식품 가공공정에는 이보다 더 많은 독성화학물질이 사용된다. 공장에서 표백하고, 정제하고, 색을 입히고, 맛을 첨가하고, 보존처리를 하고, 멋들어진 포장에 감싸는 동안 식품의 영양소는 많은 부분이 소실된다. 가공식품에는 더욱 맛있게 보이려고 수백 가지 식품첨가물이 사용된다. 아황산염, 질산염, 인공색소, 향신료, MSG**, EDTA*** 등 대부분 건강에 해로운 것으로 밝혀진 물질들이다. 게다가 가공식품에는 대부분 설탕과 소금이 들어 있는데, 이 또한 자연 그대로의 형태가 아닌 '순수정제된' 공업용 화학물질이다. 즉 건강에 해로운 형태로 첨가된다.

- 석탄에서 생성되는 끈끈한 검은 액체.
- 글루탐산소다. 인공조미료의 원료로 사용된다.
- 합성산화방지제. 식품의 변질을 방지하는 데 사용된다.

포장에서 식품으로 이행되는 독성화학물질도 있다. 캔 포장용기에서는 내분비교란물질인 비스페놀A가 용출될 수 있다. 포장재의 플라스틱 성분 또한 식품으로 옮겨진다.

산업화된 기업식 영농방식으로 생산되는 이러한 식품은 자연이 우리에게 제공하는 진짜 식품과 비교 자체가 불가능하다.

학계에서는 현대의 질병 중 대부분은 가공과정을 거치면서 섬유소, 영양소가 부족한 식품을 섭취하는 것이 주된 요인이라고 말한다. 1900년대 이전, 즉 사람들이 대부분 농장에서 바로 수확한 음식을 먹고 살았던 시대에는 퇴행성질환이 비교적 드물게 나타났다. 오늘날 암과 심장질환은 사망 요인의 절반을 차지한다. 비만도 보통 부유층에게만 문제가 되는 질병이었지만 지금은 미국 인구의 절반이 과체중이다.

전통방식에 따라 정제나 가공과정을 거치지 않은 식품을 통째로, 즉 있는 그대로 섭취하는 문화권을 대상으로 실시한 연구결과를 보면, 그런 곳에서는 병을 앓는 사람이 거의 없다는 사실을 알 수 있다. 연구가 거듭되면서 원시적인 형태의 식생활이 산업화된 현대식단으로 바뀌면서 산업화한 세상에서 볼 수 있는 질병도 함께 등장했다는 사실이 계속 입증되고 있다.

독성물질에서 벗어나는 법 … 33

내 경험에 비추어볼 때 식생활을 바꾸는 것은 정말 어려운 일이다. 누구나 좋아하는 음식이 있고, 음식은 문화, 가족, 정서와 밀접한 관계가 있기 때문이다. 그래서 해결방안을 하나씩 단계별로 알려주고자 한다.

가공식품, 포장식품을 많이 이용한다면 제품 라벨을 꼼꼼히 읽는 습관부터 들이자. 인공색소와 향료, 보존료가 사용되지 않은 제품을 선택하기 위해서다. 최근에는 대형 슈퍼마켓이나 할인매장에서도 충분히 라벨이 잘 표시된 제품이 많다. 포장식품을 구입할 때는 유기농으로 재배된 재료가 사용되었는지도 살펴보자.

그다음 단계는 요리를 배우는 것이다. 독성물질에서 벗어나 살아가려면 궁극적으로 여러분이 먹을 음식은 모두 집에서 만들어야 한다. 자신이 사는 지역에서 유기농으로 재배된 제철재료를 이용해서 말이다. 왜 그렇게 해야 하는지, 그러면 무엇이 달라지는지 그 이유는 이렇다.

2008년 시애틀의 지역신문에 한 연구결과가 실렸다. 지역 식료품점에서 판매하는 일반적인 식품을 다양하게 섭취해온 어린이들의 소변과 침을 분석한 연구였다. 그 결과 DDT, 말라티온 등 유기인제* 성분에 대한 생체지표가 확인되었다. 하지만 유기농 과일, 채소, 주스를 섭취해온 아이들한테서는 그러한 농약이 잔류한다는 증거를 확인할 수 없었다. 당시 기사 일부를 발췌하면 다음과 같다.

변화는 극도로 빠르게 진행된다. 일반식품을 유기농식품으로 바꾸어 섭취하자 소변에서 검출되던 잔류농약(말라티온, 클로르피리포

• 인을 함유한 유기화합물 가운데 살충제로 쓰이는 물질.

스)이 사라졌다. 그런데 다시 일반식품을 섭취하자 즉시 소변에서 농약이 다시 검출되었다.

이 연구에 따르면, 검사대상 어린이들이 유기농식품을 섭취한 후 8시간에서 36시간 이내에 농약은 더이상 검출되지 않았다.

나에게는 너무나 놀라운 내용이었다. 우리가 유기농식품을 먹으면 농약을 섭취하지 않을 수 있고, 반대의 경우 말 그대로 독을 먹게 된다.

요즘은 유기농법으로 재배된 식품을 구하는 것이 그 어느 때보다도 쉽다. 유기농식품을 구입할 수 있는 곳은 다음과 같다.

- 가까운 천연식품 판매점
- 슈퍼마켓(내가 사는 플로리다에서는 유기농 가금육을 구입할 수 있는 최적의 장소가 바로 대형 할인매장이다)
- 농산물 직판장
- 공동체지원농업(CSA) 사업을 통해 판매되는 식품. 온라인으로 농가에서 직접 유기농식품을 구입할 수 있다.

장을 보러 가면 유기농식품을 판매하는지 찾아보는 것부터 시작하자. 여러분이 먹던 음식을 단번에 모조리 바꿀 필요는 없다. 마음에 드는 유기농식품을 하나만 골라서 먹어보고, 다음에는 다른 걸로 사본다. 자신의 기호에 맞는 신선한 음식을 직접 만들 수 있을 때까지 그렇게 조금씩 바꿔나가면 된다.

식재료부터 맛있는 레시피까지, 독성물질이 없는 식생활 정보가 더 필요한 분은 내 홈페이지 '독성물질 없는 부엌'(www.toxicfreekitchen.com)을 방문해보기 바란다.

커피

식음료 전체를 통틀어 독성이 특히 강한 음식 중 하나가 바로 커피다. 매일 아침 커피를 1잔씩 마시는 사람이라면 그 습관을 버리는 것만으로도 독성물질에 대한 노출을 크게 줄일 수 있다.

미국에서 판매되는 커피는 유독한 농약을 다량 사용하는 해외 다른 나라에서 재배된 것이 대부분이다. 미국에서는 사용이 금지된 농약도 일부 나라에서는 여전히 사용되고 있다.

커피에 함유된 카페인은 심장발작, 두통, 소화기질환, 궤양, 불면증, 과민증, 우울증 발생률을 높이는 등 여러 질병의 원인이 된다. 특히 임신한 여성은 카페인 섭취를 제한해야 하는데, 카페인이 유산, 조산, 태아의 선천적결손증의 원인 중 큰 부분을 차지하기 때문이다. 카페인 성분을 제거한 커피에는 그 제거공정에 사용된 헥산, 염화메틸렌이 잔류한다.

게다가 표백처리된 새하얀 커피 필터를 이용할 경우 여러분이 마시는 커피 속에 다이옥신이 용출될 수 있다. 또 커피를 폴리스티렌(PS)컵에다 마신다면 플라스틱 분자 몇 가지도 함께 마시게 된다. 또 바로 마실 수 있는 인스턴트커피 제품에는 인공향과 설탕이 함유되어 있을 수 있다.

하지만 커피도 적당히 마시면 건강에 유익한 점이 몇 가지 있다. 《하버드 건강뉴스(Harvard Health Letter)》*에 따르면, 커피를 마시는 사람들은 암 발생률이 낮고 당뇨병 발생률도 더 낮은 경향이 있다고 한다.

독성물질에서 벗어나는 법 ··· 34

여러분에게 커피를 마시지 말라고 말할 생각은 없다. 하지만 커피 섭취량을 줄이고, 인스턴트커피와 향신료가 첨가된 커피는 제한할 것을 권한다.

대신 막 분쇄한 신선한 커피를 표백처리가 안된 종이나 면, 재사용이 가능한 금속재 필터를 이용해 내려 마시거나, 유리로 된 커피 메이커 프렌치프레스(French press)를 이용해 직접 커피를 우려내면 좋을 것이다. 유기농법으로 재배된 커피를 이용한다면 금상첨화다. 디카페인 커피를 선호한다면 증기나 물로 가공된 제품을 선택한다.

그밖에 커피와 맛이 비슷한 무카페인 음료, 즉 볶은 곡물로 만든 차 등을 시도해보는 것도 괜찮은 방법이다(천연식품 판매점에서 구입할 수 있다). 그리고 커피를 마실 때는 도자기나 유리컵을 이용하라.

나는 개인적으로 유기농법으로 재배된 녹차를 좋아한다. 순수 녹차 제품 말고도 허브나 다양한 향을 가진 꽃과 녹차가 혼합된 제

• 하버드 의과대학에서 발행하는 간행물.

품도 있다. 향도 좋고 맛도 좋은 녹차는 마음을 차분하게 해주면서 각성 효과도 약간 있는 것 같다. 녹차에 사용되는 잎은 홍차의 그 것과 동일하면서도 홍차와 달리 발효과정을 거치지 않아 건강에 유익한 성분이 그대로 남아 있다. 비타민, 무기질도 다량 함유되어 있다. 일본에서는 과일과 신선한 채소를 구하기 어려운 겨울에 녹차를 많이 마신다. 의학계 연구를 통해서도 녹차는 몇 가지 암을 비롯해 심장질환을 예방하는 데 효과적이며 혈당조절 등 다른 이점도 있는 것으로 밝혀졌다.

꼭 녹차가 아니라도 여러분이 좋아하는 허브차를 마셔보는 건 어떨까? 물론 유기농으로 재배된 허브여야 할 것이다.

티백 제품에도 다이옥신이 소량 함유되어 있다는 점을 명심하기 바란다. 따라서 차를 마시려면 다이옥신이 검출되지 않은 것으로 인증된 티백 제품을 선택하거나, 잎차를 구입해서 직접 우려내는 것이 좋다(나는 커피메이커인 프렌치프레스를 이용해 찻잎을 우려내는데, 아주 편리하다).

감미료

설탕과 기타 공업용 감미료는 현재 우리의 식품공급망 곳곳에 들어와 있다. 가공식품은 대부분 감미료를 어느 정도 함유하고 있다. 달콤한 과자에만 들어 있겠거니 생각하면 오산이다. 샐러드드레싱, 바비큐소스, 피클, 각종 양념에도 설탕이 들어 있고 베이컨, 햄 등 가공육에도 마찬가지다. 심지어 통밀샌드위치를 하나 사먹으려다가 라벨 성분표에서 재료로 들어간 달걀샐러드에도 고과당 옥수수시럽이 사용된 것을 보고 깜짝 놀란 적이 있다!

　식품을 통한 독성물질 노출을 줄이기 위해 먹지 말아야 할 최우선 식품이 바로 정제 백설탕, 고과당 옥수수시럽, 인공감미료다.

　요즘 음식점에는 탁자마다 3가지 색깔로 된 작은 용기가 놓여 있다. 분홍색 통에는 사카린, 파란색 통에는 아스파르테임, 흰색 통에는 정제한 백설탕이 들어 있다.

사카린　사카린은 원유 정제과정에서 나온 부산물을 이용해 실험실에서 만들어낸 인공감미료다. 단맛은 나지만 식품은 아닌 이 사카린은 열량이 없고 혈당을 높이지 않는다는 점 때문에 인기를 얻었다. 사카린 제품은 법에 의거해 수년 전부터 반드시 다음과 같은 경고문을 표시해야 한다. "경고 : 본 제품 사용시 건강에 해로울 수 있습니다. 본 제품에 함유된 사카린은 실험동물에서 암을 유발하는 것으로 확인되었습니다."

　1879년부터 감미료로 사용되기 시작한 사카린은 1977년 한 연구에서 이것 때문에 쥐가 방광암에 걸렸다는 사실이 알려지기까지는 안전한 것으로 여겨졌다. 그런데 2000년 12월 21일 클린턴 대통령이 위와 같은 경고문을 폐지하는 법안을 최종승인했다. 여러 연구를 통해 사카린이 동물에서 요로, 방광, 폐, 난소, 자궁 등의 신체기관에 암을 유발한다는 사실이 밝혀졌는데도 불구하고, 사카린의 안전성을 주장하는 정부관계자들은 이 동물대상 연구결과는 사람과 무관하므로 사람은 안전하다는 입장이었다. 인체 발암물질을 찾을 때 보통 동물실험 연구결과가 안전성의 평가기준으로 활용되는데도 말이다.

아스파르테임 아스파르테임 역시 열량이 없고 혈당을 높이지 않아 인기를 끌게 된 또다른 인공감미료다. 아스파르테임은 세균을 배양해 아미노산의 일종인 페닐알라닌과 아스파르트산을 얻어 이를 원료로 만든 "천연"감미료라고 광고된다. 자연적으로 생성되는 페닐알라닌과 아스파르트산은 몸속에서 단백질 식품을 구성하는 아미노산처럼 분해된다. 그럼 문제될 것 없지 않나 하는 생각이 들 수 있다. 하지만 사실은 그렇지 않다.

아스파르테임을 구성하는 아미노산은 물론 자연계에 존재하는 물질이다. 그러나 아스파르테임에 있는 아미노산은 원래부터 자연에 존재하던 것이 아니라 공업용 화학물질처럼 100% 인간이 만든 물질이다. 또한 페닐알라닌은 과다하게 사용하면 뇌에 유독하며 두통, 우울증, 급격한 기분 변화, 고혈압, 불면증, 이상행동을 유발할 수 있다. 그뿐만 아니라 태아 선천성결손증의 원인이 될 수 있어서 임신한 여성에게는 권장되지 않는 성분이기도 하다. 아스파르테임은 탄산음료부터 비타민제까지 너무 많은 식품에 사용되기 때문에 인식하지 못한 상태로 과량 섭취하기 쉽다.

정제 백설탕 정제 백설탕의 원재료는 사탕수수나 사탕무다. 그런데 이 두 재료는 산업공정에 따라 정제과정을 거치면서 자연식품이었던 원재료와는 전혀 다른 물질이 된다. 게다가 사탕수수와 사탕무는 대부분 각종 살충제를 살포해 재배한다. 이런 원료를 불에 가열해 가공하고 화학적으로 표백해서 백설탕을 얻는 것이다. 정제 백설탕은 140가지가 넘는 건강 문제와 관련된 것으로 알려져 있는데, 영양결핍, 질병저항성 약화, 충치, 당뇨병, 저혈당증, 심장질환, 궤양, 고혈압 등이 여기에 포함된다. 게다가 식욕을 자극해 살이 찌게 할 수 있다. 의약품에도 첨가물로 사용된다.

수크랄로스 수크랄로스도 인공감미료 중 하나다. "설탕으로 만들었어요" 하는 광고 때문에 마치 괜찮은 제품처럼 보인다. 그런데 이 광고에서는 수크랄로스가 천연설탕 분자를 염소로 대체해 만든 것이라는 사실은 말해주지 않는다.

수크랄로스의 안전성을 평가하기에는 아직 이른 감이 있다. 제조업체들은 수크랄로스에 첨가된 염소가 염화나트륨 분자의 염소 원자와 유사하다고 주장한다. 하지만 일각에서는 수크랄로스를 섭취하는 것은 염소 처리한 농약을 소량 먹는 것에 더 가깝다고 주장한다. 어느 쪽이 옳은지 가려내는 동안 소비자는 이미 해를 입을 수 있다. 내가 참고하면서 큰 도움을 얻은 '수크랄로스 독성 정보센터'(www.holisticmed.com/splenda)를 방문하면 여러분도 유용한 정보를 얻을 수 있을 것이다.

위의 감미료 모두 '독성이 있다'는 표현의 정의에 걸맞게 여러분 건강에 악영향을 끼치는 독성화학물질들이다.

우선 무가당제품을 구입하는 것이 가장 간단한 첫 번째 실천전략이 될 것이다. 설탕이 첨가되지 않은 아침식사용 시리얼 등을 구입하고, 설탕은 신중하게 사용한다.

그다음에는 전체적으로 단맛이 덜한 식품을 섭취하는 쪽으로 식생활을 바꿔본다. 여러분이 어떤 음식을 먹고 있는지 한번 자세히 살펴보라. 1주일 동안 먹은 음식을 기록해보면 설탕을 얼마나 많이 섭취하는지, 그것도 얼마나 다양한 형태로 몸에 들어가는지 깨닫게 될 것이다. 포장된 가공식품은 설사 유기농제품이라 하더라도 감미료 함량이 높은 편이다.

해결책은 유기농 재료만 이용해 천연감미료를 적당히 넣어서 직접 음식을 만드는 것이다. 물론 어려운 일로 생각될 것이고, 여러분에게는 너무나 큰 변화라는 걸 잘 알고 있다. 하지만 단언하건대 분명히 그럴 만한 가치가 있다.

나 역시 5년 전까지는 설탕을 평생, 다양한 형태로 참 많이 섭취하며 살아왔다. 천연감미료조차 내 몸에 스트레스가 된다는 사실을 알게 된 후 나는 식단에서 단 음식을 빼기 시작했다. 그러자 놀라운 결과가 나타났다. 단 음식을 더이상 원하지 않게 된 것이다! 혀의 미각세포가 변한 것이다! 이제는 정제 백설탕이 조금이라도 든 음식은 한입만 먹어도 너무 달다고 느껴진다. 건강이 개선된 건 말할 것도 없다.

뭔가 단것이 먹고 싶으면 대부분 과일을 먹는다. 또 천연감미료도 1티스푼 이상은 절대 사용하지 않는다. 그 정도면 충분하다.

　최근 몇 년 동안 나는 천연식품 판매점에 진열된 감미료 제품을 집중적으로 연구해보았다. 그리고 가장 좋은 천연감미료는 자연상태 그대로인 무첨가제품이나 수분만 제거된 제품이라는 결론을 얻었다. 건강에 비교적 유익하다고 생각되는 감미료로 추천할 만한 것들을 소개하자면 다음과 같다.

- **유기농 벌꿀** : 꿀벌이 만든 상태 그대로의 꿀은 영양소가 풍부한 무첨가식품이다.
- **수분을 제거한 유기농 사탕수수즙** : 사탕수수를 압착해서 얻은 즙에서 수분을 제거한 것으로, 사탕수수가 가진 영양소가 그대로 남아 있다.
- **유기농 단풍나무 시럽·설탕** : 단풍나무 수액을 끓여 수분을 제거한 것이다.
- **유기농 대추 설탕** : 대추에서 수분을 제거한 후 분말로 빻은 것이다.
- **유기농 엿기름, 현미 시럽** : 아시아의 전통적인 감미료. 발아한 곡물의 녹말이 당 성분으로 전환될 때까지 가열해서 만든다.
- **유기농 코코넛 설탕 또는 종려당** : 최근 내가 즐겨 이용하는 감미료다. 코코넛 꽃을 끓여 꿀을 얻고 곱게 갈아 미세한 결정으로 만든 것이다.

　내가 계속 연구를 거듭하는 이런 무첨가감미료는 새로운 제품이 시장에 꾸준히 출시되고 있다. 예루살렘 아티초크 시럽, 야콘 시럽,

루쿠마 분말 등도 새로 등장한 감미료들이다. 이러한 제품은 대부분 천연식품 판매점이나 인터넷에서 구입할 수 있다.

단, 천연감미료로 불리는 크실리톨(자일리톨)과 스테비올은 여러분에게 권하고 싶지 않다. 시중에서 흔히 구입할 수 있는 이 두 제품은 너무 정제가 많이 되어서 더이상 무첨가식품이라고 볼 수 없다.

나는 정원에서 다른 허브와 함께 스테비아를 기르고 있는데, 그 잎을 몇 개 따서 차에 넣으면 열량 걱정이 없는 감미료가 된다. 아가베 역시 권하고 싶지 않은 감미료 중 하나인데, 아가베 시럽의 생산방식, 정제방식, 건강에 끼치는 영향에 관한 논란이 끊이지 않기 때문이다. 좀더 정확한 정보를 얻고 나면 이런 생각도 바뀔지 모르겠다.

"무엇이 최선인가?", "무엇이 건강에 가장 이로운 선택인가?" 나는 이런 질문을 자주 한다. 다른 제품도 마찬가지겠지만, 가장 좋은 감미료는 없다. 사람에 따라 필요한 것이 다르다. 누군가는 혈당조절을 위해 저혈당감미료를 선택할 것이고, 누군가는 혈당이 정상이라 꿀을 선택할 것이다. 천연식품인데다 맛도 좋고 건강에 유익한 점도 많으니까 말이다.

여러분이 어떤 감미료를 선택하든 전체적으로 균형잡힌 식단을 유지하면서 적당히 섭취해야 한다. 천연감미료나 유기농법으로 재배된 감미료라 하더라도, 감미료는 영양이 풍부한 식품이라고 말할 수 없다. 그러므로 늘 약간 부족한 듯 사용하라.

천연감미료와 사용법에 관한 더 상세한 정보는 내 홈페이지 '달콤한 상식'(www.sweetsavvy.com)에서 확인하기 바란다.

비타민과 무기질 식이보충제

오늘날에는 사실 거의 모든 사람이 식이보충제를 섭취해야 할 필요가 있다. 무첨가 유기농식품으로 구성된 균형잡힌 식단을 유지한다 해도, 이제는 스트레스와 독성물질에 대한 노출이 일반적인 현상이 되어버려 이런 상황을 감당하기 위해서는 더 많은 영양소가 필요하기 때문이다(더 자세한 내용은 제4장을 보라).

그렇다고 광고 공세도 엄청나고 제품명도 그럴싸한 현란한 색깔의 강력한 식이보충제를 먹을 필요는 없다. 보통 그런 제품들에는 인공색소, 인공향미료, 보존료인 BHA와 BHT, 미네랄오일(석유), 설탕, 아황산염, 활석 등이 들어 있다. 또 화려한 빛깔의 코팅물질은 플라스틱 성분일 수 있고, 젤라틴캡슐 제품에는 따로 표시된 사항이 없는 한 대부분 보존료로 포름알데히드가 사용된다. 비타민 성분조차 원유를 원료로 해서 실험실에서 만들어낸다.

독성물질에서 벗어나는 법 ⋯ 36

여러분이 맨 처음 할 수 있는 일은 첨가물이 들어가지 않은 식이보충제를 섭취하는 것이다. 천연식품 판매점에 가면 그런 제품을 다수 판매하고 있으므로 큰 어려움 없이 구입할 수 있을 것이다.

그다음 고민할 것은 과연 여러분이 천연원료로 만든 비타민과 무기질을 섭취할 것인지, 아니면 석유화학물질로 만든 합성비타민을 섭취할 것인지 선택하는 것이다. 많은 사람이 천연성분 보충제와 합성성분 보충제가 화학적으로 동일하다고 주장한다. 그러나 두 보충제는 제품을 구성하는 분자와 생물학적, 전자기적 특성에 차이가 있다. 생물학적 활성도도 전자의 경우가 훨씬 크다. 즉 천연성분 제품이 합성성분 제품보다 몸속에서 활용도가 더 크다는 뜻이다.

일부 합성비타민은 식품에 존재하는 천연성분과 비교할 때 화학구조가 완전히 다르다. 의학박사 로버트 베커(Robert O. Becker)와 게리 셀던(Gary Selden)이 쓴 《인체의 전자기학 : 전자기와 삶의 기초 (The Body Electric: Electromagnetism and the Foundation of Life)》에는 이런 설명이 있다.

유기물질은 모두 수용액에서 빛이 굴절되는 형태가 동일하다. 우회전성(D)이 있는 물질은 빛을 오른쪽으로 굴절시키고 좌회전성(L)이 있는 이성질체는 빛을 왼쪽으로 굴절시킨다. 인공적으로 제조된 합성유기물질은 모두 D와 L분자를 대략 동일한 비율로 혼합한 형태다. 하지만 살아 있는 물질은 어느 종에 속하는지에 따라 D나 L 중 하나의 성질만 나타내며 2가지 성질을 모두 나타내는 경우는 절대 없다.

시중에 판매되는 수천 종의 비타민 제품 대부분은 유럽에 기반을 둔 제약회사 세 곳에서 만든 원재료를 사용한다. 또 요즘 천연비타민으로 불리는 제품은 성분강화제품(효능이 낮은 천연비타민을 극히 소량 사용하고 여기에 효능이 강력한 합성비타민을 섞은 것)이거나 천연성분이 아주 조금 함유된 합성비타민(제품 라벨에 "천연성분을 토대로 XX 성분이 함유된" 같은 문구가 있을 것이다) 중 하나다.

진정한 천연비타민 성분은 유기농식품에 원래부터 함유된 비타민이 유일하다. 또는 영양성분이 풍부한 농축식품을 원료로 해서 만든 영양보충제, 식품과 수분이 제거된 허브를 농축한 제품, 식품에서 분리해낸 성분으로도 천연비타민을 얻을 수 있다.

유기농식품을 원료로 한 식이보충제도 그 어느 때보다 광범위하게 판매되고 있으며 대형 소매업체에서도 구할 수 있다. 그러니 꼭 찾아보기 바란다.

조리기구

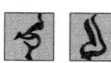

냄비, 팬 제품은 PFOA라는 성분을 이용해 음식이 눌어붙지 않도록 처리되어 있다. 테플론, 실버스톤 등의 상품명으로 잘 알려진 PFOA는 조리기구에 사용해서는 안되는 물질이다. 이 물질의 정체는 아직 완전히 밝혀지지 않았다. 하지만 환경보호청이 동물실험을 통해 조사 중인 내용만 보아도 충분히 우려가 된다. PFOA는 환경 곳곳에 존재하고 미국인 대부분의 혈액에서도 검출된다는 점, 게다가 환경과 몸속에서 지속성이 매우 크다는 점에서 문제가 되고 있다. 내 생각에는 이런 경우 '사전예방의 원칙'(부록 C 마지막 부분 참고)이 적용되어야 마땅하다. 더욱이 독성물질이 없으면서 눌어붙지 않는 조리기구도 존재한다면 더욱 그래야 한다.

알루미늄 조리기구도 식품과 접촉하는 면에 알루미늄이 코팅되어 있다면 사용해서는 안된다. 식품이 조리되는 과정에서 알루미늄과 접촉하면 서로 반응을 일으켜 알루미늄염이 생성될 수 있다. 알루미늄 재질의 조리기구로 음식을 조리할 때의 노출량과 그것이 건강에 미치는 영향에 대한 연구결과는 확인할 수 있는 자료가 별로 없으나, 다른 경로를 통한 알루미늄염 노출 연구에서는 불면증, 알츠하이머, 이상행동, 기억력 감퇴, 눈과 손의 협응력 저하 등 뇌에 문제가 발생할 수 있는 것으로 나타났다. 영국에서 실시한 한 연구에서는 알루미늄 조리기구로 요리한 식품이 소화불량, 속쓰림, 장내 가스 형성, 변비, 두통을 유발할 수 있는 것으로 확인되었다. 또 스리랑카의 한 연구에서는 알루미늄 조리기구로 음식을 조리할 때 불소가 첨가된 물을 사용할 경우 알루미늄 용출량이 1,000배 증가하는 것으로 나타났다.

스테인리스강 재질의 조리기구(혹은 스테인리스강으로 코팅된 구리 재질의 조리기구) 역시 위험할 수 있다. 이러한 제품은 표면에 흠집이 났을 때 문제가 생긴다. 금속 조리기구의 표면에 생긴 흠집으로 금속 성분이 개방되어 크롬, 니켈 같은 고독성 금속이 식품으로 용출될 수 있기 때문이다. 그런데 이렇게 흠집이 난 스테인리스강 조리기구를 공기 중에 두면 상처난 부분이 나아서 금속 성분이 다시 내부로 감춰진다. 하지만 금속재 조리기구에 금속재 도구를 함께 사용한다면 중금속이 음식으로 들어갈 가능성이 늘 존재할 수밖에 없다.

독성이 있을 것으로 의심되는 눌어붙지 않는 조리기구를 굳이 사용
할 필요가 없다. PFOA 성분이 없는 대체제품이 너무도 많기 때문이
다. 이런 제품은 크게 2가지로 나뉜다. 하나는 PFOA 플라스틱으로
제품 일부분이 플라스틱 재질인 것이고, 또 하나는 아주 미끄러운
세라믹 재질 제품이다. 개인적으로는 세라믹 제품을 선호한다.

　조리기구 재질로 사용하기에 안전하다고 생각하는 것들은 다음
과 같다.

- 유리
- 무쇠
- 법랑 코팅된 무쇠 혹은 스테인리스강
- 테라코타(붉은색 질그릇) : 수입제품인 경우 납이 함유된 유약이 사
  용되지 않았는지 확인할 것
- 세라믹(도자기) : 첨단기술이 사용된 제품이 많다.

　위와 같은 재질의 조리기구는 백화점, 가정용품 판매점, 부엌용
품 판매점, 인터넷에서 모두 구입할 수 있다.

　양극처리된 알루미늄 조리기구도 안전한 선택이라 할 수 있다.
알루미늄은 열을 고르게 전달하는 특징이 있어서 조리기구로 주목
받고 있다. 알루미늄 조리기구는 건강 문제를 일으킬 가능성이 존
재한다. 단, 양극처리가 된 것이라면 안전하다는 말이다. 이러한 제

품은 알루미늄을 고온의 산에 담그는 처리를 함으로써 분자구조를 바꿔 알루미늄 표면이 드러나지 않게 만든 것이다. 따라서 알루미늄 성분이 용출되지 않는다.

식기류

세라믹 재질 식기류에 숨겨진 위험은 유약에 납이 함유되었을 수 있다는 것이다. 다른 나라에서 수입된 화려한 색깔의 식기류에만 해당하는 이야기가 아니다. 백화점과 인테리어 제품 판매점에 제품을 공급하는 유명 제조업체에서도 여전히 납 성분이 들어간 유약을 사용하고 있으며, 그 사실을 라벨에는 명시하지 않는 경우가 많다.

미국 연방정부는 납이 2,000ppb 이상 용출될 수 있는 식기류는 판매를 금지하고 있다(직접적인 납중독을 막기 위해서다). 하지만 캘리포니아주에서는 장기적인 건강 유해성을 우려해 납이 224ppb 이상 용출될 수 있는 식기류는 모두 라벨에 경고문을 명시하도록 하고 있다. 하지만 그것도 충분하지 않다. 납에는 안전한 노출 수준이라는 것이 존재하지 않는다.

캘리포니아주에 사는 사람이 아니라면 납이 들어 있는 식기류를 제품 라벨로는 확인할 수가 없다. 따라서 제품을 구입하기 전, 제조업체가 여러분의 관심을 끌었던 그 무늬를 만들면서 납이 함유된 유약을 사용했는지를 판매자에게 문의해야 한다. 지역 도예공방에서는 납 성분이 없는 유약을 사용하는 경우가 종종 있다. 이런 곳을 이용하면 그릇을 만든 사람에게 직접 어떤 종류의 유약을 사용했는지 물어볼 수 있다는 장점이 있다.

그밖에 투명한 유리 식기류나 나무로 만든 접시, 대접 등 유약을 전혀 사용하지 않는 재질의 제품을 구입하는 것도 좋은 방법이다.

납 성분으로 마감처리된 식기류가 아닌지 의심이 된다면 가정용 납 테스트 키트를 구입해 검사해볼 수도 있다.

식품 보관용기

식품 보관용기와 관련된 독성물질 문제의 주된 요인은 플라스틱이다. 그런데 대부분의 식품 보관용기가 플라스틱 재질이다.

식품 보관용기, 봉지, 랩 등은 제품 라벨에 "플라스틱"이라고만 크게 써 있을 뿐인데, 그보다 훨씬 작은 글씨로 적힌 내용을 자세히 살펴보면 어떤 종류의 플라스틱이 사용되었는지 알 수 있는 경우가 종종 있다. 확인할 수 없다면 제조업체에 문의하면 된다.

식품 보관용기에서 특히 유의해야 할 물질은 내분비교란물질로 알려진 프탈레이트가 용출될 수 있는 폴리염화비닐(PVC)과 역시 내분비교란물질인 비스페놀A다. 이러한 독성 플라스틱 용기에 식품을 보관하면 보관기간이 짧든 길든 상관없이 식품으로 그러한 물질이 옮겨갈 수 있다.

독성물질에서 벗어나는 법 ··· 39

식품을 보관하기에 가장 좋은 용기는 바로 유리다. 유리병과 유리 용기는 다양한 크기로 판매되고 있다. 가까운 상점에서 마땅한 유리 용기를 구할 수 없다면 인터넷쇼핑몰을 이용해보자. 저렴한 가격으로 다양한 크기와 모양의 유리 용기를 주문할 수 있다. 냉동보관하는 음식도 유리 용기에 담고 싶다면 라벨에 "통조림, 냉동보관용"이라고 명시된 제품을 이용하면 된다. 냉동하면 식품이나 액체의 부피가 늘어날 수 있다는 점을 감안해 여유공간을 넉넉히 남기고 내용물을 넣어야 한다. 일반 유리 용기를 냉동보관용으로 사용하면 음식물의 부피가 증가하면서 금이 생길 수 있다.

하지만 유리 용기를 사용하는 것이 때로는 비현실적일 수 있다는 점에는 나도 동의한다. 플라스틱 용기를 꼭 사용해야 하는 경우라면 독성이 매우 낮은 폴리프로필렌(PP) 재질을 선택한다. 보통 일회용 보관용기가 폴리프로필렌으로 제조되는데, 사실 여러 번 재사용할 수 있다.

안전을 최대한 확보하려면, 플라스틱 용기에 음식을 담아 전자레인지에 가열하거나 뜨거운 음식을 플라스틱 용기에 담으면 안된다.
또 플라스틱 젖병에 유아용 조제식을 따뜻한 상태로 담아 아기에게
먹여서도 안된다. 특정 플라스틱 물질이 건강에 끼치는 영향에 대
해 아직 잘 알려지지 않은 부분도 많다. 다만 분명한 것은, 우리 몸
에 플라스틱은 자연물질이 아니라는 점이다.

섬유

의류

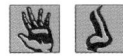

남성용, 여성용, 아동용 의류 모두 아주 다양한 종류의 직물로 만
들어진다. 그리고 이 직물에는 독성 수준이 제각각인 화학물질들이
포함되어 있다.

무엇보다도 오늘날 의류제조에 사용하는 옷감은 대부분 합성섬
유로, 석유화학물질로 구성된 플라스틱이 실제 성분이다. 합성섬유
중에서도 가장 많이 사용하는 종류는 나일론, 폴리에스테르, 아크
릴 등이다. 플라스틱 섬유를 착용했을 때 발생할 수 있는 독성의 영
향에 대한 연구는 아직 거의 진행되지 않았다. 하지만 피부에 닿아
플라스틱 섬유의 온도가 상승하면 미세한 플라스틱 물질이 계속 발
산하게 된다. 또한 합성섬유 의류를 관리하려면 독성화학물질을 사
용해야 한다. 합성세제도 필요하고, 정전기를 방지하려면 신경독성

이 있는 인공향이 첨가된 섬유유연제 같은 화학물질도 필요하다.

그러나 가장 유독한 것은 섬유 마감재다. 폴리에스테르·면 혼방 소재 직물과 PP가공 처리된 면직물은 포름알데히드를 발산하는 수지로 코팅되어 있다(다음 장 '침대 시트' 참고).

독성물질에서 벗어나는 법 ··· 40

천연섬유로 만든 옷을 선택하는 것이 첫 번째 해결책이다. 면, 리넨, 실크, 다양한 형태의 모직(울), 모시 등이 천연섬유들이다.

두 번째 방법은 레이온, 라이어셀, 대나무 섬유를 선택하는 것이다. 이런 섬유는 모든 식물에 존재하는 성분인 셀룰로오스를 이용해 인공적으로 만든다. 레이온을 만드는 데 사용되는 셀룰로오스는 무명솜, 면헝겊, 종이, 목재펄프를 만드는 데 재사용된다. 또 라이어셀은 나무로 만든 셀룰로오스 섬유다. 대나무 섬유로 판매되는 직물 역시 인공제조된 셀룰로오스 섬유로, 성장 속도가 빠른 대나무에서 그 성분을 얻는다. 단, 이러한 섬유에도 천연재료가 이용되는 것은 사실이지만 면, 리넨, 실크, 모직처럼 천연재료가 자연상태 그대로 보존되지는 않는다.

패션 업계에서도 자연친화적인 흐름에 관심을 보이기 시작하면서, 최근에는 유기농법으로 재배해 아무런 처리를 하지 않고 천연염색한 천연섬유 소재의 의류가 그 어느 때보다 많이 생산되고 있다. 가까운 곳에서 이런 제품을 찾을 수 없다면 온라인쇼핑몰을 찾아보기 바란다.

새 옷을 구입하면 혹시 섬유에 남아 있을지 모르는 마감재나 잔류물질을 제거할 수 있도록 한 번 세탁한 후에 착용하는 것도 좋은 습관이다.

침대 시트

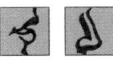

독성 있음! 위험! 발암 위험성이 있는 것으로 추정됩니다. 암을 유발할 수 있습니다. 발암성은 노출 수준과 기간에 따라 달라집니다. 증발되는 물질은 유해합니다. 흡입하거나 피부로 흡수되면 위험합니다. 피부, 눈, 호흡기를 자극할 수 있습니다. 강력한 과민성물질이 함유되어 있습니다. 삼키면 생명이 위독하거나 실명할 수 있습니다. 독성을 없앨 수 없습니다. 인화성 액체로 휘발성이 있습니다.

불면증 때문에 수면제를 비롯해 수면을 돕는 약을 복용하고 있다면 이제 그런 도움은 필요 없을지도 모른다. 불면증의 원인이 바로 여러분의 침대 시트일 수 있기 때문이다.

폴리에스테르·면 혼방 소재 또는 PP가공 처리된 면 소재 침대 시트는 표면이 포름알데히드를 방출하는 수지로 코팅되어 있다. 포름알데히드는 불면증을 유발한다. 아이러니하게도 잠을 자려고 누운 침대 시트가 밤잠을 못 이루게 하는 원인일 수 있는 것이다. 폴리에스테르·면 혼방직물은 모두 포름알데히드 마감재를 사용하는데, 침대 시트에 이처럼 강력한 마감재 처리를 하는 것은 그것이 지속적으로 사용하고 자주 세탁하는 제품이기 때문이다. 뿐만 아니라 마감공정에서 이 포름알데히드 수지를 직물과 직접 결합시켜버리기 때문에 나중에 제거할 수도 없다. 따라서 밤에도 시트에서 포름알데히드 물질이 계속 발산될 수 있는 것이다.

포름알데히드는 국제암연구소(International Agency for Research on Cancer)로부터 인체 암 유발물질로 분류된 물질이다. 위의 경고문은 포름알데히드 제품 병에 명시된 내용이다. 미국 국립과학원(National Academy of Sciences)에서는 미국인의 약 10~20%가 극히 낮은 농도의 포름알데히드에도 자극반응이 나타날 수 있을 정도로 건강이 취약하다고 추정한다.

포름알데히드에 노출되면 그외에도 기침, 목이 붓는 증상, 눈물, 호흡 문제, 피로감 등의 증상이 나타날 수 있다.

이제는 침대 시트를 바꿀 때다. 새 시트를 구입했다면 혹시 섬유에 남아 있을지 모르는 마감재나 잔류물질이 제거되도록 한 번 세탁한 후에 사용하는 것이 좋다.

독성물질에서 벗어나는 법 … 41

쇼핑을 나서자. 그리고 다림질이 필요 없도록 마감처리하지 않은 침대 시트와 베개 커버를 골라 구입하자. 백화점이나 대형 가정용품 판매점에서는 대부분 이런 제품을 판매한다.

플란넬(flannel)*이나 면으로 짠 시트, 직접 짠 면 시트, 라벨에 "무처리", "포름알데히드 무첨가" 같은 문구가 적힌 제품을 선택하는 것도 한 방법이다.

---

* 면이나 양모를 섞어 만든 가벼운 천.

유기농법으로 재배된 목화로 만든 침대용 리넨 제품은 현재 광범위하게 판매되고 있으며 값도 저렴하다. 최근에는 시트 제품 대부분이 PP가공 마감처리를 하지 않고 있지만, 그래도 반드시 라벨을 확인해야 한다.

면 시트를 꼭 다림질해서 사용할 필요는 없다. 건조기를 이용한다면 물기가 남아 있을 때 꺼내기만 하면 된다. 면은 고온에서 다른 옷들과 뒤엉켜 있으면 주름이 생기기 때문이다. 따라서 건조기에서 미리 꺼내 잘 접어두거나 바로 침대에 깔면 다림질을 할 필요가 없다. 플란넬과 니트 소재로 된 시트는 아예 주름 자체가 생기지 않는다.

침대 시트를 바꾸고 나면 이제 천연섬유로 된 베개, 천연섬유로 된 이불이나 담요를 찾게 될지 모른다. 본격적으로 투자해보자고 마음먹었다면 천연섬유로 된 침대 매트리스까지 구비하고 싶어질 것이다.

신발

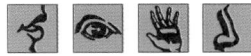

오늘날 판매되는 신발 제품은 대부분 아크릴, 나일론, 폴리에스테르, 폴리우레탄, 폴리염화비닐(내분비교란물질인 프탈레이트를 방출하는 물질) 등 플라스틱 소재로 만들어진다. 잘 살펴보면 신발 어느 구석, 혹은 신발 상자 어딘가에 어떤 소재가 사용되었는지 나와 있을 것이다. '인공'(man-made)이라는 문구가 있다면 대부분 플라스틱 소재라는 의미다. 그뿐만 아니라 신발에는 포름알데히드 성분이 함유된

접착제도 사용된다.

최근 들어 신발에 추가된 독성화학물질이 있으니 바로 항균제다. 세균과 곰팡이를 없애고 냄새를 방지하기 위해 많이 사용하는 추세다. 보통 신발 제조업체들은 어떤 종류의 항균제를 사용했는지 밝히기 꺼린다. 그런데 내가 한 화학자에게 직접 들은 바로는, 신발의 항균제로 내분비교란물질 중 하나인 트리클로산이 사용된다고 한다. 미국 식품의약국과 환경보호청은 2010년, 학계의 연구결과 트리클로산의 안전성이 "우려할 만하다고 입증"된 것을 고려해 이 물질에 대한 본격적인 안전성 검토를 하겠다고 밝혔다.

양말과 스타킹도 플라스틱 소재로 만드는데, 일반적으로는 아크릴과 나일론이 사용된다.

재사용 플라스틱이나 재사용 고무타이어로 만든 신발도 주의해야 한다. 재활용은 환경을 위해 참 좋은 일인 것만은 분명하다. 하지만 재활용과정에서 플라스틱이나 타이어 제조에 사용된 합성고무의 독성이 줄어드는 것은 아니다.

독성물질에서 벗어나는 법 … 42

우선 양말을 잘 신고 다니는 분이라면(내가 사는 플로리다에서는 거의 1년 내내 맨발에 샌들을 신고 다니기 때문에 굳이 이 말을 언급한 것이다) 플라스틱 섬유보다는 면 소재 양말을 신어라. 촉감이 훨씬 부드러운데다 수분 흡수력도 좋아서 발이 훨씬 더 편안하다. 동네 상점에서 면양말을 구할 수 없으면 인터넷쇼핑몰에서 주문할 수 있다.

다른 제품들과 마찬가지로 신발도 최근 독성물질이 사용되지 않은 제품들이 그 어느 때보다 많이 제작되고 있다. 가죽, 면, 삼 등 천연재료로 신발을 만드는 브랜드도 많다. 천연재료 신발만 취급하는 전문매장이나 백화점, 온라인 등에서 이러한 제품을 구할 수 있다. 정체가 무엇인지도 모르는 항균제가 들어간 신발은 절대 신지 않는 것도 중요하다.

가죽신발은 가죽 가공시 독성물질이 사용되었을 가능성이 있으므로 "천연가공" 또는 "식물성 무두질"(vegetable tanned)이라는 문구가 적힌 제품을 구입한다. 일부 가죽신발은 무두질 때문에 구입 당시 냄새가 날 수 있는데, 이 물질은 휘발성이 강하기 때문에 신발을 며칠 정도 바깥에 두면 다 날아간다. 구두광택제를 사용해야 하는 가죽신발이 있다면 온라인에서 천연성분으로 된 광택제 제품을 구입할 수 있으니 참고하기 바란다.

폴리염화비닐 대신 신발 제조에 사용하는 신소재로는 에틸렌비닐아세테이트(EVA)가 있다. EVA는 폴리염화비닐처럼 석유화학물질로 구성된 소재이지만 독성은 훨씬 낮다.

다리미와 다리미판 커버

자, 여러분에게 솔직히 해줄 말이 있다. 앞에서 내가 추천한 것처럼 천연섬유로 된 의류를 입기로 마음먹었는가? 사실 천연섬유 소재의 옷들은 다림질이 필요하다. 그럼 다림질도 몸에 안전한 방식으로

하고 싶다는 생각이 들 것이다.

요즘 판매되는 다리미와 다리미판 커버는 플라스틱인 테트라플루오로에틸렌이라는 물질로 코팅되어 있다. 우리에게 '테플론'이라는 이름으로 더 익숙한 물질이다. 플라스틱이 가열되면 독성기체가 휘발된다는 점을 기억한다면, 이 물질을 다리미와 다리미판 커버에 사용한다는 것 자체가 좀 이상하다는 생각이 든다. 특히 다림질하는 데 '눌어붙지 않는' 기능이 필요한 것도 아닌데 말이다. 테트라플루오로에틸렌에서 휘발되는 기체는 눈, 코, 목에 자극을 줄 수 있으며 호흡곤란을 유발할 가능성도 있다.

독성물질에서 벗어나는 법 … 43

옷을 세탁한 다음 건조기를 이용하는 경우, 건조가 끝나자마자 바로 옷을 꺼내면 다림질을 최대한 줄일 수 있다. 나는 다림질을 하지 않아도 옷에 주름이 생기지 않게 하려고 항상 애를 쓴다. 우리 집에서는 건조기가 작동을 멈추자마자 재빨리 안에 있는 옷을 모조리 꺼내는 것으로 정평이 나 있다. 결과는 굉장하다. 딱 몇 분만 일찍 꺼내면 된다.

두 번째 방법은 다림질할 필요가 없는 옷을 구입하는 것이다. 나는 이곳 플로리다에 살면서 거의 매일 면 소재로 된 옷을 입는다. 끈으로 허리를 묶을 수 있는 면바지에 면으로 된 상의 차림으로 1년 대부분을 지낸다. 바지와 상의만 각각 옷장 하나만큼씩 있지만 다림질해야 하는 옷은 거의 없다.

물론 가끔은 나도 차려입을 일이 있어서 다림질을 해야 한다. 이 경우 다리미판에 일반 면 소재로 된 패드와 커버를 씌운다. 철물점이나 온라인쇼핑몰에서 면 패드와 커버를 얼마든지 구할 수 있다. 그리고 중요한 것은, 너무 저렴하지 않은 좋은 다리미를 구비하는 것이다. 내가 사용하는 다리미는 가열되는 부분이 반짝반짝 빛나는 제품인데(테플론 코팅이 안된 제품이다), 처음 사용했을 때 품질 좋은 다리미가 얼마나 성능이 뛰어난지 체감하고는 정말이지 깜짝 놀랐다. 다소 묵직한 건 사실이지만, 다리미가 옷감 위를 미끄러지듯 지나가면 손에 힘을 주지 않아도 주름이 쫙 펴진다.

다림질은 참 고되고 단조로운 작업으로 느껴질 수 있다. 그러나 천연섬유를 이용할 때 내가 얻는 기쁨과 건강은, 어느 정도 다림질이 필요하더라도 그 시간과 노력을 들일 만한 가치가 충분히 있다.

실내장식

벽 페인트

경고 : 삼키면 위험하며, 생명이 위독할 수 있습니다. 피부와 눈에 다소 자극을 줄 수 있습니다. 휘발된 물질이나 분사된 물질을 흡입하면 위험할 수 있습니다.

주의 : 충분히 환기가 된 상태에서 사용하십시오. 환기가 불충분한 장소에서는 알맞은 마스크를 착용해야 합니다. 눈에 접촉한 경우 즉시 혹은 최소 15분 이내에 충분한 양의 물로 눈을 씻어야 합니다. 섭취하면 안됩니다. 어린이 손이 닿지 않는 곳에 보관하시오.

페인트는 모두 다음 4가지 종류의 물질로 만들어진다.

- 수지 : 접착력과 지속성 부여
- 안료 : 색과 도포력 부여
- 첨가물 : 페인트의 기능을 강화
- 용제(보통 페인트에서 가장 많은 부분을 차지한다) : 다른 성분을 용해하고 분산시키는 역할

일반적으로 페인트의 종류는 어떤 용제가 사용되었는지에 따라 결정된다. 유성페인트에는 휘발성 유기화학물(VOC) 성분의 용제가 사용되고(40~60%), 수성페인트에는 주요 용제로 물이 사용된다(물과 함께 VOC도 5~10% 사용된다).

유성페인트에는 또한 에틸벤젠, 여러 종류의 부틸에테르, 경유, 크실렌도 함유되어 있다. 모두 인체 중추신경계에 영향을 줄 수 있으며 어지럼증, 두통, 가슴이 죄는 증상, 호흡곤란, 구토, 눈·코·목·피부에 자극을 유발할 수 있는 물질들이다. 반면 수성페인트에는 부틸에테르만 함유되어 있다. 목재 마감재에도 유사한 용제가 사용된다.

직접 조사해보니, 스모그로 유명한 로스앤젤레스 분지 지역에서 운영되는 정유공장과 주유소에서 발생하는 VOC보다 페인트에서 방출되는 VOC의 양이 더 많다는 사실을 알 수 있었다. 현재 캘리포니아주에서는 지역 내 페인트의 VOC에 대해 미국에서 가장 엄격하게 관리하고 있다.

존스홉킨스대학교 연구진이 발표한 자료에 따르면, 페인트 제품에는 내용물 조성에 따라 독성화학물질이 300종 이상, 발암물질이 150종 이상 함유되어 있다. 스프레이용 압축가스, 암모니아, 벤젠, 에탄올, 포름알데히드, 글리콜, 등유, 납, 펜타클로로페놀, 페놀, 플라스틱(아크릴로니트릴, 라텍스, 페놀포름알데히드 수지, 폴리에스테르, 폴리우레탄, 테트라플루오로에틸렌), 톨루엔, 트리클로로에틸렌, 크실렌 등이 그러한 물질들이다.

독성물질에서 벗어나는 법 … 44

유성페인트 제품은 VOC가 공기를 오염시키는 것에 대한 우려 때문에 대부분 판매가 중단되는 추세다. 대신 독성이 훨씬 낮은 새로운 페인트 제품이 등장하고 있다.

주요 페인트 제조업체들 모두 독성이 낮은 페인트 제품을 내놓고 있다. 저VOC 혹은 무VOC 페인트가 바로 그러한 제품들이다. 페인트를 구입할 때는 이런 제품을 달라고 하면 된다. 대형 가정용품 판매점에서도 구입할 수 있다.

미국에 진출한 독일 페인트 제조업체 중 식물성분의 페인트 제품을 제조하는 업체가 세 곳 있다. 이 업체들의 공통철학은 자연에서 생성된 물질, 즉 자연이 다시 채울 수 있고 또 자연으로 돌아갈 수 있는 물질을 이용하자는 것이다. 그래야만 이용자의 건강에도 안전하다는 이유에서다. 이 가운데 두 업체의 제품에는 무독성 석유화학물질 용제가 사용되고, 나머지 한 업체의 제품에는 재생가능한

테르펜 용제가 사용된다. 발삼나무에서 얻는 테르펜은 현재 유럽에서 안전성에 대한 논란이 일고 있는 물질이다. 하지만 석유화학물질로 만들어진 페인트에 비하면 모두 건강과 환경에 더 안전하다. 나도 이 제품들을 사용해보았는데, 성능은 만족스러웠으나 단점이 하나 있었다. 식물성 유지와 수지에서 나는 냄새가 너무 강하다는 것이다. 독성물질은 아닌데 냄새가 상당히 독하다.

그밖에 전혀 종류가 다른 페인트도 있다. '밀크 페인트'(milk paint)라는 것으로, 카세인 성분의 이 페인트는 가구, 목재, 벽에 사용하기 딱 좋은 제품이다. 분말 형태로 판매되므로 잘 섞어서 사용하면 된다. 또 최근에는 플라스틱 페인트도 사용된다(온라인쇼핑몰에서 구입할 수 있다).

몇 년 전 리모델링한 우리 집 욕실 벽에는 페인트 대신 점토 회반죽을 발랐다. 바르기도 쉽고 보기에도 참 좋은 선택이었다.

카펫

합성카펫은 다양한 재료를 섞어서 만드는데, 이러한 제품에서는 유해 화학물질이 최대 120종까지 방출될 수 있다. 농약(항균제 등), 신경독성이 있는 용제(톨루엔, 크실렌 등), 강력한 발암물질인 벤젠 등이 그 예다. 환경보호청과 소비자제품안전위원회에 따르면 포름알데히드 역시 카펫에서 흔히 방출되는 물질에 속한다.

카펫에 함유된 독성화학물질의 유해성에 대해서는 1988년 미국에서 발생한 한 사건으로 인해 크게 다루어진 적이 있다. 환경보호청 각 사무국 사무실에 카펫을 새로 깔았는데, 이후 전체 직원 중 10% 이상이 신체에 이상증상이 나타났다고 보고한 것이다. 눈 화끈거림, 기억력 감퇴, 오한, 발열, 인후통, 관절통, 기침, 감각이 둔해지는 증상, 구역질, 어지럼증, 시야가 흐릿해지는 증상, 긴장, 우울증, 집중력 저하 등 호소한 증상은 다양했다.

환경보호청은 즉시 조사에 착수했고, 그 결과 합성소재로 된 카펫으로 인한 실내공기오염이 이러한 증상의 주된 원인이라는 것을 밝혀냈다.

독성물질에서 벗어나는 법 … 45

카펫 업계에서는 카펫이 실내공기의 질에 끼치는 영향에 대한 우려를 감안해 카펫-러그연구소(CRI)를 통해 'CRI 그린라벨' 제도를 만들었다. 독립적인 외부 분석검사실에서 각 카펫 제품에 대해 과학적으로 설정된 기준에 맞는 접착제, 완충제가 사용되었는지, 유해물질 방출량이 적은 제품인지 확인하고 기준을 충족하면 CRI 그린라벨을 부착할 수 있도록 하는 제도다.

이 제도가 처음 시행된 1992년 이후 카펫 제조업체는 제품에서 발산되는 화학물질의 양을 크게 줄이는 데 성공했다. 그러니 카펫을 구입할 때는 CRI 그린라벨이 부착된 제품을 고르거나 천연섬유로 된 제품을 고르면 된다.

하지만 내가 생각하기에, 집의 바닥을 독성물질 걱정이 없는 곳으로 만들려면 바닥 전체를 덮는 카펫을 아예 없애는 것이 최고다.

가정에서 바닥을 가장 안전하게 시공하는 방법으로는 원목마루를 꼽을 수 있다. 보온성이 좋고 보기에도 멋질 뿐만 아니라 나무 자체는 독성이 전혀 없고 재생가능한 자원이기 때문이다. 내가 추천하는 마루는 베이크온(baked-on)* 마감처리가 된 원목이다. 합판이나 공학 목재는 포름알데히드를 비롯한 화학물질이 방출될 수 있는 접착제가 사용된 제품이 많으므로, 반드시 원목을 선택하기 바란다.

천연리놀륨도 훌륭한 선택이 될 수 있다. 아마씨유(lineseed oil), 소나무 수지, 낙엽수에서 얻은 목분에 석회암, 점토, 색을 넣은 무기 안료로 만들어진 코르크를 재료로 해서 제작하는 리놀륨은 뒷면이 삼베로 처리되어 있다. 실내를 아름답게 만들어주면서 지속력도 우수하다. 천연리놀륨을 판매하는 업체에서는 설치시 사용할 수 있는 안전한 접착제도 함께 판매한다.

코르크 타일도 바닥재로 인기를 얻고 있다. 지속성이 뛰어나고 경제적으로도 유리한 코르크는 밟았을 때 따뜻한 느낌을 주며 풍성하고 멋진 분위기를 연출한다. 게다가 소음을 막아주는 기능을 한다. 프랭크 로이드 라이트(Frank Lloyd Wright)**가 1920년대에 자신이 디자인한 자연친화적인 집에 마감재로 코르크를 선택한 이후 지금까지 코르크는 큰 인기를 얻고 있다.

---

* 실내 마감재의 온도를 높여 자재 내부의 오염물질을 급속하게 방출해 제거하는 방법.
** 유명한 미국의 건축가.

그밖에 도자기 재질의 타일, 벽돌, 대리석, 석재 타일, 시멘트, 테라초(terrazzo)*도 좋은 대안이다.

가구

가정에서 사용하는 가구는 대부분 독성물질을 방출하는 재료로 생산된다.

책장과 책상은 파티클보드(particleboard)**와 합판으로 제작된 제품이 많은데, 이런 재료에서는 포름알데히드가 방출되어 눈과 코, 목에 자극을 줄 수 있다. 포름알데히드는 발암물질로 추정되는 물질이기도 하다.

베개, 그리고 소파나 의자의 충전재는 보통 발포플라스틱인 폴리우레탄으로 만들어지며, 겉면에 씌우는 커버 역시 플라스틱 물질인 아크릴, 폴리에스테르 혹은 폴리염화비닐이 재료로 사용된다. 또 각종 가구의 덮개 제품은 대부분 오염방지를 위해 포름알데히드 수지로 코팅되어 있다. 한 연구결과에 따르면, 텅 빈 방에 가구를 하나 추가하면 공기 중 포름알데히드 수치가 3배 증가한다고 한다.

• 대리석을 골재로 한 콘크리트.
•• 나무 부스러기를 압축해 수지로 굳힌 건축용 합판.

가구는 최대한 천연재료로 만든 제품을 구입한다. 중고 가구까지
고려한다면 꼭 비싼 돈을 들여야 가능한 일은 아니다.

지금 이 책을 쓰면서 내가 앉아 있는 책상은 참나무로 만든 것으
로, 스탠퍼드대학교 도서관에서 사용하던 것을 중고물품 판매점에
서 단돈 25달러를 주고 구입했다. 가장자리가 다소 닳아 있어서 내
가 직접 톱으로 잘라내고 사포로 문지른 다음 퍼플하트라는 목재
(여러분 생각대로 보라색이다!)를 붙여서 새 책상으로 만들었다. 마지막
으로 수성 목재 마감재로 몇 번 코팅을 해주었더니 완성이었다.

충전재가 포함된 가구는 천연섬유 덮개를 구입해 한 번 세탁해서
씌우고 속은 면이나 울, 혹은 깃털로 된 충전재로 채워야 한다. 우
리 집 소파는 경매에서 50달러에 구입한 것인데, 나무로 된 팔걸이
와 멋들어지게 휘어진 등 부분이 참 마음에 드는, 오래된 제품이다.
원래는 스프링이 들어간 쿠션이 있었는데, 무명솜을 새로 넣고 아
무런 처리를 하지 않은 리넨 덮개를 씌워서 새 쿠션을 만들었다. 벌
써 몇 년 전에 만든 것인데도 지금까지 새 것 같다.

우리 집 식탁도 창고세일에서 찾아낸 것이다. 단단한 참나무 탁
자로, 다시 손질할 필요도 없었다. 이 식탁과 함께 셰이커교도들이
사용했음직한 소박한 의자 4개가 한 세트다. 의자는 조립식으로 구
입해 직접 만들었다. 의자에도 무독성 목재 마감재로 처리하고, 앉
는 부분은 친구의 도움을 받아 면 소재 띠를 서로 교차시켜 연결하
는 방식으로 직접 만들었다. 이렇게 탄생한 의자는 독성물질의 위

험이 없을 뿐만 아니라 참 멋진 가구가 된다. 종종 직접 솜씨를 발휘하면 그렇게 뿌듯할 수가 없다.

목재가구 판매점에서 마감처리가 안된 가구를 구입해서 직접 무독성 수성 목재 마감재를 발라도 된다. 원목가구를 구입할 때는 정말 단단한 원목이 맞는지 세심하게 확인할 필요가 있다. 가구 앞면만 원목을 사용하고 뒷면, 옆면, 내부, 서랍 바닥 부분은 파티클보드나 합판을 사용한 제품이 많기 때문이다. 파티클보드는 거의 다 베니어판인데, 베니어판은 포름알데히드 방출을 막을 수 있는 방어막이 전혀 없다.

양초

양초 제품에는 경고문이 없다. 유해하고 독성이 있거나 발암가능성이 있는 물질들이 양초에 사용되는 실정인데도 제조업체는 법적으로 그런 물질을 공개할 의무가 없기 때문이다. 제품에 경고문이 없다고 해서 독성화학물질이 들어 있지 않다고 오해하면 안된다.

특별한 언급이 없는 한, 양초는 대부분 가솔린산업의 부산물로 나오는 파라핀으로 만들어진다. 파라핀은 그 양이 적기는 하지만 다른 석유화학물질과 똑같은 연소물질을 생성한다. 파라핀 왁스에서 나오는 연기는 실험동물에서 신장과 방광에 종양 발생을 유발할 수 있는 것으로 밝혀졌다.

게다가 일부 파라핀 양초는 납 심지를 사용한다. 실험결과에 따르면 이 납 입자는 양초를 태울 때 공기 중에 방출될 수 있다. 이렇게 나온 입자를 소량 흡입하기만 해도 폐를 자극해 손상을 일으킬 수 있으며 호흡곤란 증상이 나타날 수 있다. 천식이 있거나 폐·심장질환이 있는 사람에게는 특히 위험하다. 그런데 이보다 더 나쁜 소식이 있다. 납 심지가 사용된 양초를 많이 태우는 한 가정을 대상으로 집 내부를 닦아내는 방식으로 조사한 결과, 집 안에서 1제곱피트당 납이 40밀리그램까지 검출되었다. 참으로 경악할 만한 양이다. 그런데도 현재까지 양초의 안전기준은 마련되지 않은 상태다. 납은 흡입하면 100% 흡수되어 혈류로 들어간다.

향초는 독성이 훨씬 강하다. 요즘 양초 제조업체들은 왁스 혼합물에 사용하는 향유(거의 다 인공물질이다)의 양을 계속 늘리는 추세다. 여기에 사용되는 향유 중 일부는 연소에 적합하지 않다. 일부 향초 제품에서 연소부산물로 생성되는 독성화학물질에는 아세톤, 벤젠, 사염화탄소, 트리클로로에틸렌, 톨루엔, 스티렌, 크실렌, 페놀, 크레졸, 납, 일산화탄소 등이 포함된다. 그밖에도 여러 독성물질과 미립자가 함께 발생한다.

하지만 최악의 제품은 젤 양초다. 젤 양초는 석유화학물질을 특별한 방식으로 가공해서 만든 미네랄오일에 플라스틱 중합체를 섞은 후 유리 용기에 담은 제품이다. 이 젤 양초는 다른 양초와는 달리 양초 부분이 투명하거나(색이 있는 제품도 있다) 고무나 젤 같은 질감인 것이 특징이다.

젤 양초 제품에도 대부분 인공향이 첨가되며, 일부 제품은 향이 아주 독하다. 파라핀 양초에 사용되는 것과 동일한 석유화학물질과 향료가 사용되었다는 점에서 젤 양초를 태울 때의 유해성도 비슷하다. 하지만 젤 양초는 제조방식이 부적절하거나 용기로 사용된 유리가 지나치게 얇을 경우 폭발할 위험이 있어 훨씬 더 위험하다. 유리가 산산이 부서지면서 온 방 안에 튈 때 가까이 있는 사람이 피해를 입을 수 있다. 실제로 젤 양초가 폭발해 화재의 원인이 된 사례도 있다.

독성물질에서 벗어나는 법 … 47

면 심지가 사용된 밀랍 양초를 이용하면 된다. 밀랍 특유의 꿀 냄새는 정말 달콤하다. 밀랍 양초에는 초를 녹여서 틀에 넣어 굳힌 고체 제품과, 벌집무늬가 촘촘히 찍힌 얇은 밀랍 시트를 돌돌 말아 만든 제품, 이렇게 2종류가 있다. 고체 제품은 중심 부분이 뚫린 것도 있고 상당히 오래 태울 수 있다. 돌돌 말아 만든 밀랍 양초는 그리 오래 태울 수 없다는 단점이 있다.

밀랍 양초는 일부 양초 판매점이나 천연식품 판매점에서 구할 수 있다. 인터넷에서도 가능하다. 표백하거나 인공색소로 물들인 밀랍 양초가 종종 판매되므로 자연스럽고 진한 꿀 빛깔이 나는지 잘 확인해야 한다. 밀랍 양초는 파라핀 양초보다 값이 더 비싼 것이 사실이다. 조금 더 저렴하게 이용하고 싶다면 수공예 재료 판매점에서 밀랍 시트를 구입해서 직접 돌돌 말아서 양초를 만들어보자.

뉴잉글랜드 지역의 전통인 월계수열매(bayberry) 양초는 어떨까? 이 양초는 월계수열매를 물에 끓여 밀랍이 나오도록 해서 만든다.

월계수열매 양초를 축제 기간에 태우면 가정에 부와 행운을 가져다준다는 전설이 있다. 지역 기념품 판매점에서 수작업으로 제작된 제품을 찾아봐도 되고 인터넷을 통해서도 구입할 수 있다. '월계수열매 향'이 아니라 진짜 월계수열매를 원료로 한 밀랍으로 만든 양초가 맞는지 꼭 확인하기 바란다.

'콩 왁스' 양초는 대두유를 주성분으로 만든 양초다. 100% 대두로만 만든 제품도 있고, 대두유 90%에 옥수수, 브라질밀랍야자(carnauba) 등 다른 식물성분을 섞어서 만든 제품도 있다. 이 콩 양초는 매우 깨끗하게 타고 벽이나 가구에 검은색 그을음도 남기지 않는다. 천식 등 호흡기질환이 있는 사람이 이용해도 해가 되지 않는다. 또한 일반 파라핀 양초보다 25% 정도 더 오래 태울 수 있는 것도 특징이다. 그리고 콩 양초 제조업체는 건강에 대한 우려가 동기가 되어 제품을 만들기 시작한 경우가 많아서, 향료도 천연성분을 사용한다. 즉 고품질 천연방향유가 주로 사용되며 표백하지 않은 면 심지를 사용한다. 선물가게, 천연식품 판매점, 인터넷에서 콩 양초를 구입할 수 있다.

향초를 태우고 싶다면 진짜 방향유를 첨가한 아로마세라피 양초를 구입해야 한다. 제품 라벨로 확실히 구분할 수 없다면 제조업체에 문의해보는 것이 좋다.

백열전구

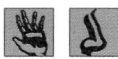

(Hg) 램프에 수은(Hg)이 들어 있습니다. 폐기시 규정에 따라 처리하시오.

나는 이전에 출간한 책에서 백열전구를 이용한 인공적인 조명, 특히 그 형광빛이 건강에 얼마나 해로운지 설명했다. 이것은 지금도 유효한 사항이다.

인공광원의 문제는 빛의 스펙트럼이 태양광에서 나오는 스펙트럼과 동일하지 않다는 점이다. 우리 인체에는 태양에서 나오는 자연광이 필요하다. 따라서 인공조명 아래에서 대부분 시간을 보낸다면 신체기능이 최적화될 수 없다. 또한 인공광원 노출은 골다공증, 충치, 피로감, 시각의 선명함이 둔화되는 증상, 과잉행동, 심박·혈압·뇌파 증가, 호르몬분비를 유발하고 인체의 주기적 리듬을 바꾸는 것으로 알려져 있다.

하지만 최근 들어서는 콤팩트 형광등(compact fluorescent light)﹡이 너무나 광범위하게 사용되고 있어서, 그 독성에 대해 꼭 써야겠다는 생각이 들었다.

형광등에는 모두 수은이 사용된다. 따라서 제품 라벨마다 수은이 함유되었다는 경고문이 명시되어 있다. 하지만 이 경고문은 적

﹡ 형광등의 일종. 주로 U자 형태이며 보통 형광등보다 길이가 짧다. 상대적으로 열효율이 낮은 백열전구 대체품으로 많이 주목받고 있다. 절전형 형광등으로도 알려져 있다.

절한 방법에 따라 폐기할 것을 주문할 뿐, 정작 제품 자체의 독성에 대해서는 소비자에게 경고하지 않는다.

환경보호청에 따르면 독성금속인 수은에 노출되면 뇌, 척추, 신장, 간에 영향을 줄 수 있으며 손떨림, 기억상실, 움직임이 곤란한 증상이 발생할 수 있다. 따라서 형광등 경고문에는 이런 내용도 반드시 들어가야 마땅하다.

환경보호청은 또한 이렇게 경고한다. "수은이 사용된 제품이 깨지거나 부적절하게 폐기 혹은 소각되면 수은이 공기 중으로 방출된다. 콤팩트 형광등이 파손되면 안전하게 청소해야 한다."

가정에서 사용하는 콤팩트 형광등이 깨질 일이 있겠느냐고 생각한다면 꼭 말해주고 싶은 사례가 있다. 한 독자가 어느 날 내게 편지를 보냈다. 딸이 어쩌다 램프 위로 넘어져 그 속에 있던 콤팩트 형광등이 깨지는 일이 발생했는데, 그 일로 너무 놀라고 무서웠다는 내용이었다. 나 역시 알고 지내는 사람이 다 쓴 전구를 교체하려고 콤팩트 형광등을 창고에서 꺼내 들고 나오다가 바닥에 떨어뜨리는 장면을 직접 목격했다. 당시 그 사람은 맨손으로 종이타월을 쥐고 바닥을 치우고는 깨진 콤팩트 형광등은 그냥 쓰레기통에 넣었다. 형광등은 늘 깨질 위험이 존재한다. 그리고 일단 깨지면 집 안이 수은에 오염될 수밖에 없다.

물질안전보건자료(MSDS)에서는 전구가 깨졌을 때 노출되는 수은의 양은 건강에 전혀 해롭지 않다고 명시하고 있다. 그러나 환경보호청은 콤팩트 형광등이 파손된 경우 청소요령과 폐기방법에 대해 상세한 지침을 제공한다. 그 내용을 보면, 우선 사람과 애완동물을 방에서 나가도록 하고, 중앙집중식 난방환기 공조기가 가동 중이라면 끈 후에 깨진 조각을 밀폐용기에 담아서 치우라고 되어 있다.

독성물질에서 벗어나는 법 … 48

새로이 등장한 조명기술 중에 발광다이오드(LED)가 있다. LED전구는 아주 적은 양의 전력을 이용해 에너지를 (열이 아닌) 빛으로 전환한다. 또한 수명도 아주 길다(50,000시간).

LED전구의 단점은 콤팩트 형광등처럼 독성물질(납, 비소)을 함유하고 있다는 것인데, 그 위험성은 콤팩트 형광등보다 훨씬 낮다. 또한 LED는 쉽게 부서지지 않아 가정에서 그런 독성중금속에 노출될 가능성이 적다. LED는 쓰레기매립지로 가서 파손된다고 하더라도, 그 안에서 나오는 독성중금속이 환경으로 확산되기에는 양이 너무 적다. 더불어 LED전구의 빛은 차분한 빛부터 따뜻한 빛, 태양빛 같은 자연스러운 백색광까지 다양하다. 철물점, 가정용품 판매점에서 다양한 LED전구를 구입할 수 있다.

조명은 머리 위 천장에 설치하는 것보다 특정 작업공간에만 설치하는 것이 에너지절약에 효과적이다. 내 사무실은 작은 책상용 램프 하나와 약 5미터의 유리창이 조명의 전부다. 부엌에는 중앙조명 하나와 싱크대 위에 할로겐램프를 일렬로 설치하고 각 램프에 스위치를 부착해서 작업하는 공간에만 빛을 비출 수 있도록 해두었다. 침실에는 작은 독서용 램프 2개가 전부고, 욕실에는 천장에 커다란 채광창을 설치했다. 이렇게 인공조명을 적게 사용하고 에너지절약형 전구를 이용해 공기오염도 줄이고 에너지도 줄일 수 있으니 일석이조인 셈이다.

그래도 꼭 형광등을 사용해야 한다면, 일반 형광등이든 콤팩트 형광등이든 상관없이 사용 후 반드시 재활용되도록 해서 수은이 환경에 방출되지 않도록 해야 한다. 미국에서는 전국에 있는 홈디포(Home Depot) 매장에 가져가거나 전구재활용 웹사이트(www.lamprecycle.org 또는 www.lamprecycling.com)를 통해 재활용할 수 있다.

사무용품

유성 펜

유성 펜에는 아무런 경고 표시도 없다. 그러나 이 "지워지지 않는" 잉크에는 신경 독성물질인 톨루엔, 크실렌 등 독성이 매우 강한 휘발성 용제가 포함되어 있다.

톨루엔은 아주 위험한 물질로, 환경보호청이 인체 건강에 유해하다고 판단해 '최우선관리 오염물질'로 분류한 129개 목록에 포함되어 있다. 톨루엔은 주로 정신과 신경계에 영향을 주며 우울증, 과민증, 방향감각 상실을 유발한다.

크실렌에 노출되면 어지럼증, 도취감, 현기증, 두통, 혼란스러움, 혼수상태를 일으키며, 심지어는 사망에 이를 수 있다.

안전한 대체물을 쉽게 구할 수 있다면, 굳이 우리 몸이 이처럼 위험한 화학물질에 노출되도록 둘 필요는 없을 것이다.

독성물질에서 벗어나는 법 ··· 49

여러분이 가진 유성 펜을 잘 살펴보고 지워지지 않는 잉크가 조금이라도 포함된 제품이 있다면 미련 없이 버리자. 수성 펜을 사용하면 독성용제에 노출될 필요 없이도 삶에 다채로운 색깔을 줄 수 있다. 어린이용 수성 펜은 문구용품을 파는 곳이라면 어디서든 구할 수 있다. 제품 라벨에 "수성"이라는 문구가 있는지 꼭 확인하자.

혹시 아티스트여서 다양한 색깔을 사용하고 싶다면, 좀 괜찮은 미술용품을 판매하는 곳에 가보자. 다양한 굵기의 펜은 물론이고 브러시 형태의 펜까지 다양한 수성 펜을 구입할 수 있을 것이다.

용제가 사용된 유성 펜과 수성 펜은 냄새만으로도 쉽게 구분할 수 있다. 용제가 포함된 유성 펜은 냄새가 아주 강한 반면, 수성 펜은 거의 아무런 냄새도 나지 않는다. 아주 뚜렷한 차이점이다.

자녀가 다니는 보육시설이나 학교에서 혹시 지워지지 않는 잉크가 들어 있는 유성 펜을 사용하는 건 아닌지 문의해보자. 이러한 제품에서 휘발되는 물질은 분명히 아이들이 사고하고 배우는 데 전혀 도움이 안될 것이다.

에폭시, 고무접착제, 초강력접착제

위험 : 인화성이 매우 강합니다. 휘발물질은 위험합니다. 삼키면 위험하며, 생명이 위독해질 수 있습니다. 피부와 눈에 자극을 유발합니다. 어린이 손이 닿지 않는 곳에 보관하시오. 피부에 닿는 즉시 달라붙습니다. 독성제품.
주의 : 불꽃이나 불길이 있는 곳 가까이에서 사용하지 마시오. 휘발된 물질을 흡입하지 마시오. 환기가 잘되는 공간에서 사용하시오. 어린이 손이 닿지 않는 곳에 보관하시오.

접착제에는 휘발성 화학물질이 잔뜩 들어 있다. 보통 많이 사용되는 물질 몇 가지만 들자면 나프탈렌, 페놀, 에탄올, 염화비닐, 포름알데히드, 아크릴로니트릴, 에폭시 등이다. 모두 독성물질이 휘발되는 것들이다.

일반적으로 접착제를 사용하는 과정 중에 휘발물질을 다소 흡입한다고 해서 숨을 거두는 일은 없을 것이다. 하지만 이런 접착제를 도취감을 느끼기 위한 용도로 오용하는 경우가 많다. 미국 흡입방지연맹(National Inhalant Prevention Coalition)에 따르면 위험한 제품을 흡입하는 문제의 심각성이 점점 더 커지는 실정이다.

흡입용으로 오용되는 제품 대부분은 신체기능을 저하시킨다. 흡입량에 따라 가벼운 자극, 덜 방해받는 기분, 의식이 없는 것 같은 느낌을 받을 수 있으며, 심하면 사망에 이를 수 있다. 흡입을 통한 만성노출의 가장 심각한 영향은 뇌와 신경계 일부분이 광범위하게, 오랫동안 손상된다는 것이다. 충분히 환기하지 않고 용제가 포함된 접착제를 사용할 때도 비슷한 영향이 발생할 수 있다.

그밖에 흡입용으로 종종 오용되는 가정용품에는 구두약, 석유,

라이터기름, 스프레이 페인트, 글자수정용 펜, 청소세제, 페인트 희석제 등이 있다.

독성물질에서 벗어나는 법 ··· 50

가정에서 사용하기 적당한 무독성 접착제 제품이 시중에 여러 종류 판매되고 있다.

시중에 나와 있는 접착제 중 가장 안전한 제품은 흰색 풀과 노란색 목공용 풀이다. 둘 모두 문구점이면 어디서든 구입할 수 있다. 흰색 풀은 종이, 천, 나무, 도자기를 비롯해 다공성, 반다공성 재료 대부분을 붙이는 데 효과적으로 이용할 수 있다. 건조시간도 빠르고 깔끔하며 무독성이다. 심지어 나는 원목마루를 붙이는 용도로도 흰색 풀을 사용해보았다(아주 잘 붙더라!).

눌러짜는 용기에 포장되어 있는 투명한 무독성 액상 풀도 있다. 내가 즐겨 이용하는 제품에는 "무독성"이라는 문구와 함께 미국 미술창작재료협회의 인증 로고가 붙어 있다.

하지만 여러분이 생각하는 용도에 맞는 제품이 독성 접착제밖에 없다면, 환기가 잘되는 곳(야외가 가장 좋다)에서 보호용 마스크와 장갑을 착용한 후 사용해야 한다. 독성 접착제도 일단 마르고 나면 위험하지 않지만, 사용하는 동안에는 스스로를 보호해야 할 것이다.

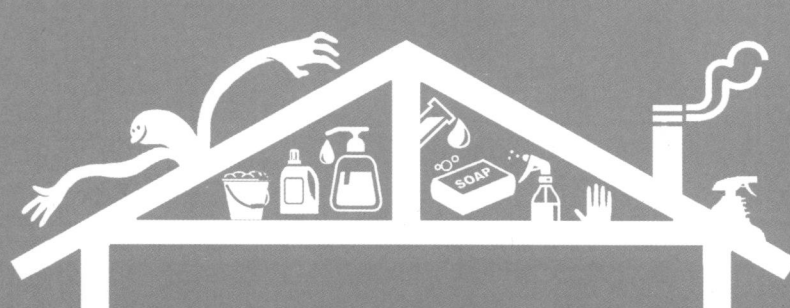

제3장

환경

세상이 탄생한 후 역사상 처음으로,
이제는 모든 인류가 수정된 순간부터 삶을 마감할 때까지
위험한 화학물질과 접촉하고 있다.

— 레이철 카슨(Rachel Carson), 《침묵의 봄(Silent Spring)》(1962년)

이 책은 독성화학물질이 어떻게 우리에게 병을 일으키는지, 어떻게 하면 건강해질 수 있는지를 다루는데, 왜 갑자기 한 장을 할애하면서까지 환경 이야기를 하려는 것인지 아마 의아해할 분도 있을 것 같다.

독성화학물질은 환경을 파괴하고 생태계를 구성하는 공기, 물, 토양을 오염시키며 수많은 생물종을 파괴하고 있다. 오늘날 우리는 삶의 90%를 실내에서 보내지만 오염된 환경의 공기, 물, 토양에도 상당수준 노출된 채 살아가고 있다. 그래서 환경 역시 우리의 건강을 해칠 수 있는 독성화학물질 노출의 원인이 된다.

나에게 환경은 그저 저기 어딘가에 있는 공간이 아니다. 내가 살아가는 곳이고, 내가 그 속에서 하는 일은 좋은 일이든 나쁜 일이든 바로 나 자신의 건강과 안녕에 직접적인 영향을 준다. 환경이 없다면 우리에게는 숨쉴 공기도 먹을 음식도 살아갈 집도 없다. 따라서 우리 몸의 건강은 환경에 따라 완전히 좌우된다는 것이 내 생각이다. 모두 삶을 구성하는 시스템 중 하나인 것이다.

나 자신의 신체를 지키고 보호하려면 환경을 지키고 보호해야 한다. 환경이 독성화학물질에 오염되어 지구와 인간 모두에게 해가 되고 있다는 증거를 확인하고 싶다면 레이철 카슨이 쓴 획기적인 책 《침묵의 봄》을 주의 깊게 읽어볼 필요가 있다.

1940년부터 1960년 사이에 곤충, 잡초, 설치류, 그밖에 '해충'으로 간주된 생명체를 없애기 위한 목적으로 약 200종의 농약이 개발되었다. 인간이 만든 최초의 농약은 제2차세계대전 시기에 말라리아와 발진티푸스를 막기 위해 도입된 DDT다. DDT는 효과가 상당히 강력해서 1945년에는 농민들도 사용하게 되었다. 이후 1973년에 DDT는 인체 건강과 환경에 끼치는 독성 탓에 사용이 금지되었다. 레이철 카슨은 1962년에 이러한 농약에 대해 다음과 같이 설명했다.

농약은 어류, 조류, 파충류, 그리고 가축, 야생동물의 몸속에 들어와 정착했다. 매우 광범위하게 분포되어 과학계에서 동물실험을 한 결과 농약에 오염되지 않은 동물을 찾는 것이 거의 불가능할 지경이었다. 오지 산속의 호수에 서식하는 물고기나 땅속에 구멍을 뚫고 사는 지렁이, 조류의 알, 그리고 인간의 몸속에서도 농약이 검출되었다. 특히 인간은 연령과 상관없이 거의 모든 사람의 몸속에 농약의 화학물질이 축적되어 있다. 모유는 물론이고 태아의 생체조직에도 존재할 것으로 추정된다. (……) 이러한 상황은 오늘날 대부분의 사람이 몸속에 점차 더 많은 화학물질을 축적한 상태로 세상에 태어나 이후 생애 동안 그 물질을 계속 짊어지고 살아간다는 것을 의미한다.

《침묵의 봄》은 독성화학물질이 삶을 파괴한, 그리고 지금도 여전히 파괴하는 실태를 정확히 묘사한다. 독성물질은 지표수와 심해 오염, 토양의 독성물질 중독, 식물 개체군끼리의 신호교란을 유발한다. 또 새가 지저귀지 못하게 하고, 바다와 공기를 오염시키며, 식품공급망에도 악영향을 끼치고, 결국 인체에 질병을 유발한다. 임신을 방해하고, 암도 유발한다. 레이철 카슨의 책이 출판된 후 민중운동이 시작되었고, 독성물질의 영향으로부터 환경을 보호하기 위한 현대의 환경운동이 시작되었다. 그러나 그로부터 50년이 지난 후인 지금, 독성화학물질은 점점 늘어나 우리의 건강과 환경을 계속해서 파괴하고 있다.

《침묵의 봄》에서 언급한 시대에도 이미 독성농약이 환경과 살아 있는 모든 생명체의 몸속에 널리 퍼진 상태였다. 도시에 거주하는 사람부터 남극에 사는 펭귄까지 예외가 없었다. 내 몸도 여러분의 몸도 마찬가지다. 그리고 온갖 종류의 독성화학물질 수백만톤이 그후 지금까지 우리가 살아가는 환경에 방출되었다.

이번 장에서는 다음과 같은 내용을 살펴볼 것이다.

• 독성화학물질은 환경에 어떤 해를 끼치는가?
• 독성물질은 우리의 건강을 어떻게 손상시키며, 우리는 스스로를 보호하기 위해 무엇을 할 수 있는가?
• 우리는 환경의 독성물질 오염에 어떤 영향을 주며, 그 영향을 줄이려면 무엇을 할 수 있는가?
• 지역사회의 독성물질 노출을 줄이려면 어떤 조치를 취할 수 있는가?

위험성은 이미 밝혀졌다. 이제는 우리 각자가 독성물질에서 벗어나기 위한 선택을 할 차례다.

########## 독성화학물질이 환경에 끼치는 영향 ##########

어떤 물질이 인체에 독성이 있는지 하는 문제의 이면에는 '그 물질이 생태독성(ecotoxic)이 있는 물질인가?' 하는 의문이 존재한다. 즉 환경에서 다른 생물종에도 독성을 나타내는지, 자연이 가진 고유한 기능이 지속되는 것에 영향을 끼치는지 하는 의문이다.

생태독성은 환경에 발생한 화학적 피해를 규명하는 것으로 파악할 수 있다. 환경보호청은 "생태독성 연구는 화학물질이 어류, 야생동물, 식물, 기타 야생 생물체에 끼치는 영향을 조사하는 것"이라고 설명한다.

화학물질이나 농약 제조업체는 규제당국에 제품을 등록하거나 승인받을 때 근거자료로 생태독성 연구결과를 제출한다. 토양, 침전물 등과 폐수에 독성물질이 포함되어 있는지 확인하기 위해 동물이나 식물을 대상으로 검사하는 것 역시 생태독성 검사로 불린다.

살아 있는 존재는 모두 독성물질에 대해 고유한 내성이 있다. 따라서 어떤 생물종에 유해가능성이 있는 물질이 인간에게 미치는 영향은 더 크거나 작을 수 있다. 예를 들어 사람의 몸은 대부분 식물이나 다른 동물보다 방사선에 훨씬 민감한 반면, 일부 살충제는 인체보다는 익충*이나 어류에 더 위험하다.

나는 살면서 직접 생태독성을 경험한 적이 있다. 캘리포니아 북부 지역에 살던 1980년대에 일어난 일이다. 당시 지중해광대파리를 없앤다는 이유로 헬기가 우리 지역 바로 위에서 살충제 말라티온을 살포했다. 이 일로 인체 건강에 즉각적인 영향이 크게 나타나지는 않았지만, 이후 어류 수천마리와 수많은 익충이 폐사하는 일이 발생했다. 말라티온 살포에 따른 결과였다.

어떤 물질의 생태독성을 평가할 때는 일반적으로 다음 사항을 고려하게 된다.

- 해당 물질에 내재한 독성이 있는가?
- 환경 내 지속 여부(생물분해성)
- 먹이사슬 상단으로 갈수록 축적이 일어나는 경향이 있는가?

내재한 독성

인체에 어떤 물질의 독성이 내재하는지 증명하는 것은 어려운 일이다. 성별, 연령, 개개인의 건강상태에 따라 나타나는 독성이 달라질 수 있기 때문이다. 하물며 꽃, 나무, 곤충, 어류, 조류, 고래 등 수백만 종의 생물체가 어떤 물질에 노출되었을 때 독성이 얼마만큼 내재하는지 증명하는 일이 얼마나 어려울지 상상이 된다.

실험동물을 대상으로 한 독성물질에 대한 노출결과는 훨씬 자세

• 해충의 반대개념. 인간에 유익하게 작용하는 곤충을 말한다.

하게 밝혀졌지만, 이 경우에도 조류나 어류 중 겨우 몇 종류에서 몇 안되는 화학물질에 노출될 때 나타나는 독성의 영향만 알려져 있어 제한적이라고 할 수 있다. 화학물질도 그 종류가 수백만 가지이고 생물종도 수백만 종이므로, 화학물질이 환경에 어떤 영향을 주는지 미처 다 알지 못하는 것도 무리는 아니다. 모든 화학물질이 생물종 각각에 어떤 독성이 있는지, 또 각 물질의 상승작용이 발생할 가능성이 있는지 앞으로도 파악하지 못할 가능성이 아주 크다.

캘리포니아 야생동물 관리부서(California Department of Fish and Game)가 실시한 연구결과를 통해 다양한 독성물질이 환경에 어떤

캘리포니아 야생동물 관리부서의 생태독성 연구

제품	LC50
가정용 표백제	4ppm (유독성 최대)
천연용제 성분 청소용액, 오일제거제	31ppm
다목적 농축세정제 : 노코미스(Nokomis)	36ppm
세탁세제 전체	44ppm
주방세제 : 선라이트(Sunlight)	49ppm
고농축 세차용 세제, 자동차 왁스 : 이글원(Eagle One)	114ppm
프리미엄 아크릴 페인트 : 켈리무어(Kelly Moore)	275ppm
유기농 액상 세정제 : 암웨이(Amway)	315ppm
유기농 샴푸 : 파버지(Faberge)	1,300ppm
라텍스 페인트 : 켈리무어	1,650ppm
과산화수소(3% 용액)	1,675ppm
비누 : 톤(Tone)	10,000ppm
과일음료 : 하와이언펀치(Hawaiian Punch)	27,500ppm (유독성 최저)

영향을 주는지 한번 살펴보자. 이 연구는 1990년대에 실시된 것으로, 흔히 사용하는 소비재 중 하천에 영향을 주는 제품의 독성을 조사한 것이다. 당시 당국은 '반수치사농도'(LC50)라는 척도를 적용해 물속에 존재하는 특정성분이 96시간 동안 수중생물체의 절반을 죽이려면 어느 정도 농도가 되어야 하는지 확인했다(LC50은 이론적인 기준으로, 연구진은 전체가 폐사하는 농도와 하나도 폐사하지 않는 농도를 측정한 후 개체군의 절반이 폐사하는 농도를 계산했다).

물론 이 자료는 20년 가까이 지난 것이라 특정 브랜드 제품이 환경에 주는 영향이 지금도 그대로일 것이라고 결론지을 수는 없다. 하지만 우리가 가정에서 사용하는 제품들이 실제로 환경에 도달하고 영향을 준다는 사실만은 확실하다.

개인적으로는 세탁세제가 페인트보다 어류에 더 유독하다는 점이 참 흥미롭다. 사람에게는 또 어떤 영향을 줄지 알 수 없지만 말이다. 반면에 가정용 표백제가 가장 유독한 제품으로 확인된 것은 예상한 바다. 가정용 표백제는 현재 각 지역 상수도에 세균박멸을 목적으로 사용되는 차아염소산염과 차이가 없는 물질이기 때문이다. 세균은 똑같은 세균이고, 염소는 세균을 모두 죽인다. 그것이 수돗물에 있는 것이든, 자연 내 하천에 존재하는 것이든, 우리 장속에 사는 것이든 가리지 않는다.

이 책에서 내가 꾸준히 반복해서 말하는 사항이 있다. 독성물질에 대한 노출이 해가 되는지 안되는지는 첫째, 그 독성물질의 유독성, 둘째, 신체가 그 독성물질을 배출하는 능력에 따라 결정된다. 이 논리는 환경에도 그대로 적용된다. 그런데 인간이 환경에 방출하는 유독한 독성물질의 양은 지구가 처리할 수 있는 한계를 이미 뛰어넘었다.

환경에서 독성물질의 지속성

사람의 몸은 독성화학물질을 제거하기 위한 기능을 갖추고 있다. 그러나 지구는 독성화학물질을 제거할 방법이 없다. 지구는 생명이 있는 형태를 분해하고, 그 과정에서 나온 분자로 다시 새로운 생물형태를 만드는 주기에 의존한다. 예컨대 나무가 잎을 만들면, 그 잎이 떨어져 흙으로 돌아가 생물분해(biodegrade)가 일어나며, 그 영양분이 나무로 유입되고 다시 새로운 잎이 나는 것처럼 말이다.

독성이 있는 합성화학물질은 분자구조로 되어 있다고 하더라도 일반적인 조건에서는 환경에서 분해되지 않는다. 자연의 법칙을 거스르고 환경에 잔존하는 경향을 보이는 것이다.

이러한 환경 내 지속성을 눈으로 확인할 수 있는 예가 바로 하와이부터 일본까지 뻗어 있는 '태평양 거대 쓰레기 지대' 혹은 '쓰레기 소용돌이'로 불리는 곳이다. 미국 전체 면적의 2배에 달하는 이곳에는 1억톤이 넘는 플라스틱이 썩지 않고 축적되어 있다. 이곳의 플라스틱 잔재는 매년 바닷새 100만 마리 이상, 해양 포유동물 수십만 마리 이상을 죽음으로 몰고 간다. 죽은 바닷새의 뱃속에서는 먹이인 줄 착각하고 삼킨 주사기, 라이터, 칫솔 등이 발견되었다. 이렇게 축적된 플라스틱 더미가 당장 우리에게 영향을 끼치는 것은 아니지만, 인간이 만든 화학물질이 환경에 실제로 잔존하는 것을 보여주는 극적인 예라고 할 수 있다.

　인공화학물질의 지속성을 알 수 있는 또다른 예가 있다. 눈으로 직접 확인할 수는 없지만 독성이 훨씬 강한 물질인 폴리염화비페닐(PCB)이다. PCB는 전기가 널리 사용된 직후에 개발된 석유첨가제다. 전기기구를 만들려면 분해되지 않는 석유가 필요했기 때문이다. 이제는 PCB가 유독하다는 사실이 알려졌지만, 이미 환경에 잔류하고 있어 더이상 그 영향에서 벗어날 수 없게 되었다.

　인간이 만든 다른 물질도 특별히 생물분해가 가능하도록 고안되지 않는 한 사정은 다 마찬가지다.

생물축적

생물축적(bioaccumulation)은 생물체가 독성물질을 자체적으로 처리할 수 있는 속도보다 많이 흡수했을 때 일어난다. 욕조를 생각하면 이해하기 쉬울 것이다. 욕조에 물을 받을 때, 배수구로 빠져나가는 속도보다 물이 더 빠른 속도로 흘러나온다면 욕조 안에는 곧 물이 차오른다. 모든 식물과 동물, 그리고 지구에도 이와 같은 원리가 적용된다.

　그런데 생물축적의 수준은 먹이사슬 상단으로 갈수록 배가 되어 늘어난다. 먹이사슬 하단의 생물체에 쉽게 분해되지 않는 지속성 강한 물질이 축적되고, 이 생물체를 상위 단계의 포식자가 먹었다고 생각해보자. 먹이사슬을 따라 상위로 갈수록 포식자의 체내에 축적되는 물질의 양은 점점 많아진다.

먹이사슬 맨 꼭대기에 있는 인간은 지구상에서 생물축적이 가장 심하게 일어나는 생물이다. 즉 인간은 먹이사슬 각 단계에서 축적된 독성오염물질을 전부 섭취하는 셈이다. 그 결과 환경에는 아주 낮은 농도로 존재하는 화학물질이 인간의 몸속 지방세포에는 고농도로 자리할 뿐만 아니라 자손에게도 이 축적물이 전달된다.

이러한 생물축적으로 인해 생태독성을 정확하게 판단하기가 더 어렵다. 앞으로 환경연구에 모든 자금을 투자한다고 해도 생태독성을 정확하게 평가할 수 있는 확률은 거의 없다. 한 생물체에 축적된 물질은 그 포식자를 통해 치명적인 독성이 나타나지 않는 한 그 영향을 가시적으로 확인할 수 없기 때문이다. 하지만 축적된 물질은 동물과 식물의 행동에 미묘한 영향을 주거나 특정 생물종의 개체수 감소에 영향을 주어 결국 생태계의 먹이사슬 관계 전체에 영향을 줄 수 있다.

물론 다중 생물종 대상 조사, 생태학 조사를 위한 보존구역 지정, 수학적인 생태계 모형 마련 등 복합적인 프로그램을 통해 정확한 데이터를 도출할 수도 있다. 하지만 과연 그럴 만한 가치가 있을까? 인간이 만든 화학물질 때문에 발생하는 건강비용과 환경비용은 이미 그 물질로 인해 얻을 수 있는 이익을 넘어선 지 오래다.

나이가 들어갈수록 여러분의 몸에는 독성화학물질이 점점 많이 누적된다. 다른 생물이나 지구도 마찬가지다. 우리가 독성폐기물을 환경에 많이 방출할수록 지구는 점점 더 오염된다. 그 결과 우리는 오염된 공기를 마시고, 오염된 물을 마시며, 오염된 토양에서 자란 식품을 먹는다.

소비재의 생태독성 평가

안타깝게도 현재 소비자인 우리는 각 제품의 생태독성을 완벽하게 평가할 수 없다. 제품의 제조·사용·폐기과정에서 환경에 방출되는 독성물질 정보를 충분히 얻을 수 없기 때문이다. 또한 여러 화학물질의 생태독성에 관한 연구도 거의 실시되지 않아 참고할 만한 결과가 없다.

지금은 인간에게 독성이 있는 물질은 환경에도 독성을 미치며, 독성이 있는 것으로 알려진 물질이 포함된 제품은 그 제조과정에서 독성폐기물이 나올 것으로 추정하는 것이 우리가 할 수 있는 최선이다. 물질안전보건자료(MSDS) 12번 항목에 그러한 독성물질이 환경에 끼치는 영향이 제한적이나마 나와 있다(부록 E 참고).

·········· 환경오염으로부터 자신을 지키는 방법 ··········

여러분 모두 각자 살고 있는 지역을 오가면서 환경을 통해 독성화학물질에 노출되고 있다. 여기에 대처하는 방법은 여러 가지다.

노출을 줄이기 위한 첫 단계는 여러분이 노출될 수 있는 독성화학물질이 무엇인지, 그로 인해 건강에 발생할 수 있는 영향은 무엇인지, 노출은 어디에서 발생하는지를 파악하는 것이다. 그런 다음에는 유해가능성을 최소화할 계획을 수립하고, 지역사회에 존재하는 특정 독성물질을 줄이기 위해 무엇을 할 수 있는지 방안을 모색한다. 그렇게 함으로써 모든 사람이 안전하고 건강하게 살아가고 환경에 존재하는 모든 생명체가 번성할 수 있다.

지역사회의 독성화학물질

각 가정의 환경에 독성화학물질이 존재하듯 여러분이 생활하는 지역사회의 환경에도 독성화학물질이 존재한다. 공기, 물, 토양을 오염시키는 독성화학물질은 보통 다음과 같은 곳에서 발생한다.

- 공장
- 공사장
- 각종 물질을 배출하는 운송수단(자동차, 버스, 트럭, 기차, 비행기)
- 재개발지역(원래 상업 또는 공업 목적으로 사용되던 부지였으나 재개발대상 지역으로 지정된 곳. 유해물질이 존재할 가능성이 크다. 버려진 공장부지, 주유소, 유류보관시설, 기타 오염물질을 사용한 사업시설 등)
- 농장
- 쓰레기매립지
- 학교
- 공원
- 가정
- 사무실 건물, 상점
- 항구 근처 상업 목적의 선박, 유람선

톡스타운(www.toxtown.nlm.nih.gov)이라는 대단한 웹사이트가 있다. '환경 관련 건강 문제와 우리가 생활하고, 일하고, 노는 곳의 독성화학물질'을 주제로 다루는 이 사이트에서는 우리가 살아가는 곳 혹은 방문하는 곳을 시, 동네, 농장, 미국과 멕시코 국경, 항구 등 장소별로 나누어 접할 수 있는 독성화학물질과 그것이 건강에 끼치는 영향을 포괄적으로 제공한다.

환경보호청이 운영하는 '나의 환경'(www.epa.gov/myenvironment)도 유용한 웹사이트다. 이곳에서는 특정지역을 입력하면(주소, 우편번호, 공원명 등) 해당 장소의 공기 질에 대한 정보와 공중보건 관련 자료, 독성물질 방출현황, 슈퍼펀드° 지정 지역 여부, 재개발지역, 유해폐기물, 수질상태, 수역에 관한 자료 등 방대한 정보를 제공한다.

'알 권리 네트워크'(www.rtknet.org)는 환경, 보건, 안전과 관련해 정부가 보유한 정보를 확인할 수 있는 웹사이트다. 독성물질 방출, 유출, 사고, 위험관리, 유해폐기물 등에 관한 정보를 검색할 수 있다.

실외공기오염

여러 연구를 통해 일반적으로 실내공기가 실외공기보다 더 많이 오염되었다는 사실이 밝혀졌다(집에 독성물질이 함유된 제품이 있다면 이것은 사실이다). 하지만 어느 지역에서 생활하는지에 따라 실외의 오염된 공기도 독성이 상당히 높은 편에 속할 수 있다. 미국의 지역별 공기오염 수준을 확인하려면 미국폐협회(American Lung Association)가 마

• 공해방지 사업을 위한 펀드.

련한 웹사이트 공기상태(www.stateoftheair.org)를 방문해보라.

인체의 호흡계는 세균을 비롯해 먼지, 꽃가루 등 큰 입자로부터 폐를 보호할 수 있도록 설계되었다. 하지만 오염된 공기 중의 독성 화학물질은 이 방어막을 통과해 폐조직에 해를 끼칠 수 있다. 또 공기오염으로 눈물이 나거나 코, 입, 목이 자극을 받을 수 있으며 기침, 재채기의 원인이 되기도 한다. 가장 흔히 발생하는 공기오염물질은 다음과 같이 보다 위험한 건강 문제를 유발할 수 있다.

- 조기사망
- 호흡곤란, 가슴통증(흉통)
- 천식발작 발생률 증가
- 만성폐색성폐질환(COPD), 폐기종이나 만성기관지염 등 여러 질병이 한꺼번에 나타나는 질환. 공통증상으로 호흡곤란

공기오염물질은 일단 흡입하면 혈류에 흡수되어 몸 구석구석 모든 곳에 도달할 수 있다.

이제부터는 날씨예보를 볼 때 '공기질지수'(AQI)도 관심 있게 보기 바란다. AQI는 공기오염이 심각한 수준일 때 대중에게 그 사실을 알리려는 목적으로 마련된 것으로, 오존(스모그)과 입자오염(재, 차량 배출 물질, 토양 먼지, 꽃가루 등 오염시 발생한 작은 입자) 수준을 측정한 결과다. 미국에서는 신문과 라디오, 텔레비전에서 1년 내내 AQI를 보도한다. '현재 공기'(www.airnow.gov)에서도 해당 정보를 제공한다.

자신을 지키기 위해 할 수 있는 일

• 공기오염도가 건강에 해로운 수준일 때는 최대한 실내에 머문다.

• 공기상태가 건강에 해로운 공간에서 오랜 시간을 보내야 하는 경우, 공기정화장치를 설치하는 방안을 검토해본다(제2장 '실내공기 오염물질' 참고).

• 차량이 많은 곳에서는 운동을 피한다.

• 인도에서 걷기 혹은 자전거를 탈 때는 되도록 차량이 적은 시간대를 이용한다.

물

물은 셀 수 없이 많은 주기를 거치며 우리 몸과 환경을 끊임없이 이동한다. 비나 눈으로 땅에 떨어진 물은 강이나 호수로 이동(지표수)하거나 땅속(지하수)으로 스며든다. 모두 마지막에는 바다로 흘러든 후 다시 하늘로 증발해 구름을 형성한다. 이 과정이 계속 순환하며 진행된다. 그런데 하늘에서 비가 되어 떨어지는 과정에서 공기 중에 존재하는 오염물질을 모으게 되고, 이후 순환과정에서 이 물질이 계속 따라다닌다.

인간은 지표수나 지하수를 (우물 등을 통해) 얻어 우리 자신을 위한 용도로 사용하는데, 여기에 폐기물질까지 더하면서 물의 순환주기를 방해한다.

수원(水原)에는 비소, 카드뮴을 비롯해 화석연료의 연소물질, 농업에 사용된 농약, 산업체에서 유출된 폐기물까지 존재한다. 최근 들어 가장 큰 우려가 되고 있는 문제는 다양한 수원에서 잔류의약품이 검출된다는 것이다. 특히 항생제, 항우울제, 피임약, 간질치료제, 암치료제, 진통제, 진정제, 콜레스테롤 저하제 등이 검출되는데, 가정에서 변기에 흘려버린 것이 많다. 이러한 약물은 일반적인 하수처리시설을 그대로 통과해 하천, 호수, 심지어 대수층*까지 도달한다. 무심코 버린 의약품이 쓰레기장이나 쓰레기매립지로 흘러들어 결국 그 아래에 있는 지하수로 침투할 수도 있다.

개인위생용품의 잔류물질도 물에서 검출된다. 일반적으로 검출되는 물질은 화장품, 세면용품, 향수의 활성성분이나 보존료다. 일부 물질은 환경에 오랜 시간 잔존하는 독성화학물질로 알려졌다. 호수와 어류에서는 일부 자외선차단제 성분이 검출되기도 한다.

자신을 지키기 위해 할 수 있는 일

- 여러분이 이용하는 물에 무엇이 들어 있는지 알아야 자신을 지킬 수 있다. 수질검사를 의뢰하거나 검사결과를 확인하라.
- 여러분이 이용하는 물에 존재하는 오염물질을 충분히 제거할 수 있는 필터를 구입하라. 단, 현재까지 나온 정수기 필터는 의약품 성분을 제거하지 못한다.
- 생수는 믿을 수 있는 수원에서 생산되어 유리병에 포장된 것을 구입한다.

• 지하수를 품고 있는 지층.

토양과 식품

공기 중에 존재하는 많은 오염물질은 지표로 떨어져 다시 토양으로 유입된다. 토양에서 무해한 영양소로 바뀔 수도 있지만, 처음보다 독성이 훨씬 강한 화학물질로 전환될 수도 있다.

토양오염물질은 최종적으로 다음 4가지 운명 중 하나를 맞는다.

- 토양에서 자라는 식물에 흡수된다. 이 식물은 사람이 섭취하거나 다른 동물이 먹은 후 다시 사람이 이 동물을 섭취한다.
- 강우에 휩쓸려 수역(水域)으로 유입되어 수질오염물질이 된다(식용 작물이나 섬유작물에 사용된 농약이 주로 이러한 운명을 맞는다).
- 오염물질의 휘발성이 강하면 대기 중으로 상승해 공기오염물질이 되고, 더욱 먼 거리를 이동할 수 있게 된다.
- 휘발성이나 가용성이 없으며 식물이 흡수하지도 못하는 일부 독성금속물질은 토양 속에 그냥 잔류한다.

자신을 지키기 위해 할 수 있는 일

유기농법으로 재배된 식품을 먹자. 하지만 유념할 점이 있다. 유기 농식품조차도 토양에 존재하는 독성물질이 남아 있을 가능성이 있다는 것이다. 하지만 적어도 독성물질이 추가로 첨가되지는 않는다.

……… 환경오염을 줄이기 위해 할 수 있는 일 ………

우리가 집에서 하는 일들이 환경오염을 유발할 수 있고, 우리는 공기, 물, 식품을 통해 다시 오염물질에 노출된다. 자신의 건강을 지키기 위해 환경을 깨끗하게 지킨다면, 다른 모든 생물종과 생태계도 그 혜택을 누릴 수 있다.

가정의 에너지 사용

전등을 켤 때, 혹은 전자제품의 플러그를 꽂을 때 여러분이 환경에 독성화학물질을 방출하게 된다는 사실을 알고 있는가?

전기는 가정에서 사용할 때는 독성이 없지만, 환경에는 결코 무독성이라고 할 수 없다. 전기가 어디에서 나오는지 미국의 예를 들어 살펴보자.

- 49.8%는 석탄을 태워서
- 19.9%는 원자력발전에서
- 17.9%는 천연가스에서
- 6.5%는 수력발전에서
- 3%는 석유를 태워서
- 2.3%는 풍력, 태양열, 지열, 바이오매스(biomass)(연료로 사용되는 식물) 등 재생에너지에서

즉 우리가 사용하는 전기의 97.7%는 독성물질을 방출한다는 의미다. 전기 1킬로와트를 사용할 때마다 온실가스가 발생한다.

독성물질의 영향 줄이기

가정의 전기 사용량을 줄이자. 에너지를 절약하면 공기의 질을 개선하는 데 도움이 될 뿐만 아니라, 온실가스 배출량을 줄이고, 에너지로부터 독립적인 생활을 할 수 있으며, 돈도 절약할 수 있다! 다음과 같은 방법으로 실천할 수 있다.

- 전구는 에너지를 적게 사용하는 제품으로 바꾼다(콤팩트 형광등은 독성물질이 사용되므로 제외한다. 제2장 '백열전구' 참고).
- 고에너지효율 인증제품을 구입한다. 미국은 에너지효율에 따라 50개 이상의 등급이 부여되어 있다(www.energystar.gov 참고).
- 공기정화장치의 필터를 자주 교체하고, 공기조절설비가 설치된 경우 매년 점검하고 보수한다.
- 물은 효율적으로 사용한다. 각 지역 상수도시설은 물을 정화해 각 가정에 공급하는 데 엄청난 에너지를 사용한다. 물, 특히 온수를 절약하면 공기오염을 줄이는 데 도움이 된다.
- 재활용제품을 구입한다. 재활용물질로 제작된 제품은 일반 새 제품보다 제조공정에서 에너지를 더 적게 사용하며 공기오염에 끼치는 영향도 적다. 따라서 '아직 멀쩡한 중고제품'을 구입하거나 지인끼리 서로 교환해 사용한다면 폐기될 제품에 두 번째 삶을 부여할 수 있다. 창고세일, 물물교환행사, 중고제품 판매점, 골동

품 판매점 등 재활용제품을 취급하는 곳을 둘러보자. 추가적인 에너지 손실 없이 제품을 구할 수 있다.

• 태양열, 풍력 등 재생에너지를 사용하자. 여러분 가정에 따로 그러한 에너지생산장비를 마련할 형편이 못된다면, 재생에너지 인증제품을 구입하자. '그린태그'(green tag), '녹색에너지'(green energy), '거래가능한 재생에너지'(tradable renewable) 인증 등은 환경보호청이 재생에너지 이용을 돕기 위해 마련한 제도다. 각 지역 혹은 국가 '에너지 그리드'(energy grid)˙에 재생에너지를 얼마만큼(보통 1시간에 1메가와트 정도) 공급할 수 있는지 이 인증 표시로 파악할 수 있다. 이렇게 공급된 에너지는 재생불가능한 화석연료 대신 태양, 바람, 바이오매스 등 재생에너지원을 이용해 오염을 발생시키지 않고 만들어진 것이다. 여러분이 재생에너지 인증제품을 구입한다는 것은 곧 인증된 만큼의 에너지를 가정에서 사용하는 것과 같다. 또 에너지 그리드에 속한 누군가는 여러분이 인증된 제품을 사용하면서 발생한 재생에너지를 사용하게 되므로, 여러분이 에너지를 사용할 때 환경에 끼치는 영향까지 모두 상쇄될 수 있다.

˙ 전력망에 정보기술을 접목해 전력공급자와 소비자가 양방향으로 실시간정보를 교환하도록 해서 에너지효율을 최적화한 전력망.

자동차 배출물질

자동차를 운전하면 대기오염의 가장 큰 원인을 제공하는 셈이다. 자동차 배기가스를 배출하기 때문이다. 자동차 배기가스는 대기오염뿐만 아니라 암, 납중독을 비롯해 온갖 기관지, 호흡기 질병을 유발한다.

자동차 1대는 평균 1,000종 이상의 오염물질을 방출하는데, 여기에는 일산화탄소, 이산화질소, 이산화황, 벤젠, 포름알데히드, 알루미늄, 납, 카드뮴, 비소, 기타 유해한 입자 등이 포함된다.

대부분 자동차는 연료로 휘발유나 디젤을 이용한다. 모두 원유로 만들어진다. 또 원유를 생산하는 과정에서 어느 정도의 기름이 유출된다. 내가 사는 플로리다주 멕시코만에서는 2010년에 기름유출 사고가 있었다. 지금까지도 마무리가 끝나지 않은 이 사건으로 앞으로 환경과 영향에 어떤 일들이 발생할지 정말 끔찍하다는 생각이 든다.

독성물질의 영향 줄이기

- (자동차를 타고 멀리까지 쇼핑하러 가지 말고) 지역에서 생산된 제품을 구입하자. 우리가 구입하는 모든 물건은 다른 곳에서부터 운송된 것들이다. 운송과정에서 물건 속에 오염이 포함된다. 가까운 지역에서 구할 수 있는 재료로 직접 필요한 것을 만들어 쓰는 것도 좋은 방법이다. 또는 인근 수공업자나 수공에 전문업체 등을 찾아보면 지역산업을 돕는 일에도 참여할 수 있다.

- 자동차 함께 타기, 여정 간소화하기 등을 실천하자. 이를 통해 배기가스 배출량을 줄인다. 연료비도 절감할 수 있다.

- 대중교통을 이용하자. 특히 여러분이 사는 지역의 대중교통이 청정연료를 사용한다면 더더욱 실천해야 할 사항이다(만약 그렇지 않다면 청정연료를 사용하도록 촉구해보는 건 어떨까?).

- 잔디 깎는 기계는 석유를 연료로 사용하는 제품이 아니라 수동식이나 전기로 움직이는 제품을 이용한다. 잔디 깎는 기계뿐만 아니라 나뭇잎, 눈 등을 날릴 때 사용하는 송풍기 중에 2행정엔진*이 장착된 제품은 오염조절장치가 아예 없는 것도 있다. 한마디로 자동차보다 공기를 더 많이 오염시킨다고 할 수 있다. 이런 기계를 사용할 바에는 차라리 잔디를 정원으로 바꿔서 유기농 채소를 재배하는 편이 나을 것이다. 원래 가지고 있던 잔디 깎는 기계나 송풍기의 금속 부품은 재활용하면 된다.

- 대체연료가 있는지 생각해보자. 내 친구는 차가 2대 있는데 전부식물성유로 움직인다. 낡은 벤츠와 픽업트럭이다. 믿기 어렵겠지만 정말 식물성유를 사용한다. 식물성유에서 나오는 배기가스는 독성이 훨씬 약하다. 여러분 부엌에 있는 바로 그 식물성유가 정말 맞다!

- '자동차 없는 세상을 위한 네트워크'(www.worldcarfree.net)를 방문하면 자동차 없는 사회를 만들 방안에 대한 정보를 얻을 수 있다.

• 피스톤의 2행정, 즉 1회 왕복에 1사이클을 끝내는 엔진.

농약

농약(살충제)은 가정의 여러 가지 활동과 관련되어 있다. 일차적으로는 집 안이나 정원의 해충을 없앤다는 다소 명확한 목적이 있지만, 사실 여러분이 먹는 식품에도 농약이 존재한다. 또한 면 등 천연섬유 원료를 재배하는 데에도 농약이 사용된다.

농약은 인간을 비롯해 전체적으로 여러 생물종에 심각한 수준의 독성 영향을 끼치며 환경에 오래 잔존하는 경향이 있다. 따라서 아예 사용하지 않는 것이 최선이다.

독성물질의 영향 줄이기

- 농약을 사용하지 않고 재배되고 길러진 유기농식품을 구입하자.
- 유기농법으로 재배되어 생산된 천연섬유를 구입하자. 특히 면을 만드는 목화는 재배과정에서 농약이 다량 사용된다. 무명직물은 섬유가 직물로 가공되는 과정에서 독성물질이 제거되지만, 그 과정 자체도 환경에 독성 영향을 끼친다.
- 가정의 해충을 살충제 없이 해결하는 방법을 찾아보자(제2장 '가정용 살충제' 참고).
- 유기농 원예기술을 배워서 뜰을 가꾸는 데 농약을 사용하지 않는 방법을 터득한다.

독성 가정용품

유독하다는 사실이 밝혀진 가정용품을 사용할 때마다 독성폐기물질이 환경에 방출될 가능성이 있다. 미국에서는 2007년 기준(최신 데이터다) 유해폐기물 470만톤을 환경에 방출했다. 다시 말해 약 314억 킬로그램의 독성폐기물이 우리가 사용하는 공기, 물, 토양에 방출된 것이다.

미국에서는 4가지 산업에서 유해폐기물의 90%가 발생한다. 화학물질 제조, 1차 금속생산, 금속성형, 석유가공이 바로 그것이다. 이 4가지 산업 모두 여러분이 일상적으로 사용하는 소비재 생산과 관련이 있다.

독성물질의 영향 줄이기

• 무독성제품을 구입하자. 무독성제품은 제조과정이나 폐기과정에서 독성폐기물을 발생시키지 않는다(제2장 참고).

해외배송으로 인한 오염

다른 나라에서 만들어진 제품을 하나 구입할 때마다 해외배송에 따른 공기오염에 한몫 거든 셈이다. 미국폐협회, 환경보호기금(Environmental Defence Fund) 등 단체에서는 해외배송으로 인한 오염으로부터 미국인의 건강을 지키기 위해 미국 해역에 오염물질 배출 관리 지역을 설정하기 위해 노력하고 있다.

이 단체들이 발표한 보고서 〈해외배송 오염으로부터 국민건강 지키기(Protecting Health from Global Shipping Pollution)〉에 따르면, 외항선은 미국 해안도시와 항구의 공기오염에 영향을 줄 뿐만 아니라, 해안에서 수백킬로미터 떨어진 내륙까지 2차로 오염시킨다.

디젤 연료에서 배출되는 물질이 건강에 끼치는 영향은 충분히 증명되었다. 특히 외항선에서 나오는 디젤 공기오염물질은 미국 전역의 발암성을 높이는 것으로 밝혀졌다. 이 배출물질에는 온갖 화학물질이 혼합되어 있기 때문에 이 물질에 노출되면 폐질환, 심혈관질환, 신경독성, 저체중아 출산, 조산, 생식기 이상, 영아사망률 증가 등 광범위한 건강 문제를 유발할 수 있다.

또한 배송과정에서 생성되는 미립자는 폐를 악화시켜 폐렴, 만성기관지염 등을 유발할 수 있으며 불규칙한 심장박동, 심장마비, 조기사망과도 연관성이 있는 것으로 알려졌다.

독성물질의 영향 줄이기
- 자신이 사는 나라에서 생산된 무독성제품을 구입하자.

············ 독성물질 노출을 줄이기 위한 노력 ············

우리는 주로 지역사회에서 독성물질에 노출되기 때문에 독성물질 노출 문제를 공중보건의 쟁점 중 하나로 보고 대처할 필요가 있다. 독성물질 노출과 독성물질이 없는 대체방안을 파악하기 위해 우리는 서로 도와야 한다. 또 기존의 독성물질을 제거하고 지역사회에 새로이 유입되는 신규 독성물질을 방지하기 위해 함께 노력해야 한다.

각 지역은 고유한 특성이 있다. 제거해야 할 독성물질도 공원에 사용되는 살충제부터 독성폐기물까지, 지역마다 다르다. 우선 주변을 둘러보고, 여러분이 사는 지역의 독성물질 제거를 위해 이미 공동노력이 진행 중인지 알아보자. 없다면 여러분이 먼저 시작해보는 것은 어떨까?

건강환경정의센터(www.chej.org)는 1981년 로이스 깁스(Lois Gibbs)가 설립한 단체로, 뉴욕 러브운하(Love Canal)의 독성폐기물 유출로 피해를 입은 가족 900여명을 미국 최초로 안전한 곳으로 이주시킨 사례를 남겼다. 이들은 독성물질과 관련한 지역운동을 위해 수많은 자원을 보유하고 있으므로 여러분이 사는 지역의 특정 독성물질 문제에도 도움을 줄 수 있다. 특히 이들이 시행 중인 '예방조치로 안전하게 지내요' 캠페인은 주목할 만하다.

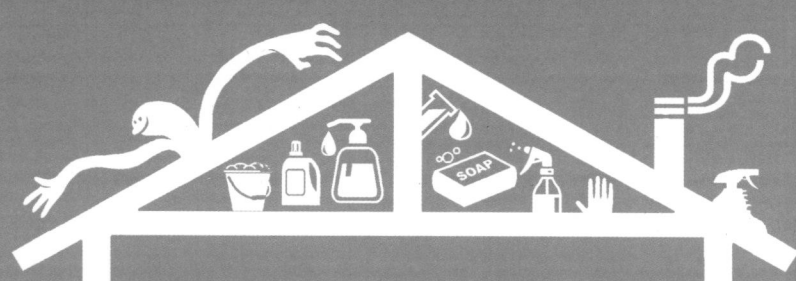

제4장

인체

미국을 비롯한 전세계 모든 사람이 일상생활에서
매순간 독성화학물질을 몸속에 지닌 채 생활한다는 사실을
이제 우리 모두 알고 있다. (……)
모두 문제를 안고 있고, 모두 해결책이 필요하다.

— 존 피터슨 마이어(John Peterson Myers)
《도둑맞은 미래(Our Stolen Future)》(1996년) 공저자

몸속에 유입되는 독성화학물질을 줄이는 데 성공했다면, 몸속에 이미 존재하는 독성화학물질을 꺼내는 것이 건강으로 가는 그다음 단계일 것이다.

물론 독성물질 노출상태가 해결되지 않았다 하더라도, 몸속에서 독성물질을 제거하는 것은 건강에 도움이 된다. 하지만 가정의 독성물질을 없애지 않고 몸의 해독에만 주력하는 것은 수도꼭지를 틀어놓은 채 욕조를 비우려 하는 것과 같다. 그래봐야 욕조에는 물만 다시 채워질 뿐이다. 진정 건강해지고 싶다면, 이 2가지를 모두 실천해야 한다.

나는 약 30년 동안 우리 집의 독성화학물질 노출 문제를 해결하면서 건강이 상당히 개선되었다. 건강은 그저 독성물질이 없는 집에서 생활하기만 하면 다 해결되는 문제였다. 독성화학물질의 폭격이 사라지니 내 몸은 스스로 치유하기 시작했다. 내가 직접 경험한 사실이다. 그리고 적어도 나는 그 결과가 만족스럽다.

그러던 어느 날, 내 영양사가 아무 냄새도 나지 않고 아무 맛도 나지 않는 해독용액이 담긴 작은 병 하나를 내밀었다. 이후 몸이 아주 빠른 속도로 치유되는 것이 느껴졌다. 다시 깨어난 기분, 삶이 변화하는 순간이었다.

그전까지는 독성화학물질을 피하는 것이 내가 한 일의 전부였다. 그런데 이제는 미처 피하지 못한 독성화학물질도 몸이 이겨낼 수 있게 된 것이다.

결과는 그야말로 극적으로 나타났다. 집에서 독성화학물질을 그 저 피하기만 하는 것으로는 내가 원하는 수준만큼 건강해질 수 없 었다. 그 해독용액을 10일간 복용하면서, 처음 복용한 시점부터 내 몸에 나타난 변화를 목록으로 만들어보았다.

크게 개선된 점

- 숙면한다.
- 일어날 때 몸이 가뿐하다.
- 에너지가 충만하지만 지나칠 정도는 아니다.
- 머리가 맑아진 기분이 든다.
- 행복하고 기분이 좋다.
- 무엇이든 할 수 있을 것 같은 에너지가 느껴진다.
- 소화기관이 건강해졌다.
- 저녁시간에 그냥 쉬는 대신 사회활동에 참여하게 되었다.
- 더 많은 일을 소화할 수 있다.
- 스트레스를 받지 않는다.
- 진흙 속을 기어다니는 것 같은 느낌이 더이상 들지 않는다.
- 시력이 월등히 좋아졌다.

• 혼자 운동하는 것보다 나가서 걷는 것이 더 좋다.

　해독용액을 3주간 복용하고 난 뒤 스케일링을 받으려고 치과를 찾았다. 치위생사가 보더니 이렇게 말했다. "대체 뭘 하신 거예요? 지금까지 본 환자분 치아 중 제일 깨끗한 상태인데요." 내 잇몸상태도 눈에 띌 정도로 호전된 것이다. 치위생사에게 그동안 해독용액을 먹었다고 하자 치위생사는 몸속 독소가 제거되면 입 안의 건강상태도 나아진다며 큰 도움이 된 것이 틀림없다고 말했다.

　4주 후 영양사는 나를 보더니 이렇게 말했다. "와! 오늘 아주 건강해 보이는데요! 역기운동이라도 하고 오셨어요?" 나는 그렇지 않다고, 운동은 전혀 안 한 상태라고 답했다. 내 몸은 나조차 낯설게 느껴질 정도로 튼튼하게 느껴졌다. 진짜 근력운동이라도 한 것처럼 근육이 생긴 느낌도 들었다.

　주변사람들도 내가 달라진 것을 알아챘다. 더 생기 있고 활발해졌다는 이야기가 들리기 시작했다. 심지어 어느 날 한 여성은 전화 통화할 때 내 목소리까지 좋아졌다고 말하는 것이 아닌가! 모두 내가 어떻게 이렇게 바뀌었는지 궁금해했다.

　해독용액을 계속 복용하면서 전체적인 건강상태가 계속 개선되었다. 가장 눈에 띄는 변화는 낮시간에 예전보다 더 오래 일하고도 저녁시간에 모임에 참석하는 등 사회활동을 할 수 있는 에너지가 남아 있게 된 것이다. 혈당 수치도 나아졌다. 행복감도 더해졌다. 독성물질이 내게 준 우울한 기분이 사라진 것이다.

　알고 지내던 한 남성은 내 변화를 지켜보더니 자신도 그 해독용액을 복용해보기로 했다. 그에게 어떤 변화가 나타났느냐면······ 음, 한마디로 새 사람이 되었다. 1달가량 해독용액을 복용한 후 그 사람을 만났을 때 나는 엄청난 변화를 느낄 수 있었다. 이전까지 그는 하루에 5~6시간 정도밖에 일을 안 하면서도 늘 쉬고 싶어했고 너무 피곤한 나머지 다른 일은 할 수가 없었다. 그런데 2주간 해독용액을 복용한 후 기온이 35도나 되는 무더운 낮에도 공사장에서 하루 9~11시간씩, 그것도 매일 일할 수 있게 되었다. 주말에도 일할 정도였다. 56세라는 나이가 믿기지 않을 정도였다. 퇴근 후 집에 가서 밥을 먹고 잠을 잔 후 아무 불만 없이, 행복한 기분으로 다시 일터로 나갔다. 게다가 예전보다 로맨틱한 삶을 살게 되었다.

내가 복용하는 해독용액에는 활성성분으로 액상 형태의 제올라이트가 함유되어 있다(이번 장 마지막 부분 '액상 활성 제올라이트'에 자세한 이야기가 있다). 이 해독용액으로 큰 성과를 거두면서 나는 '인체 해독'이라는 주제에 흥미가 생겼다. 이 용액을 복용한 것이 내 몸의 해독과정이 시작되는 계기가 되었고, 나는 이 해독법이 정말 효과가 있다면 내 몸의 해독시스템을 촉진하기 위해 무엇을 해야 하는지 알아볼 필요가 있다는 생각이 들었다.

이번 장에서는 다음 내용을 살펴볼 것이다.

• 인체 해독시스템의 모든 것
• 간단한 건강 실천요령을 통해 인체 해독시스템을 강화하는 방법
• 해독기관을 보호하고 강화해 인체의 고유한 해독기능을 되살리는 방법

- 체내에서 독성화학물질을 제거하는 방법

몸속 독성화학물질을 처리하고 제거하는 데 도움이 되는 방법은 여러 가지가 있지만, 전문가의 도움이 필요하다고 생각하는 분도 있을 것이다. 옳은 생각이다. 사실 여러분이 철저한 해독을 원한다면 전문가의 도움을 받아야 한다. 전문가는 일반 소비자가 구할 수 없는 제품과 기술을 보유하고 있기 때문이다. 또 그 제품과 기술은 더 강력하고 효과적이기 때문에 개인적으로 적용하려면 반드시 전문가의 관리가 수반되어야 한다. 또한 전문가는 우리보다 지식과 경험이 풍부하므로 그 경험을 토대로 성공으로 이끌어줄 수 있다.

독성물질의 영향에 대처하기 위해 전문가의 도움이 필요하다면 다음 사항을 참고하기 바란다.

- **자연요법 치료사** 자연요법 치료사들은 식생활, 운동, 생활방식 변화, 그리고 현대의학기술을 접목시킨 자연요법을 통해 건강을 회복시키는 데 주력한다. (미국자연요법치료사협회(www.naturopathic. org))
- **환경의학을 수련한 의사** 환경의학을 실천하는 의사는 독성화학물질 노출로 인해 발생한 질병을 치료하는 의료보건 분야 전문가다. (미국환경의학회(www.aaemonline.org), 직업·환경의학외래협의회 (www.aoec.org))
- **기능의학을 수련한 의사** 이들은 증상보다는 예방과 질병의 원인에 일차적으로 주목한다. 또한 식생활, 영양소(공기와 물에 포함된 것

까지), 운동, 한 개인의 몸과 마음·정신에 발생한 외상 등 환경의
영향으로 생긴 여러 가지 질병은 임상학적 불균형으로 발생했다
고 보고 그 원인을 조사한다.

- **노화방지의학을 수련한 의사** 노화방지의학에서는 노화 관련
  질환의 조기발견, 예방, 치료, 회복, 건강한 수명연장을 위해 과
  학적·의학적 선진기술을 활용한다. (미국노화방지의학학회(www.
  worldhealth.net))

- **공인 임상영양사** 이들은 인체의 정상적인 생리기능을 위해 영양
  을 활용한다. (국제·미국임상영양사협회(www.iaacn.org))

- **척추지압사(카이로프랙틱 치료사)** 척추지압사는 근골격계와 신경계
  이상, 그리고 그러한 이상증세가 전반적으로 건강에 끼치는 영향
  에 중점을 둔다. 척추지압사 중에는 영양, 해독 등 보완의학 중
  자연치유법을 함께 제공하는 경우도 많다. (미국척추지압협회(www.
  acatoday.org), 미국척추지압협회영향위원회(www.councilonnutrition.
  com))

- **생물학적 치과의사** 생물학적 치과의사는 치과 치료에 사용되
  는 독성재료로 인해 인체에 누적되는 독성물질의 영향을 줄이는
  데 주력한다. 이를 위해 영양사, 척추지압사, 마사지사, 자연요
  법사, 환경의사 등 다른 의료보건 분야 전문가들과 긴밀히 협력
  한다. ('치과재료 선택을 위한 소비자'(www.toxicteeth.org), 전인적치과협
  회(www.holisticdental.org), 국제생물학적치과치료의학학회(www.iabdm.
  org), 국제구강의학·독성학학회(www.iaomt.org), 국제수은미사용치과의사
  협회(www.dentalwellness4u.com))

물론 여기서 말한 의사들이 모두 독성화학물질 노출, 인체 해독에 대해 잘 안다고 할 수는 없으나, 여러분이 의사나 의료보건 전문가를 찾을 때 참고할 수는 있을 것이다.

·············· 인체의 해독시스템 ··············

생명을 유지하기 위해서는 인체에 음식, 물, 공기가 공급되어야 한다. 모두 하나같이 중요한 요소들이다. 또한 폐기물이 제거되어야 한다. 인체에서 폐기물이 제거되지 않는 것은 집 밖에 내놓은 쓰레기가 제때 처리되지 않아 집 안에 있는 쓰레기를 더이상 바깥에 내놓을 수 없게 되어 결국 집 안에 쓰레기가 잔뜩 쌓인 상태와 같다. 분명히 그리 보기 좋은 풍경은 아닐 것이다.

인체는 몸에 해로운 독성화학물질을 제거할 수 있는 여러 가지 방법을 갖추고 있다. 우리 몸은 매일 매순간, 숨을 들이쉬고 내쉴 때마다 땀과 소변, 대변을 배출함으로써 자체적으로 노폐물을 비우고 정화하는 기능을 발휘하고 있다.

인체의 해독기관은 총 다섯 곳이며, 모두 합쳐 '해독시스템' 혹은 '배출기관'으로 지칭한다.

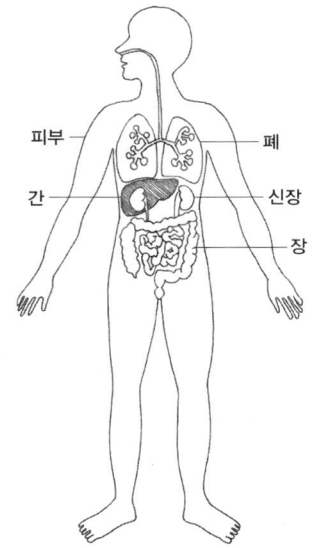

- 간과 장(함께 기능한다)
- 신장
- 폐
- 피부

몸이 건강하고 기능이 제대로 발휘되는 상태일 때는 몸속에 유입된 독성화학물질이 혈액, 림프계를 통해 이러한 기관으로 이동한다.

1차 배출에서 실패하면 인체는 두 번째 배출기관인 모든 점막을 통해 독성물질을 제거하려고 계속 시도한다. 기침, 재채기, 구토, 설사, 잦은 소변, 점막을 통한 분비물 발생 등 우리가 살면서 아주 자주 경험하는 증상들이 실제로는 우리 몸이 원래 인체에 포함될 수 없는 물질을 제거하려고 애쓰는 과정인 것이다.

여기서 유념할 사항이 있다. 이런 증상은 1차 배출기관의 기능이 실패로 돌아간 이후 나타나는 2차 시도이므로 인체 해독시스템에 어느 정도 문제가 발생했다는 징후일 수 있다는 것이다. 일반의약품이나 자연요법을 통해 이러한 증상이 손쉽게 사라지는 경우가 있지만, 약물이나 요법을 통해 증상을 '완화'하려고 애쓰기보다는 인체가 스스로 독성물질을 몸 바깥으로 제거하도록 두는 편이 낫다.

2차 배출기관을 통한 해독도 실패할 경우, 인체는 배출하지 못한 독성물질을 몸에 저장하기 시작한다. 이렇게 모인 물질이 관절염 혹은 통풍 같은 질병으로 나타난다. 누적된 독성물질이 뇌에 영향을 끼쳐 피로감, 우울증, 기억상실로 나타날 수도 있다. 땀샘의 해독기능이 제대로 발휘되지 못하면 피부조직은 피지선을 통해 독성물질을 배출하려 하고, 그 결과 발진, 여드름, 습진이 발생한다.

섬유소가 적은 음식을 섭취하면 배변이 원활하게 이루어지지 않고 물을 충분히 마시지 않으면 소변량이 줄어드는 것과 마찬가지로, 알코올이 함유된 음료를 마시거나 땀 억제제를 사용해 땀 분비가 중단될 때, 담배연기 때문에 호흡량이 줄어들 때, 혹은 다른 어떤 이유로 이런 문제들이 발생하면 간기능이 저하된다. 그 결과 해독 작용은 더 약하게, 더 비효율적으로 진행되며 그 상태로 시간이 오래 경과하면 질병도 발생한다.

소비재와 환경에 존재하는 독성화학물질이 여러분 개개인의 건강에 끼치는 영향은 오직 각 개인의 해독시스템 상태에 따라 결정된다. 그러므로 해독시스템이 제대로 기능하는지, 이를 최상의 상태로 유지하려면 어떻게 해야 하는지 아는 것은 매우 중요하다.

독성물질의 이동

인체는 원래 몸의 일부가 될 수 없는 물질은 제거하도록 고안되어 있다. 따라서 자체 정화기능을 갖추고 이를 통해 원활한 기능을 유지한다. 독성화학물질은 다음과 같은 경로로 인체에 유입된다.

- 피부에 주입(약물주사 등)
- 입으로 섭취(식품에 잔류하는 농약 등)
- 피부로 흡수(샤워나 수영장에서 접촉하는 염소 등)

• 코로 흡입(청소용 세정제의 독
  성화학물질이 휘발할 때 등)

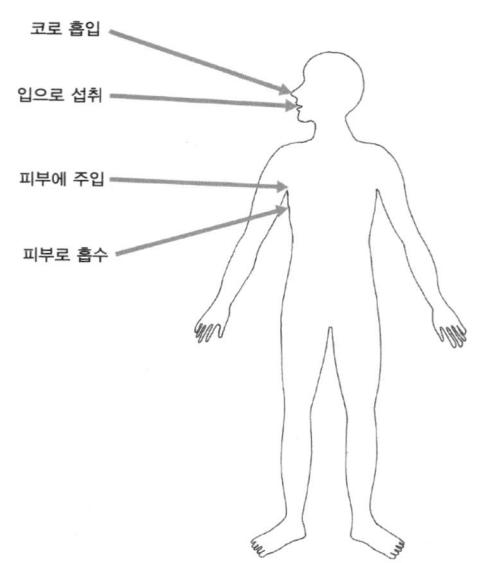

코로 흡입
입으로 섭취
피부에 주입
피부로 흡수

　체내로 유입된 독성물질은
몸 곳곳으로 이동한다.
　혈액은 독성물질을 세포로
이동시키는 역할을 한다. 화학
물질은 세포에 누적된 양과 혈
액 중에 존재하는 양이 같아질
때까지 계속 이동한다. 즉 혈액

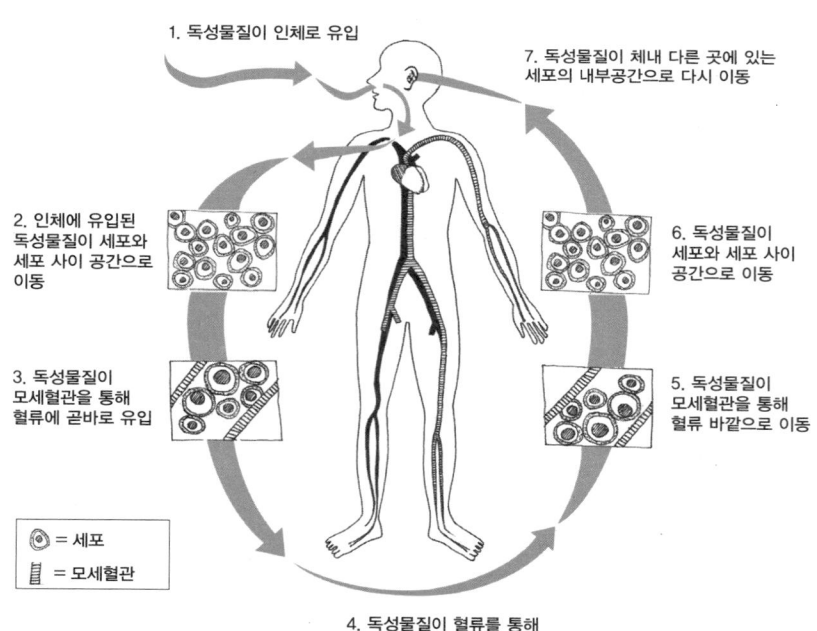

1. 독성물질이 인체로 유입

7. 독성물질이 체내 다른 곳에 있는
   세포의 내부공간으로 다시 이동

2. 인체에 유입된
   독성물질이 세포와
   세포 사이 공간으로
   이동

6. 독성물질이
   세포와 세포 사이
   공간으로 이동

3. 독성물질이
   모세혈관을 통해
   혈류에 곧바로 유입

5. 독성물질이
   모세혈관을 통해
   혈류 바깥으로 이동

◎ = 세포
▯ = 모세혈관

4. 독성물질이 혈류를 통해
   몸 구석구석으로 전달

중에 독성물질이 많을수록 세포로 이동하는 양도 증가하는 것이다.

인체는 독성물질이 흡수되어 발생할 수 있는 피해를 최소화하기 위해, 다음 경로를 통해 독성화학물질을 배출한다.

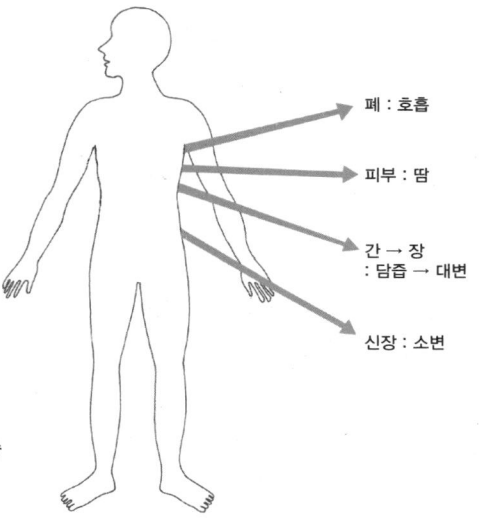

폐 : 호흡

피부 : 땀

간 → 장
: 담즙 → 대변

신장 : 소변

- 신장을 통해 소변으로 배출
- 간을 통해 담즙으로, 이렇게 분비된 담즙은 장으로 간 뒤 대변을 통해 체외로 배출
- 피부를 통해 땀으로 배출
- 폐를 통해 내쉬는 숨으로 배출

신장

독성물질이 체외로 배출되는 가장 일반적인 경로는 신장을 지나는 것이다. 하지만 그 독성물질이 수용성인 경우에만 신장을 통해 배출될 수 있다(지용성 화학물질은 신장에 들어오더라도 도로 인체에 재흡수된다). 신장의 기능은 아주 단순하다.

면역계의 일부인 림프계는 몸 전체 세포에서 과잉이거나 불필요한 물질, 유해한 물질을 수거한 후 신장을 통해 소변으로 제거한다. 림프는 투명한 액체 형태다. 림프는 혈액을 구성하는 성분인 혈장으로 만들어진 후 순환해 다시 혈장으로 돌아간다.

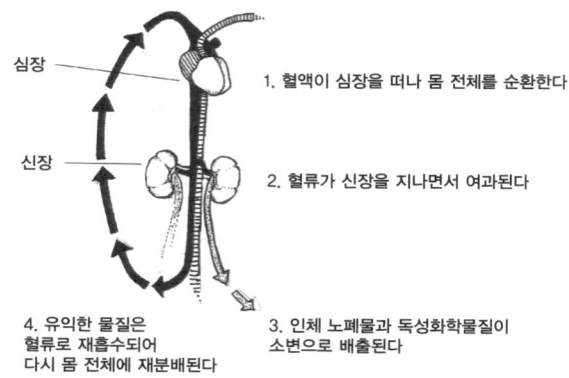

심장

신장

1. 혈액이 심장을 떠나 몸 전체를 순환한다

2. 혈류가 신장을 지나면서 여과된다

4. 유익한 물질은 혈류로 재흡수되어 다시 몸 전체에 재분배된다

3. 인체 노폐물과 독성화학물질이 소변으로 배출된다

인체 순환계는 심장박동을 통해 혈액을 온몸에 보내는 역할을 하지만, 림프계는 그 흐름을 도와주는 펌프가 없다. 따라서 림프계가 흐를 수 있도록 하려면 우리가 몸을 직접 움직여야만 한다. 해독을 위해 운동이 꼭 필요한 이유도 바로 이 때문이다.

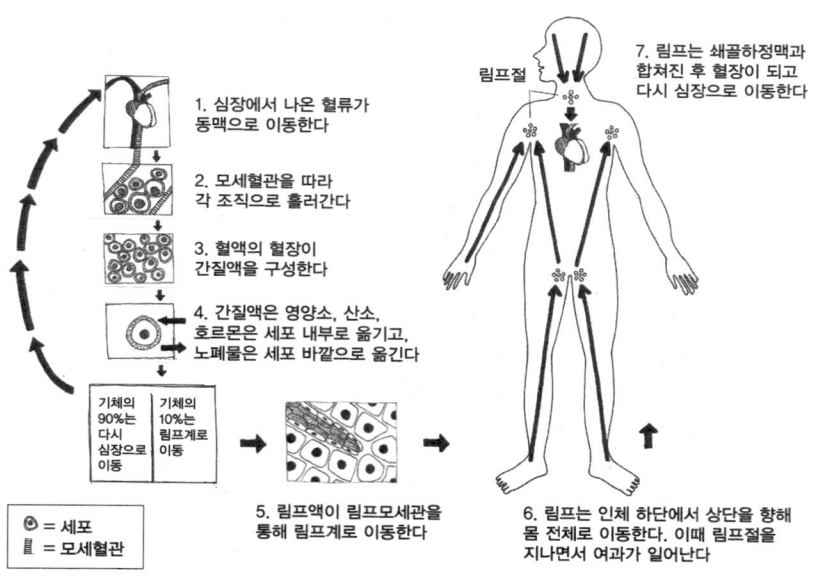

1. 심장에서 나온 혈류가 동맥으로 이동한다

2. 모세혈관을 따라 각 조직으로 흘러간다

3. 혈액의 혈장이 간질액을 구성한다

4. 간질액은 영양소, 산소, 호르몬은 세포 내부로 옮기고, 노폐물은 세포 바깥으로 옮긴다

기체의 90%는 다시 심장으로 이동

기체의 10%는 림프계로 이동

= 세포
= 모세혈관

5. 림프액이 림프모세관을 통해 림프계로 이동한다

림프절

7. 림프는 쇄골하정맥과 합쳐진 후 혈장이 되고 다시 심장으로 이동한다

6. 림프는 인체 하단에서 상단을 향해 몸 전체로 이동한다. 이때 림프절을 지나면서 여과가 일어난다

독성화학물질 중 일부는 세포 사이의 공간을 채우고 있는 간질액으로 유입된 후 다른 영양소, 산소, 호르몬 등과 함께 세포 안으로 들어간다. 림프가 계속해서 이동해야 몸속에 들어온 이러한 화학물질을 다시 몸 바깥으로 내보낼 수 있다.

간과 장

간은 독성물질이 몸에서 제거되는 두 번째 주요 경로다. 간을 통한 독성물질 제거과정은 다음과 같다.

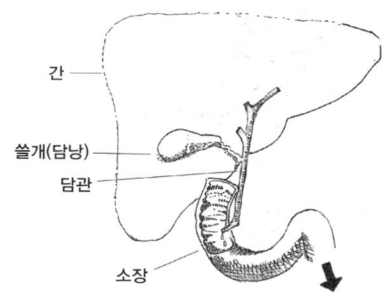

간
쓸개(담낭)
담관
소장

1. 간에서 담즙이 생성된 후,
독성물질을 이 담즙에 포함시켜 분비한다

2. 담즙 중 일부는 쓸개에 저장된다

3. 담즙이 소장으로 흘러간다

4. 대변을 통해 독성물질이 제거된다

간은 지용성 독성물질을 수용성으로 전환해 몸이 배출할 수 있도록 하는 역할을 한다. 그렇다면 어째서 지용성 독성물질은 굳이 수용성으로 바뀌어야 할까? 지용성 물질은 지방조직과 지방세포에 쉽게 용해되므로 장기간 몸에 저장될 수 있기 때문이다.

인체는 지용성 화학물질을 간에서 수용성으로 바꾸는 과정을 통해 그 물질이 오랜 기간 몸속에 저장되지 않도록 한다. 수용성으로 바뀐 화학물질은 소변이나 담즙을 통해 비로소 체외로 제거될 수 있다.

하지만 독성물질이 담즙을 통해서 반드시 배출된다고 안심할 수는 없다. 독성물질을 포함한 담즙은 일단 소장으로 이동한다. 즉 화학물질은 몸 바깥으로 나가기 전에 반드시 소장과 대장을 지나야만 한다. 장을 지나는 시간이 오래 소요되거나 장이 제대로 기능하지 못하면 독성물질이 장에서 재흡수되어 다시 간으로 유입될 확률이 높아진다. 이러한 재흡수는 끊임없이 이어질 수 있고, 그 과정에서 독성물질이 몸속에 오래 머물 수 있다.

간은 수많은 독성화학물질을 무해한 형태로 만들 수 있지만, 그 기능은 다음 요소에 크게 좌우된다.

- 간의 크기와 화학물질 노출량의 상관관계(성인과 비교해 어린이는 이 요소가 부족하다)
- 간의 건강상태
- 간이 해독해야 하는 양

독성화학물질에 가끔 노출된다면 간은 해독기능을 충분히 발휘할 수 있다. 하지만 빈번한 노출로 간이 스트레스를 받게 되면 해독기능은 저하되게 마련이다. 그런데 현재 우리는 다소 정도의 차이는 있을지언정 독성화학물질에 너무 자주 노출되고 있다.

게다가 간이 독성화학물질을 처리하는 일에만 주력할 경우, 건강유지를 위해 간이 수행하는 그외 500가지 이상의 다른 기능을 수행할 여력이 남지 않는다(부록 A '간' 참고).

피부

피부에는 땀샘이 있다. 몸에서 나는 땀은 정화를 위한 인체 특유의 수단이다. 땀은 체온을 37도로 유지하는 핵심기능과 더불어 독소와 대사산물 중에 생성된 노폐물을 제거하고 피부를 청결하고 유연하게, 건강하게 유지하는 역할을 한다. 이렇게 노폐물을 제거하는 기능 때문에 피부는 '세 번째 신장'으로도 불린다. 땀의 기능은 매우 단순하다.

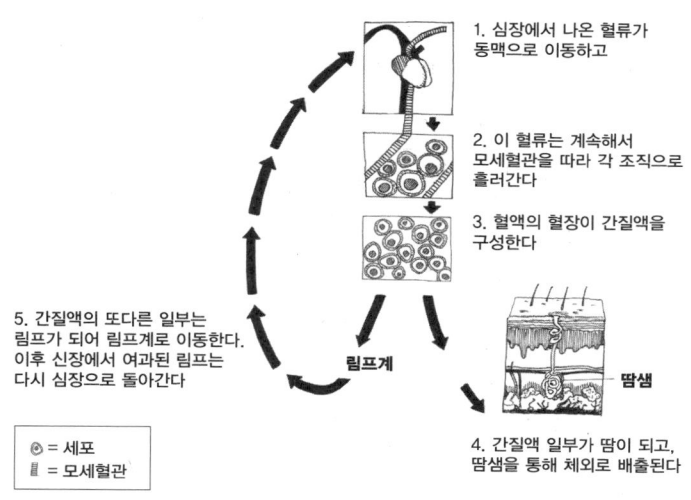

1. 심장에서 나온 혈류가 동맥으로 이동하고

2. 이 혈류는 계속해서 모세혈관을 따라 각 조직으로 흘러간다

3. 혈액의 혈장이 간질액을 구성한다

5. 간질액의 또다른 일부는 림프가 되어 림프계로 이동한다. 이후 신장에서 여과된 림프는 다시 심장으로 돌아간다

림프계

땀샘

4. 간질액 일부가 땀이 되고, 땀샘을 통해 체외로 배출된다

◎ = 세포
▌ = 모세혈관

땀을 검사해보면, 수용성 화학물질과 수용성 물질로 전환된 지용성 화학물질 모두 검출된다.

사실 땀 자체는 화학물질이 배출되는 주요 경로가 아니다. 그러나 사우나를 엄격한 방식에 따라 잘 활용하면 땀은 체내에서 독성화학물질을 제거하는 매우 효과적인 수단이 될 수 있다(이번 장 후반부 '제대로 땀 흘리기' 참고).

폐

폐는 몸에서 생성된 이산화탄소, 혈액에 존재하는 기체 형태의 독성물질 등 기체 분자를 체외로 배출하는 기관이다. 그 과정은 꽤 간단하다.

- 인체조직 중에 존재하는 기체 분자는 혈액으로 방출되어 폐로 옮겨진 후 배출된다.
- 폐포라고 불리는 특수한 세포가 폐로 이동해온 혈액 중의 기체 분자를 포집한 후, 숨을 내쉴 때 몸 바깥으로 배출시킨다.

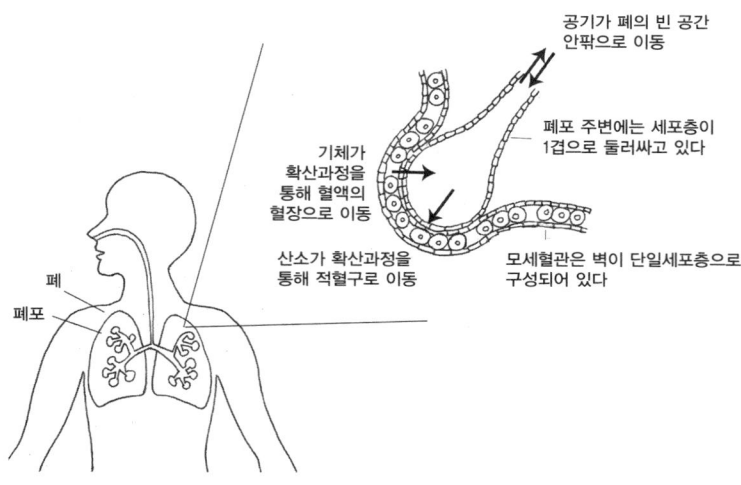

공기가 폐의 빈 공간 안팎으로 이동

폐포 주변에는 세포층이 1겹으로 둘러싸고 있다

기체가 확산과정을 통해 혈액의 혈장으로 이동

산소가 확산과정을 통해 적혈구로 이동

모세혈관은 벽이 단일세포층으로 구성되어 있다

폐
폐포

술을 얼마나 마셨는지 측정하는 기기인 음주측정기의 원리를 살펴보면 폐에서 독성기체가 어떻게 배출되는지 쉽게 이해할 수 있다. 우리가 마신 술은 몸 전체로 퍼지고, 따라서 밖으로 불어내는 입김 속의 알코올 양은 혈액에 알코올이 얼마나 포함되어 있는지 알 수 있는 정확한 지표가 된다. 마늘을 먹은 사람이나 담배 핀 사람을 금방 알아차릴 수 있는 것도 그 사람이 내뱉는 숨을 통해 그 물질이 기체상태로 방출되기 때문이다.

인체 해독시스템을 도우려면

인체의 해독시스템은 몸의 건강상태를 좌우하므로, 몸에서 가장 중요한 시스템이라 할 수 있다. 해독이 실패하면 모든 질병과 증상의 원인이 된다(부록 A 참고).

각 인체는 고유한 해독시스템을 갖추고 있다. 따라서 누군가에게는 기능장애를 유발하거나 심한 경우 생명을 위협할 수 있는 물질도 다른 누군가에게는 가벼운 자극에 그칠 수 있다. 무작위로 10명을 뽑아 같은 공간에 두고 똑같은 독성물질에 노출되도록 하면 각기 다른 반응이 나타난다. 각자의 인체 해독시스템이 다르기 때문이다.

뿐만 아니라 한 사람의 해독시스템도 매일 그 상태가 변화할 수 있다. 독성물질 노출량, 인체 해독기관의 기능에 악영향을 끼치는 질병이나 손상, 그밖에 다음과 같은 몇 가지 요소에 따라 특정시점에서 해독시스템의 기능 수준이 결정된다.

- **영양소** 영양이 부족하면 해독시스템의 기능이 저하된다. 해독시스템이 제대로 기능하기 위해서는 비타민, 무기질, 아미노산, 지방산 등 다양한 종류의 영양소가 필요하다. 또 이러한 비타민, 무기질이 작용하려면 수많은 효소가 필요하다. 마찬가지로 효소가 있더라도 영양소가 없으면 결국 효소는 쓸모없어지거나 불활성 상태가 되어 해독작용이 진행될 수 없다.
- **물** 수분 부족은 해독과정의 속도를 늦춘다.
- **운동** 림프계가 독성물질을 체외로 배출하려면 운동이 필수다. 오래 앉아 있는 생활습관은 해독과정을 늦추고, 결국 몸에 독성물질이 누적된다.

해독은 인체가 타고나면서부터 보유한 기능이며 매일 일상적으로 가동된다. 매일 매순간 우리 몸은 노폐물과 이물질 등 우리 몸에 원래는 속하지 않는 물질을 골라내고 모아서 제거한다. 해독은 이따금 실시되는 일회성 '프로그램'이 아니다. 따라서 해독시스템을 지원하기 위한 노력은 매일 꾸준히 이루어져야 한다.

인체는 사람마다 다르다. 따라서 해독을 도울 방법이 있어도 그 효과에 개인차가 있을 수 있다. 여러 가지 방법과 관련 제품을 시도해보고 어느 것이 여러분에게 가장 잘 맞는지 찾으려는 노력이 필요하다. 먼저 해독기능을 지원하기 위한 기본사항을 살펴보자.

충분한 영양공급

인간의 몸은 적절한 영양이 공급되면 스스로 치유하는 놀라운 기능을 보유하고 있다. 올바른 영양소를 적절히 공급한다면 인체 모든 기능이 알아서 수선되고 회복되도록 고안되었다.

또한 영양공급이 충분하면 독성물질에 대한 노출도 상당부분 막을 수 있다. 한 연구에서는 비타민C를 충분히 복용하면 맹독성 용매인 벤젠을 사용하는 노동자도 그 물질의 해로운 영향으로부터 인체를 보호할 수 있는 것으로 나타났다. 반면 지방섭취가 과다하면 벤젠의 독성 영향도 증가했다.

해독시스템이 독성화학물질을 처리하려면 많은 영양소가 필요하다. 영양이 불충분하면 독성물질에 조금만 노출되어도 부정적인 영향을 크게 받을 수 있다.

해독시스템에 필요한 영양소를 얻으려면 홀푸드(whole food)*를 먹는 것이 중요하다. 정크푸드(junk food)는 해독시스템의 기능을 저하시킨다.

신선식품, 지역에서 생산된 식품, 유기농식품 먹기

유기농식품을 먹어야 하는 이유는 여럿 있다. 하지만 그중에서도 가장 중요한 이유를 꼽으라면, 인체와 환경에 누적된 독성물질을 줄이는 것이라고 말하고 싶다. 게다가 유기농식품은 독성화학물질

---

* 유기농업으로 재배된 무첨가식품을 말한다. 우리말로는 자연식품.

을 사용해 재배되고 길러진 식품에 비해 영양소도 더 많다. 물론 맛
도 더 좋다.

요즘에는 천연식품 판매점뿐만 아니라 슈퍼마켓, 창고형 할인매
장에서도 유기농식품을 판매한다. 농산물 직판장도 마찬가지다. 미
국에서는 '공동체지원농업' 프로그램을 통해 각 지역에서 생산된 가
장 신선한 농산물을 매주 구입할 수 있다. 집까지 배송해주는 온라
인 유기농식품 판매점도 많다.

영양소가 가장 풍부한 식품은 지역에서 생산된 식품, 농민에게서
직접 구입한 유기재배된 식품이다. 여러분이 직접 재배하는 것도 좋
은 방법이다.

가정에서 음식 직접 만들어 먹기

다 조리되어 포장된 식품은 식품첨가물부터 포장재의 물질까지 수
많은 독성오염물질을 포함하고 있다. 신선한 재료를 이용해 집에서
직접 맛있는 식사를 준비한다면, 내 몸에 들어가는 모든 것을 스스
로 통제할 수 있다.

요리는 재미도 있고 생각보다 시간도 얼마 걸리지 않는다. 또 창
의력을 발휘할 수 있는 활동이기도 하며, 직접 만든 음식은 맛도 훨
씬 좋다.

신선한 과일과 채소 먹기

신선한 과일과 채소는 우리 몸을 정화하고 에너지를 북돋아준다.
과일과 채소의 성분은 인체를 구성하고 재생시킨다. 또 섬유소와

수분이 풍부해서 해독에도 도움이 된다.

과일과 채소를 섭취하는 가장 좋은 방법은 고유한 영양소와 효소가 그대로 유지될 수 있도록 생으로 먹거나 증기에 살짝 익혀서 먹는 것이다.

나는 매일 점심에 생채소 약 500그램을 샐러드로 만들어서 먹는다. 대략 우리 집에 있는 큰 샐러드그릇을 3분의 2가량 채울 수 있는 양이다. 들어가는 채소의 종류는 계절에 따라 조금 달라지지만 대부분 갖가지 녹색 채소, 양파, 오이, 토마토, 그밖에 1년 내내 구할 수 있는 채소들로 채워진다. 여기에다 유기농 올리브유 2티스푼과 히말라야소금을 손가락으로 조금 집어 뿌리는 것이 드레싱의 전부다. 단백질을 조금 추가하면 즐거운 점심식사 준비 완료다.

생채소와 과일로 스무디를 만들어 먹을 수도 있다. 과일의 달콤함이 채소의 약간 쓴맛을 잘 가려줄 것이다. 혹은 채소를 갈아서 몇 가지 양념을 넣고 수프를 만들어 먹어도 좋다.

천연소금 먹기

다른 전해질(칼륨, 칼슘, 마그네슘)과 마찬가지로, 소금은 인체의 독성 노폐물이 세포와 세포 사이 공간을 가로질러 림프계나 혈관으로 이동하도록 돕는다.

소금이 문제가 되는 것은, 현재 우리가 먹는 소금은 자연상태 그대로가 아니라는 점이다. 대부분 '식탁용 소금'으로 알고 있는 소금은 사실 산업용 염화나트륨일 뿐이다. 우리 몸은 염화나트륨이 필요하지 않다. 우리 몸에 필요한 것은 체내물질이 세포막을 가로질러 이동할 수 있도록 해주는, 천연무기질이 모두 그대로 함유된 천연소금이다.

소금은 많이 섭취할 필요가 없다. 천일염이나 히말라야소금 약간이면 신체기능이 달라지는 것을 느낄 수 있을 것이다. "세상의 소금"이라는 말이 무색하지 않던 시절에는 소금이 건강에 너무나 중요한 요소로 여겨져 화폐로 쓰이기도 했다.

양질의 지방 충분히 먹기

여러분이 섭취하는 지방의 양은 인체가 독성화학물질에 대처하는 능력에 영향을 준다. 예를 들어 중추신경계의 60~80%는 지방산으로 구성된다. 지방이 부족하면 신경계가 카드뮴, 알루미늄, 크롬, 납, 은, 수은, 티타늄 같은 지용성 금속에 취약한 상태가 된다.

핵심은 지방을 충분히, 지나치지 않은 양만큼 섭취하는 것이다. 각자 필요한 지방의 양을 파악할 수 있는 계산법을 소개하자면 이렇다. 먼저 파운드 단위 체중에 12칼로리를 곱하고 여기에 30%를 곱한다. 이 30%는 1일 총 섭취열량 중 지방이 차지하는 적정비율을 의미한다. 예를 들어 체중이 150파운드라면 12를 곱해 1,800이 나오고, 그 30%인 540칼로리가 적절한 지방섭취량이다. *

버터 1스푼은 약 101칼로리이므로 하루에 버터를 5스푼 정도 먹으면 된다. 저지방식을 먹는 사람은 지방을 충분히 섭취하지 않아서 인체가 지용성 화학물질로부터 충분히 보호받지 못할 수도 있다.

• 1킬로그램은 약 2.2파운드다. 150파운드는 약 68킬로그램이다.

양질의 지방은 유기농법으로 재배된 식물과 동물에서 얻은 것이다. 농약에 포함된 지용성 화학물질은 식물과 동물의 지방조직에 농축되기 때문이다. 나는 주로 유기농 버터, 목초를 먹고 자란 소에서 얻은 유기농 크림, 유기농 올리브유, 유기농 코코넛유로 지방을 섭취한다.

단백질 충분히 먹기

인체가 지용성 독성물질을 제거하는 과정 중 중요한 부분은 간에서 진행된다. 이 과정에서 지용성 화학물질은 수용성으로 전환되어 담즙을 통해 장을 거쳐 체외로 배출된다. 전환되지 않은 지용성 화학물질은 몸속에 저장된다. 간이 이렇게 지용성 독성물질을 몸 바깥으로 배출하려면 아주 특별한 영양소가 필요한데, 그중 하나가 단백질이다.

독성물질을 제거하려면 먼저 '운반체' 역할을 하는 단백질 분자가 독성물질 분자와 결합한 후, 이 분자를 혈액 바깥으로 밀어내 간으로 보낸다. 그리고 간에서 쓸개, 소장을 거쳐 마치 예인선이 항구로 보트를 끌듯 몸 바깥으로 제거되는 것이다.

독성물질과 결합하는 해독 분자의 종류는 6가지 이상이다. 그중 하나인 글루타티온은 환경에서 유래한 화학물질 수백 종을 붙들어 혈액에서 간으로 끌어낸 후 다시 쓸개, 장을 거쳐 대변으로 제거되도록 한다.

지용성이었으나 수용성으로 전환된 화학물질을 제거하려면 전환된 분자 하나당 글루타티온 분자 하나가 필요하다. 따라서 우리가 매일 노출되는 독성화학물질을 인체가 계속해서 해독하려면 글루타티온을 보충해주어야 한다.

글루타티온은 아미노산 중 글리신, 글루타민산, 시스테인으로 만들어진다. 아미노산은 단백질을 구성하는 단위라고 생각하면 된다.

아미노산의 종류는 모두 20종이다. 8개는 필수아미노산이고, 나머지는 비필수아미노산이다. 필수아미노산은 몸 안에서 합성할 수 없으므로 반드시 음식으로 섭취해야 한다. 비필수아미노산은 인체가 필수아미노산을 이용해 스스로 만든다. 글루타티온을 만드는 데 필요한 글리신, 글루타민산, 시스테인은 모두 비필수아미노산이다. 앞서 말했듯 비필수아미노산은 필수아미노산이 있어야 합성되므로, 결국 단백질을 충분히 섭취해서 몸속에 모든 아미노산이 있어야 해독에 필요한 글루타티온을 충분히 만들어낼 수 있다.

동물성 단백질은 필수아미노산 8종이 모두 들어 있어서 '완전단백질'로 불린다. 반면 식물성 단백질은 필수아미노산이 일부만 함유되어 있어서 불완전하다. 채식주의자라 동물성 단백질이라면 종류를 불문하고 먹지 않는 사람이라면 식물성 식품을 다양하게 섭취해야 한다. 그래야 필수아미노산 8종을 모두 공급할 수 있다.

단백질을 지나치게 많이 섭취할 필요는 없으며, 필요한 양만큼만 먹으면 된다. 인체에 필요한 단백질의 양은 연령, 몸의 크기, 활동 수준에 따라 결정된다. 영양학자들이 단백질 필요량을 계산하는 일반적인 계산법을 소개하면 이렇다. 파운드 단위 체중에 0.37(킬로그램 단위 체중에는 0.8)을 곱한다. 체중이 150파운드라면 매일 단백질 55그램이 필요하다는 계산이 나온다. 자주 먹는 단백질 식품에 단백질이 몇 그램이나 함유되어 있는지 확인해볼 필요가 있다.

인체의 해독시스템을 위해 도움이 될 정보가 하나 더 있다. '200 가지 최고의 식품'(The Top200Foods.com)이라는 웹사이트인데, 여기서는 단백질과 아미노산을 공급해주는 식품을 각 특성별(열량, 섬유소, 탄수화물, 지방, 비타민, 무기질, 항산화물질, 설탕, 식물스테롤 등)로 함량 내림차순으로 제공한다.

가장 훌륭한 단백질 식품은 목초를 먹고 유기농법으로 사육된 동물, 오염되지 않은 물에서 서식하는 해산물, 유기농법으로 재배된 콩, 식물, 견과류다.

무기질 충분히 먹기

무기질은 단백질과 마찬가지로 간의 해독작용에 반드시 필요하다. 무기질이 없으면 해독작용도 진행되지 않고 결국 독성화학물질이 몸에 저장된다.

그뿐만 아니라 무기질 결핍은 원래는 무기질이 결합해야 하는 위치에 유독한 금속이 대신 들어가 결합해버리는 결과를 초래할 수 있다. 이런 가능성만 생각하더라도 무기질은 인체에 꼭 필요하다는 사실을 알 수 있다. 비타민을 활용하기 위해서도 무기질이 필요하다. 한마디로 몸에 필요한 무기질을 모두 공급하는 것이 중요하다.

인체는 무기질을 스스로 만들어낼 수 없으므로 먹는 음식을 통해 공급해야 한다. 무기질을 얻을 수 있는 우수한 식품은 여러 가지가 있다. 그러나 오늘날 대부분 식품은 자연이 주는 필수 무기질이 더 이상 존재하지 않는 토양에서 재배된다. 이 때문에 이제는 식품에도 우리의 건강유지에 필요한 무기질이 충분히 들어 있지 않다.

유기농법을 따르는 일부 농가에서는 토양에 무기질을 보충하기
도 하지만, 유기농재배된 식품이면 모두 무기질이 풍부하다고 확신
할 수는 없다.

자연에는 다양한 무기질이 존재한다. 각종 무기질은 여러 종류가
한꺼번에 작용한다. 즉 각 무기질은 정해진 비율에 따라 한 그룹의
무기질에서 일부를 차지한다. 따라서 여러분은 다량무기질(몸에 많
은 양이 필요한 무기질)과 미량무기질(몸에 극소량만 필요한 무기질)을 모두
얻을 수 있는 완전한 무기질 식품을 섭취해야 한다.

다량무기질 칼슘, 염화물, 마그네슘, 인, 칼륨, 나트륨, 붕소

미량무기질 코발트, 염화물, 크롬, 구리, 불소, 요오드, 철, 망간, 몰리브덴, 셀렌, 아연

시중에서 구입할 수 있는 무기질보충제 가운데 양질의 제품은 보
통 액상 형태다. 이들 제품에는 다량무기질과 미량무기질이 모두
함유되어 있다.

홀푸드 식이보충제 먹기

유기농법으로 재배된 무첨가 식이보충제는 원료로 사용되는 유기
농식품을 농축한 것으로, 자연에 존재하는 영양소와 함께 영양소의
흡수를 돕는 보조인자를 공급한다.

홀푸드 식이보충제 성분으로는 알팔파*, 보리즙 분말, 화분, 골

분, 양조용 효모, 엽록소, 밀싹 생즙이나 분말, 대구 간유, 말린 간, 켈프**, 아마기름, 레시틴, 담수 조류(남조류, 클로렐라, 스피룰리나)를 비롯해 식용 채소, 효소, 밀 배아유, 그리고 원시해양·점토·초목지 대에서 얻은 무기질 등이 있다.

요즘에는 유기농법으로 재배된 과일과 채소를 원료로 하는 홀푸 드 식이보충제를 쉽게 구입할 수 있다.

프로바이오틱스 보충하기

프로바이오틱스(probiotics)란 인체 소화계에 자연적으로 존재하며 인체에 반드시 필요한 특정세균, 균류, 효모 등의 미생물을 가리키 는 말이다. 면역계 기능을 위해서도 이 프로바이오틱스가 반드시 필요하다.

소화관 내벽에서 군락을 형성하는 이 미생물들은 몸 전체와 상호 간에 도움을 주고받는다. 놀라운 사실은, 실제로 장 속에 존재하는 세균의 수가 장의 세포 수보다도 많다는 것이다!

프로바이오틱스는 서로 함께 작용하면서 인체의 소화, 영양소 흡수, 면역계의 방어기능을 돕는다. 비타민B와 K를 합성하는 역할도 한다.

아기가 처음 세상에 태어나면 모유를 통해 몸에 유익한 세균과 효모를 공급받는다. 모유를 먹지 않은 아기는 프로바이오틱스의 유익한 효과를 누리지 못할 가능성이 있다. 심지어 모유를 통해 프

- '자주개자리'로 불리는 약용식물.
- • 해초의 일종.

로바이오틱스를 공급받았다 하더라도 독성화학물질로 인해 쉽게 파괴된다.

수돗물 1잔 마시는 것만으로도 장 속 프로바이오틱스가 파괴될 수 있다. 수돗물에는 물에 포함된 유해한 미생물을 없애려는 목적으로 염소나 클로라민 성분이 들어 있는데다 대부분 불소가 첨가되어 있다. 이러한 화학물질은 수돗물 속에서든 여러분 장 속에서든, 유해한 미생물과 더불어 유익한 미생물까지 미생물이라면 모조리 죽인다.

소화관 내벽의 이로운 공생생물이 파괴되면 건강이 조금씩 악화되면서 결국 질병이 시작된다. 보통 소화불량, 가스발생, 복부팽만감, 속쓰림, 위산역류 같은 증상으로 시작된다. 소화계 미생물 군락의 불균형이 지속되면 결국 병이 깊어져 면역계에도 영향을 끼친다.

몸 전체에서 일어나는 해독작용의 절반은 장에서 진행된다. 장은 간에서 나온 독성물질이 최종처리되는 곳이다. 따라서 장이 계속 움직이면서 내용물을 비우는 과정은 매우 중요하다. 또 연구결과에 따르면 프로바이오틱스는 간기능과 해독작용을 돕는다고 한다.

오늘날 우리가 먹는 음식과 물의 독성을 생각하면, 이 '우호적인 미생물 군락'이 충분히 존재해야 건강에 유익하다는 결론이 자연스레 나온다.

오래전부터 다양한 발효식품들이 장 속 프로바이오틱스를 지속적으로 보충해주는 전통음식으로 전해져왔다. 요구르트, 사워크림*, 케퍼(kefir)**, 사우어크라프트(sauerkraut)***, 김치, 소금에 절인 채소 등 전통발효식품을 일상적으로 섭취하면 프로바이오틱스를 보충하는 데 도움이 된다.

그런데 요구르트는 프로바이오틱스보다 설탕이 훨씬 더 많이 들어 있는 경우가 많으므로, 플레인 요구르트로 선택하는 것이 좋다. 게다가 시중에 판매되는 요구르트는 가정에서 직접 만든 전통적인 방식의 요구르트만큼 발효되지 않은 제품들이다. 따라서 프로바이오틱스를 공급하기 위해 요구르트를 섭취하려고 한다면 집에서 직접 만들어 먹는 것이 낫다.

여러분의 장 속 프로바이오틱스를 정말로 회복시키고 싶다면 그보다 더 많은 발효식품을 먹어야 한다. 심지어 항생제 근처에는 가지도 않고 염소나 클로라민이 함유된 수돗물을 전혀 마시지 않는 사람이라 해도 프로바이오틱스는 공급할 필요가 있다. 소화기나 면역계에 문제가 있는 사람에게도 프로바이오틱스가 도움이 될 수 있다.

분말이나 분말이 들어 있는 캡슐, 혹은 액상 형태로 프로바이오틱스가 판매되고 있다. 이러한 제품에는 락토바실러스 아시도필루스, 비피더스유산균 같은 유익한 세균들이 그대로 살아서(활동은 하지 않는 상태로) 들어 있다.

프로바이오틱스 제품을 선택할 때 가장 문제가 되는 것은 2가지다. 즉 균의 종류와 살아 있는 미생물 수다.

우선 균의 종류와 관련해서는 앞서 말한 2가지 균이 혼합된 제품을 선택해야 한다. 이 2가지는 가장 일반적인 유익균에 속하는 동시

• 세균을 이용해 산패시킨 요리용 크림.
•• 우유나 양젖을 발효시킨 음료.
••• 독일식 김치.

에 섭취하기에 가장 안전하다. 또 어떤 프로바이오틱스보다도 가장 많이 연구된 균이기도 하다. 둘 다 우리 인체의 소장과 대장 모두에서 활성을 띤다. 일부 제품에는 프락토올리고당, 이눌린 같은 프리바이오틱스도 들어 있는데, 이들은 소화되지 않는 식품 성분의 일종으로, 유익한 균의 생장을 촉진하는 일종의 비료 역할을 한다.

또한 제품 라벨을 꼼꼼히 읽고 1회 섭취량에 유익균이 얼마나 들어 있는지 확인하라. 건강에 도움이 될 정도가 되려면 캡슐 제품은 1개에 최소 10억개 이상의 미생물이 들어 있어야 한다.

소화효소 보충하기

소화효소는 음식을 분해해 영양분이 몸 구석구석에 분포될 수 있도록 한다. 단백질, 지방, 탄수화물을 분해하는 데 각기 다른 효소가 사용된다.

인체 소화기관 전체에서 이 소화효소가 분비된다. 입속 침샘에서는 음식을 씹는 순간부터 분해가 시작될 수 있도록 서둘러 첫 번째 소화효소를 분비한다. 음식물이 위로 넘어가면 더 많은 효소가 분비되어 단백질을 분해한다. 췌장에서는 그보다 많은 효소가 분비되어 탄수화물과 지방을 분해한다. 그동안 음식물은 계속해서 소장으로 이동한다.

효소를 만들려면 우리가 먹는 음식에서 효소를 얻어야 한다. 여러분이 야생에서 생활하는 동물이라고 (몸도 그 동물의 몸이라고) 상상해보자. 아마 다양한 식물과 동물을 생으로 섭취할 것이고, 거기에는 모두 효소가 함유되어 있다.

그런데 소화효소를 보충해줄 제품이 대체 왜 필요할까? 효소가 충분한 수준으로 공급될 만큼 단백질과 무기질 섭취량이 충분하지 못하기 때문이다. 영양소가 다량 함유된 식품을 충분히 먹는다 하더라도 장의 건강상태가 나쁘면 그 영양분을 흡수하지 못한다.

　또한 여러분이 먹는 음식에 효소가 충분히 함유되어 있지 않을 가능성도 있다. 효소는 익히지 않거나 아주 살짝 익힌 식품에만 존재한다. 약 50도 정도면 모두 파괴된다. 효소는 일단 열에 노출되면 원래 부여된 기능을 다시는 발휘할 수 없다. 익히지 않은 식품에는 자연이 우리 몸이 필요할 것으로 생각해 미리 마련해둔 '보조'효소까지 함께 들어 있다. 익힌 식품에는 이러한 효소가 없어서 소화시키려면 몸에서 만들어지는 효소에 의존해야 한다. 만약 인체에 효소를 충분히 만드는 데 필요한 영양소가 없다면 다른 곳에서 효소를 일부 구해와야 한다.

　자연 그대로, 즉 야생에 산다면 효소 함량이 풍부한 음식을 먹게 될 것이고, 인체는 그 음식을 소화시키는 데 필요한 효소를 만들어낼 수 있다. 이렇게 이론적으로는 식품에서 우리가 필요한 효소를 모두 얻을 수 있지만, 오늘날 식품의 질을 고려하면 대부분 효소를 따로 섭취하는 것이 건강에 도움이 되리라는 생각이 든다.

　나 역시 처음에는 효소 섭취를 끈질기게 거부했다. 매일 점심으로 생채소샐러드를 그렇게나 많이, 그것도 매일 섭취하니까 효소는 충분히 공급하고 있다고 자신했기 때문이다. 하지만 효소보충제를 먹기 시작하자마자 몸이 엄청나게 달라지는 것을 느낄 수 있었다. 마치 원래 내 몸의 일부였지만 사라졌다가 다시 나타난 음식처럼 느껴졌다. 에너지가 더 많아졌고, 똑같이 음식을 먹어도 그 속에 함유된 영양소를 더 많이 얻게 되어 그런지 먹는 양도 줄기 시작했다. 다른 식이보충제도 서서히 복용량이 줄었다.

아주 유능하기로 소문난 내 주치의 중 1명은 이렇게 말했다. "효소만 제대로 섭취하면 위나 장 문제 때문에 이토록 엄청나게 많은 사람이 일반의약품을 먹을 필요가 없죠. 식습관을 전혀 바꾸지 않아도 된다니까요." 그는 새로운 환자를 만날 때마다 제일 먼저 효소보충제부터 권한다.

역시나 경험 많은 다른 주치의는, 식이보충제를 딱 하나만 먹어야 한다면 효소보충제가 몸에 가장 도움이 된다고 설명했다.

인체에 소화효소를 공급해야겠다는 생각이 든다면, 익히지 않은 파파야나 파인애플을 단백질과 함께 섭취해보기를 권한다. 단백질 소화에 필요한 효소를 공급할 수 있을 것이다. 다른 생과일과 채소는 이와는 종류가 다른 효소를 제공한다. 그렇다고 모든 음식을 100% 생으로 먹으라는 말은 아니다. 매일 먹는 음식에 익히지 않은 식품을 어느 정도 포함시키면 된다. 물론 내 경험으로 미루어볼 때 그것만으로는 절대 충분하지 않다.

지방, 단백질, 탄수화물을 분해하려면 특정효소가 필요하기 때문에 제품 하나에 아밀라아제(탄수화물 분해), 프로테아제(단백질 분해), 리파아제(지방 분해) 같은 다양한 효소가 들어 있는 광범위한 효소 제품을 선택하는 것이 최선이다. 포함된 효소가 다양할수록 값도 비싸다. 효과가 강력한 제품일수록 좀 비쌀 수 있지만, 몸에 필요한 것이라면 돈을 들일 만한 가치가 있다.

궤양이 있는 독자라면 염산베타인(betaine HCL) 성분이 없는 효소 제품을 선택해야 한다. 이 성분은 궤양에 자극을 줄 수 있다.

항산화제 먹기

프리라디칼(free radical)*과 항산화물질은 인체에서 서로 균형을 이룬다.

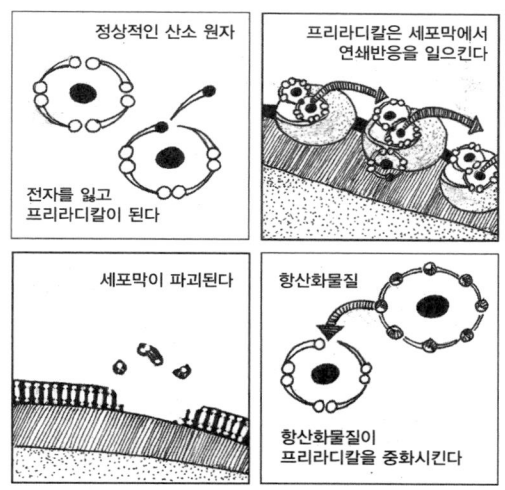

프리라디칼은 신체가 에너지를 생산하는 등 여러 가지 일을 하는 과정에서 자연적으로 발생하는 부산물이다. 산소 원자가 가장 바깥층에 있는 전자를 잃으면 프리라디칼이 된다. 이렇게 짝을 잃은 전자는 마치 짝을 찾는 사람처럼 다른 전자를 찾아헤맨다. 문제는, 혼자 남아 있는(독신인) 전자를 찾기보다는 이미 결합상태인(결혼한)

---

* 활성산소를 말하며 '자유기' 혹은 '유리기'라고 한다.

전자의 짝을 훔친다는 것이다.

우리 몸에는 이런 프리라디칼의 작용을 억제하기 위해 항산화물질이 존재한다. 그런데 독성화학물질에 많이 노출되면 체내 프리라디칼의 수가 많아져서 결국 두 물질 사이의 균형이 깨진다. 오늘날 우리 모두 어마어마한 독성화학물질에 노출되고 있다는 사실을 직시한다면, 대부분 인체에서 이런 불균형이 초래되고 있다는 생각이 들 것이다.

프리라디칼이 지나치게 많으면 노화가 가속화되고 세포 혹은 세포 구성요소가 손상된다는 사실은 이미 널리 알려졌다. 프리라디칼에 의한 손상은 조기노화를 비롯해 알츠하이머, 당뇨, 암, 관절염, 심장질환 등 갖가지 증상, 질병과 관련이 있다.

프리라디칼로 발생한 손상에서 회복하기 위한 방법으로 다음 2가지를 소개한다.

- 독성화학물질 노출을 줄이고 몸속 독성화학물질을 제거해 프리라디칼의 생성 자체를 줄인다.
- 항산화물질을 더 많이 섭취해 프리라디칼과 균형을 회복한다.

항산화물질을 다량 함유한 식품은 많다. 각 식품의 항산화기능이 어느 정도인지 항산화지수(ORAC)로 나타낼 수 있다. 사이트(www.oracvalues.com)를 방문하면 각종 식품의 ORAC 값을 비교해 볼 수 있다.

ORAC가 가장 큰 식품은 무엇일까? 1위는 정향 분말 100그램으로,

ORAC가 314,446이다. 아사이베리는 102,700, 코코아 분말은 80,993이다. 허브, 향신료, 견과류, 콩류, 과일, 채소의 ORAC는 대체로 높은 편이다. 식물성 식품에는 기본적으로 항산화물질이 포함되어 있다. 양질의 홀푸드를 먹는다면 항산화성분을 충분히 섭취할 수 있다.

ORAC가 높은 항산화제와 식이보충제가 시중에 많이 나와 있지만, 식품을 통해서도 여러분이 필요한 항산화물질을 충분히 얻을 수 있다는 것이 내 생각이다.

항산화물질을 얻기 위한 식품으로 초콜릿을 택했다면, 소개하고 싶은 요리가 하나 있다. 해로운 설탕이나 첨가물 없이도 빠르고 간편하게 만들 수 있는 요리다.

자유전자를 공급해서 프리라디칼을 중화시켜주는 것이 또 하

데브라의 초콜릿퍼지

1인분 재료
- 유기농 무가당 코코아 분말 1티스푼
- 각자 좋아하는 천연감미료 1티스푼(나는 코코넛 설탕을 넣는다)
- 유기농 버터, 말랑말랑한 상태로 1티스푼
- 목초 먹고 자란 소에서 얻은 유기농 크림 2티스푼

작은 그릇에 재료를 모두 넣고 섞은 후, 바로 숟가락으로 떠서 먹는다.
일단 위에서 말한 분량대로 만들어서 먹어보고, 취향에 따라 재료의 양을 조절하기 바란다.
다른 향신료, 견과류 등 재료를 추가해서 여러분 입맛에 맞는 초콜릿퍼지를 만들어도 된다. 냉장고에 넣어 단단해지면 둥글게 말아서 말랑말랑한 캔디로 만들거나 네모로 잘라 먹어도 좋다.

ORAC : 3,237

나 있다. 바로 땅이다. 클린턴 오버(Clinton Ober), 스티븐 시나트라(Stephen T. Sinatra), 마틴 주커(Martin Zucker)의 책《땅과 접촉하기(Earthing: The Most Important Health Discovery Ever?)》를 보면, 우리 몸이 땅과 닿아 있을 때 땅의 전자가 몸 안으로 흘러들어 몸속 구석구석에 있는 프리라디칼이 중화된다고 한다.

이렇게 땅의 전자가 몸 안으로 이동할 수 있게 하려면 몸이 땅과 직접 연결되어 있어야 한다. 맨발로 풀이나 모래사장 위에 서 있는 것처럼 말이다. 전자는 가죽 등 천연물질은 통과할 수 있지만 산업적으로 만들어진 플라스틱이나 요즘 신발 재료로 많이 사용하는 고무는 통과하지 못한다. 천연섬유로 만든 옷을 입고 풀 위나 해변에 20분간 누워 있으면 전자의 이동으로 몸 전체가 되살아난다. 독성화학물질로 발생한 손상과 싸울 수 있는 참 간단한 방법이다.

물 충분히 마시기

우리 체중의 약 60%를 차지하는 물은 생명에 필수적인 요소일 뿐만 아니라, 그 어떤 액체보다도 다양한 물질을 용해시킬 수 있어서 해독에 반드시 필요하다. 세포와 신장의 노폐물을 씻어내는 과정에서도 물이 핵심이다. 물론 여기에는 독성화학물질도 포함된다. 또한 물은 음식물이 장에서 쉽게 이동하도록 도와주고, 독성화학물질이 몸 바깥으로 쉽게 빠져나갈 수 있게 해준다.

독성물질 노출이 원인으로 알려진 각종 질병을 예방하는 데도 물이 도움이 된다. 영국 셰필드대학교의 인체영양센터(Center for

Human Nutrition)가 실시한 연구에서는 몸에 수분이 충분히 공급된 여성들은 유방암 발병률이 79%까지 감소했다. 또 미국 시애틀의 프레드허친슨 암연구센터(Fred Hutchinson Cancer Research Center)에서 실시한 연구결과에 따르면 하루 5컵 이상 물을 마시는 여성은 2컵 미만을 마시는 여성에 비해 대장암 발생 위험이 45% 낮은 것으로 나타났다. 이 모든 효과는 아마도 물이 암을 일으키는 화학물질이 몸속에 쌓이지 않도록 하기 때문이리라.

물이 부족하면 탈수상태가 된다. 즉 인체가 정상적인 기능을 수행하는 데 필요한 만큼 물이 충분히 존재하지 않는 상태가 된다.

그렇다면 우리 몸에는 물이 얼마나 필요할까? 평균적인 성인은 매일 소변으로 약 1,300그램의 수분을 잃고 여기에 호흡, 땀, 배변 등으로 약 900그램의 수분을 추가로 잃는다. 보통 음식을 먹으면서 물이 500그램 정도는 보충된다. 이 때문에 몸이 잃어버린 수분을 보충하려면 하루에 약 1,700그램 정도는 물을 마셔야 한다고 권하는 것이다. 이는 200그램 컵을 기준으로 한다면 약 8컵 분량이다.

수분 섭취량은 여러분 각자의 운동량, 살고 있는 지역의 기후, 건강상태, 임신 여부, 모유수유 여부에 따라 늘어나거나 줄어들 것이다. 단, 목이 마를 때까지 기다렸다가 물을 마셔서는 안된다. 갈증은 몸이 이미 탈수상태가 되었음을 나타내는 신호이기 때문이다. 갈증을 느낀다면 이미 몸속 수분의 1% 이상이 소실된 것이라 볼 수 있다. 따라서 하루 동안 물을 규칙적으로 마시면서 인체 생명유지에 필수적인 물 저장고를 보충해주는 것이 좋다.

아주 드문 경우지만, 물을 지나치게 많이 마셔도 건강에 해로울 수 있다. 물을 과도하게 섭취하면 생명유지에 필수적인 염분의 혈중 농도가 희석되어 저나트륨혈증이 발생한다. 하지만 몸에 필요한 양보다 훨씬 더 많은 물을 섭취할 때만 그러한 문제가 발생한다.

몸속 독성화학물질을 없애기 위해 물을 마시기로 했다면, 당연히 독성화학물질이 첨가되지 않은 물을 마셔야 할 것이다. 무독성 물에 관한 정보는 제2장의 '생수와 물병'을 읽어보기 바란다.

규칙적으로 운동하기

운동은 건강에 여러모로 유익하다. 인체의 에너지 수준을 높이고 숙면을 도와주며 기분 개선에도 도움이 된다. 또 체중을 유지하고, 혈당을 낮추고, 만성질환을 막고, 면역계를 전체적으로 개선해준다. 성생활도 생기 있게 해준다.

하지만 가장 중요한 효과는 따로 있다. 운동은 몸의 해독과정에 필수적이라는 사실이다.

인체의 림프계는 세포 하나하나를 액체로 씻어내면서 노폐물과 독성화학물질을 제거한다. 하지만 몸을 움직이지 않으면 림프계 구성요소들은 이동하지 못한다. 심장은 펌프질을 해서 혈액을 온몸에 공급하지만, 림프액은 여러분이 몸을 움직일 때까지 가만히 있을 수밖에 없다. 림프계는 우리가 몸을 많이 움직일수록 세포 속 독성화학물질을 더 많이 씻어내 몸 바깥으로 내보낸다.

꼭 운동을 많이 해야 한다는 이야기는 아니다. 규칙적으로 움직이는 것이 중요하다. 우선 여러분이 할 수 있는 범위에서 운동을 시작고 편안한 수준으로 강도를 높여나가면 된다.

걷기, 자전거 타기, 수영, 춤 등 여러분이 재미를 느끼는 것이라면 무엇이든 상관없다. 내 목표는 매일 30분 이상 걷는 것이다. 어떤 날은 1시간도 걷고 어떤 날은 전혀 걷지 않는 날도 있지만, 평균을 내면 목표치는 채울 수 있다. 걷기는 참 즐겁다. 혼자만의 시간을 보낼 수 있어서 좋고, 친구와 함께 걸어서 더 좋은 날도 있다. 운동 하는 시간을 즐거운 활동의 하나로 만들면 신나게 즐기면서 운동할 수 있다. 밖에 나가 신선한 공기를 마셔보자. 단, 유독한 배기가스 가 가득한 복잡한 거리는 되도록 피하자.

꼭 심박수를 일정하게 채우거나 땀이 날 정도로 운동해야 림프액 이 원활히 순환하는 것은 아니다. 그냥 움직이면 된다. 책상에 앉아 있다가 일어났다 앉았다를 몇 번 반복하거나, 텔레비전을 보다가 팔을 흔드는 것만으로도 도움이 된다.

해독에 가장 좋은 운동은 트램펄린 위에서 폴짝폴짝 뛰는 것이 다. 이 과정에서 림프액이 효과적으로 몸 전체로 이동한다.

⋯⋯ 인체 해독기관을 보호하고 강화하는 방법 ⋯⋯

해독작용을 위해서는 해독기관이 기능을 정상적으로 발휘할 수 있 어야 한다.

신장은 독성물질을 여과하고, 간은 지용성 독성물질을 수용성 물 질로 전환하고, 장은 독성물질을 7.6미터나 되는 장 길이만큼 이동시키고, 피부는 땀으로 독성물질을 내보내고, 폐는 독성기체를 호흡을 통해 내보낼 수 있어야 한다.

이 모든 해독기관은 최상의 상태를 유지해야 하지만, 오늘날 인체가 맞닥뜨리는 독성화학물질의 양을 생각하면 분명히 도움이 필요할 것이다. 다행히 해독기관을 손상되지 않게 보호하고 각각을 강화하는 방법이 여러 가지 있다. 지방이나 뼈 등에 저장된 독성화학물질은 인체 해독기관이 적절한 상태를 유지하면서 제거하기 전까지는 체외로 배출되지 못하므로, 이러한 방법은 매우 중요하다.

앞서 언급한 것이지만, 사람마다 인체는 고유한 특성이 있으므로 각기 다른 해독 강화법을 시도해보고 여러분에게 잘 맞는 것으로 찾아야 한다.

신장을 건강하게

신장은 혈액의 독성화학물질을 여과시키는 고유한 기능 때문에 자연스레 독성물질에 대한 노출도 심하다. 따라서 특히 민감하고 손상되기 쉬운 기관이라 할 수 있다. 독성물질과 지방이 신장에 쌓이면 기능이 제대로 발휘될 수 없다.

소변이 냄새도 없고 색깔도 없다면 일반적으로 신장의 기능이 정상이라고 판단할 수 있다.

신장을 위해서는 물을 매일 10컵에서 12컵 정도 마셔야 한다. 신장은 몸 전체의 독성물질을 씻어내는 역할을 하므로, 수분이 많으면 이 과정이 원활히 이루어질 수 있다. 물을 충분히 섭취하지 않으면 신장이 금속으로 오염되어 부종이 생기고 결국 독성물질을 효과적으로 여과하지 못한다.

자극적인 음식과 음료, 즉 붉은색 고기, 정제 소금이 들어 있는 식품, 차, 커피를 적게 먹는 것도 신장의 스트레스를 줄이는 방법이다. 특히 신장에 이상이 있는 사람은 동물성 단백질 섭취를 줄여야 한다.

반대로 신선한 과일과 채소 등 신장을 강화시켜주는 다음과 같은 음식은 섭취량을 늘린다.

- 키노아(quinoa)[*], 보리, 기장
- 검은콩, 녹두, (빼놓을 수 없는) 강낭콩
- 포도, 크랜베리, 블루베리
- 회향, 양파, 파, 셀러리, 근대, 시금치, 깍지콩, 아스파라거스
- 파슬리, 골파, 마늘, 생강, 정향
- 스피룰리나

신장 강화제품은 식물성분으로 된 것으로 구입하는 것이 좋다. 여러 브랜드로 판매되고 있으니 확인해보기 바란다.

그밖에 신장 해독에 좋은 음료를 소개한다.

- **신선한 크랜베리주스** : 크랜베리 1컵과 물 적당량, 갓 짜낸 레몬

---

[*] 쌀보다 작은 둥근 모양으로 단백질, 녹말, 비타민, 무기질이 풍부해 영양이 우수하다고 알려진 곡물.

즙 1스푼을 믹서에 넣고 갈면 된다.

- **생강차** : 생강 껍질을 벗기고 몇 조각을 썰어 끓는 물에 몇 분간 담가두었다가 마신다.
- **민들레차** : 다른 차와 마찬가지로 민들레를 물에 우려서 마신다.

간을 건강하게

알코올음료, 특정약물로 인한 독성화학물질 노출로 간은 손상을 입을 수 있다. 그 결과 독성물질 처리 능력이 저하될 수 있다.

어느 날 여성잡지를 읽다가 간을 정화해서 살을 빼는 방법을 소개한 기사를 보았다. 《팻플러시 다이어트(The Fat Flush Plan)》의 저자인 의학박사 앤 루이스 기틀먼(Ann Louise Gittleman)이 개발한 '간 재생 3일 프로그램'에 관한 내용이었다.

나는 친구와 함께 이 3일짜리 프로그램에 도전했다. 둘 다 체중이 눈에 띌 정도로 줄었고 몸상태도 훨씬 좋아졌다. 몸속이 더 말끔해진 기분도 들었다. 친구는 마치 조그마한 '팩맨'이 혈액 속을 돌아다니면서 청소를 한 것 같다고 말했다. 나도 마찬가지였다. 우리는 함께 《팻플러시 다이어트》를 구입해서 읽기로 했다.

그런데 친구가 한 말이 실제로 일어난 현상이라는 게 아닌가! 기틀먼 박사는 이렇게 설명했다. "간은 체내 오염물질과 화학물질 해독에 중요한 기능을 하는 기관일 뿐만 아니라, 크게 힘들이지 않고 체중을 감량할 수 있는 비밀열쇠이기도 하다."

개인적으로 이 책은 제목을 '간 회복 프로그램'으로 바꿔야 한다는 생각마저 들었다. 기틀먼 박사는 체중을 감량하는 방법뿐 아니라, 간기능 회복을 위한 식생활을 통해 간의 해독기능을 되살리는 방법을 알려주었기 때문이다.

해독에 간은 너무나도 중요한 기관이다. 여러분도 이 책을 꼭 읽어보길 권한다. 읽고 거기 나온 대로 실천해보라. 그전에, 내 남편과도 함께 시도한 3일짜리 프로그램부터 소개할 테니 참고하기 바란다.

첫째 날에는 '간 정화(청소)용 칵테일'을 마신다.

기틀먼 박사의 '간 정화(청소)용 칵테일'

한 사람이 하루에 마실 양을 만들어보자.

냄비에 무가당 천연 크랜베리주스 1컵과 순수한 물 7컵을 넣는다. 이 상태로 끓을 때까지 가열한다. 끓고 나면 냄비를 불에서 내려 계핏가루 1/2티스푼, 생강 1/4티스푼, 육두구 1/4티스푼을 넣고 15분간 우려낸 후 걸러낸다.

나는 이 차를 저녁때 만들어서 다음날 아침까지 그대로 두어 식힌다. 아침이 되면 신선한 오렌지주스 1/4컵과 레몬주스 1/4컵을 넣는다.

아침에 일어나면 제일 먼저 이 정화용 칵테일 1컵에 아마씨 분말을 2스푼 넣어서 마신다. 그리고 1시간이 지난 뒤에 물을 1컵 마신다.

이후 하루 동안 칵테일 1컵과(아마씨를 넣지 말고) 물 1컵을 번갈아가며 마신다. 칵테일을 마지막으로 마실 때는 아침과 마찬가지로 아마씨 분말을 2스푼 넣어서 마신다.

다음 이틀 동안은 간기능을 강화시키는 식품만 섭취한다. 계란, 요구르트, 아티초크*, 근대, 브로콜리, 콜리플라워, 계피, 육두구가

---

* 국화과 다년초식물로, 꽃봉오리를 먹는다.

그러한 식품에 속한다. 물론 이걸 모두 먹는 건 아니고 내가 좋아하는 걸로 골라서 먹었다.

십자화과 채소(배추속식물)는 특히 간 해독에 좋은 식품으로 강력히 권하는 것이다. 가능하다면 하루에 1회 먹을 것을 권하지만, 1주일에 1회만 먹어도 건강에 도움이 된다. 배추속식물의 종류는 다음과 같다.

아루굴라	겨자 잎
브로콜리	콜라비
방울다다기양배추	무
양배추	루타베가*
콜리플라워	순무
콜라드(대형 양배추)	물냉이
케일	

앞에서 말한 칵테일과 간기능을 돕는 식품을 먹은 후 정말로 건강이 개선되었다. 또 이것은 간 해독의 시작점이 되었다. 그로부터 몇 년이 지난 후 나는 전문가의 도움을 받아 2달 동안 집중적인 간 해독 프로그램을 시작했다. 여러분도 위의 식품을 자주 먹는 것과 더불어 전문가의 도움을 받아볼 것을 강력히 추천한다.

간의 독성화학물질 처리경로에는 장으로 독성화학물질을 보내

• 순무의 일종.

배출되도록 하는 과정이 포함되어 있다. 따라서 간기능을 개선하려면 장기능 개선도 동반되어야 한다.

장을 건강하게

장은 간에서 이동해온 독성물질을 몸 바깥으로 내보내는 역할을 한다. 따라서 장의 움직임이 유지되도록 하는 것이 핵심이다. 변비에 걸려 장에 독성물질이 머물게 되면 이 물질은 장 내벽을 통해 다시 흡수될 수 있다.

물을 충분히 마시고 프로바이오틱스, 소화효소를 챙겨 먹는 것과 더불어 장 건강을 위해 중요한 것은 과일과 채소를 통해 섬유질을 매일 35그램 이상 섭취하는 것이다. 섬유질이 풍부한 식품 목록은 '상위 200개 식품'(www.top200foods.com)에서 확인할 수 있다. 몇 가지 예를 들면 렌즈콩, 콩, 통곡물, 견과류, 과일, 채소 등이다.

일반적으로는 물을 충분히 마시고 섬유질, 특히 과일과 채소를 충분히 섭취하면 장의 연동운동이 활발해져 장에서 음식물 찌꺼기가 수월하게 제거된다. 연동운동을 위해 도움이 약간 필요한 경우에는 알로에, 비타민C, 마그네슘, 혹은 천연식품 판매점에서 구할 수 있는 식물성 변비약(완화제)을 섭취하라. 하지만 변비약에 의존하게 되면 건강에 좋지 않으므로, 올바른 식사를 통해 장이 계속해서 움직이도록 해야 한다.

피부를 건강하게

해독기관으로서 피부의 기능을 최상으로 만드는 방법은 땀을 통해 몸속에 있던 독성물질이 바깥으로 나가는 정화작용이 잘 진행되도록 하는 것이다. 땀 억제제, 실내온도가 조절되는 환경, 합성섬유로 만든 옷, 몸을 잘 움직이지 않는 게으른 생활습관은 모두 땀의 건강한 흐름을 방해한다. 반면 운동, 사우나, 따뜻한 물에 몸을 담그는 것 등은 땀 배출을 촉진하고 피부재생을 돕는다.

피부를 건강하게 하는 방법 중 몇 가지는 림프계 활성에도 도움이 된다. 림프계를 자극하는 방법 중 하나는 며칠에 한 번씩 잘 건조된 목욕용 천연수세미나 표면이 거친 목욕용 솔로 온몸을 문질러 자극하는 것이다. 이렇게 하면 피부 바깥층에 쌓인 건조해진 피부세포의 박편을 제거할 수 있다. 박편은 땀구멍을 막고서 독성물질의 배출을 방해한다. '림프 마사지' 자격을 보유한 전문가의 도움을 받는 것도 좋다.

또한 물을 충분히 섭취해 피부에 꾸준히 수분을 공급해야 한다. 물을 충분히 마시면 피부가 달라지는 것을 느낄 수 있을 것이다.

폐를 건강하게

폐를 튼튼하게 만들기 위한 핵심은 담배를 피우지 않는 것, 그리고 간접흡연에 자주 노출되지 않는 것이다. 담배연기는 폐손상을 일으키는 가장 심각한 원인이다. 폐가 손상되면 인체가 독성화학물질을 호흡을 통해 원활히 배출할 수 없게 된다. 실내외 공기오염물질 또한 폐를 손상시킬 수 있으므로 주의해야 한다.

폐 건강에 도움이 되는 방법 중 하나로 매일 100회씩 심호흡을 제안한다. 너무 어렵게 느껴지면 여러 번에 나누어서 하되 한 번에 할 수 있는 한 최대 횟수로 심호흡한다. 규칙적으로 깊게 호흡하면 폐가 독성물질을 내보내는 데 도움이 될 뿐만 아니라 림프계도 자극할 수 있다.

빠른 걸음으로 걷기 등 야외운동으로 신선한 공기를 충분히 마시는 것도 중요하다. 규칙적인 운동은 건강에 여러 가지 이점이 있지

심호흡하기

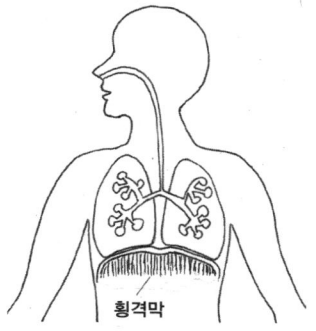

횡격막

편안하게 앉아서 손은 무릎 위에 올려둔다. 어깨에서 힘을 뺀다. 폐에 들어 있는 공기를 모두 내보낸다는 생각으로 숨을 깊게 내쉰다. 횡격막을 최대한 수축해 폐의 공기가 빠져나가도록 한다. 다 내쉰 후 얼마간 그대로 숨을 멈추었다가, 다시 천천히 들이마시면서 공기가 횡격막을 팽창시키도록 한다.

만, 특히 폐는 호흡이 가빠지는 과정에서 팽창과 수축을 반복하면서 더 튼튼해지고 기능도 강화된다. 나는 하루에 최소 30분은 밖으로 나가 신선한 공기를 마시며 걷는다(정말로 매일 나가서 걷는다는 말은 아니다. 1주일에 3회 걷는 경우 한 번 걸을 때 2시간 정도를 걷기 때문에 평균적인 양을 말한 것이다).

증기를 흡입하는 것도 좋다. 샤워기로 온수를 틀어놓고 욕실 문을 닫아 증기가 채워지도록 하거나, 물을 한 냄비 끓여 거기서 나오는 증기를 흡입하면 된다. 단, 반드시 여과된 물을 이용해야 한다. 그래야만 유독한 염소나 클로라민을 증기와 함께 들이마시지 않는다. 샤워기 필터는 꼭 구비하기 바란다.

######### 체내에서 독성화학물질을 제거하는 방법 #########

독성화학물질은 인체 해독기관을 통과하면서 제거될 수 있지만, 여러분이 직접 제거하는 방법도 있다.

인체의 해독시스템은 가장 최근에 유입된 독성화학물질부터 제거한다. 그리고 최근 물질이 제거되어야 그전에 유입되어 몸속에 저장되어 있던 물질도 제거된다. 만약 매일 독성화학물질이 계속해서 체내에 유입된다면, 이전에 저장된 물질은 배출되기 어렵고 따라서 몸이 회복될 기회도 얻지 못한다.

지금부터 제시하는 방법은 여러분이 다른 노력을 추가로 하지 않아도 효과는 있을 것이나, 최상의 결과를 얻으려면 독성물질 노출을 줄이고 해독시스템, 해독기관을 모두 튼튼하게 만드는 노력을 병행해야 한다.

최근 들어 "독소를 제거합니다"라고 광고하는 제품이 시중에 많이 등장했다. 다음 방법들은 체내에서 독성화학물질을 제거하는 효과가 입증된 것으로, 여러분 인체에 누적된 독성물질의 영향을 덜어내는 데 도움이 될 것이다(또다시 강조하고 싶은 것은, 사람마다 자기 인체에 필요한 것이 다르므로 다양한 해독법을 시도해보고 각자 가장 잘 맞는 방법을 찾기 바란다).

해독을 위한 음식

마늘, 고수 잎, 클로렐라는 중금속, 생물독소, 인공적으로 만들어진 산업독성물질(다이옥신, 프탈레이트, 포름알데히드, 농약, PCB 등), 식품보존료와 색소, 불소, 파라벤을 포함한 여러 가지 신경 독성물질을 해독하는 데 효과적인 식품으로 널리 알려져 있다.

해독을 도와준다고 자칭하는 일부 사람들은 단시간 내에 독소를 제거하기 위한 프로그램의 일환으로 이러한 식품을 과량 섭취하도록 한다. 그러나 일상생활에서 이 3가지 식품을 섭취해도 그 고유한 해독 효과를 확인할 수 있다.

마늘

마늘에는 유황 성분이 다량 함유되어 있다. 이 성분은 수은, 카드뮴, 납을 산화시켜 수용성으로 만든다. 체외로 더 쉽게 배출될 수 있도록 하는 것이다.

그외에도 마늘에는 여러 가지 이점이 있다. 백혈구가 세균과 맞서 싸우는 기능을 증대시키고 면역세포를 강화하며, 혈압과 콜레스테롤 수치를 낮추고 프리라디칼의 작용을 억제한다.

마늘의 치유 효과를 활성화하려면 통마늘을 편으로 썰거나 잘게 썰어서, 압착해서, 가늘게 갈아서, 익혀서 먹거나 그냥 씹어서 먹는 것이 효과적이다.

나는 포크 뒷면으로 생마늘을 꾹꾹 눌러서 히말라야소금이나 천일염을 약간 뿌려 샐러드그릇 바닥에 넣는다. 여기에 올리브유, 기타 드레싱 재료를 추가한 다음 섞어서 먹으면 된다. 이렇게 하면 다소 독한 마늘의 맛이 완화되어서 좀 편하게 먹을 수 있다.

구운 마늘도 좋아하는데, 만드는 법도 아주 간단하다.

구운 마늘 만들기

오븐을 약 200도로 예열한다.
통마늘의 가장 바깥쪽 껍질은 벗기고, 마늘 알맹이 각각의 껍질은 그대로 둔다.
칼로 통마늘 윗부분을 조금 잘라내서 마늘 알맹이가 일부 드러나도록 한다(잘라낸 윗부분은 껍질을 벗겨낸 후 다른 요리에 사용해도 된다). 그런 다음 오븐용 접시에 담는다.
올리브유를 조금 뿌린다.
살짝 눌렀을 때 말랑말랑해질 때까지 30~35분간 익힌다.
작은 포크나 손가락으로 통마늘 밑부분을 밀면 알맹이가 껍질에서 쉽게 빠져나온다.
이렇게 구운 마늘은 어떤 요리에 사용해도 풍미를 더해준다.

고수

고수는 수은, 카드뮴, 납, 알루미늄 등 중금속과 결합해 이러한 독성금속이 신장을 통해 체외로 더 쉽게 배출되도록 하는 것으로 알려져 있다. 이 같은 금속이 몸에서 제거되면 몸속에 누적된 독성물질이 줄어들어 해독기관은 새로 유입된 독성물질을 처리할 수 있는 여유를 갖게 된다.

일본의 오무라(Omura) 박사가 운영하는 한 병원에서 환자 100명을 대상으로 중금속중독에 관한 연구를 했다. 어느 날 환자들이 뚜렷한 이유도 없이 소변으로 중금속을 배출하기 시작한 것이 계기가 되었다.

의사들은 그러한 변화의 원인을 찾기 시작했다. 얼마 후, 새로 고용한 병원 요리사가 끼니마다 제공한 국 덕분인 것으로 밝혀졌다. 국에 매번 고수가 들어간 것이다. 즉 고수의 영향으로 환자들 몸속에서 중금속이 모두 제거되었다.

고수를 활용해 해독하려면 포장된 생고수의 잎과 줄기를 매일 1/4컵씩 1주에서 3주간 섭취할 것을 권한다. 이때 파스칼라이트(Pascalite)˙ 1~2티스푼을 물에 섞어 하루 세 번 마시는 것도 같이 실천하는 것이 좋다. 파스칼라이트는 금속성분을 함유한 상태의 고수가 장내에서 원활하게 이동하도록 돕는다.

오무라 박사는 또한 중금속이 몸에서 제거된 후 감기나 독감에

˙ '칼슘 벤토나이트'로도 알려진 점토의 일종. 벤토나이트는 화산재가 풍화해서 된 점토를 말한다.

걸리는 비율이 줄어들었다는 사실도 발견했다. 바이러스와 세균은 몸속 장기에 중금속이 존재할 때 감염률이 높아지기 때문이다. 오무라 박사의 환자들은 중금속을 배출한 뒤 헤르페스 감염률도 줄어들었다.

고수 페스토 *

재료
- 신선한 고수 잎 1컵
- 올리브유 6스푼
- 마늘 1쪽
- 아몬드, 캐슈, 기타 견과류 1/2컵
- 레몬즙 1스푼
- 히말라야소금 혹은 천일염 약간(입맛에 따라)

믹서기에 고수 잎과 올리브유를 넣고 한 번 돌린 후 나머지 재료를 넣고 돌린다. 부드러운 반죽 형태가 되면 완성이다.

박하와 고수 처트니 **

재료
- 박하 잎 1컵
- 고수 잎 1/2컵
- 다진 생강 1스푼
- 라임즙 1/2스푼(취향에 따라 조절)
- 물 1/4컵 정도
- 소금, 통후추 간 것 약간씩
- 올리브유 1스푼
- 흑겨자 씨 1티스푼

위 재료를 모두 믹서기에 넣고 돌린다.
내 친구 중 하나는 고수를 이용해 정말 맛있는 토마토소스를 만들어 먹는다. 고수 특유의 향이 싫다면 생고수 대신 고수 추출물을 사용해도 된다.

멕시코 요리나 아시아 요리에는 흔히 고수가 재료로 사용된다. 고수는 화분으로도 쉽게 재배할 수 있다. 다만 고수 잎을 요리의 고명으로 몇 개 사용하는 것으로는 인체 해독시스템에 그다지 큰 변화가 나타나지 않는다. 하지만 고수를 규칙적으로 충분히 섭취한다면 어느 정도 도움을 얻을 것이다.

클로렐라

클로렐라는 남조류의 일종으로, 천연성분 식이보충제라고 할 수 있다. 클로렐라 역시 카드뮴, 우라늄, 납 등 중금속과 결합해 이러한 물질이 체외로 쉽게 배출되도록 하는 것으로 알려져 있다.

또한 비동물성 식품으로부터 단백질과 비타민B를 얻고자 하는 채식주의자들에게도 클로렐라는 훌륭한 보충제다. 클로렐라는 전체 성분의 60%가 단백질인데, 그것도 인체에 필요한 필수아미노산을 모두 함유한 완전단백질이다.

클로렐라 식이보충제를 구입할 때는 '세포벽 파괴' 공법이 적용된 제품을 선택해야 한다. 체내 중금속과 결합하는 부분이 바로 클로렐라의 세포벽이기 때문에, 세포벽이 파괴되지 않은 클로렐라는 금속과 결합할 수 없다.

- 페스토(pesto)는 이탈리아 요리에서 소스의 일종이다.
- • 처트니(chutney)는 과일, 설탕, 향신료, 식초로 만드는 걸쭉한 소스.

제대로 땀 흘리기

땀은 피부가 몸속 독소와 노폐물을 제거하는 수단이다. 땀 분비를 촉진하려면 운동을 하거나 두꺼운 옷 입기, 핫팩, 태양 아래 앉아 있기, 뜨거운 물로 샤워하기 등의 방법을 활용할 수 있다.

원래 땀 자체는 독성화학물질을 배출하는 주된 경로가 아니지만, 엄격한 방법에 따라 사우나를 하면 체내 독성화학물질을 제거하는 효과적인 수단으로 활용할 수 있다.

정화를 목적으로 땀 분비를 촉진하는 방법은 다양한데, 그 역사는 고대까지 거슬러올라간다. 기원전 568년에 작성되어 세계에서 가장 오래된 의학문서로 알려진 〈아유르베다(Ayurveda)〉에서는 땀을 흘리는 것이 건강에 매우 중요하다고 설명하면서, 한증탕 이용 등 땀 분비를 돕는 13가지 방법을 제시한다.

로마의 한증탕, 핀란드의 사부사우나(savusauna)*, 러시아의 반야(banya)**, 아메리칸인디언의 '땀 움막'(sweat lodge), 모로코의 함만(hamman)*** 등은 모두 인체 정화와 회복을 위해 사용된, 오랜 역사를 지닌 시설들이다.

한증막에 앉아 있으면 열을 감지하는 신경말단이 아세틸콜린이라는 물질을 생성한다. 이 물질은 몸 전체 피부 속에 파묻혀 있는

- 연기사우나. 장작을 태우고 돌을 데운 후 물을 뿌려 그 연기로 하는 사우나.
- • 장작불로 달군 조약돌에 물을 끼얹어 그 증기와 열기를 이용하는 증기욕.
- • • 공중목욕시설.

에크린땀샘*을 자극한다(겨드랑이의 땀샘은 사실 열에 반응하지 않으며 감정 상태에 따라 활성화한다). 에크린땀샘에서 나오는 땀은 투명하고 땀 특유의 냄새가 나지 않는다. 이곳에서 나온 땀은 분비된 후 증발하면서 체온을 낮추는 것이 주요 기능이다.

사람마다 차이는 있지만 사우나에 15분 정도 앉아 있으면 땀이 약 1리터 분비된다. 이는 모든 사람이 매일 자연스럽게 배출하는 양이다. 신장에서는 24시간 쉬지 않고 중금속을 걸러내는데, 땀을 통해 이 중금속이 체외로 배출된다.

한증막은 그 종류에 따라, 공기의 온도와 습도에 따라 각기 몸에 다른 영향을 준다. 현시점에서 체내의 독성화학물질을 제거할 수 있는 열원으로 가장 추천할 만한 것은 사우나다.

인체의 독성화학물질 제거를 위해 사우나 치료법을 실시하도록 하는 의사들도 있다. 이 경우 대부분 1970년대에 론 허버드(L. Ron Hubbard)가 개발한 사우나 프로그램을 활용한다. 약물중독자들의 몸에서 약물을 해독하는 것이 이 프로그램의 목적이었다. '독소제거술'(Purification Rundown)로 알려진 이 프로그램은 효과가 매우 우수한 것으로 입증되었다. 오늘날에도 전세계에서 체내에 남은 약물을 없애기 위한 목적으로 이용되고 있다.

론 허버드가 1990년 저서 《깨끗한 몸, 깨끗한 마음(Clear Body Clear Mind)》을 통해 이 프로그램을 발표하자마자, 의학계는 체내 다른 물질을 제거해 건강을 회복시키는 데 이 방법을 활용할 수 있다

• 소한선이라고도 하며, 땀 분비를 통해 체온을 조절하는 역할을 한다.

는 것을 알았다. 과학계 연구들을 통해서도 이 특별한 사우나 프로그램이 프탈레이트를 비롯한 가소제와 PCB, 다이옥신, 농약, 기타 화학물질을 제거할 수 있다는 사실이 증명되었다.

독소제거기술은 원래 약물과 화학물질 잔여물을 몸에서 제거함으로써, 단순한 의학적 치료라기보다는 개개인이 영적으로 자유로워질 수 있도록 고안되었다. 하지만 인체 해독에도 효과가 뛰어나다. 단, 효과를 얻으려면 시간과 돈이 필요하다. 자세히 말하자면 하루 5시간(2~12주), 운동, 비타민, 1,500달러를 투자해야 한다.

독소제거기술의 전체적인 과정은 인체조직에 존재하는 독성물질이 몸에서 빠져나오도록 하고, 사우나에서 피부의 모공을 통해 불순물이 배출되도록 땀을 흘리는 것으로 구성된다. 그 효과는 매우 뛰어나다. 심지어 땀을 흘리면서 몸 바깥으로 흘러나오는 독성화학물질의 냄새까지 맡을 수 있다. 개인적으로도 이 프로그램으로 아주 큰 효과를 거둔 사람을 여럿 알고 있다.

의학적 치료의 일환으로 사우나를 활용하는 의사들은 보통 30일짜리 프로그램을 소개한다. 이 30일은 초기 해독기간이다. 이후 환자들이 개인용 사우나를 갖추고 남은 평생 계속해서 활용하라고 권한다. 집에 사우나 시설을 구비하려면 약 4,000달러를 투자해야 한다. 물론 의사가 권하는 첫 해독 프로그램 비용은 제외하고 말이다.

사우나는 분명히 효과가 있다. 다만 값도 비싸고 시간도 많이 들며 그 속에 앉아 있는 건 꽤나 힘든 일이다. 그래도 할 수만 있다면 그럴 만한 가치가 있다. 미국 댈러스주 환경보건센터에서는 화학물질과민중 환자를 위한 표준치료법으로 사우나 프로그램을 권하고 있다. 그리고 지난 수십년간 이 프로그램을 통해 상태가 매우 심각한 사람들도 많이 도움을 받았다.

사우나와 해독작용에 관한 정보를 더 상세히 얻고 싶다면 론 허버드의 책과 셰리 로저스(Sherry A. Rogers)의 책 《해독 아니면 죽음(Detoxify or Die)》을 읽어보기 바란다.

액상 활성 제올라이트

이번 장을 시작하면서 언급한 제올라이트는 바로 내가 내 몸의 독성화학물질을 제거하기 위해 사용한 것이다.

액상 활성 제올라이트를 이용하는 것은 중금속 제거요법 중에서도 매우 간단한 노력에 속한다. 여기에 사용되는 화학물질인 킬레이트화합물은 혈중 중금속과 결합해 신장을 통해 손쉽게 배출되도록 한다.

기존의 전통적인 중금속 제거요법에서는 EDTA, DMSA, DMPS 등 산성 킬레이트화합물을 주로 사용했다. 진료실에 1주일에 세 번 방문해 한 번에 4시간씩, 이런 물질을 정맥에 주사했다. 이렇게 20회에서 40회까지 치료해야 했고 치료비용도 수천달러나 들었다. 게다가 그 과정에서 사용되는 화학물질에는 딱히 장점으로 볼 수 있는 부분이 없었다. 수은이나 납을 몸속에서 제거해주긴 했지만, 오히려 칼슘 등 기타 필수영양소까지 함께 제거하는 단점이 있었다.

액상 활성 제올라이트도 혈액에 존재하는 중금속을 붙잡아 신장을 통해 체외로 쉽게 배출되도록 한다는 점에서는 동일하다. 하지만 훨씬 저렴한 가격에 아무런 맛도, 색깔도, 냄새도 없는 용액을 이용해 집에서, 그것도 필수영양소는 빼앗기지 않으면서 사용할 수 있다는 차이가 있다.

제올라이트는 천연광물로, 독특하면서도 복잡한 결정구조로 된 화산에서 유래한 물질이다. 그중에서도 클리노프틸로라이트 제올라이트는 분자구조가 마치 벌집과 유사하게 빈 구멍과 홈으로 되어 있다. 제올라이트는 음전하를 띠기 때문에 양전하를 띠는 중금속, 독소, 독성화학물질은 모두 제올라이트와 결합해 6~8시간 내에 소변으로 배출된다.

액상 활성 제올라이트를 이용해 몸속에서 제거할 수 있는 독성물질은 매우 다양하다. 몇 가지 예를 들면 다음과 같다.

- 중금속 : 수은, 납, 주석, 카드뮴, 비소, 알루미늄, 안티몬, 니켈의 순서로 제거된다. 그밖에 다른 중금속도 제거할 수 있다.
- 방사성 금속 : 세슘, 스트론튬90 등

자유롭게 돌아다니던 중금속이 제거되면 지방세포와 뼈에 저장되어 있던 독성물질이 흘러나와 돌아다니게 되고, 다시 이 물질들이 제거되는 과정이 반복되면서 인체에 축적된 화학물질의 양이 점차 줄어든다.

액상 활성 제올라이트가 살충제, 제초제, 내분비교란물질, 다이옥신 같은 독성화학물질과 직접 결합하는 것은 아니다. 대신 간에 누적된 독성물질을 감소시켜, 간이 인체의 해독기능을 활용해 이러한 물질을 더 많이 제거할 수 있도록 해준다.

의학박사인 가브리엘 쿠센스(Gabriel Cousens)는 60명의 환자를 대상으로 이와 관련된 연구를 했다. 그는 수십년 동안 많은 환자에게 해독을 위해 생즙과 생식을 권해온 사람이다. 다른 해독법, 생식법과 더불어 액상 활성 제올라이트 제품을 식이보충제로 활용할 것을 함께 권고했다.

쿠센스 박사가 실시한 연구에서는 환자들이 1주일간 제올라이트를 하루 4회, 한 번에 15방울씩 섭취하면서 채소즙을 함께 섭취하는 해독 프로그램을 따르도록 했다. 독성물질로는 중금속, 방사성 물질, 농약, 테플론을 측정했다.

1주일 후 다음과 같은 결과가 나왔다.

액상 활성 제올라이트 실험결과

	간	가슴	뇌
연구 실시 이전 60명에게서 검출된 독성물질	845	876	875
연구 실시 이후 60명에게서 검출된 독성물질	88	115	124
연구 실시 이전 각 대상자에게서 검출된 독성물질	14.1	14.6	14.6
연구 실시 이후 각 대상자에게서 검출된 독성물질	1.5	1.9	2.1
제거 비율	90%	87%	86%

채소즙과 함께 액상 활성 제올라이트를 2주간 꾸준히 섭취한 환

자 4명은 독성물질이 모두 배출되어 제거율 100%를 달성했다(액상 활성 제올라이트를 이용할 때 반드시 채소즙과 함께 먹어야 하는 것은 아니다).

나는 수년 동안 갖가지 해독법을 시도해봤지만, 이 액상 활성 제올라이트가 가장 효과가 좋았고 먹기에도 가장 편했다. 이 용액은 투명하고 아무 맛도 나지 않아서 음식이나 음료에 넣어서도 먹을 수 있다.

액상 활성 제올라이트는 식품의약국으로부터 "일반적으로 안전하다고 판단되는 물질"(GRAS) 인증을 받았다. 매일 먹어도 무방하고 임신한 여성이나 모유수유 중인 여성, 심지어 영유아가 먹어도 된다.

내가 만난 의료보건 전문가 중 액상 활성 제올라이트의 효과를 인정하는 사람들은 제올라이트의 우수한 특징으로 신장, 간, 장 등 인체 해독기관이 보통 수준으로 기능하지 못할 때도 독성물질을 배출시키도록 돕는다는 점을 꼽았다. 즉 액상 활성 제올라이트는 손쉽고 간단하게 몸속 독성물질의 양을 줄이는 방법이다.

나는 몸속에 잔류하는 독성물질을 배출하고 싶어서 처음 액상 활성 제올라이트를 먹기 시작했다. 이제는 일상생활에서 매일 계속해서 노출되는 독성물질을 내 몸이 제거할 수 있도록 매일 빼먹지 않고 제올라이트를 섭취한다.

오늘날처럼 너무나도 많은 독성화학물질에 노출된 채 살아야 하는 환경에서는 인체의 해독기능을 최상으로 유지하는 것이 아주 중요하다. 건강은 그러한 기능을 유지하는 데 달렸다고 해도 과언이 아니다.

내 홈페이지 '데브라의 해독법'(www.debradetox.com)을 방문하면, 액상 활성 제올라이트와 해독에 관한 더 상세한 정보를 확인할 수 있다.

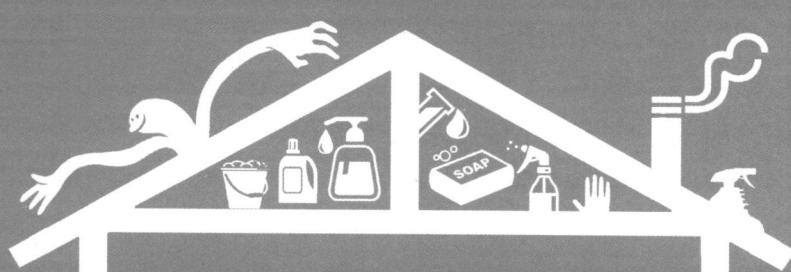

제5장

독성물질에서
벗어난 삶

예방이 치료보다 중요하다.

— 옛 속담

독성물질에서 벗어난 삶. 이 말은 마치 독성물질은 이미 과거가 된, 더이상 독성물질이 없는 땅이 무지개 너머 저 어딘가에 있는 것처럼 들린다. 음, 결론부터 말하자면, 가능한 이야기다. 독성물질로부터 자유로운 세계는 분명히 존재한다. 세상만물이 유독한 것은 아니지 않은가?

대부분의 사람은 독성물질에서 벗어나려면 독성이 있는 제품 대신 독성이 덜하거나 독성이 없는 제품을 선택해야 한다고 생각한다. 아니, 선택의 폭은 생각보다 넓다. 여러분이 직접 독성이 없는 제품을 만들 수도 있다. 청소세제, 미용제품, 살충제 등도 손수 만들 수 있다. 그렇게 독성물질의 세계라는 상자 밖으로 나와 유기농 식품을 직접 재배하고 재생에너지를 생산해 사용하는 등 지속가능한 노력을 하면서 자연과 조화를 이루어 살아갈 수 있다.

지속가능한 삶을 목적으로 삼는 새로운 문화는 이미 오래전에 탄생했다. 전세계 많은 사람들이 벌써 산업의 의미를 재고하면서 새로운 기술을 활용하고 있다. 또 인간의 필요를 위해 사용하는 자연의 에너지를, 삶을 지탱하고 지속할 방법으로 활용하는 방안에 대해서도 고심 중이다. 독성화학물질은 삶을 지속시켜줄 수 없으므로 점차 제거되는 추세다. 이미 그 뜻을 이해하는 사람들이 전세계에 충분히 존재하고, 그렇게 되도록 노력하고 있다. 우리가 원하는 것만큼 빠른 속도로 변화하지는 못하겠지만, 독성화학물질은 이미 설 자리를 잃어버리고 있다. 큰 고생 없이 독성물질을 없앨 수 있다고 보장할 수는 없지만, 분명히 그런 흐름이 나타나고 있다. 여러분도 독성물질에서 벗어나겠다고 결단을 내린다면 더욱 도움이 될 것이다.

나는 독성물질이 없는 집에서 산다. 내 몸에도 독성물질은 없다. 독성물질로 인한 피해는 이제 내게는 과거의 일일 뿐이다. 독성물질이 없는 삶은 독성화학물질이 나의 건강과 인생을 지배하던 때에 비해 훨씬 행복하다.

독성물질에 노출되던 시절에 내 몸은 많이 아팠고 또렷한 사고를 할 수 없었다. 우울했고, 내 삶이라고 할 것이 거의 없었다. 아니, 내 삶을 누릴 수 없었다는 말이 더 정확할 것이다. 무언가를 하기에는 몸이 너무 안 좋았기 때문에 늘 집에 처박혀 있을 뿐이었다. 내가 가는 곳마다 독성화학물질이 있었고 그것과 접할수록 건강은 더 나빠졌다. 독성물질로 피폐해진 삶은 내가 하고 싶은 것들로부터 나를 점점 더 멀어지게 만들었다.

독성물질로부터 자유로운 지금, 나는 건강하고 활동적이고 사람들과 함께하는 삶을 즐기고 있다. 내가 좋아하는 일을 하고 친구들과 함께 여러 활동에 참여한다. 내가 가진 창의력을 표현하고 정신적인 삶 또한 즐길 수 있게 되었다. 여행도 하고, 여러 사람 앞에서

강연도 하고, 라디오와 텔레비전에도 출연한다. 내 몸은 기능을 되찾았고 건강하다. 머릿속도 명료하다. 이제는 내가 원하는 것을 마음껏 할 수 있는 자유를 누리고 있다. 모두 내 몸과 마음이 독성화학물질의 영향을 받지 않음으로써 가능해진 결과다. 독성화학물질이 내게 문제를 일으키지 않도록 하기 위해 내가 어떤 노력을 해야하는지도 이제는 정확히 알고 있다.

세상이 달라진 것은 아니다. 지금도 독성화학물질은 곳곳에 존재한다. 이러한 변화는 바로 내가 만든 것이다. 독성물질에서 벗어나지금처럼 살아가기로 선택한 것은 다름 아닌 나 자신이다.

독성화학물질에 노출되어 아팠던 지난날이 어쩌면 내게는 생애최고의 축복이었다는 생각이 든다. 그 일을 계기로 세상에 독성화학물질이 존재한다는 사실, 그것이 내 몸에 해가 될 수 있다는 사실을 인지하게 되었기 때문이다. 이후 나는 내가 독성물질의 희생양이 되지 않도록 하기 위해 할 수 있는 일을 실천에 옮기는 힘을 갖게 되었다. 이제는 여러분도 그런 힘을 끌어모아야 한다.

건강해지겠다는 목표에 초점을 맞추는 것이 핵심이다. 그러려면사고방식이 어느 정도 변해야 한다. 오늘날에는 옳은 일을 곧바로실천에 옮기기보다는, 효과가 덜할 것이 분명하지만 쉬운 일부터일단 시도해보고 문제가 생기면 또다시 해결책을 찾으려는 경향이있는 것 같다.

예를 들어보자. 새로 장만한 우리 집 냉장고는 문을 완전히 닫지않으면 삐익 하는 경고음을 낸다. 처음 이 제품을 구입할 무렵 에너지를 크게 절약할 수 있는 기능이라는 떠들썩한 광고도 나왔다. 예전에 사용하던 냉장고에는 없는 기능인 것은 사실이다. 하지만 두 제품에는 큰 차이가 있다. 예전 냉장고는 냉장고 문을 닫히는 방향으로 살짝 밀어주기만 하면 알아서 완전히 닫혔기 때문에 그런 경고음 기능이 필요가 없었다. 하지만 새 냉장고는 내 힘으로 문을 끝까지 확실하게 닫아야 완전히 닫힌다. 멀리서 밀기만 해서는 완전히 닫히지 않는다.

우리가 몸을 챙기는 방식도 이와 유사하다. 처음부터 건강을 적절히 관리하고 유지하는 일에는 큰 관심을 기울이지 않는다. 무엇이든 먹고 마시면서 독성화학물질에 인체가 노출되도록 하는 것도 모자라 운동도 안 하고 잠도 잘 자지 않는다. 그러다 몸이 제대로 기능을 하지 못하면 그제야 산업화된 건강관리 방법을 찾으면서 비싼 값을 치른다.

우리 몸은 원래 속해 있던 자연적인 시스템 내에서 적절히 유지되도록 하면 알아서 건강하도록 고안되었다. 건강해지기 위한 노력을 기울이면 정말 건강이라는 결과를 얻을 수 있다.

오늘날 건강을 위해 우리가 할 수 있는 첫 번째 노력은 유독한 산업화학물질을 우리의 몸, 집, 환경에서 없애는 것이다. 독성화학물질은 생명을 유지시키는 자연의 기능에 악영향을 주기 때문이다. 이러한 화학물질을 없애면 우리 몸이 가진 재생기능이 제대로 활약할 수 있다.

나는 독성물질과 맞서 싸우지 않았다. 그저 건강해지겠다고 결심하고 그에 맞는 노력을 했으며, 독성물질이 더이상 내 삶의 일부가 되지 않도록 했다. 즉 내 삶에서 독성물질을 제외시킨 것이다. 우리한 사람 한 사람이 독성물질을 사용하지 않겠다고 결심한다면 충분히 제거할 수 있다. 생각보다 간단한 일이다.

유독한 제품을 아무도 구입하지 않는다면 과연 제조업체가 그런 제품을 만들까? 당연히 아니다. 독성제품을 제조해온 주요 업체들이 실제로 독성이 덜한 제품을 만들기 시작했다. 나는 이런 업체 몇 곳과 이야기를 해본 적이 있다. 그들이 어떻게 말했는지 궁금한가? "소비자가 사주기만 한다면, 무독성제품을 더 많이 제조할 의향이 있다"는 것이다! 결국 모든 일은 우리 손에 달렸다. 소비자인 우리는 독성화학물질이 포함된 제품을 구입하는 대신 무독성제품을 구입하기로 결정을 내림으로써 독성물질로부터 자유로운 세상을 만들 힘이 있다.

한마디로 정리하자면, 우리가 각자 독성물질에서 벗어나기 위한 선택을 하고 그것을 실천에 옮기면 된다.

생명을 유지할 수 있는 옳은 노력을 할 것인지, 그 선택은 개개인의 손에 달렸다. 각자가 책임감을 느끼며 생명유지에 도움이 되는 선택을 한다면 법적규제도 굳이 필요치 않을 것이다. 법이란 무언가를 실행에 옮길 의지가 없을 때만 필요하다.

세상에는 독성화학물질이 다량 존재한다. 여러분 주변 어디에나 있다. 그 양은 여러분이 통제할 수 없는 지경에 이르렀을 수도 있다. 하지만 그것이 여러분, 그리고 여러분이 사랑하는 사람들에게 끼치는 영향은 여러분의 선택에 따라 통제할 수 있다.

몸을 아프게 할 것인지 아니면 건강해지게 할 것인지, 선택할 때가 왔다. 독성물질에 노출될 것인지 노출되지 않을 것인지, 선택할 때가 왔다. 인체 해독시스템을 지원할 것인지 말 것인지, 그리고 몸 속에서 독성화학물질을 제거할 것인지 그냥 방치할 것인지, 선택할 때가 왔다. 모두 여러분이 선택해야 한다. 독성물질에서 벗어나기 위한 선택을 해야 한다.

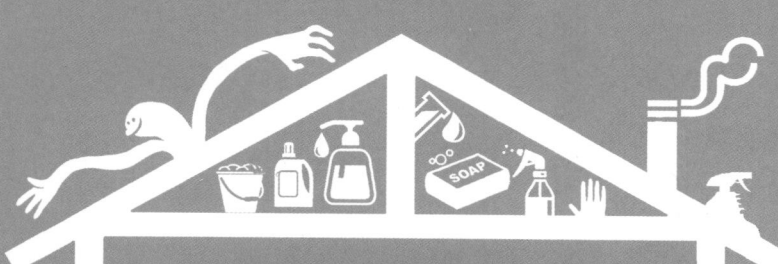

부록 A

독성물질이
인체에 끼치는 영향

나는 지난 30년 동안 독성화학물질이 인체에 끼치는 영향을 연구하고 그에 관한 글을 썼다. 과거에는 특정한 화학물질이 두통, 어지럼증, 기타 그와 유사한 일련의 증상과 연관이 있다고 추정되었다. 오늘날에는 실제로 특정 독성화학물질이 인체 전반에 영향을 준다는 근거가 충분히 존재한다. 예를 들어 체내 내분비계 전체에 영향을 주는 내분비교란물질은 인체의 무수한 건강상태, 증상과 관련이 있다.

　이 첫 번째 부록은 독성물질 노출이 인체에 어떻게 영향을 끼치는지 생각해볼 필요가 있다는 판단으로 마련했다. 아직도 많은 사람이 인체의 기능이 발휘되는 전체적인 시스템을 제대로 이해하지 못한다. 적어도 나는 그랬다. 예를 들어 내분비계가 존재한다는 사실은 알고 있었지만 어떻게 기능하는지, 또는 내분비계가 독성화학물질로 손상되면 어떤 결과가 초래되는지는 알지 못했다. 그래서 인체의 구조와 그 기능을 제대로 알게 된 후, 건강에 대한 관점이 통째로 바뀌었다. 이제는 내가 팔을 들어올리거나 음식을 한입 먹었을 때 내 몸이 무슨 일을 하는지 안다. 그리고 그렇게 인지하게 된,

내 몸이 내게 제공하는 모든 기능에 너무나 감사한다.

독성학에서는 독성물질을 기본적으로 12종으로 분류한다. 각각의 독성물질은 인체의 특정부분에 질병을 유발한다(최근에는 특정한 증상이나 질병에 영향을 주는 독성물질이 그보다 훨씬 더 많이 존재하는 것 같다. 예를 들어 천식을 일으키는 천식유발물질[*]이나, 비만을 유발하는 비만유발물질[**] 등이 그러하다). 이러한 독성물질에 대해 읽어보면, 사람들이 일반의약품이나 처방약을 이용하도록 만드는 증상이나 몸상태, 질병이 거의 모두 독성화학물질 노출로 인한 것임을 이해할 수 있을 것이다. 더불어 이 책에서는 여러분이 특정한 독성물질이나 인체에 대해 더 상세히 조사할 때 참고할 수 있도록 과학용어와 일상용어를 모두 사용해 설명했다.

독성물질은 그것이 영향을 주는 표적기관에 따라 인체구조별로 분류했다. 하지만 인체 각 부분은 모두 함께 기능한다는 점을 기억하기 바란다. 인체는 전체가 하나로 통합되어 있으므로 한 부분이 불안정해지면 마치 도미노처럼 다른 부분도 불안정해지기 시작한다. 실제로도 독성물질 하나가 인체 한 부분에 해를 끼치면 결국 몸 전체에 해가 된다.

예를 들어 몸을 움직이려면 뼈에 근육이 있어야 한다. 또 근육은 혈관이 있어야 영양소와 산소를 얻어 에너지를 얻고 노폐물을 내보낼 수 있다. 더불어 근육에는 신경이 있어야 "근육을 움직여라" 같

• 에스마토겐(asthmatogen). 천식을 뜻하는 asthma에서 파생된 새로운 단어.
•• 오베소겐(obesogen). 비만을 뜻하는 obesity에서 파생된 새로운 단어.

은 뇌의 메시지를 전달받을 수 있다. 그뿐만 아니라 근육이 움직이는 데 필요한 연료를 얻으려면 몸에 들어온 음식물을 처리할 수 있는 소화계가 필요하다. 이런 식으로 인체 모든 기관이 연결되는 것이다. 몸의 각 부분은 다른 부분과 서로 연결되어 있고, 인체라는 하나의 시스템에서 다 같이 기능한다. 전체가 하나를 위해 존재하고, 전체를 위해 각 부분이 존재한다.

부록 A에서는 독성물질 노출로 발생하는 몇 가지 증상과 질병, 그리고 그러한 결과를 유발하는 특정 독성물질에 관한 정보를 제공하고자 한다. 개별물질에 관한 더 상세한 정보와 그것이 건강에 미치는 영향, 어떤 경로로 그러한 물질에 노출되는지 알고 싶다면 '독성물질 바로 알기'(www.knowtoxicsnow.com)를 방문하기 바란다.

지금부터 여러분의 인체가 독성화학물질에 노출되었을 때 발생할 수 있는 피해를 전체적으로 설명할 것이다. 다행히도 여러분이 독성화학물질에서 벗어나겠다고 결심하면 이러한 피해를 사전에 방지할 수 있고 치유도 가능하다.

세포

세포는 모든 살아 있는 생명체의 기본적인 구조다. 세포 하나에는 핵과 각기 다른 기능을 하는 세포소기관이 존재하며 모두 세포막 안에 둘러싸여 있다. 이 세포막은 세포 내부와 주변환경 사이의 물질교환을 조절한다.

세포의 핵 내부에는 디옥시리보핵산(DNA)이라는 물질이 있다. DNA에는 신체발달과 기능에 사용되는 유전정보가 담겨 있다. 또한 DNA는 세포소기관이 만들어지는 데 필요한 정보를 담고 있어서 종종 청사진, 요리책, 암호로 비유된다. DNA의 구조 중에서 특히 이러한 유전정보를 담고 있는 부분을 유전자라고 하며, 여러 유전자가 모여 염색체라고 불리는 기다란 구조를 구성한다.

유전자는 부모한테서 물려받는다. 우리가 가진 23쌍의 염색체는 3만개에서 4만개의 유전자로 이루어져 있다. 우리 몸을 구성하는 각 세포는 모두 이 23쌍의 염색체를 보유하고 있으며 이를 통해 세포의 성장과 기능을 통제한다.

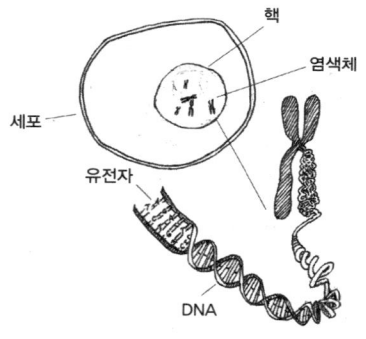

DNA가 인체의 모든 세포와 살아 있는 생명체에 중요한 이유는 다음과 같이 정리된다.

- 세포분열 과정을 통해 새로운 세포에 유전정보를 전달한다.
- 생식기능을 통해 한 세대에서 다음 세대로 유전정보를 전달한다.

- 한 세포가 주요 기능을 수행하는 데 필요한 모든 유전정보를 제공한다.

인체는 DNA 없이는 아무것도 할 수 없다. 우리 몸에서는 생명 유지를 위한 기능들이 각 세포에서 밤이고 낮이고 끊임없이 이어지고 있다. 이러한 생명의 과정을 지속하려면 세포와 그 주변환경 사이에서 물질교환이 계속 이어져야 한다. 영양소, 산소, 염분, 호르몬 등의 물질은 세포 내로 유입되고 이산화탄소, 물, 노폐물은 세포 바깥으로 배출된다. 세포 안팎으로 이동하는 모든 물질은 세포막을 통과한다.

독성화학물질은 세포에 어떤 해를 끼치는가

영양소, 산소 등의 물질이 세포막을 통해 세포 내부로 들어올 수 있는 것처럼, 독성화학물질도 마찬가지 경로로 유입될 수 있다.

인체 모든 세포의 DNA에 저장된 유전정보에 특히 해가 되는 물질을 '유전 독성물질'이라고 한다. 유전자가 유전 독성물질에 노출되어 변형되면 원래 기능을 발휘하지 못하고 잘못된 지시를 내리게 된다. 유전 독성물질은 다음과 같이 분류된다.

- **돌연변이원** : 세포 DNA에 영구적인 변화를 유발하는 물질
- **발암물질** : 손상된 세포가 통제불가능한 속도로 분열하도록 만들어서 악성종양을 생성시키는 물질

- **기형 발생물질** : 발달 중인 배아나 태아의 구조 또는 기능에 '선천적결손'을 유발하는 물질. 부모가 임신 전이나 임신 중 이러한 물질에 노출되면 배아나 태아의 성장이 지체되거나 사망에 이를 수 있다.

위의 물질은 모두 DNA에 변화를 일으키는 유전 독성물질이다. DNA 손상을 일으킬 수 있는 화학물질은 수천 가지가 있다. 여기서 모두 나열할 수 없을 정도다. 몇 가지 예를 들면, 담배연기(직접 노출, 간접흡연 모두), 알코올음료, 그외 에틸알코올, 용제, 농약, 식용색소, 다이옥신, 자동차 배기가스, 납 등 우리가 매일 노출되는 화학물질들이다.

영국 맨체스터대학교 연구진이 고대인의 유해를 연구한 결과를 보면 암은 독성화학물질 오염과 산업화된 식품 섭취로 발생한, 인간이 만든 질병이라는 사실을 알 수 있다. 자연환경에는 암을 유발할 수 있는 요소가 전혀 없다. 이집트의 미라, 화석, 고전문학 연구에서도 암이 있었다는 근거는 찾을 수 없었다. 심지어 네안데르탈인 수천명의 유골을 조사한 결과에서도 암 가능성이 있는 사례는 딱 1건밖에 없었다. 암 종양이 뚜렷하게 나타났다는 과학적 문헌은 지금으로부터 200년 전에 처음 보고되었다.

암이 인간이 만든 질병이라는 증거는 훈자(Hunza)족의 이야기에서도 찾아볼 수 있다. 파키스탄, 인도, 중국 사이에 자리를 잡고 살아온 훈자족은 원시적인 형태의 식생활이 유지되던 시절만 해도 암이나 심장질환 때문에 고통받지 않았다. 그러다 최근 훈자족이 거주하는 지역과 서방세계 사이에 도로가 건설되면서 이 지역에 서구식 식품이 유입되기 시작했다. 그 결과 훈자족에도 암 환자가 생겼다.

극지방에서 살아가는 에스키모인도 마찬가지다. 이들의 토착음식은 대부분 사냥한 야생동물과 열매로 구성되어 있었고, 이때만 해도 암은 찾아볼 수 없었다.

여러분이 반드시 기억해야 할 점은, DNA가 독성화학물질 노출로 손상되면 여러분이 낳는 다음 세대의 DNA 역시 손상될 수 있다는 점이다. 유전정보는 다음 세대로 전달된다. 건강한 것이든 돌연변이가 발생한 것이든 마찬가지다. 우리 할아버지 세대나, 소비재에 독성화학물질 사용이 폭발적으로 증가한 시대 이전에 태어난 세대에 비해 요즘 태어난 세대는 건강하지 못하다는 것은 이미 누구나 다 아는 사실이 아닌가?

골격계

골격계는 신체의 모든 뼈와 그 사이를 채우는 관절로 구성된다. 뼈는 인체의 골격구조를 이루고 근육과 인체 각 장기가 서로 제자리에 연결되도록 한다. 골격계를 이루는 각 뼈대는 몸의 형태와 자세를 만드는 역할도 한다. 척추(등뼈)가 없다면 똑바로 서 있을 수 없다. 또한 뼈는 생명유지에 필수적인 연약한 내부장기를 보호한다.

• 두개골은 뇌를 보호한다.

- 척추는 그 내부를 지나는 신경을 보호한다.
- 갈비뼈는 폐, 심장, 간을 둘러싸고 보호막 역할을 한다.

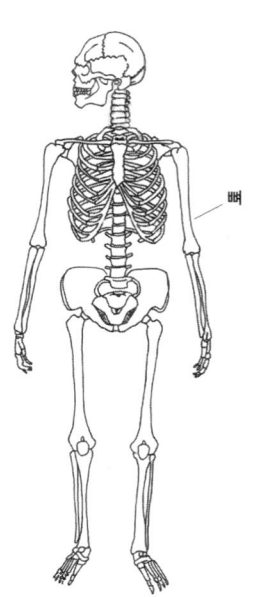

뼈

혈액을 생산하는 뼈도 있다. 이곳에서는 1초마다 적혈구가 260만개씩 생산되어 간에서 규칙적으로 제거되는 적혈구를 대체한다. 따라서 뼈 건강은 생명유지에 필수적이다.

뼈와 근육을 통틀어 근골격계라고 부른다(운동계라고도 한다). 근골격계는 몸이 움직일 수 있도록 한다. 또 근육계와 골격계를 구성하는 근육과 뼈가 모두 함께 인체의 형태를 만들고 지탱하며 안정성을 부여한다. 뼈와 다른 뼈가 연결되는 부위는 관절이라고 한다.

독성화학물질은 골격계에 어떤 해를 끼치는가

골격계에 영향을 주는 독성물질은 뼈와 관절에 악영향을 준다. 뼈에 발생할 수 있는 질병과 그 원인은 다음과 같다.

- 골암 ← 라듐, 농약
- 골다공증 ← 알루미늄, 카드뮴, 불소, 담배연기

- 불소침착증 ← 불소
- 성장지체 ← 알코올음료 등 에틸알코올이 포함된 물질, 납, 수은, PCB, 톨루엔
- 골격기형 : 사지축소, 손가락이 2개 이상 서로 결합, 손가락이나 발가락이 5개 이상 형성 등 ← 에틸알코올, 비소

독성물질로 인해 관절에 발생하는 문제는 다음과 같다.

- 류머티스성 관절염 ← 담배연기
- 통풍 ← 납

부모가 농약에 노출된 경우, 그 자녀의 골격계에 기형이 발생할 확률이 3~4배 더 높아지는 것으로 밝혀졌다.

근육계

근육계는 인체 모든 근육과 근육 사이사이의 연결조직으로 구성된다. 근육의 일차적인 기능은 자세에 안정성을 부여해 몸을 똑바로 서 있도록 하는 것이다. 뼈에 부착되어 있는 근육은 뼈와 더불어 근골격계를 이루면서 인체가 움직이도록 한다. 근육의 수축과 이완을 통해 우리는 다양한 방향으로 몸을 이동할 수 있다.

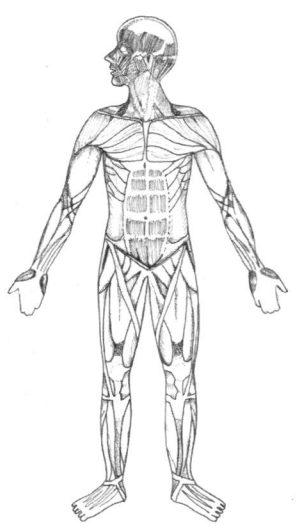

- 팔과 다리의 근육은 걷고 힘을 가할 수 있도록 한다.
- 손가락 근육은 물체를 잡고, 옮기고, 조작할 수 있게 한다.
- 근육의 일종인 횡격막은 호흡시 폐가 확장될 수 있도록 한다.
- 인두근*은 입으로 삼키는 동작을 가능하게 한다.
- 혀와 입술 근육은 체내로 음식물을 넣고 말을 할 수 있게(키스도!) 한다.

불수의근(근육의 움직임을 우리가 제어할 수 없는 근육)의 기능은 다음과 같다.

- 체내의 각종 통로로 물질이 지나가도록 하는 추진력 제공. 음식물이 소화계를 지나거나 혈액이 혈관을 흐르는 것, 혹은 림프액이 림프관을 지나는 경우가 그 예다.
- 저장된 물질의 배출. 쓸개(담낭)의 담즙분비 등이 포함된다.
- 개방부의 크기 조절. 빛의 양에 따라 눈의 동공을 조절하는 등
- 혈관 등 관 구조의 직경 조절

---

* 인두는 혀 뒷부분부터 후두와 식도 앞까지 이어지는 부분으로, 음식과 공기가 넘어가는 통로다.

근육이 몸 전체에서 차지하는 양은 상당해서(체중의 약 40%) 체온이 발생하는 데도 중요한 역할을 한다. 또한 체온이 일정하게 유지되도록 조절하는 기능도 한다.

근육의 일종인 연결조직은 섬유조직으로 구성되어 있으며 몸의 뼈대를 구성하고 인체조직과 기관구조를 지탱한다. 세포 사이 공간을 채우면서 조직을 형성하고 힘을 부여하는 곳도 바로 이 연결조직이다.

독성화학물질은 근육계에 어떤 해를 끼치는가

독성물질은 근육의 기능에 영향을 준다. 근육계는 몸이 바로 설 수 있게 자세를 잡아주는 역할을 하면서 동시에 몸을 움직일 수 있게 하고 열을 발생시킨다. 따라서 근육손상은 근육 자체뿐만 아니라 몸 전체의 기능에도 엄청난 악영향을 준다. 근육계 질병은 상당한 통증을 동반하는 경우가 많으며 보행불능 등 신체장애를 초래할 수 있다.

독성화학물질 노출에 따른 갑상선기능 저하로 내 몸이 고통받던 시절이 있었다. 나는 이 문제를 천연성분의 갑상선보충제로 관리하고 있지만, 과거에는 갑상선호르몬의 양이 충분치 않아 몸이 급속히 쇠약해지는 것을 느낄 수 있었다. 상태가 점점 악화해서 움직일 때마다 몸 전체 근육이 경련을 일으키기 시작했다. 심지어 물 한 모금도 제대로 삼킬 수 없는 지경에 이르렀다. 혼수상태에 빠질 수도 있는 상태였다. 그러나 다행히 올바른 치료법을 찾았고 근육의 기능이 회복되었다. 당시 경험으로 나는 내 몸의 근육에 너무나 감사하는 마음을 갖게 되었다.

독성화학물질 노출과 연관된 근육계 질병으로는 다음과 같은 종류가 있다.

- 뇌성마비 ← 수은
- 다발성경화증 ← 농약, 용제
- 근경련 ← 수은

.... 피부 ....

피부는 여러 층으로 구성되어 있으며 분비샘, 머리카락, 손발톱과 더불어 인체 외피계를 구성한다. 외피계(외피란 말 그대로 외부를 감싸고 있는 부분을 말한다)는 인체의 전체 기관계 중 크기가 가장 크며 무게도 체중의 12~15%를 차지한다. 표면적은 약 0.8~1.7제곱미터 정도다.

피부 제일 바깥의 부드러운 외피는 다음과 같은 중요한 기능을 담당한다.

- 병원균, 물리적인 상처, 태양의 복

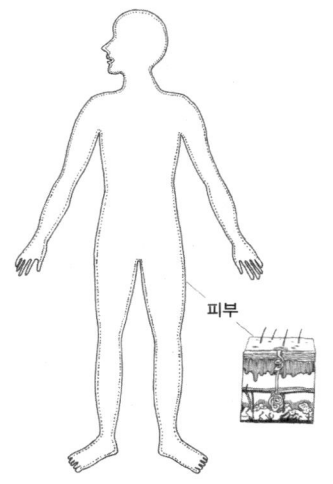

피부

사에너지, 그리고 인체 내부환경과 외부환경 사이의 보호막 역할을 한다.

- 땀 분비(체온 감소) 또는 떨림 반응(체온 증가)을 통해 몸의 체온이 일정하게 유지되도록 한다.
- 신경말단으로부터 촉각, 통각, 열 감각을 전달받는다.
- 비타민D의 대사작용
- 땀 분비를 통해 염분과 크기가 작은 독성화학물질을 배출한다.

독성화학물질은 피부에 어떤 해를 끼치는가

피부를 손상시키는 독성화학물질은 '피부 독성물질'로 지칭한다. 인체와 외부환경 사이의 경계 역할을 하는 피부는 화장품, 가정용 제품, 의약품, 수돗물 등 일상용품을 통해 수많은 독성화학물질에 노출된다.

독성물질에 피부가 직접 노출되었을 때 나타나는 즉각적인 영향은 피부자극과 부식이다. 피부자극은 원상태로 회복될 수 있지만 부식은 그렇지 않다는 점에서 차이가 있다. 하수구청소용 제품에 함유된 가성소다와 접촉하면 피부가 녹는데 이것이 피부부식의 예다. 독성화학물질에 노출되면 그밖에도 발진이나 부종, 혈관확장으로 인한 혈류 증가 등의 증상이 나타날 수 있다.

한편 피부의 민감 반응은 특정물질에 노출되었을 때 나타나는 알레르기 반응으로, 피부염증과 가려움증을 동반한다. 피부자극 반응과는 달리, 민감 반응에서는 해당 물질에 많이 노출될수록 피부의 반응도도 더욱 증가한다.

피부가 빛에 아주 민감하게 반응한다면 광독성 반응이 나타난 것으로 볼 수 있다. 피부를 독성화학물질로 문질렀을 때도 이 같은 반응이 나타난다. 광독성은 피부화상, 피부가 붉어지는 증상, 물집, 피부색이 어두워지는 증상, 피부의 층이 벗겨지는 등의 문제를 유발한다. 심각하면 두드러기, 습진, 피부암 같은 문제도 발생할 수 있다.

피부가 체내 독성물질을 배출하려는 과정에서 문제가 발생하기도 한다. 암 환자 치료 관련 일을 하는 내 친구는 화학요법 때문에 피부가 손상된 경우를 자주 본다고 한다. 몸에서 냄새가 나는 것 또한 인체가 독성물질을 제거하려고 노력 중이라는 지표로 볼 수 있다. 나는 심지어 몸에서 독성용제 냄새가 진동하는 남성도 만난 적이 있다.

신경계

신경계는 인체 기능 전체를 제어하고 각 기능이 서로 조화를 이루도록 한다. 신경계는 총 2부분으로 나뉜다. 중추신경계(CNS)는 뇌와 척수로, 말초신경계(PNS)는 몸 전체를 지나는 신경의 네트워크로 구성된다.

뇌는 인체의 지휘본부다. 또 척수는 척추 내부에서 상하 방향으로 이동하는 신경다발을 일컫는데, 이 신경다발은 뇌와 몸 각 부분의 신경 사이에서 메시지를 전달하는 역할을 한다.

인간이 사고할 때, 그리고 감정을 느낄 때 정확히 인체의 어느 기관이 작용하는지에 대해서는 의견이 분분하다. 물리적인 신체에만 주목하는 과학계에서는 뇌라고 주장한다. 일각에서는 인체와 무관한, 눈에 보이지 않는 정신이 작용하는 것이며 이 정신은 에너지로 구성되어 있다고 주장한다. 혹은 인간은 날 때부터 영적인 존재로 어떠한 형태도 없고 어떠한 물질로도 구성되지 않았으며 시공간의 경계를 넘어선 곳에 존재한다는 주장도 있다. 생각과 감정의 원천이 무엇인지에 대한 의견은 각기 다를지 몰라도, 뇌가 인체의 지휘본부로서 몸 전체의 의사소통을 관리하는 기능을 한다는 점은 확실하다.

과학계 연구를 통해 특정자극에 대해 뇌의 각기 다른 부위가 자극을 받는다는 사실이 밝혀졌다. 추론, 계획수립, 말하기, 균형유지, 협응, 운동, 감정, 문제해결, 방향설정, 인식, 기억, 자각, 감각자극의 인지에 반응하는 뇌 부위는 모두 다르다.

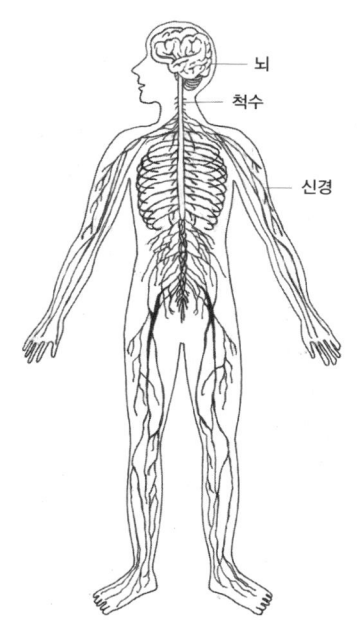

인체에 필요한 모든 기능이 뇌에서 지속될 수 있도록, 즉 우리가 숨을 쉬고 음식물을 소화하고 혈액이 순환되도록 하는 임무를 맡은 부분은 뇌간이다. 이 뇌간의 기능에는 불수의근 조절도 포함된다. 걸

음이 빨라지면 심장에 더 많은 혈액을 공급하라고 지시하고, 저녁 식사 후에는 위에 소화작용을 시작하라고 명령하는 것이 불수의근 조절의 예다. 더불어 뇌간은 뇌가 보낸 수백만개의 메시지를 분류한 후 신경계를 통해 몸 전체에 보내고 다시 각 부분에서 보내는 신호를 수신한다.

여러분의 신체감각도 신경계의 일부다. 눈, 귀, 입, 코, 피부에 있는 감각신경은 환경에서 얻은 정보를 모아 뇌로 보낸다. 각각의 감각은 감지하도록 지정된 감각만 감지할 수 있다. 뇌는 수령한 감각을 모두 종합해서 전체적인 상황을 파악한다.

독성화학물질은 신경계에 어떤 해를 끼치는가

신경에 유해한 물질은 '신경 독성물질'로 칭한다. 일반적으로 알려진 신경 독성물질에는 알루미늄, 아세톤, 농약, 암모니아, 벤젠, 에틸렌글리콜, 불소, 포름알데히드, 납 등이 있으며, 그외에도 우리가 매일 흔히 노출되는 화학물질도 포함된다. 신경 독성물질로 인해 신경계에 발생할 수 있는 악영향은 다음과 같다.

• 두통
• 피로감
• 감정적인 흥분
• 명료한 사고 불가능
• 감각적인 지각 능력 손상

- 방향감각 상실
- 반응지연
- 발열, 오한
- 체중 감소 혹은 증가
- 발진
- 불면증
- 정신상태 혼란
- 성격 변화
- 극도의 피로감
- 기억상실
- 신체 협응기능 상실
- 말하기가 어렵거나 상대방의 말을 이해하기 어려움
- 허공을 응시함
- 경련
- 기이한 행동을 자주 함
- 어지럼증
- 이명(귀에 소리가 울림)
- 시력장애
- 저림 또는 마비
- 과민증
- 행동 변화
- 근육 약화
- 심박 증가

- 통증
- 자폐증
- 주의력결핍증(ADD), 주의력결핍과잉행동장애(ADHD), 과잉행동
- 알츠하이머
- 뇌암
- 치매
- 파킨슨병

신경은 몸 전반의 기능을 관리하므로, 독성화학물질로 신경계가 손상되면 인체 모든 기능이 영향을 받을 수 있다. 예를 들어, 우리는 모두 몸속에 암세포를 보유하고 있다. 사실 우리 몸에서는 매일 암세포가 생성된다. 하지만 면역계가 정상적으로 기능하면 암세포는 종양이 되기 전에 파괴된다. 그런데 이 면역계는 누가 관리할까? 바로 신경계다!

신경계는 인체 세포, 기관, 분비샘을 하나하나 모두 관리한다. 따라서 신경 독성물질로부터 신경계를 보호하면 나머지 기관들도 건강하게 기능할 수 있다.

소비재를 통해 우리가 매일 노출되는 신경 독성물질의 수는 대략 1,000종으로 추산된다. 신경 독성물질로 추정되는 물질은 매우 많지만 관련 자료가 부족해서 정확한 숫자는 알 수 없다. 이런 상황에서 의심되는 물질이 포함된 제품들이 계속 판매되고 있다. 우리가 일반적으로 사용하는 제품 중 신경 독성물질이 사용된 것을 몇 가지만 나열하면 향수, 향 첨가 제품, 유성 펜, 수돗물 등이 있다.

순환계

인체 순환계(심혈관계로도 불린다)는 동맥과 정맥, 그외 혈관으로 구성된 복잡한 네트워크를 통해 산소와 영양소를 몸 전체에 전달한다. 몸 전체의 혈관 길이를 모두 더하면 10만킬로미터가 넘는다. 적도를 따라 지구를 두 바퀴 휘감고도 미국 뉴욕에서 호주 시드니까지 연결할 수 있는 길이다.

영양소와 산소공급이라는 이 생명유지에 필수적인 기능은 수만킬로미터에 달하는 혈관을 통해 혈액이 계속, 끊임없이 흐르면서 인체 모든 조직과 세포에 도달할 때 달성된다. 혈관에 함유된 영양소와 기타 인체에 필수적인 물질들은 혈관 벽을 통과해 세포 주변을 둘러싼 공간의 유동체로 유입된다. 노폐물이 제거되는 원리와 같다.

심장의 근육은 심장을 수축시켰다가 이완시키는 과정을 분당 70회가량(성인 기준) 지속하면서 혈액을 몸 전체에 펌프질한다.

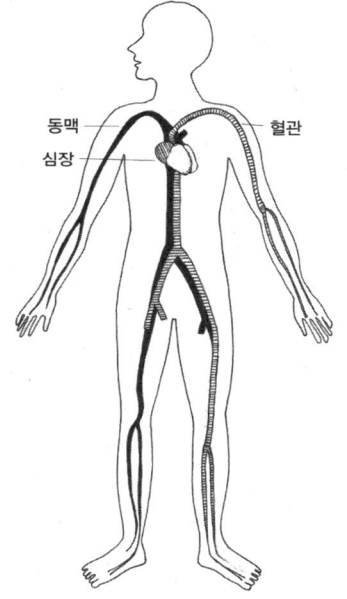

동맥
심장
혈관

독성화학물질은 순환계에 어떤 해를 끼치는가

'심혈관 독성물질'은 심장과 혈액의 기능을 손상시킨다. 혈류는 몸 전체를 지나기 때문에 심혈관 독성물질로 인한 손상은 전신에 확산될 수 있다. 이러한 독성물질은 심장과 혈관, 그리고 혈관 속에서 흐르는 혈액 모두에 유해한 영향을 준다.

독성물질 노출로 인해 심장에 발생할 수 있는 주요 문제는 다음과 같다.

- 혈압 상승 ← 납, 비소, 일산화탄소
- 동맥경화 ← 담배연기, 납, 비소, 카드뮴, 일산화탄소, 수은
- 비정상적인 심박 ← 비소, 일산화탄소, 프레온가스(CFC), 디할로메탄, 질산염, 아질산염, 농약
- 심근기능 악화 ← 일산화탄소, 비소, 납, 카드뮴
- 심장발작 ← 일산화탄소, 시안화물, 디할로메탄, 질산염, 아질산염, 담배연기(직접 노출, 간접흡연)
- 뇌졸중 ← 납, 공기오염, 담배연기(직접 노출, 간접흡연)

독성물질 노출로 혈액에 발생할 수 있는 문제는 다음과 같다.

- 적혈구의 산소운반 능력 저하
- 적혈구가 수행하는 기능 중 면역학적인 주요 기능 저해
- 암 유발

면역계

면역계는 생물학적인 구조와 감염성질환으로부터 인체를 보호하는 과정으로 구성된다. 세균, 바이러스, 균류, 원생동물, 기생충, 기타 유해한 미생물(우리가 통틀어 '세균'이라고 부르는 것들)과 종양세포의 침입 혹은 발생 여부를 확인하는 곳이 바로 면역계다. 면역계의 각기 다른 부분들이 이러한 세균을 몸에서 제거하기 위해 협력하고, 체내로 들어오려는 세균은 공격해서 파괴한다.

세균의 침입에 장벽 역할을 하는 피부는 일차적인 방어막이다. 코, 입, 눈 안쪽의 점막 역시 방어막으로 작용한다.

림프계는 아주 얇은 관들로 구성되어 있는데, 이곳을 흐르는 투명한 유동체는 몸 전체의 세균을 수거해서 림프절로 보낸다. 림프절에서는 들어온 물질을 여과해서 폐기한다. 림프계의 주요 조직이 위치한 곳은 골수, 비장, 흉선, 림프절, 편도선이

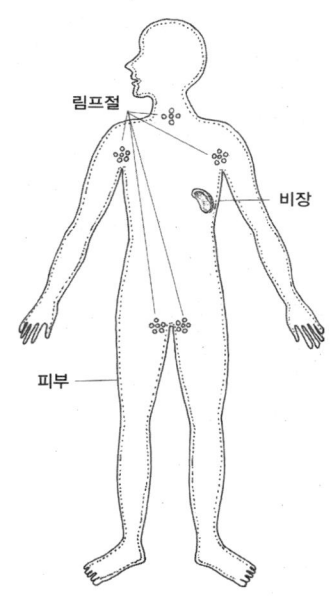

다. 그밖에 심장, 폐, 장, 간, 피부에도 림프조직이 있다. 비장은 기능을 다한 적혈구 세포와 혈류에 포함된 이물질을 청소해 감염성질환을 예방할 수 있도록 돕는다.

유해미생물로부터 인체를 보호하기 위해 끊임없이 움직이는 기

관은 사실 몸 전체에 분포해 있다. 예를 들어 표면적이 축구장 하나와 맞먹는 위·장관에는 자체적인 림프조직이 갖추어져 있어서 우리가 먹은 음식 속에 병원균이 포함된 경우 이것이 혈류와 림프계로 유입되지 않도록 막아준다.

독성화학물질은 면역계에 어떤 해를 끼치는가

'면역 독성물질'은 면역계를 손상시킨다. 이러한 물질은 면역계가 인체에 침입한 물질에 적절히 대응하는 능력을 떨어뜨려, 감염성질환을 일으키는 미생물이 여과 없이 들어오는 결과를 초래한다. 감기, 독감 같은 감염성질환에는 또 다음과 같은 것들이 있다.

- 칸디다증(candidiasis)*
- 수두
- 콜레라
- 설사
- 간염
- 헤르페스(포진)
- 에이즈(HIV/AIDS)
- 라임병**

---

* 진균의 일종인 칸디다균 감염으로 발생하는 질환.
** 세균에 감염된 진드기에 물리면서 동일한 세균이 전염되는 질병.

- 말라리아
- 홍역
- 수막염
- 볼거리(유행성이하선염)
- 폐렴
- 호흡기 감염질환
- 천연두
- 패혈성인두염
- 결핵
- 발진티푸스
- 성병

위 질병들은 '전염병'으로도 불린다. 세균을 통해 다른 사람도 같은 병에 걸릴 수 있기 때문이다. 면역계가 독성화학물질 노출로 약해진 상태에서는 전염병에 훨씬 취약해진다. 그뿐만 아니라 면역계가 약해지면 다른 질병도 더 심하게 앓을 수 있다.

면역 독성물질에 노출되는 것은 자가면역질환도 유발할 수 있다. 자가면역질환이란 면역계가 원래 몸속에 있던 물질·조직과 외부에서 침입한 물질을 구분하지 못해서 인체의 건강한 조직을 공격하는 것을 말한다. 잘 알려진 자가면역질환의 예는 다음과 같다.

- 만성소화장애증(celiac disease) *
- 크론병(Crohn's disease) **

- 길랭바레증후군(Guillain-Barre syndrome) [***]
- 하시모토병(Hashimoto's thyroiditis) [****]
- 루푸스(lupus) [*****]
- 건선
- 류머티스성 관절염
- 궤양성 대장염

책 서두에서도 언급한 것처럼, 나는 화학물질과민증이라는 질병을 앓은 경험을 통해 독성물질 분야에 관심을 갖게 되었다. 이 질병 역시 면역 독성물질 때문에 발생한다. 독성물질에 위험할 정도로 다량 노출되는 일이 한 번 발생하거나(산업용 화학물질 유출, 농약 살포 등), 현대사회의 가정과 사무실에서처럼 농도가 낮은 독성물질에 지속적으로 노출되어 면역계가 손상되면 각종 화학물질에 과민한 증상을 보이게 된다.

일단 손상이 발생하면 그후에는 향수나 청소용품 같은 독성물질에 약간만 노출되어도 증상이 나타난다. 그 결과 어지럼증, 실신, 눈이 가렵거나 화끈거림, 콧물, 코막힘, 목마름, 호흡 약화, 천식, 배탈, 설사, 생리 문제, 극도의 피로감, 불면증, 기억력 쇠퇴, 집중력 부

- 글루텐 성분을 소화시키지 못하는 질병.
- [••] 만성장염.
- [•••] 말초신경에 염증이 생겨 발생하는 급성 마비성 질환.
- [••••] 만성 림프구성 갑상선염. 갑상선기능저하증의 대표적인 질환.
- [•••••] 원인불명의 류머티스성 질환. 신장, 혈구, 중추신경계 등에 염증이 생겨 손상된다.

족, 우울증, 행동 변화 등 온갖 증상이 나타날 수 있다.

일반적인 알레르기 유발물질 또한 면역 독성물질로 여겨진다. 이러한 물질들은 천식, 코막힘, 과민성 쇼크 같은 증상을 유발한다. 나는 몇 년 전 환경의학 전문가인 한 면역학자의 사무실에서 근무한 적이 있다. 거기서 식품알레르기 환자를 한 명 만났는데, 우리가 그 환자의 집에서 독성화학물질을 없애자 알레르기가 사라졌다. 식품알레르기는 면역계에 독성물질이 과다하게 축적될 때 발생하는 것이 분명하다. 다른 알레르기 또한 독성물질 과다축적이 원인일 가능성이 있다.

우리가 흔히 접하는 면역 독성물질로는 염화비닐, 벤젠, 구리, 납, 수은, 나프탈렌, 농약, 용제 등이 있다.

외분비계

인체 외분비계는 신장과 비뇨기계로 구성된다.

한의학에서는 신장을 몸에서 가장 중요한 기관으로 본다. 신장은 혈액을 정화하는 핵심기관이자 인체의 재생·재활용센터라 할 수 있다. 전신을 흐르는 혈액 전체가 4분마다 신장을 지나면서 여과된다. 이 과정에서 과도하게 존재하거나 불필요한 물질, 혹은 유해한 물질은 제거되고 포도당, 비타민, 무기질 등 혈액 속 중요한 물질은 재흡수된다.

외분비계는 세포의 대사작용으로 발생한 노폐물을 제거한다. 혈액은 온몸을 순환하면서 산소와 영양소를 전달하고 각 세포에서 나온 노폐물을 수거한다. 그 상태로 신장을 지나면서 여과가 일어나 이렇게 수거한 노폐물이 제거되는 것이다. 인체 모든 세포에서는 노폐물이 액체나 기체 상태로 생성된 후 외분비계를 통해 제거된다. 따라서 외분비계에 문제가 생기면 몸 전체의 문제로 이어질 수 있다.

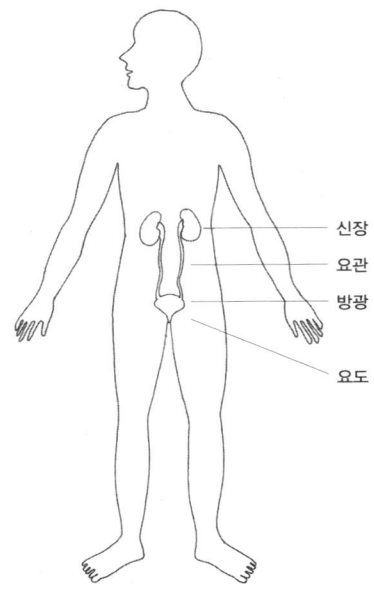

신장은 혈액을 여과하고 소변을 만들어낸다. 소변은 방광에 보관되었다가 요도를 통해 배출된다.

그밖에 비뇨기계의 기능은 다음과 같다.

• 소변을 만들어내는 등 체액의 양과 조성을 일정한 수준으로 유지
• 적혈구 세포의 생산을 조절
• 혈압과 혈액의 양을 조절
• 뼈의 칼슘 수준을 유지

이처럼 신장은 생명유지에 필수적이므로 신장을 보호하는 일은 매우 중요하다.

독성화학물질은 외분비계에 어떤 해를 끼치는가

'신장 독성물질'은 신장, 요관, 방광에 부정적인 영향을 끼친다. 신장은 혈액 중 유해한 물질을 여과하는 특유의 기능 때문에 독성화학물질에 취약해지기 쉽다. 화학물질에 많이 노출될수록 신장에 발생하는 손상도 더 커지고 결국 인체가 독성물질 노출에 견디는 것이 더 어려워진다.

일부 독성물질은 신장에 즉각적인 손상을 가하는 반면, 어떤 물질은 장기적인 기능 변화를 초래해 중증 신부전이나 신장암으로 이어질 수 있다.

사염화탄소, 트리클로로에틸렌, 클로로포름, 용제, 중금속 중 카드뮴, 크롬, 수은, 납 등이 일반적인 신장 독성물질에 속한다.

소화계

소화계(위·장관계로도 불린다)에는 인체 분비샘 전체를 비롯해 음식이 입으로 들어와서 몸 바깥으로 배출될 때까지 지나는 소화관 주변의 기관 전체가 포함된다. 음식이 이동하면서 지나는 소화관과, 소화관에는 속해 있지 않지만 침샘, 간, 쓸개, 췌장 등 소화를 돕는 부속기관인 소화샘이 모두 소화계를 구성한다.

우리가 입에 음식을 넣고 작은 조각이 되도록 씹으면 인체는 침을 분비하고, 침이 음식물과 섞여 부드럽게 식도로 넘어갈 수 있게

된다. 식도에서 위로 넘어간 음
식물은 위에서 위산과 섞이면서
계속 소화된다.

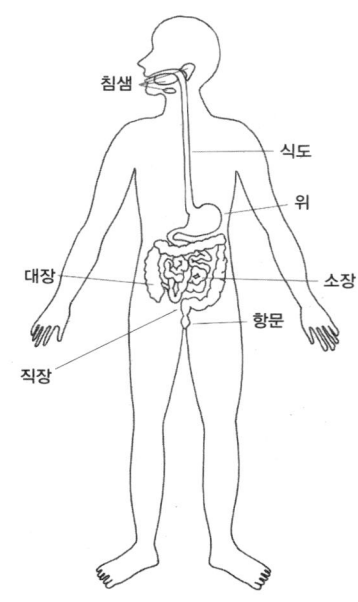

그런 다음에 음식물은 소장으
로 밀려들어가고, 이곳에서는 각
종 효소가 소화를 돕는다. 대부
분 음식은 여기서 아주 작은 입
자로 바뀐 후 소장 벽을 통해 혈
액으로 흡수되고, 혈액을 통해
필요한 각 부위로 이동한다. 대
장에서는 우리가 섭취한 음식에
들어 있던 수분을 흡수해 몸에 수분을 공급한다.

이 과정까지 완료된 후에도 남은 것은 장의 가장 아랫부분인 직장
에 모였다가 어느 정도 축적되면 항문을 자극해 체외로 배출된다.

신진대사(물질대사)란 음식물을 인체가 이용할 수 있는 영양소로
분해해 그 영양소로 인체를 수선하거나 필요한 구조물을 구축하는
과정을 일컫는다. 신진대사는 바로 소화계에서 시작된다. 즉 효소
가 단백질은 아미노산으로, 지방은 지방산으로, 탄수화물은 단당류
로 분해하는 것이다. 이렇게 분해된 물질은 혈액에 흡수된 후 세포
로 전달된다.

각 성분이 세포에 전달된 후에는 이를 '대사'하기 위한 다양한 화
학반응이 일어난다. 이 과정에서 생성되는 에너지는 인체가 사용하
거나 나중에 사용할 수 있도록 간, 근육, 체지방에 저장된다.

한마디로, 신진대사는 인체 모든 세포에 영양소와 에너지를 제공하고, 그 모든 과정은 소화계에서 시작된다.

독성화학물질은 소화계에 어떤 해를 끼치는가

위·장관은 음식을 먹거나 음료를 마시면서 유입된 독성화학물질에 가장 많이 노출된다. 이러한 독성물질은 다음과 같은 증상을 유발한다.

- 거식증(신경성 식욕부진)
- 구역질
- 구토
- 복부 경련
- 설사
- 암

일반적인 '위·장관 독성물질'에는 식품첨가물(보존료, 인공색소, 인공향신료, 질산염, 아질산염), 농약, 물 염소 처리 후 발생하는 부산물, 크롬, 용제 등이 있다.

간

간의 기능 중에는 소화를 돕는 것도 포함되기 때문에 간은 소화계에 속한 기관으로 간주된다. 하지만 나는 간을 별도로 구분했다. 간은 소화 말고도 수많은 기능을 수행하며, 특정한 독성물질로 인해 손상될 수 있다는 특징이 있기 때문이다.

간은 체내에서 크기가 가장 큰 기관이기도 하다(몸 전체에서 가장 큰 기관은 피부). 간의 주요 기능은 소화작용을 돕고 혈액의 노폐물과 낡은 세포를 제거하는 것이다.

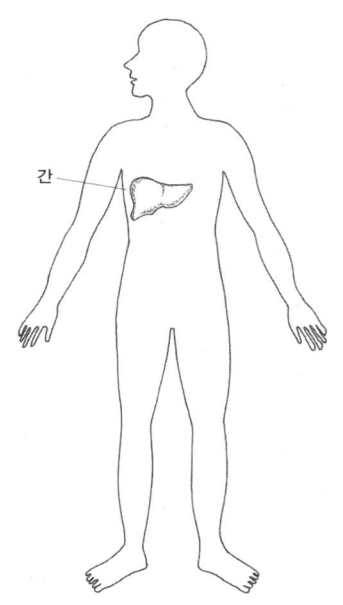

- 섭취한 음식물 대부분을 인체가 이용할 수 있는 분자로 전환시킨다.
- 담즙이라고 불리는 소화액을 만들어(하루 약 1리터), 인체가 장에서 흡수한 지방이 혈류로 전달되는 과정을 돕는다(이렇게 전달된 지방은 인체에 지방과 콜레스테롤이 필요할 때까지 쓸개에 저장된다).
- 단백질을 아미노산으로 분해한다.
- 탄수화물을 포도당으로 분해한다.

그밖에도 간은 생명유지에 필수적인 500가지 이상의 기능을 수행한다. 몇 가지 예를 들면 다음과 같다.

- 더이상 쓸모없는 물질이나 유독한 물질을 제거한다.
- 에너지를 포도당과 글리코겐의 형태로 저장한다.
- 혈당이 적절한 수준으로 유지되도록 돕는다.
- 비타민A, D, K, B12를 저장한다.
- 콜레스테롤을 합성한다. 콜레스테롤은 인체의 정상적인 성장과 건강유지를 위해 필요한 지방이다.

그러나 간의 기능 중에서 가장 중요한 것은 지용성 독성물질을 수용성으로 분해해 체외로 배출될 수 있게 하는 기능이라 할 수 있다(제4장에서 설명했다).

독성화학물질은 간에 어떤 해를 끼치는가

간에 유해한 영향을 주는 독성화학물질은 '간 독성물질'로 불린다. 간은 지용성 독성물질을 제거하기 위해 인체가 활용하는 주요 기관이자, 가장 손상되기 쉬운 기관이기도 하다. 인체 대사에서 중추적인 기능을 하는 곳이기 때문이다. 체내로 유입된 독성물질은 대부분 간까지 도달한다.

간의 재생 능력은 놀라운 수준이지만, 독성물질에 단기간 다량 노출되거나 시간경과에 따라 장기노출될 경우 다음과 같은 손상을 초래할 수 있다.

- 간 괴사(세포 사멸)

- 간경변
- 간염
- 간암

　가장 광범위한 간 손상을 유발하는 일반적인 간 독성물질은 아마도 알코올음료에 함유된 알코올 성분일 것이다. 그밖에 산업화학물질 중 클로로포름, 용제, 사염화탄소 역시 간 손상을 유발할 수 있다.

호흡계

호흡계의 주요한 역할은 인체에 신선한 공기를 공급하고 이산화탄소와 기타 쓰고 남은 기체를 제거하는 것이다. 인체는 산소 없이 생존할 수 없다. 산소가 3~4분만 공급되지 않아도 뇌세포가 죽기 시작한다.

　이산화탄소를 신선한 산소와 교환하는 것 외에도 호흡계는 유해한 물질로부터 인체를 보호하는 역할을 한다(기침, 재채기 또는 그러한 물질을 걸러내거나 삼키는 과정 등을 통해). 또한 후각을 제공한다.

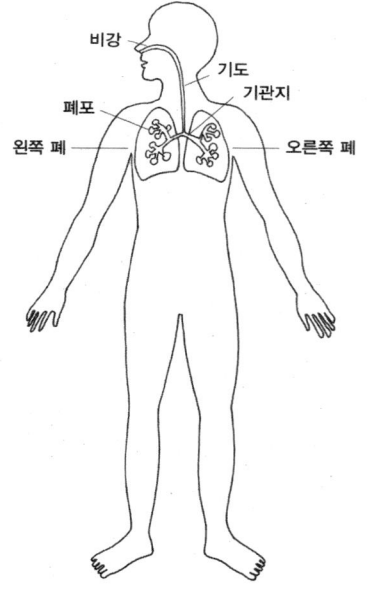

비강
기도
기관지
폐포
왼쪽 폐
오른쪽 폐

일반적인 성인은 1분에 약 15~20회 호흡한다. 하루 동안의 호흡량은 2만회가 넘는다. 이 과정에서 주변공기 중에 있는 물질은 무엇이든 몸속에 유입될 수 있다. 공기는 우리가 숨을 들이마실 때 코나 입을 통해 들어와서 인두, 기도, 기관지를 거쳐 폐로 이동한다. 폐는 생명유지에 아주 중요한 기관이므로 손상되지 않도록 갈비뼈로 철저히 보호를 받고 있다. 폐 하부에는 횡격막이라는 거대한 근육조직이 있어서 공기가 폐로 들어오거나 나갈 때 늘어났다가 수축한다.

일단 공기가 폐 내부로 유입되면 공기에 함유된 산소는 순환계의 각 혈관으로 이동한다. 이 좁다란 혈관 속의 적혈구는 산소를 실어 심장으로 나르고, 산소 함량이 풍부한 혈액이 심장에서 나와 몸 구석구석 세포로 전달된다.

산소 전달 후 산소 보유량이 낮아진 적혈구는 각 세포에서 이산화탄소를 받아서 다시 폐로 전달한다. 이산화탄소는 우리가 숨을 내쉴 때 폐를 통해 코나 입을 거쳐 공기 중으로 방출된다.

독성화학물질은 호흡계에 어떤 해를 끼치는가

'호흡계 독성물질'은 호흡계의 손상을 유발한다. 폐의 섬세한 조직은 외부환경과 곧바로 연결되어 있어서, 우리가 들이마신 모든 물질이 폐에 영향을 줄 수 있다. 한 번 숨을 쉴 때마다 생명유지에 필요한 산소가 몸에 공급되지만 그와 동시에 세균, 연기, 먼지, 가스, 그외 오염물질도 함께 유입되어 기도를 손상시키고 폐가 적절히 기능하지 못하게 한다.

독성물질 노출시 폐의 건강상태는 급격히 나빠지거나 만성적으로 악화될 수 있다. 구체적으로는 다음과 같은 결과가 초래된다.

- 신체의 국지적인 과민증 : 기침, 재채기, 콧물, 코와 목 증상
- 천식
- 만성폐쇄성폐질환(COPD) : 폐기종, 만성기관지염으로도 불린다.
- 폐섬유증
- 폐암
- 질식사

또한 독성물질 노출은 기도를 위축시켜 혈액에 산소가 충분히 공급되지 못하는 결과가 발생할 수 있다. 이 경우 몸 전체가 피해를 입게 된다.

호흡계에 영향을 주는 것으로 알려진 일반적인 독성물질은 암모니아, 염소, 수은, 플라스틱에서 발생하는 연기, 갖가지 먼지와 입자, 담배연기(직접 노출, 간접흡연 모두) 등이다.

내분비계

내분비계는 신경계와 같은 인체 의사소통체계로, 인체 거의 모든 세포와 기관, 기능에 영향을 준다. 내분비계는 기분, 성장, 발달을 조절하고 인슐린의 생성과 이용, 대사 속도, 지능과 행동, 스트레스

에 대한 대응을 비롯해 성적 발달과 행동, 생식과정을 조절하는 등
생명유지에 중요한 기능을 수행한다.

　인체가 수행하는 기능은 대부분 호르몬과 각 내분비샘에 있는 수
용체의 상호작용으로 시작된다. 수용체는 자물쇠로, 호르몬과 그
밖의 분자는 열쇠라고 생각하면 이해하기 쉬울 것이다. 호르몬과
각 분자는 열쇠 역할을 한다. 그리고 각각에 딱 들어맞는 자물쇠를
찾을 때까지 몸 전체를 돌아다닌다. 호르몬이 꼭 맞는 자물쇠와 만
나면, 서로 신호가 전달되고 인체의 필수기능을 조절한다.

　내분비계를 구성하는 분비샘에는 다음과 같은 종류가 있다.

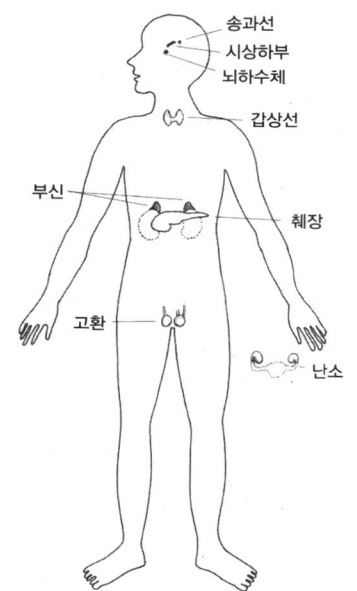

- **뇌하수체** : 다른 분비샘 전체를 관리하는 곳으로 '주 분비샘'으로
도 불린다.
- **시상하부** : 뇌에서 감지한 정보(외
부온도, 빛에 대한 노출패턴, 느낌 등)를
뇌하수체로 공급하는 곳. 내분비
계와 신경계 사이의 연결고리 역
할을 하는 곳이기도 하다.
- **갑상선** : 세포가 음식물을 이용해
에너지를 생산해내는 속도를 조절
한다.
- **부갑상선** : 혈중 칼슘 농도를 조절
한다.
- **부신** : 체내 무기질(염분 포함)과 수

분의 균형을 잡고, 스트레스에 대한 반응, 대사작용, 면역계, 성적 발달·기능을 조절한다.

- **송과선** : 수면주기를 조절한다.
- **생식샘(난소와 고환)** : 성관계와 생식기능을 조절한다.
- **췌장** : 포도당 등 당분이 혈액에 일정수준 유지되도록 하고, 인체가 연료를 공급받아 에너지를 생산하고 저장할 수 있도록 한다.

독성화학물질은 내분비계에 어떤 해를 끼치는가

'내분비계 독성물질'은 내분비교란물질로도 불린다. 이들 독성물질은 호르몬의 작용을 모방해 호르몬 대신 수용체와 결합함으로써 원래 정해진 결합을 방해한다. 그 결과 다음과 같은 문제가 발생할 수 있다.

- 갑상선기능 이상
- 생식기능 이상(불임, 갱년기 증상, 성욕 감소, 발기부전, 성행동 변화, 생식기관의 암)
- 전립선비대증
- 요실금
- 고혈압
- 체중이 빠지지 않는 증상
- 방광 문제
- 탈모

- 피로감
- 불면증
- 우울증
- 변비
- 당뇨병

　특히 '에스트로겐 유사물질'로 알려진 독성화학물질은 여성의 인체에서 생성되는 에스트로겐의 작용을 방해해 생식기능과 관련해 수많은 문제를 유발한다.

　나는 수년 전 화학물질과민증을 앓았고 이제는 회복되었지만, 그 병으로 인해 갑상선 문제, 불임, 불면증, 당뇨병, 고혈압, 고콜레스테롤, 피로감, 부신 피로*, 체중감소 같은 문제가 오랫동안 이어졌다. 기본적인 방법이나 대안을 통해 이러한 증상을 개선해보려고 했지만 소용이 없었다.

　그러다 내분비교란물질에 관한 새로운 연구결과를 접하고, 이 무수한 건강 문제를 완전히 새로운 측면에서 바라보기 시작했다. 위와 같은 증상은 모두 직접적이든 간접적이든 내분비계의 문제로 발생한 것임을 깨달았다. 이를 독성화학물질 노출과 연결짓는 순간 나는 증상을 해결해나갈 수 있게 되었다.

　'내분비교란 문제 정보교환'(www.endocrinedisruption.com)에 따르

---

* 스트레스를 받으면 분비되는 코르티솔 호르몬이 고갈되어 스트레스에 저항할 힘이 없는 상태. 흔히 만성피로라고 불린다.

면, 우리가 사용하는 화학물질 가운데 내분비교란 효과에 대해 철저히 검사가 이루어진 물질은 현재까지 하나도 없다. 그러나 과학계에서는 농약, 살진균제, 제초제, 플라스틱, 세제, 향수, 중금속(납, 수은, 카드뮴, 보존료 등) 같은 독성화학물질 노출로 내분비계가 손상된다는 사실이 입증되고 있다. 또 피임약에 함유된 호르몬, 대체요법에서 사용하는 호르몬, 우리가 먹는 식품에 포함된 호르몬, 심지어 콩처럼 자연식품에 함유된 호르몬도 우리 몸속 호르몬의 작용을 변화시킬 수 있다.

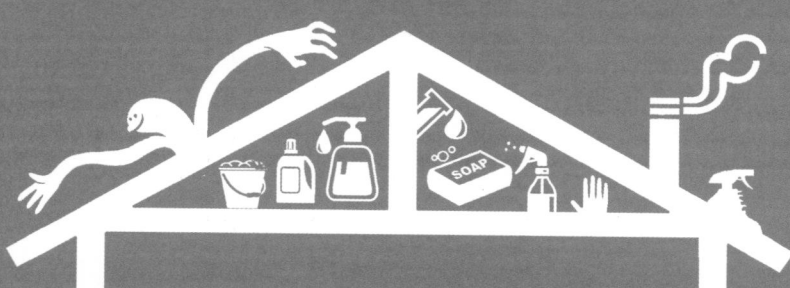

부록 B

독성학자가 되어
자신을 지키자

나는 대부분의 사람들이 안전하다는 것과 유독하다는 것을 극과 극의 정반대 개념으로 인식한다는 사실을 알게 되었다. 즉 특정제품의 안전성을 생각할 때 사람들은, 사용해도 전혀 문제될 것이 없거나 사용하면 건강에 아주 심각한 피해를 주거나 둘 중 하나일 것이라고 여긴다.

그뿐만 아니라 '독성이 있는' 제품은 전부 유해한 수준이 비슷하다고 생각하는 사람들이 많다. 예를 들어 식품첨가물이나 농약이나 독성이 있으므로 똑같이 몸에 해롭다고 생각한다. 실제로는 농약이 훨씬 더 해로운데도 말이다.

사실 어떤 제품의 안전성이나 독성은 '안전하다' 혹은 '독성이 있다'처럼 간단히 양분할 수 있는 문제가 아니다. 제품마다 포함된 독성은 종류도 다양하고 정도도 다양하며, 여러분 각자에게 그 제품이 해가 될지 결정하는 데 여러 가지 요인이 영향을 미친다.

독성화학물질에 노출되었을 때 인체에 끼치는 영향은 저마다 다를 수 있다는 사실을 인지하면, 여러분은 언젠가 마주칠지 모르는 각종 독성물질의 위험도를 손쉽게 평가할 수 있고, 또 어떤 노출 원인을 줄여야 할지 아예 없애야 할지도 결정할 수 있을 것이다.

독성학이라는 학문은 독성물질이 인체와 다른 생명체에 끼치는 영향을 과학적으로 연구한다. 독성학 교과서는 물론 아주 두껍고 무거운데다 우리 대부분은 이해하지도 못할 단어들이 나열되어 있지만, 그 기본개념은 사실 아주 간단하다. 독성물질이 인체에 어떻게 작용하는지 알면 여러분이 스스로 독성학자가 되어 독성화학물질 노출을 최소화하는 방안을 강구할 수 있을 것이다.

독성학자들은 자신이 연구대상으로 정한 주체의 건강에 어떤 독성물질이 어떤 영향을 주는지 조사하는 일을 한다. 특정한 독성화학물질에 인체가 노출되었을 때 영향이 나타날 것인지는 전체적인 노출상황의 고유한 특성에 따라 크게 좌우된다. 독성물질 노출로 인체가 해를 입을지를 결정하는 요소는 다음과 같다.

- 물질의 고유한 독성
- 체내에 유입된 후 물질이 겪는 변화
- 물질에 노출된 빈도
- 노출된 물질의 양
- 이미 체내에 축적되어 있던 독성화학물질의 양
- 여러분이 고위험군에 속하는지의 여부

이 각각의 요소에 대해 좀더 자세히 살펴보자.

물질의 고유한 독성

지구상에 존재하는 모든 물질은 고유한 독성을 지니고 있다. 어떤 독(물)의 독성이란, 그 물질 때문에 발생할 수 있는 피해의 상대적인 수준을 의미한다. 따라서 독성은 '전혀 유독하지 않다'부터 '한 방울만으로도 사망할 수 있다'까지 다양하다.

서로 유사한 결과를 초래할 수 있는 각종 화학물질의 영향을 비교하기 위해 독성학자들은 평가척도를 개발했다. 이 척도는 사실상 무독성임을 나타내는 수치인 1부터 독성이 최고 수준임을 나타내는 6까지로 구성되어 있다.

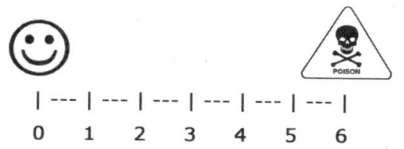

독성 수준 평가
1. 사실상 무독성
2. 약간 독성이 있음
3. 어느 정도 독성이 있음
4. 독성이 매우 강함
5. 독성이 극도로 강함
6. 독성이 최고 수준

추정 치사량(체중 70킬로그램 기준)
1. 1리터 이상
2. 0.5~1리터
3. 0.3~0.5리터
4. 1티스푼~0.3리터
5. 몇 방울~1티스푼
6. 살짝 맛보는 정도(7방울 미만)

물질의 독성과 관련된 특정용량을 '반수치사량'(LD50)으로 알 수 있다. 특정물질 노출시 나타나는 생물학적인 반응이 사망인 경우, 이 물질에 노출된 개체의 절반이 사망할 수 있는 양을 반수치사량이라고 한다.

이 LD50이라는 척도는 체중이 약 70킬로그램인 사람을 기준으로 마련된 것이다. 영유아나 어린이, 노년층, 환자 등은 당연히 훨씬 더 적은 양으로도 피해를 입을 수 있다.

　이러한 척도와 기준을 가이드라인으로 삼아 각 화학물질의 독성을 서로 비교해볼 수 있다. 하지만 이를 개개인에게 나타나는 독성의 영향을 비교하는 데 사용할 수는 없다. 각 인체에 발생하는 화학물질의 독성은 그 사람의 나이, 성별, 건강상태, 기타 수많은 요인에 따라 달라지기 때문이다.

···· 독소역학 : 독성물질이 우리 몸속에서 하는 일 ····

독소역학(Toxicokinetics)은 생화학의 한 갈래로, 독성의 반응 수준을 측정하고 연구하는 학문이다. 독성학에 속하면서 독성화학물질이

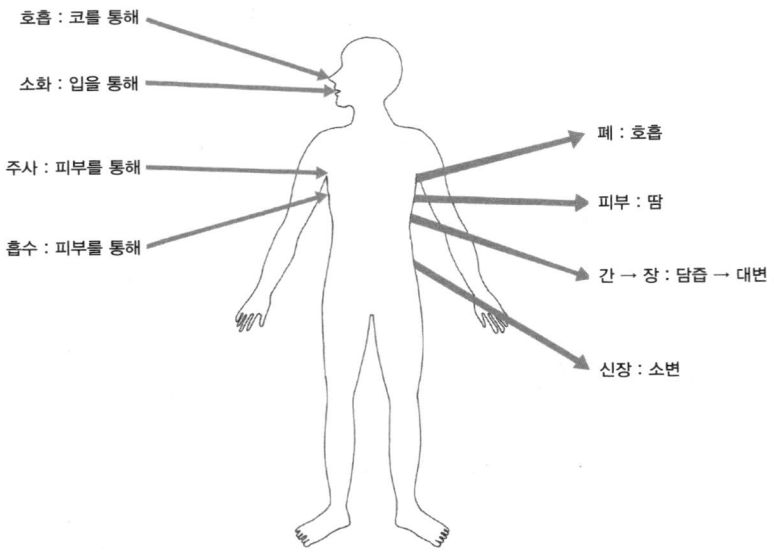

호흡 : 코를 통해
소화 : 입을 통해
주사 : 피부를 통해
흡수 : 피부를 통해

폐 : 호흡
피부 : 땀
간 → 장 : 담즙 → 대변
신장 : 소변

체내(인간, 동물, 식물) 혹은 환경(공기, 물, 토양)에서 유발하는 반응 수준을 측정하고 연구하는 학문이라 할 수 있다. 즉 어떤 화학물질이 몸속에 어떻게 들어오는지, 그리고 일단 들어오면 몸속에서 무슨 일이 벌어지는지 설명하는 학문이다.

　독소역학은 위험평가에 활용된다. 위험평가는 화학물질을 환경에 방출할 경우 거기에 노출되는 사람이나 다른 생물종에 어떤 결과가 초래되는지 파악하기 위해 실시된다.

　한마디로 독소역학은 독성물질이 인체에 어떤 경로로 유입되는지, 몸속에서 무슨 일이 벌어지는지, 어떻게 몸 바깥으로 나가는지 등 특정 독성물질이 몸에서 나타내는 전반적인 동태를 기술하고 예측하는 학문이다.

유입경로

독성물질이 우리 몸속으로 들어오는 경로는 4가지다. 어떤 화학물질은 유입방식과 상관없이 독성을 나타내는가 하면, 또 어떤 물질은 유입경로에 따라 독성의 유무가 달라지는 물질도 있다. 예를 들어, 섭취하면 독성을 나타내지만 흡입하면 안전한 물질이 있다. 이 때문에 독성학 교과서와 독성물질 관련 자료에서는 어떤 물질의 독성 영향을 기술할 때 다양한 노출경로에 따른 독성을 각각 설명한다.

입

돌발적인 사망으로 이어지는 즉각적인 중독사고의 노출경로는 대부분 무언가를 먹거나 마시는 것, 즉 섭취다. 입을 통해 몸속에 들어온 독성물질은 대부분 소장에서 흡수되지만 그전에 입, 위, 장 내벽에서 이미 흡수가 일어날 수 있다.

인체 내벽이 염증, 궤양, 감염으로 손상된 상태라면 화학물질은 훨씬 더 많이 흡수된다. 위와 장에 어떤 음식물이 얼마나 들어 있는지도 독성물질의 흡수량에 영향을 준다.

공기 중에 존재하는 독성물질도 입으로 흡입해 체내로 유입될 수 있다.

코

호흡하면서 물질을 흡입해 독성물질에 노출되는 경우는 매우 흔하며, 오히려 섭취로 노출될 때보다 훨씬 더 위험할 수 있다. 어떤 물질을 소량 흡입하는 정도의 노출은 스스로 인지하지 못하는 경우가 많다. 또 기체는 폐에서 즉시 흡수되지만 먼지, 분무, 미립자는 폐 내부에서 꼼짝 못하고 걸려 있을 수 있다.

유독한 연기를 흡입하면 코, 목, 폐에 자극이 발생할 뿐만 아니라 혈류로 곧장 침투해서 뇌, 심장, 간, 신장 같은 기관에 재빨리 도달한다.

흡입을 통해 노출된 화학물질의 양은 호흡의 빈도와 깊이, 천식 등 폐가 취약한 상태인지 여부 등 폐의 건강상태, 그리고 노출된 물질의 농도에 따라 달라진다.

유독한 연기는 화학물질이 저장용기에 꽁꽁 싸여 밀폐된 상태에서도 방출될 수 있다. 내 말이 믿어지지 않으면 가까운 슈퍼마켓의 세제나 살충제가 진열된 곳으로 가서 냄새를 맡아보라. 제품 용기가 모두 단단히 닫혀 있는 상태인데도 독성화학물질의 냄새가 얼마나 강력한지 금세 느낄 수 있을 것이다.

집에서는 환기를 자주 하면 공기 중의 독성물질을 희석해 그 유해성을 줄이는 데 도움이 된다.

 피부

피부를 통해 독성물질이 인체에 흡수되어 유입되는 과정은 종종 예상치 못한 일이 된다. 과거에는 피부가 투과성이 없고 보호막으로 코팅된 조직이라 여겨졌다. 하지만 이제는 어떤 화학물질이든 피부에 닿으면 흡수되어 전신에 확산될 수 있다는 사실이 잘 알려져 있다. 오히려 피부 흡수력이 얼마나 뛰어난지, 혈류로 약물이 흡수되도록 하기 위해 니코틴 패치나 크림 형태의 진통제가 흔히 사용되고 있다.

피부를 통한 흡수는 크림이나 로션을 바를 때와 같이 어떤 제품을 바를 때는 물론이고, 손에 세제가 묻었을 때처럼 의도치 않게 일어날 수도 있다. 손에 화상, 베인 상처, 염증 등 손상된 부위가 있다면 화학물질은 훨씬 더 쉽게 침투할 수 있다. 피부의 흡수율은 부위마다 차이가 있다(다음 표 참고).

독성물질은 주사를 통해서도 피부로 들어올 수 있다. 가정에서 사용하는 독성제품에서는 거의 일어나지 않는 노출경로다. 보통은 주사로 체내에 유입되는 독성물질은 의약품이 유일하다.

신체 부위	흡수율(%)
팔뚝	9
손바닥	12
두피	32
귓구멍	46
음낭	100

눈

액상 화학물질은 무엇이든 눈에 튀기 쉽지만, 다른 유입 경로도 있다. 화학물질이 묻은 손으로 눈을 문지르는 것이다. 공기 중의 먼지도 눈에 들어갈 수 있고, 분무기에서 나오는 미세한 입자도 눈에 자극을 줄 수 있다.

흡수성

흡수성은 특정 독성물질이 체내에 얼마나 쉽게, 혹은 어렵게 유입되는지 그 수준을 나타낸 것이다. 독성물질은 다음 조건을 충족해야 인체에 해가 된다.

• 충분한 양의 독성물질이 몸속에 들어온 후,
• 몸에 흡수되어야 한다.

모든 독성물질은 고체, 액체, 기체 중 하나의 상태로 존재한다.

물질의 입자가 클수록 몸에 흡수되기 어렵다.

고체는 인체에 흡수되기 어렵다. 예를 들어 납은 자연계에 존재하는 형태로는 물에 녹지 않아 흡수될 수도 없고 따라서 거의 무독성이라 할 수 있다. 하지만 산업용 화학물질로 사용되는 황산납은 물에 녹기 때문에 인체에 흡수될 수 있다.

액체는 인체에 쉽게 흡수된다. 액상 세제와 농약은 거의 노출 즉시 몸에 흡수된다. 기체 역시 아주 쉽게 흡수된다. 플라스틱, 향수 등에서 휘발된 화학물질이나, 액체 상태로 있다가 분무기로 분무되는 미세입자는 특히 폐와 피부를 통해 매우 쉽게 흡수된다.

가용성

가용성은 화학물질이 물이나 지방에 용해되는 성질을 말한다. 화학물질의 체내 이동방식이나, 인체가 배출하기 위해 처리하는 과정을 결정짓는 중요한 특징이다.

물에 용해되는 화학물질은 수용성이라고 하고, 지방에 용해되는 화학물질은 지용성이라고 한다. 특정 화학물질이 수용성인지 지용성인지에 따라 인체 흡수성에 큰 차이가 있다.

화학물질이 몸속에 들어오기 위해서는 여러 가지 세포막을 통과해야 한다. 이 인체 세포막은 주로 지방 성분으로 구성되어 있어서 지용성 물질은 세포막과 접촉하면 쉽게 용해되어 막의 반대쪽으로 이동할 수 있다. 이들 물질은 용해된 상태로 세포막을 바로 통과하기 때문에 몸에서 제거하기가 어렵다. 지용성 화학물질이 몸속에 유입되어 저장소(간, 쓸개, 소장 등)에서 배출을 기다린다 하더라도 그 기관의 세포막을 통해 다시 흡수되어 혈류로 되돌아갈 수 있다.

수용성 화학물질은 그와는 다른 방식으로 세포막을 통과한다. '직접수송'이라고 부르는 이 방법은 영양소의 세포막 통과를 위해 발달했다. 그런데 독성물질 중 많은 종류가 영양소와 비슷한 특징을 갖고 있어서 쉽게 인체를 속이고 이 수송 시스템을 이용해 세포막을 통과한다. 이때 '자리가 모자라는' 상황이 발생하는 것이 문제다. 즉 수용성 화학물질이 세포막을 많이 통과하면 정작 영양소가 들어갈 공간은 줄어든다.

분배

화학물질은 일단 몸속에 들어오면 혈류를 통해 기관 전체로 분배된다. 하지만 인체는 유해가능성이 있는 화학물질이 몸 전체에 동시에 악영향을 줄 수 없도록 하기 위해 다음 3가지 대비책을 마련해두었다.

첫째, 대사작용

신진대사는 화학물질이 체내에 유입된 직후부터 시작된다. 이 대사작용을 통해 일부 화학물질의 독성을 제거해 독성이 덜한 형태의 물질로 전환할 수 있다. 전환된 물질은 대사산물이라고 한다.

참 괜찮은 방어기능이라는 생각이 들지만, 가끔 무해한 화학물질이 대사작용에서 일어나는 이 전환과정을 거치면서 생물학적으로 활성화되거나 오히려 유해한 형태가 되는 일이 발생한다. 전환되기 전의 화학물질이나 생물학적으로 활성화된 대사산물이 인체에 독성반응을 유발하는지 알려지지 않은 경우도 많다.

원칙적으로는 몸속에서 생물학적으로 활성화된 후 해가 되는 화학물질은 몸에서 신속히 제거되어야 한다. 그래야만 대사과정을 거쳐 더 위험한 형태가 될 소지를 없앨 수 있기 때문이다. 하지만 안타깝게도 인체의 배출기능은 그렇게 빠른 속도로 진행되지 않는다.

때로는 화학물질 하나에, 그것도 거의 독성을 유발하지 않는 정도의 양에 노출되었는데도 그 노출 때문에 인체가 또다른 화학물질을 활성화해 유독한 물질로 만들어버리는 경우도 있다. 이를 상승작용이라고 한다. 내 첫 번째 책 《무독성, 천연재료》를 보면 벤저민 어쇼프(Benjamin Ershoff) 박사와 캘리포니아 컬버시티의 영양연구소에서 수행한 한 연구결과가 나와 있다. 이 실험에서 연구진은 쥐에게 흔히 사용하는 식품첨가물 3가지를 먹였다. 제공된 첨가물은 시클람산나트륨, 식용색소 적색2호, 그리고 소르비톨로 알려진 모노스테아린산 폴리옥시에틸렌 소르비탄이었다. 처음에는 쥐에게 이 첨가물 3개 중 하나만 주었는데 아무런 일도 일어나지 않았다. 다시 시클람산나트륨과 식용색소 적색2호를 함께 먹이자, 쥐들의 성장이 중단되고 털이 빠지기 시작했으며 설사 증상을 보였다. 마지막으로 첨가물 3개를 모두 한꺼번에 주자 체중이 급속히 빠지고 결국 2주 이내에 모두 죽고 말았다.

둘째, 혈액 단백질과 결합

많은 독성화학물질이 혈장의 단백질과 결합할 수 있어서, 혈류를 따라 몸 전체를 순환한다. 이 경우 독성물질이 장기를 손상시킬 확률은 줄어들지만, 대신 인체를 순환하면서 장기간 체내에 머물게 된다. 독성 분자는 이렇게 결합된 상태로는 표적기관에 해를 가하지 못하지만, 나중에라도 분리되어 손상을 초래할 수 있다. 인체가 즉각적인 중독 증상을 보이지 않다가 시간이 지난 뒤에 반응을 보이는 것도 바로 이런 이유에서다.

인체가 체내로 유입된 화학물질의 독성 영향을 받지 않고 대사산물로 분해하기까지는 대부분 어느 정도 시간이 필요하다. 하지만 앞서 언급했듯이, 이 과정이 항상 원활히 진행되는 것은 아니다.

셋째, 인체조직에 저장

독성화학물질이 해를 가하지 못하도록 인체가 사용하는 세 번째 방법은 지방, 뼈 등 인체조직에 그 물질을 저장하는 것이다. 대부분 독성물질은 이렇게 격리처리된 동안에는 해가 되지 않지만, 저장된 곳에 문제가 발생하면 결국 노출되고 수년 후 혈류로 대량 방출된다. 예를 들어, 체중을 감량하면서 몸에 저장된 지방이 대사되면 지방 속에 저장된 화학물질이 혈류로 방출된다. 또 여성은 임신하면 뼈에 저장된 칼슘을 적극적으로 활용하는데, 이 과정에서 역시 칼슘과 함께 뼈에 저장된 납이 방출될 수 있다. 그 결과 엄마의 혈액에 납 농도가 높아지고, 동시에 태아의 혈중 납 농도도 높아진다.

배출

단백질과 결합하거나 인체조직에 저장되지 않은 대사산물은 대부분 체외로 배출된다.

일부 화학물질은 처음 유입된 경로와 똑같은 경로를 통해 배출된다. 유성 펜의 독성용제 성분을 들이마셨다 하더라도 곧바로 숨을 내쉬면 용제 성분은 대부분 미처 폐에 도달해 혈류로 흡수되기 전에 바로 배출된다. 섭취를 통해 유입된 화학물질은 곧장 장으로 들어가 대변으로 배출되기 때문에 잘 흡수되지 않는다.

그밖에 신장, 간, 피부를 통해서도 독성물질이 체외로 배출되는데, 그 과정은 제4장에서 자세히 설명했다.

·················· 독성물질 노출빈도 ··················

'중독'의 정의를 한번 되새겨보자. 중독이 일어나려면 인체에 해가 될 정도로 충분한 양의 독성물질이 존재해야 한다. 이때 노출빈도는 체내에 유입되는 독성물질의 양에 영향을 준다.

노출빈도에 대해 2가지 측면에서 생각해볼 수 있다. 첫째는 특정 독성물질에 노출되는 빈도는 인체에 최종유입되는 그 물질의 양에 큰 영향을 준다는 것이다. 이것은 명백한 사실이다. 예를 들어 자동차에서 뿜어져나오는 독성 배기가스에 1주일에 1회 노출되는 것과 매일 배기가스를 들이마시는 것은 큰 차이가 있다.

둘째는 단 1회 노출되는 것과 매일 지속적으로 노출되는 것의 차이다. 어떤 화학물질에 비교적 다량으로 딱 한 번 노출되어 중독이 발생하는 경우를 급성노출이라고 한다. 어린아이가 레몬 향이 나는 가구광택제를 마시는 사고가 바로 이런 경우에 속한다. 급성노출은 소비재 대부분에서 우려할 수 있는 문제로, 제품 라벨의 경고문에도 주의사항으로 명시되어 있다. 중독관리센터라는 기관이 운영되는 것도 이런 사고에 대처하기 위해서다. 가정에서 독성제품에 사고로 노출되어 중독이 발생했다는 보고는 매년 500만건에서 1,000만건까지 접수된다. 일부는 죽기도 하는데, 피해자는 대부분 어린이다. 이러한 중독은 경고문이 있음에도 제품을 어린이의 손이 닿는 곳에 보관하는 바람에 아이들이 무심코 마시면서 발생한다. 급성노출이 빈번히 발생하는 물질은 의약품, 청소세제, 화장품, 위생용품, 식물, 농약 등이다.

장기적으로 소량의 화학물질에 수차례 반복노출되어 건강에 문제가 생기면 만성노출로 분류한다. 담배를 피우다 암에 걸리는 경우가 만성노출의 예라 할 수 있다. 이 경우 독성물질의 영향이 점차 누적되기 때문에 원인물질을 정확히 규명하기가 매우 어렵다. 막힌 배수관을 뚫는 제품이 손에 흐르는 사고가 발생하면 피부가 화상을 입는다. 즉 그 물질의 영향을 쉽게 알 수 있다. 하지만 만성노출의 결과는 수년간 나타나지 않는다. 일반적인 가정용품 중에도 암을 유발할 수 있는 제품이 무수히 많다. 그러나 발암성분은 20년 이상 지나야 그 영향이 나타나기 때문에 즉각적인 반응을 확인할 수 없다. 가정용 화학물질 중에는 돌연변이를 유발하는 것도 있다. 이러한 물질은 인체 유전물질을 변화시켜 건강 문제로 이어질 수 있다. 또 기형발생 물질로 알려진 성분은 선천적결손증의 발생률을 크게 높인다. 하지만 가정용 제품 전체가 기형발생 여부를 검사받지 않는다는 사실을 기억해야 한다.

독성물질 노출량

르네상스 시대 스위스의 의사이자 식물학자, 연금술사, 점성술사, 그리고 독성학의 아버지로 불리는 파라셀수스(Paracelsus)는 이렇게 말했다. "모든 것이 독이고, 독이 없는 것은 없다. 오직 그 양으로만 독성이 나타나지 않게 할 수 있다." 간단히 정리하면, 양에 따라 독이 되는지 안되는지가 결정된다는 말이다.

　여기서 다시 한 번 중독의 의미를 기억해보자. 중독이 일어나려면 인체에 해가 될 정도로 충분한 양의 독성물질이 존재해야 한다. 따라서 독성물질에 소량 노출된다면 독성의 영향은 나타나지 않을 수 있다. 또 독성물질이 몸에서 바로 배출되면 아무런 해를 입지 않는다. 하지만 한 번에 1가지 독성물질에 다량 노출되거나, 장기간 1가지 독성물질에 소량이라도 여러 번 노출되어 체내에 축적되면 그 노출량은 인체에 어떤 증상이나 질병을 유발할 정도로 커진다. 몸 속에 독성물질의 양이 많을수록 반응도 더 심각하게 나타난다. 지금까지 알려진 독성물질은 모두 이러한 특징을 가진다.

　노출량은 사실 화학물질 고유의 독성보다 훨씬 중요하다. 예를 들어 보툴린 독소의 경우 독성이 최고 수준이지만, 식품이 적절히 보존되어 보툴린 독소에 노출되지 않거나 노출된 양이 매우 적으면 별로 위험하지 않다. 반면에 알코올은 그 자체가 독성이 강한 물질은 아니지만, 일부 사람들처럼 과용하면 인체에 유해하다. 저녁 식사를 하면서 와인 1잔 마시는 것은 별로 문제가 되지 않는다. 하지만 와인 1병을 다 비우면 결국 취한 상태가 된다(이것도 독성 반응이다). 중요한 것은 결국 노출량이다.

이와는 달리 노출량으로 독성을 알 수 없는 화학물질도 있다. 예를 들어 내분비교란물질은 학계 연구에서 '대물림되는' 독성물질로 밝혀졌다. 부모가 노출된 경우 그 자신들에게는 아무런 피해가 없지만, 자손에게는 독성 영향이 나타난다.

게다가 노출량이 문제가 되는 것은, 사람마다 독성 영향이 나타나는 노출량이 다르다는 점 때문이다. 똑같은 물질에 동일한 양만큼 노출되었는데 누군가는 아무런 영향도 받지 않고, 다른 누군가는 심하게 앓을 수도 있다.

독성물질 고위험군

다른 사람보다 독성화학물질에 훨씬 민감하게 반응하는 사람들이 있다. 이들은 독성물질 노출을 최소화할 수 있도록 더욱 각별한 주의를 기울여야 한다.

임신한 여성

소비재에 들어 있는 화학물질에 노출되면 그 독성 영향에 가장 취약한 대상은 아마도 엄마 자궁 속에서 자라는 새 생명일 것이다. 그러므로 임신한 여성이거나 임신할 계획이 있는 여성은 독성물질 노출을 가능한 한 최소화하고, 인체에 이미 존재하는 독성화학물질도 제거하는 것이 매우 중요하다. 여러분이 노출되는 독성화학물질은 그 종류를 불문하고 얼마 지나지 않아 뱃속의 아이에게 도달한다.

아이를 가지기도 전에 부모세대에게 노출된 화학물질이 태아와 출생시점의 신생아, 심지어 태어난 이후 아이의 평생건강에 영향을 줄 수 있다. 인체가 처리할 수 있는 양보다 더 많은 독성화학물질에 노출되어 지방, 뼈, 기타 조직에 화학물질이 축적된 경우, 이것이 나중에 방출되어 자궁에서 자라는 아이에게 전달될 수 있다. 그뿐만 아니라 독성화학물질은 임신 자체를 어렵게 만들거나 아예 불가능하게 만들 수 있으며 유산을 초래할 수도 있다.

임신기간 중 호흡하고, 먹고, 피부에 바른 독성화학물질은 모두 혈류로 곧장 들어가 몸 전체를 순환하고 뱃속의 아이에게도 전달된다. 아직 태어나지 않은 아기는 이런 노출을 견딜 수 있는 방어장치가 아무것도 없다. 안타깝게도 오늘날 이런 심각한 문제가 현실이 되고 말았다.

학술지 《환경보건전망(Environmental Health Perspectives)》에 발표된 한 연구에서는 미국 국립건강영양조사에 참가한 임신 여성 268명의 화학물질 노출 자료를 분석했다. 그 결과 이들 여성의 거의 전부에서 PCB와 유기염소계 농약, 과불화화합물(PFC), 페놀, PBDE, 프탈레이트, 다륜성방향족탄화수소(PAH), 과염소산염이 검출되었다. 여러분의 몸속에도 이러한 화학물질이 누적되어 있을 가능성이 매우 크다.

신생아한테서도 독성화학물질이 검출된 연구결과가 있다. 환경실무그룹이 소수인종의 아기 10명에서 얻은 제대혈을 검사한 결과 총 232종의 화학물질이 검출되었다. 또 이 10명 중 9명이 산업계 석유화학물질인 비스페놀A에 양성반응을 보였다. 비스페놀A는 암, 인지장애, 행동장애, 내분비교란, 생식계·심혈관계 기능이상, 당뇨병, 천식, 비만과 연관된 것으로 알려진 물질이다.

영유아와 어린이

영유아와 어린이는 독성화학물질 노출시 성인보다 문제가 발생할 위험이 훨씬 크다. 특히 영유아가 더욱 그러하다.

이들에게 직접적인 위험이 될 수 있는 가장 일반적인 노출원은 바로 가정에서 사용하는 독성제품이다. 이러한 제품은 즉각적인 중독을 유발할 수 있다. 어린아이들은 타고난 호기심 때문에 가정에서 흡입중독이 발생할 가능성이 크다. 아이들은 무언가를 입에 넣는 과정을 통해서 학습하는데다, 독성화학물질과 다른 물건을 구분하지 못한다. 따라서 레몬 향이 나는 독성 가구광택제와 레모네이드가 한꺼번에 놓여 있으면 비슷한 향 때문에 아이들은 쉽게 혼동한다. 암모니아는 아이들에게 사과주스처럼 보인다. 해충을 잡기 위해 구비해둔 좀약은 크기나 모양이 사탕과 별 차이가 없기 때문에 아이들은 뭐가 다른지 알지 못한다. 게다가 아이들은 경고문을 읽지 못한다.

즉각적인 중독과 더불어 아이들은 가정용 제품의 독성물질로 인해 장기적인 노출피해를 입을 가능성도 크다. 실내에서 아이들은 카펫 위를 기어다니고 포름알데히드가 함유된 수지 위에 몸을 문지르기도 하며 바닥과 가까운 곳의 공기, 즉 무거운 독성물질이 가라앉은 공기를 들이마신다. 또 실외에서는 잔디 위를 굴러다니고 나무에 기어오르는 과정에서 흙 속의 농약, 기타 독성물질에 가까이 접촉한다.

음식 섭취를 통한 독성물질 노출도 성인보다 영유아에서 훨씬 더 많이 발생한다. 아이들은 과일과 채소를 성인이 보통 먹는 것보다 더 많이 섭취한다. 유기농법을 통해 재배하지 않은 과일과 채소는 농약에 노출되는 일반적인 경로다. 또한 아이들은 어른보다 물을 2~5배 더 마시기 때문에 체중 대비 수질오염물질의 노출량이 더 많다. 수돗물 등에 존재하는 납, 카드뮴 등 금속은 일단 몸속에 들어가면 어린아이들의 위·장관에서 더 쉽게 흡수된다. 예를 들어 아이들은 여덟살이 될 때까지 이러한 물질을 성인에 비해 최대 5배까지 더 많이 흡수하며, 체내에 잔류하는 기간도 더 길다.

공기오염물질 역시 영유아와 어린이에게 더 큰 위험이다. 아이들은 산소요구량이 성인보다 많고 신체 크기 대비 성인보다 2~3배 더 많은 공기를 호흡한다(그러므로 공기오염물질도 더 많이 유입된다). 또 아이들은 어른보다 신체적으로 더 활동적이기 때문에 호흡 속도도 더 빠르고 오염물질 섭취량도 더 많다. 게다가 아이들은 호흡기질환에 더 취약하기 때문에, 비강이 자주 막혀 입으로 호흡하는 일도 더 많다. 입으로 호흡하면 코로 흡입할 때와는 달리 수많은 입자가 걸러지지 않는다. 이렇게 유입된 독성물질은 폐조직을 손상시키고 혈류로 흡수된다.

아이들의 간과 신장은 독성물질을 중화시키고 배출하는 기능이 아직 온전히 발달하지 못한 상태이며, 면역계도 기능을 100% 발휘하지 못한다. 인체의 항체는 생후 10세 정도가 되어야 성인과 같은 수준까지 생성된다. 따라서 아이들은 성인인 여러분과 똑같은 수준으로 독성물질에 노출되면서 이 세상을 살아가지만, 여러분이 가지고 있는 인체 고유의 보호장치는 없어서 사실상 독성물질의 폭격을 받고 있다고 볼 수 있다.

사람의 뇌를 일부 독성화학물질로부터 보호해주는 '혈액뇌관문'이라는 장치 역시 영유아일 때는 완전히 발달하지 않는다. 그래서 신경 독성물질이 뇌 내부에 유입되면 파괴적인 결과를 초래할 수 있다. 계속 발달 중인 신경계는 세포가 활발히 성장, 분해, 이동하고 복잡한 네트워크를 구성한다. 신경 독성물질은 바로 이 과정을 방해하므로 학습장애 등 영구적인 문제로 이어질 수 있다.

신생아는 인체의 모든 시스템이 가장 취약한 상태이므로 특히 가정의 독성물질로부터 보호하는 데 신경을 써야 한다. 그런데 많은 부모가, 그 취지는 좋은 것일지언정, 아이들을 아주 유독한 환경에서 생활하게 한다. 새로 태어난 아기 방을 꾸미느라 페인트를 새로 칠하고, 귀여운 동물 무늬가 가득하고 물청소를 쉽게 할 수 있는 비닐벽지로 도배하는가 하면, 합성소재로 된 매트리스가 깔린 새 아기 침대도 장만하고, 구김방지 처리가 된 시트도 마련한다. 역시 다림질이 필요 없는 합성의류와 항균제(아기를 세균으로부터 보호해야 한다는 이유로), 좋은 향이 나는 베이비로션과 베이비파우더, 합성섬유로 만든 동물 모양 봉제장난감, 플라스틱 딸랑이까지……. 아이가 자라면 방을 또다시 단장하고 플라스틱 장난감과 합성소재로 된 옷가지가 점점 늘어난다.

자녀에게 새로운 물건을 마련해주면 안된다거나 그럴 필요가 없다는 말을 하고 싶은 것은 아니다. 다만 갓 구입한 새 물건 때문에 아이들이, 물건 하나를 다소 오래 사용하는 성인들보다 독성물질에 더 자주 노출된다는 사실을 알아두기 바란다.

이 모든 독성물질 노출의 결과는 우리 아이들의 건강이 나빠지는 데서 확인할 수 있다. 한때는 무척 보기 드문 질병이었던 천식을 요즘은 어린이들한테서 흔히 볼 수 있다. 1980년 이후 어린이 천식 환자는 40% 이상 증가했다. 환경보호청에 따르면 어린이·청소년의 천식 사망률은 1980년에서 1993년 사이에 118%로 늘어났다.

내가 어린 시절에는 아예 존재하지도 않던 질병도 이제는 흔하다. 천식, 암, 학습장애, 주의력결핍장애, 행동장애……. 물론 다른 요인도 영향을 주겠지만 이러한 질병 모두 독성화학물질 노출과 더 큰 관련이 있다.

어린이 발병률이 큰 폭으로 증가하자, 환경보호청은 1996년 11월 위험평가·기준마련을 위한 전과정에서 최초로 어린이를 고려하기로 했다. 1997년 4월에는 클린턴 대통령이 연방정부 당국의 의무기준 설정시 어린이 특유의 취약성을 반드시 고려하도록 하는 행정명령 13045호("환경 유래 건강·안전성 위해로부터 어린이 보호")를 최종승인했다.

이제는 화학물질 노출이 어린이에게 안전한지를 여러 부문에서 가장 중요한 문제로 다룬다. 그래야 마땅하다. 어린이에게 안전하다면 어른에게도 안전한 반면, 어른에게 안전한 것이 어린이에게는 안전하지 않은 경우가 많다.

여성

여성은 남성보다 독성물질의 영향이 더 심각한 경향이 있다. 여성의 인체는 보통 남성의 몸보다 더 작은데, 이것은 체중 대비 노출되는 오염물질의 양이 더 많다는 것을 의미한다. 남성과 여성이 똑같은 집에서 산다고 할 때 여성은 체중에 비해 더 많은 오염물질에 노출되는 것이다.

또한 여성은 특정 호르몬의 양이 더 많아서 특정 독성물질에 더 취약한 특징이 있다. 게다가 지방세포도 여성의 인체에 더 많아서 지용성 독성물질이 더 많이 축적된다. 체내 누적된 독성물질의 양도 더 많을 수밖에 없다.

노년층

노년층 역시 독성화학물질에 더 취약하다. 사람이 나이가 들어 60

대, 70대가 되면, 혹은 독성물질에 오랜 시간 노출되면 인체에 독성 화학물질이 잔뜩 저장된 상태일 가능성이 크다. 그동안에 제거하려는 노력을 하지 않았다면 말이다. 바로 이 점이 노화와 조기사망의 원인이 될 수 있다.

또한 노년층의 인체는 더이상 효과적인 기능을 할 수 없고 해독시스템도 기능이 저하된 경우가 많다.

유전적 결함이 있는 사람

인체의 해독 능력과 화학물질을 제거하는 수준은 특정효소에 따라 결정된다. 유전적 요소에 따라 체내 해독작용에 사용될 효소가 정해지는데, 일부 사람들은 유전적 문제로 인해 해독에 필요한 효소가 충분히 만들어지지 않는다. 이러한 사람들은 독성화학물질의 영향에 훨씬 위험하다.

유전학자들은 사람들이 화학물질에 더 많이 노출될수록 효소생성이 비정상적으로 이루어지는 사람의 수도 많아진다고 생각한다.

의약품과 화학물질 대사에 사용되는 효소 중 하나인 데브리소퀸수산화효소(debrisoquine hydroxylase)도 그러한 예 중 하나다. 이 효소는 1가지 유전자에 의해 조절되는데, 이 유전자는 그 형태가 다양하다. 그런데 유럽인 중에는 이 데브리소퀸수산화효소의 작용 속도가 느린 사람들이 유독 많은 것으로 나타났다. 몇 건의 역학연구를 통해 파킨슨병은 농약 사용과 연관성이 있는 것으로 알려졌는데, 농약을 대사시키거나 체외로 배출하지 못하는 사람들은 데브리소퀸수산화효소의 형태가 달라 파킨슨병에도 더 취약하다.

화학물질과민증을 앓는 사람

화학물질과민증은 일상적인 환경에 존재하는 화학물질에 과민한 반응을 보이는 병증을 말한다. 이런 증상은 면역계 기능이상으로 나타난다. 하지만 나는 이러한 설명은 어찌 보면 참 모욕적이라는 생각이 든다. 화학물질과민증은 독성화학물질이 먼저 면역계를 손상시켜 그 화학물질과 수많은 다른 물질에 과민한 반응을 보이면서 발생하는 문제이기 때문이다. 그 결과 삶은 각종 독성화학물질에 대한 증상으로 점철되고 만다.

나는 1982년, 면역학자인 앨런 레빈(Alan S. Levin)과 함께 〈화학물질과민증과 면역계 조절장애(Multiple Chemical Sensitivities and Immune System Dysregulation)〉 라는 제목의 논문을 집필했다. 우리는 이 논문에서 화학물질과민증을 다음과 같이 설명했다.

면역계 기능에 이상이 있는 사람에게는 1가지 물질이 1가지 증상을 유발할 수도 있지만 여러 가지 증상을 유발할 수도 있다. 그러한 증상에는 전통적으로 잘 알려진 알레르기 반응인 코막힘을 비롯해 숨 쌕쌕거림, 재채기, 천식, 만성인후통, 후비루*, 후두염, 눈 가려움, 두드러기, 발진 등이 포함된다. 또 위 자극, 복부팽만, 간헐적인 변비

---

* 콧물이 목 뒤로 넘어가는 증상.

와 설사, 치질, 항문출혈 등 위·장관의 문제도 발생할 수 있다. 그밖에 뼈와 근육 등의 통증, 경련, 관절염, 류머티즘도 흔히 나타나는 증상에 속하며, 소변을 너무 자주 보거나 소변 볼 때 통증, 생리통, 불쾌한 체취나 입냄새, 입 안이 쓰고 금속 맛이 느껴지는 증상, 빛 민감성, 시력 이상, 이명증 등 인체 다양한 부위에서 갖가지 증상이 나타난다.

현재까지 알려진 화학물질과민증 증상 중 가장 놀랍고 잘 알려진 것은 뇌와 행동에 나타나는 반응이다. 편두통, 피로감, 어지럼증, 학습장애, 혼란스러움, 집중불가, 의욕상실, 기억력 감퇴, 난독증, 성격변화, 급격한 기분변화, 과잉행동, 우울증이 일반적인 증상이다.

화학물질과민증으로 인한 행동 문제로는 흔히 끊임없는 배고픔과 음식섭취가 있으며, 종종 비만이 될 수 있다. 밀, 옥수수, 설탕, 커피, 초콜릿 등 특정식품에 중독되는 현상, 알코올음료, 약물, 담배, 심지어 향수나 스프레이, 풀처럼 자주 사용하는 화학물질 냄새에 중독되는 현상 또한 발생할 수 있다.

면역계의 기능이상도 초래되는데, 면역계가 감염과 맞서 싸우는 능력을 화학물질이 약화시키는 바람에 인체가 세균, 바이러스, 진균류로 인한 감염에 더 취약한 상태가 된다.

이 내용은 우리가 임상학적으로 관찰한 결과로, 1982년 당시 레빈 박사의 진료실로 찾아온 환자들한테서 직접 확인한 것들이다. 신경학적인 증상이 나타나는 것도 어찌 보면 당연한 일이다. 이제는 신경 독성물질이 면역계 기능 문제와 무관하게 위와 같은 증상을 유발할 수 있다는 사실이 잘 알려져 있다.

물론 면역계 기능에 이상이 있는 사람들은 독성화학물질에 노출되지 않도록 극도로 유의해야 한다.

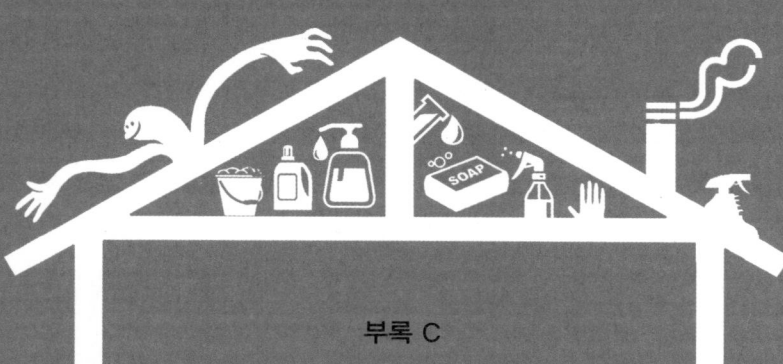

부록 C

위험관리

우리는 독성물질 노출 위험이 가득한 세상에서 살고 있지만, 그 위험을 최소로 만들기 위해 우리 각자가 할 수 있는 일들이 있다. '위험관리'란 바로 손실을 최소화할 수 있는 조치를 취하는 것으로, 효과가 검증된 전략을 활용한다면 독성화학물질 노출과 관련된 건강 문제를 손쉽게 최소화할 수 있다.

먼저 위험관리의 기본개념부터 알아보자. 위험(요소)이란 해를 가하거나 손실을 유발할 가능성이 있는 것을 말한다. 번지점프는 위험하다. 번개가 치는 날씨에 골프장에서 골프를 치는 것도 위험하다. 욕조에서 목욕하면서 헤어드라이어를 사용하는 것도 위험하다. 그리고 독성화학물질에 노출되는 것 역시 위험하다.

무언가가 위험하며 그로 인해 손실이 발생할 가능성이 크다는 사실을 알았다면 그것을 없애거나 손실을 줄이도록 노력해야 할 것이다. 지금 이 책은 처음부터 끝까지 독성화학물질 노출로 발생하는 손실의 위험을 관리하는 방법에 대해 이야기하고 있다.

위험을 감수하는 것은 곧 위험 속에 들어가는 것, 즉 스스로 자신을 위험한 길로 이끄는 것으로, 해를 입거나 손실이 발생할 가능성을 자초하는 것이라 할 수 있다.

위험 수준은 발생할 것으로 예상되는 결과에 발생률을 곱해서 구할 수 있다. 내가 사는 플로리다에는 호수 등 물이 있는 곳에 악어가 산다. 악어가 있는 물에 들어가면 공격당할 확률이 매우 높고, 따라서 이것은 명확히 위험요소로 분류할 수 있다. 그런데 여기서 간과하면 안되는 점이 있다. 물속에 있는 악어는 누군가 물속이나 물 가까이 가기 전까지는 위험요소가 아니라는 점이다.

독성화학물질 역시 마찬가지다. 우리가 인체와 그러한 물질이 가까이 접하도록 하지만 않는다면 위험한 요소가 아니다. 따라서 독성화학물질의 위험성은 인체에 발생할 것으로 예상되는 영향에 해당 독성물질의 노출빈도를 곱해서 계산한다.

건강 위험요소를 줄이려면 다음과 같은 방법을 생각할 수 있다.

- 가정과 주변환경에 존재하는 독성화학물질을 줄여서 노출을 줄인다.
- 노출이 예상되는(따라서 건강에 부정적인 영향을 줄 것으로 보이는) 독성화학물질을 인체가 처리하고 제거하는 능력을 강화시킨다.

이제부터 소개할 위험관리의 기본적인 절차는 독성화학물질 노출 위험을 관리하기에 알맞다.

위험관리의 핵심은 무엇이 해를 가하는지 알아내는 것이다. 건강과 환경에 특정한 위험을 가하는 독성물질은 이미 무수히 밝혀졌고, 더 많은 위험요소를 찾아내기 위한 새로운 연구도 계속 진행되고 있다.

특히 일찍부터 독성학적 위험성이 규명되어 위험관리까지 시행 중인 주요 독성물질 2가지가 있다. 바로 담배와 술이다. 이 2가지 모두 제품에 경고문이 들어가며, 둘 다 질병발생의 위험인자이자 수명단축의 원인요소로 여겨진다.

소비재에 포함된 독성화학물질 또한 이처럼 질병발생률을 높이고 수명을 단축시키는 위험인자에 포함되어야 마땅하다.

위험관리에 관해 조사하던 중, 나는 특정질병과 수명의 위험성을 평가해주는 웹사이트를 하나 발견했다. 이 사이트에서는 흡연, 음주와 함께 수많은 요인을 평가하고 있었지만, 독성화학물질 노출에 관한 질문은 단 1개밖에 없었다. 하지만 우리는 매일 독성화학물질에 노출된 채 살아가고 있으며, 이것이 생명을 위협하는 질병의 발생률을 높이고 실제로 우리 수명을 단축시키고 있다.

······· 접근하기 : 위험에 대한 특정자산의 취약성 ·······

독성화학물질과 관련된 중요한 자산은 우리의 인체와 생명유지를 돕는 환경이라 할 수 있다(환경이 없다면 인체는 공기, 물, 음식, 기타 인체가 생명과 건강을 유지하는 데 필요한 천연자원을 얻을 수 없다).

인체 건강의 취약성은 몸의 건강상태와, 노출된 독성화학물질을 견디는 능력에 따라 결정된다. 이 부분은 인체마다 차이가 있다.

·········· 관리하기 : 위험을 줄이는 방안 ··········

위험을 줄이기 위한 일반적인 전략으로 다음 4가지가 있다.

첫째, 피하기

위험(요소)을 피하는 것은, 그것을 제거하고 그로부터 물러나 관련되지 않도록 하는 것이다. 독성화학물질 노출의 경우 인접한 환경, 즉 가정과 일터에서 그러한 물질을 없애는 것으로 간단히 피할 수 있다.

그러나 이 방법이 위험관리에서 모든 위험에 최선의 해결책으로 적용되지는 않는다. 피하는 과정에서 일부 이점까지 제거될 수 있기 때문이다. 하지만 대개 독성물질은 완전히 제거하면서도 이점은 그대로 남길 수 있다. 독성제품을 똑같은 효과가 있는 무독성제품으로 교체하면 가능한 일이다. 예를 들어 무독성 청소용액은 독성 위험 없이도 깨끗이 청소할 수 있다. 유기농법으로 생산된 식품은 그렇지 않은 식품과 비교할 때 농약 노출의 위험이 없을 뿐만 아니라 맛과 영양이 훨씬 뛰어나다.

나는 지난 30년 이상을 독성물질에서 벗어난 삶을 살아온 사람으로서, 독성물질을 대체할 수 있는 무독성제품을 대부분 찾을 수 있었다.

둘째, 줄이기

피하는 것이 가장 좋은 전략이지만, 어떤 이유에서든 피하는 것이 불가능한 경우가 있다. 어쩔 수 없이 독성화학물질에 노출되어야만 한다면 위험을 줄일 수 있는 방법이 있다. 피해가 발생할 확률을 다음과 같은 방법으로 줄일 수 있다.

* 독성물질은 어린이 손이 닿지 않는 곳에 보관한다.
* 제품은 맨 처음 포장되어 있던 용기에 보관해 다른 제품과 혼동하지 않도록 하고, 중독사고 발생시 제품 라벨을 참고한다. 중독사고는 독성물질을 외양이 비슷한 식품이나 음료 용기에 보관함으로써 발생하는 경우가 많다.
* 제품 사용법에서 지시한 사용량만 사용한다. 권고된 사용량 이상을 사용한다고 해서 더 큰 효과를 볼 수 없을뿐더러 노출로 인한 위험성만 커진다.
* 물질이 휘발하지 않도록 뚜껑을 제대로 닫는 등 단단히 밀봉해서 보관한다. 가능하다면 제품을 야외에서 사용한다. 꼭 실내에서 사용해야 한다면 창문을 열고 후드나 환기팬, 공기교환설비를 작

동한 후 사용한다.

- 화학물질을 서로 섞으면 안된다. 염소계 표백제와 암모니아(또는 분말 연마제, 다목적세제 등 이러한 성분이 함유된 제품)를 혼합하는 것을 비롯해 일부 물질을 섞으면 유독한 연기가 발생한다. 화학자가 아니라면 섞은 후 어떤 결과가 나올지 절대 예측할 수 없다.
- 상황에 따라 마스크, 장갑, 심지어 보호복을 동원해서라도 인체를 독성물질 노출로부터 보호한다. 제품 라벨에 보호복 착용을 권장한 경우 절대 그냥 흘려들어서는 안된다.
- 필요한 제품만 구입하고, 구입한 제품은 모두 사용하거나 적절히 폐기한다.
- 독성물질 사용 후에는 꼼꼼한 정리가 필수다. 제품이 제대로 보관되었는지, 흘러내린 제품을 잘 닦았는지, 사용한 걸레 등은 제대로 버렸는지 확인하라.
- 독성물질 노출량을 줄일 수 있도록 공기필터나 정수필터를 사용한다.
- 독성제품은 가끔만 사용한다.

위의 경고사항은 여러분 자신의 위험을 줄이는 데 도움이 된다. 그러나 독성물질이 포함된 제품을 제조하고 폐기하는 과정에서 환경은 여전히 피해를 입을 수 있으며, 그 결과는 간접적으로 여러분에게 돌아올 것이다.

인체가 독성물질 노출을 견디는 능력을 강화해 노출로 인한 피해를 줄이는 것 또한 중요하다.

셋째, 나누기

위험을 나눈다는 것은 문제를 외부에 위탁하거나 위험으로 인한 손실에 대비해 보험을 드는 것을 뜻한다. 보험의 역할이 바로 그것이다. 집에 불이 난다든지 자동차사고가 발생하는 경우, 혹은 비극적인 건강 문제가 발생했을 때 생긴 손실의 부담을 함께 나눌 수 있다.

독성화학물질의 경우 노출가능성이 있는 활동을 누군가에게 위탁하는 것으로 위험을 나눌 수 있다. 예를 들어 집에 페인트를 칠할 일이 있을 때 다른 사람에게 부탁함으로써 독성휘발물질을 피하는 것이다.

현재는 소비재의 독성화학물질 노출로 발생한 건강 문제를 보상해주는 보험상품은 판매되지 않는다. 하지만 보험회사들이 일상생활에서 독성화학물질 관련 위험과 손실을 인식하고, 독성화학물질도 위험요소의 하나로 포함시켜야 한다는 것이 내 생각이다. 예컨대 비흡연자에게는 보험료를 낮춰주는 상품처럼, 독성물질을 없앤 가정에서 사는 고객에게는 보험료를 낮춰주는 상품을 개발할 수도 있을 것이다. 보험회사가 독성물질 노출을 줄이는 방법을 고객에게 교육한다면 어마어마한 보험청구금을 절약할 수도 있다. 독성화학물질이 질병의 원인으로 인정을 받든 받지 못하든, 실제로 질병을 유발하는 것은 사실이다.

넷째, 현상태 유지하기

이는 위험을 수용하고 위험이 발생했을 때 결과에 대처할 수 있는 경제적 자원을 마련하는 것을 말한다.

독성화학물질 노출에서는, 그러한 물질에 계속 인체가 노출되는 상황에서 독성화학물질을 처리하고 제거하는 능력을 증대시키기 위한 노력은 아무것도 하지 않은 채, 그 결과로 발생할 질병 치료비용을 마련하는 것을 의미한다.

앞서 말한 위험을 피하고, 줄이고, 나누는 것으로 많은 결과를 얻을 수 있으므로 이 방법은 전혀 쓸모없는 전략이라는 생각이 든다.

위험을 줄이기 위한 전략의 우선순위 매기기

위험을 줄이는 방안을 찾았다면 그다음 단계는 우선순위를 정하는 것이다. 다시 말해, 독성화학물질의 위험을 가장 크게 줄이기 위해서 제일 먼저 실천에 옮겨야 하는 게 뭔지 정하는 것이다.

일반적으로는 가정에서 가장 유독한 화학물질을 없애거나 그에 대한 노출을 줄이는 방안이 첫 번째가 된다.

위험을 줄이기 위한 실천계획 수립하기

마지막으로 할 일은, 독성화학물질 노출을 줄이는 데 필요한 조치를 어떤 방식으로 실천해나갈 것인지 계획을 세우는 것이다.

의심이 들 때 가장 안전하고 확실한 길은 '사전예방의 원칙'을 따르는 것이다. 생명유지에 가장 큰 도움이 될 것으로 판단되는 결정을 내리는 것이 바로 사전예방이라 할 수 있다. 기본적으로는 어떤 행동이 건강이나 환경에 해를 끼칠 가능성이 있다면 지나치다 싶을 정도로 미리 주의를 기울이는 것이 낫다.

이것은 오랜 옛날부터 전해온 개념으로, 유명한 속담으로도 잘 알려져 있다. "유비무환", "예방이 치료약보다 중요하다", "나중에 후회하는 것보다 지금 조심하는 것이 낫다", "돌다리도 두드려보고 건너라" 등이 그러한 예다.

사전예방의 원칙에는 미리 예견하는 것도 포함된다. 즉 어떤 행동이 건강이나 환경에 위험하다는 과학적 근거가 확인되기 전부터, 예방에 필요한 조치를 취하는 것이다.

사전예방의 원칙은 가정 내 독성물질에 대한 연구를 시작하면서부터 내 개인적인 철학으로 자리잡았다. 그리고 예방 차원에서 여러분에게 전한 내 권고사항들은 나중에 과학적으로도 입증되었다.

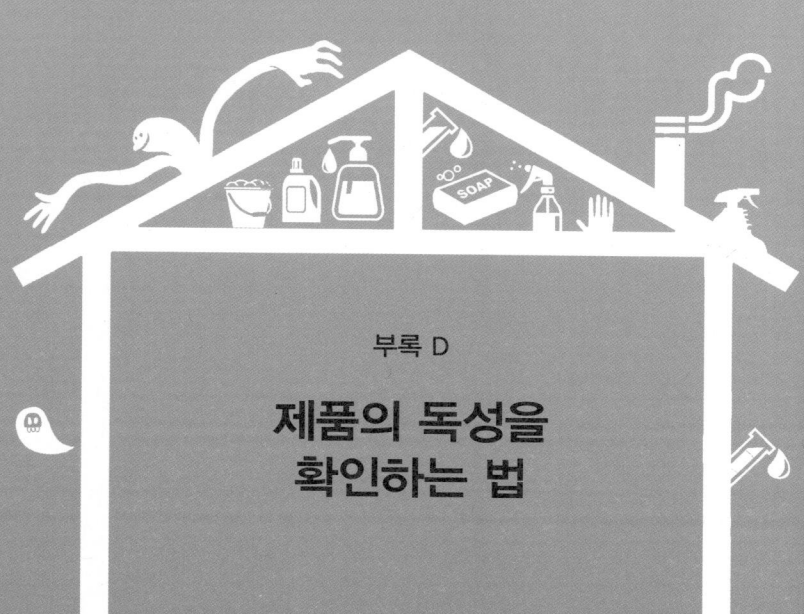

부록 D

제품의 독성을
확인하는 법

안전한 제품은 어딘가에 '안전함'이라고 적힌 작은 스티커가 붙어 있으면 참 좋을 것이다. 하지만 그렇지 않다. 그런 일이 가능하리라고도 생각하지 않는다. 만약 여러분이 제품 제조업체, 업계 대변인, 정부 관계자, 일반적인 소비자, 그리고 나에게 어떤 제품을 내밀면서 안전하냐고 묻는다면 각기 다른 대답을 얻게 될 것이다. 그리고 개인마다 인체의 면역 수준과 개인적인 취향, 경제적인 형편이 다 다르므로 안전한 제품을 선택하는 방법도 사람마다 다를 수밖에 없다.

독성 여부를 판단할 때는 고려해야 할 사항이 너무나 많으므로 모든 제품의 독성을 알아보는 것은 어려운 일이다. 그보다는 그것이 본질적으로 안전하지 않은 물질인지 확인하는 것이 더 쉽다. 예컨대 식중독을 일으키는 세균이나 위험한 것으로 알려진 벤젠 등이 그렇다. 하지만 유해성이 명확하지 않은 물질의 독성을 파악하려면 훨씬 더 복잡한 절차를 거쳐야 한다.

한 물질의 독성은 조건이 통제된 상황에서 주로 동물실험을 통해 과학적으로 결정된다. 때로는 독성을 알아보고자 하는 물질로 인해 나타나는 결과가 다시 되돌릴 수 있는(가역적인) 것으로 생각될 경우 직접 사람을 대상으로 실험이 실시되기도 한다. 급성노출은 실험동물의 50%를 즉각 폐사시킬 수 있는 용량(LD50)을 통해 파악할 수 있다. 또 만성적인 영향은 수개월 혹은 수년이라는 기간에 걸쳐 나타나는 혈액의 화학적 변화, 효소활성, 조직손상, 발암성을 조사해서 알 수 있다. 동물보호단체들은 반대할지 몰라도, 정부는 특정물질에 대해 일반대중이 사용하는 용도로 출시하기 전에 동물실험을 해서 그 잠재적 위험성을 평가하도록 법으로 규정하고 있다.

역학조사로도 독성을 파악한다. 이 조사에서는 특정 인구집단의 질병발생률과 그 병을 유발한 것으로 추정되는 요인 간의 통계학적 상관관계에 초점을 맞춘다. 역학조사는 보통 임상에서 관찰하는 것으로 시작되는데, 흡연자들 사이에서 암 발생 빈도가 이례적으로 높게 나타나는 것 등이 그러한 예다. 실제로 사람한테서 발생한 질병을 토대로 한 것이므로 매우 가치 있는 자료라 할 수 있다.

특정제품이 여러분에게 안전한지 알고 싶다면 다음 단계를 따르기 바란다.

제품 경고문 읽기

이 책 전반에서 청소제품, 농약, 페인트 등 다양한 제품의 경고문 예를 제시했다. 하지만 모든 제품에 경고 표시가 의무화된 것은 아니므로, 경고문이 없을 경우 안전한지 판단하기가 어렵다. 어떤 제품은 포름알데히드가 함유되어 있어서 경고 표시를 해야 함에도 불구하고 표시하지 않는다.

'독성(유독한)'이라는 표현의 법적인 정의도 마련되어 있다. 미국을 예로 들어 보면, 1960년 연방유해물질법 1500항에 이렇게 명시되어 있다.

'독성(유독한)'이라는 표현은 (방사성 물질을 제외한) 물질 중 섭취, 흡입, 신체 특정부위를 통해 흡수시 개인에 상해를 입히거나 질병을 유발할 수 있는 물질에 사용된다. 다음 기준에 해당하는 물질은 '고독성'으로 분류된다.

- 체중이 200~300그램인 실험용 생쥐 10마리 이상을 대상으로, 해당 물질을 체중 1킬로그램당 50밀리그램 이하를 1회 경구투여했을 때, 생쥐의 절반 이상이 14일 이내에 폐사한 경우

- 체중이 200~300그램인 실험용 생쥐 10마리 이상을 대상으로, 해당 물질을 기체의 경우 부피 기준 2ppm, 연무나 먼지의 경우 부피 기준 리터당 2밀리그램인 상태로 만들어 계속 흡입시켰을 때, 생쥐의 절반 이상이 14일 이내에 폐사한 경우. 이 같은 농도는 해당 물질이 예측가능한 조건에 따라 사용되었을 때 사람이 노출될 가능성이 큰 농도다.

- 토끼 10마리 이상을 대상으로 맨살에 24시간 이내로 해당 물질을 체중 1킬로그램당 200밀리그램씩 계속해서 접촉시켰을 때, 토끼의 절반 이상이 14일 이내에 폐사한 경우.

연방유해물질법에서는 '고독성'이라는 표현을 "(소비자제품안전위

원회를 통해) 인체실험 결과를 토대로 독성이 강한 것으로 평가된 물질"에도 적용할 수 있다고 설명하고 있다. 환경보호청은 위와 같은 동물실험 결과를 토대로 섭취, 흡입, 피부접촉시 각 농도에 따라 즉각적으로 나타나는 급성독성을 다음 표와 같이 4가지 단계로 분류한다.

한때는 독성을 유발하는 물질에 대해 그 영향이 발생하는 용량을 정확하게 나타냈다. 하지만 라벨 표시요건을 제대로 준수하지 않는 경우가 비일비재해지면서 이제는 전체적인 위험 수준을 나타내는 용도로만 사용되고 있다.

이 책을 쓰면서 나는 각 제품의 실제 위험성과 라벨 경고문을 비교하다가 흥미로운 점을 발견했다. 내가 사는 지역의 독성물질관리센터에서도 가정용 제품의 85%가량은 표시가 잘못되어 있다고 내게 말하는 것이 아닌가! 일부 제품은 독극물로 표시되어 있지만 실제로는 그렇지 않다. 또 일부 제품은 독극물이 맞는데 그렇게 표시되어 있지 않다. 또 어떤 제품은 위험성을 경고하는 문구를 담고 있지만 그 원인이 되는 독성물질이 무엇인지는 밝히지 않았다. 응급조치 관련 정보가 올바르지 않은 제품도 다수였다.

게다가 경고문은 무심코 삼키거나 고농도로 흡입했을 때 건강에 해롭거나 치명적인 경우에만 의무적으로 표시하도록 되어 있다. 장기간 매일 꾸준히 사용하는 제품은 경고 표시가 의무화되어 있지 않다. 이러한 제품도 건강에 영향을 주는 것으로 추정되지만 아직 정확한 영향이 알려지지 않았기 때문이다.

독성제품의 독성 수준 표현

분류	표현	평균인의 사망을 유발하는 매독의 양	경고문	
			경구, 흡입, 피부접촉 독성	피부, 눈 부위의 영향
1. 고독성	위험 독극물	몇 방울~1티스푼	삼키면(또는 흡입, 피부를 통한 흡수시) 치명적임. 휘발된 물질(가루, 분무된 연무)을 흡입하지 말 것. 눈, 피부, 옷에 닿지 않게 할 것(제품 옆면에 치료방법에 관한 문구가 명시되어야 함)	부식성 물질로 눈, 피부손상(또는 피부자극)을 유발함. 눈, 피부, 옷에 닿지 않게 할 것. 취급시 보호안경, 얼굴가리개, 고무장갑을 착용할 것. 삼키면 위험하거나 치명적일 수 있음(응급처치 방법을 명시해야 함)
2. 중등도 독성	경고	1티스푼~약 30ml	삼키면(또는 흡입, 피부를 통한 흡수시) 치명적임. 분무된 연무를 흡입할 수 있음. 휘발된 물질(가루, 분무된 연무를 흡입하지 말 것. 눈, 피부, 옷에 닿지 않게 할 것(응급처치 방법을 명시해야 함)	눈과 피부자극을 유발함. 눈, 피부, 옷에 닿지 않게 할 것. 삼키면 위험할 수 있음(응급처치 방법을 명시해야 함)
3. 경미한 독성	주의	30ml 이상	삼키면(또는 흡입, 피부를 통한 흡수시) 위험할 수 있음. 휘발된 물질(가루, 분무된 연무)을 흡입하지 말 것. 눈, 피부, 옷에 닿지 않도록 할 것(응급처치 방법을 명시해야 함)	피부, 눈, 옷과 되도록 접촉하지 않게 할 것. 접촉시 눈과 피부를 충분한 물로 즉시 씻어낼 것. 자극이 지속될 경우 의료전문가와 상담할 것
4. 무독성	없음	없음	없음	없음

제품 경고문에 '위험', '독극물'이라는 표현이 포함되어 있다면 분명 독성이 있다는 의미다. 이러한 제품은 사용하지 말아야 한다.

제품 경고문에 '경고', '주의'라는 표현이 있다면, 어느 정도 사용해도 된다.

이러한 라벨 문구는 일관성 없이 사용되기 일쑤다. 나는 경고나 주의가 표시된 일부 제품은 그냥 사용한다. 독성이 거의 없는 제품인데도 주의가 표시된 채 판매되는 제품이 종종 있다. 예를 들어 분말 형태의 제품은 눈에 자극을 줄 수 있어서 이 같은 경고가 필요한 것이다. 여러분이 가진 상식만 발휘해도 어느 것이 안전한 제품인지 충분히 고를 수 있을 것이다.

환경보호청은 장기적으로 발생하는 만성유해성을 감안해, 동물실험과 역학조사 결과를 토대로 발암물질 분류계획을 마련했다. 수많은 근거자료를 평가해 마련된 이 분류체계는 세계보건기구와 국제암연구소가 개발한 것과 유사하다. 새로운 증거가 확인되거나 검사법이 개선된 경우, 혹은 더 나은 분석법이 개발된 경우 특정물질의 분류가 변경될 수 있으며 이를 통해 규정도 바뀔 수 있다.

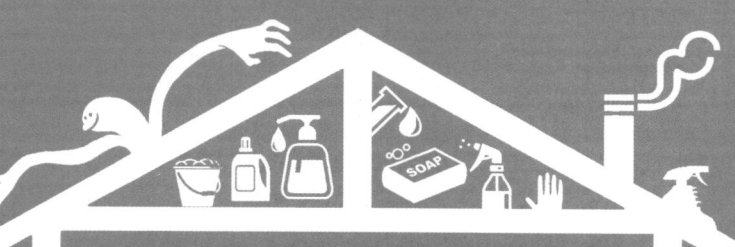

부록 E

물질안전보건자료
읽는 법

어떤 제품의 성분표에는 나와 있지 않지만 혹시 유독한 물질이 포함되어 있는지 확인하고 싶을 때, 혹은 독성이 있는 제품이나 화학물질을 알고 싶을 때는 해당 제품의 물질안전보건자료(MSDS)를 참고하면 된다.

MSDS는 작업자와 응급구조요원 모두에게 독성물질 취급시 적절한 절차를 제공하기 위해 마련되었다. 미국에서는 노동부 산하기관인 산업안전보건청(OSHA)에서 MSDS를 작성한다. 산업안전보건청은 미국 근로자의 생명을 살리고 상해를 예방하며 건강을 보호하는 것을 일차적인 목표로 삼는 기관이다.

MSDS에 실린 정보 중에는 아주 흥미로운 부분이 많다. 언젠가 유명 청소세제의 MSDS 열람을 요청한 적이 있다. "무독성이고 사회적 책임을 다하며 환경을 생각한다"고 광고하면서 주요 성분은 글리콜 에테르라고 밝힌 제품이었다. 내가 가진 화학사전에서는 이 성분을 찾을 수 없었기에 나는 제조업체에 전화를 걸어 MSDS를 요청했다. 업체는 구체적으로 부틸셀로솔브(butyl cellosolve)라는 용제가 사용되었다고 밝혔다. 그제야 내 화학사전에서도 찾을 수 있었다. 화학물질명으로는 에틸렌글리콜모노부틸에테르(ethylene glycol monobutyl ether)인 이 물질은 독성이 매우 강해 주요 화학물질 제조업체가 생산을 중단하기로 한 물질이었다. 부틸셀로솔브는 신경 독성물질로, 피부와 닿으면 급속히 빠른 속도로 체내에 침투한다. 2% 농도로 희석하면(98%를 물로 채운다는 뜻) 비교적 무해한 수준이 된다는 연구결과도 찾을 수 있었다. 하지만 과연 유독한 물질을 희석해서 만든 제품을 '무독성'이라고 칭하는 것이 옳은 일인지 나는 스스로 반문해보았다. 과연, 내가 사는 지역에서 1994년 발행된 신문 1면에 이 청소세제 제조업체가 자사제품이 환경에 미치는 영향에 대해 표시한 문구가 소비자 오인을 유발했다는 이유로 고소를 당했다는 기사가 실렸다. 당연한 결과라고 생각한다.

MSDS를 얻으려면 제품 제조업체에 직접 연락해야 하는 경우도 종종 있다. 하지만 최근에는 대부분 업체가 자사 웹사이트에 MSDS를 게시해놓았다. 특정제품의 MSDS를 찾는 가장 손쉬운 방법은 여러분이 즐겨 이용하는 검색엔진의 검색창에 "제품 브랜드명 MSDS"를 입력하고 검색하는 것이다.

그밖에도 단일화학물질부터 일반명칭으로 판매되는 제품, 특정 브랜드 제품에 대한 MSDS를 무료로 제공하는 인터넷 데이터베이스도 현재 100곳 이상 운영 중이다. 이 데이터베이스 목록은 'MSDS 포털사이트'(www.ilpi.com/msds)에 가면 볼 수 있다. 이곳에서는 MSDS에 사용된 각종 축약어에 대한 용어사전(www.ilpi.com/msds/ref/index.html)도 제공하고 있어서 아주 유용하다.

MSDS에는 각 제품의 성분, 제조업체, 안전 · 건강상 위험성, 제품 사용시 주의할 점 등이 나와 있다. 구성도 별로 복잡하지 않아서 읽기 쉽다.

그런데 MSDS는 어떤 제품이 독성이 있는지 확인하는 용도로는 유용하지만, 어느 제품이 안전한지 파악하는 데에는 그다지 도움이 되지 않는다. 제조업체는 유해한 성분이 1% 이상, 발암성분은 1%의 0.1 수준으로 제품에 함유된 경우에만 보고할 의무가 있기 때문이다. 그리고 MSDS에 제품의 모든 성분이 나와 있는 것은 아닐뿐더러 한 제품에 함유된 유해성분이 전부 나와 있는 것도 아니다. 더구나 정부 공식문서에서는 독성물질로 명시되어 있지 않지만 독성이 있을 가능성이 있는 물질은 MSDS에 나와 있지 않다. 따라서 MSDS는 독성물질이 포함된 제품을 배제하는 용도로는 사용하되, 특정제품의 안전성을 확인하는 수단으로 MSDS에만 의존해서는 안된다.

MSDS는 읽기 쉬운 구성으로 되어 있다. 제공되는 형식은 다양하지만 대부분 동일한 종류의 정보들로 구성된다. 다음 장의 MSDS를 보면 여러분이 제품 안전성을 판단하는 데 도움이 될 것이다.

건강영향등급

특정제품의 독성을 가장 빠르게 파악하는 방법은 유해물질정보시스템(HMIS)이나 미국 국립화재예방협회(NFPA)에서 제공하는 '건강영향등급' 정보를 확인하는 것이다. 이 2가지 건강영향등급은 얼핏 서로 비슷해 보이지만, 같지 않다.

먼저 HMIS는 미국 코팅협회가 개발한 것으로, 색깔 표시, 숫자, 기호를 통해 위험 수준을 나타낸다. 표시 형태는 다음과 같다.

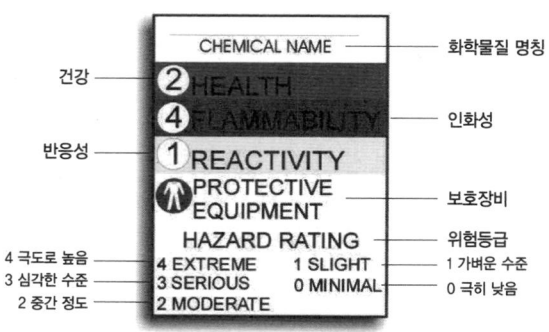

NFPA에서는 유색 다이아몬드 기호를 사용한다. 형태는 다음과 같다.

둘 다 네 부분으로 나누었고, 칸에 색깔이 들어가며, 숫자도 사용한다. 여러분이 주목할 부분은 '건강' 항목이다.

HMIS에서 건강 항목은 다음 기준에 따라 책정된다.

- 4 : 극도로 위험
- 3 : 매우 위험
- 2 : 위험

- 1 : 약간 위험
- 0 : 위험이 최소 수준

NFPA에서는 파란색 부분이 건강 항목인데, 거기 적힌 숫자는 다음과 같은 의미를 담고 있다.

- 4 : 매우 단시간 노출된 경우, 즉시 의학적 치료가 수반되어도 사망하거나 장기적인 손상이 발생할 수 있음
- 3 : 단시간 노출된 경우, 즉시 의학적 치료가 수반되어도 일시적 손상 혹은 장기적 손상이 발생할 수 있음
- 2 : 고농도 노출과 지속적인 노출시, 즉각 의학적 치료가 수반되지 않을 경우 일시적 장애나 장기적인 손상이 발생할 수 있음
- 1 : 노출시 자극이 발생할 수 있음. 별도로 치료하지 않아도 일정 기간에 한해 경미한 수준의 손상만 발생할 수 있음
- 0 : 화재상황에서 노출되어도 일반적인 가연성물질에서 비롯되는 것 이상의 피해는 발생하지 않음

이 2가지 표시의 가장 중요한 차이점은, HMIS는 작업자의 전체적인 건강에 관한 경고 정보를 담고 있는 반면, NFPA는 주로 소방관·응급구조요원을 위한 정보를 담고 있다는 것이다. HMIS는 응급상황에 사용하기 위한 용도로 마련된 것이 아니다.

화학제품

MSDS의 이 항목에는 제품명·화학제품의 명칭과 함께 제조업체 정보가 나와 있다. 단일화학물질인 경우 여기에 CAS번호도 제시되어 있다(CAS번호는 제1장 참고).

조성·성분

이 항목에서는 유해한 물질 혹은 규제대상 성분을 제품에 함유된 함량(%)에 따라 내림차순으로 제공한다. 특정제품에 독성화학물질이 다량 함유되었는지 소량만 함유되었는지를 확인할 수 있다.

유해성분마다 CAS번호도 제공되므로 필요하면 각 성분을 더 자세히 조사할 수 있다. 더불어 유해물질 공개요건에 대한 정보도 이 항목에서 확인할 수 있다.

유해성 확인

해당 제품이나 화학물질을 사용할 때 발생할 수 있는 영향을 포함하는 가장 중요한 항목이다. 이 부분에는 흡입을 통한 단기노출의 영향, 피부접촉·눈접촉·섭취·장기노출시 영향, 발암가능성 등 주요한 건강상 유해사항과 잠재적인 영향이 나와 있다.

응급조치

해당 물질에 노출된 경우 어떤 응급조치를 해야 하는지 알려준다. 제품의 독성에 관해서 더 잘 알 수 있는 항목이라 할 수 있다. "피부에 닿은 경우 30분간 씻어내시오"라는 문구가 있다면 독성이 있는 물질로 해석할 수 있다.

돌발적인 유출시 조치

제품이 사고로 유출된 경우 취해야 할 조치를 알려준다. "보호장비가 없는 사람은 유출장소에서 대피시키시오"라고 명시되어 있다면, 가정에 그러한 제품이나 화학물질은 두지 않는 것이 좋다.

취급방법, 보관요령

취급방법을 확인할 수 있는 부분이다. "눈, 피부, 옷과 접촉하지 않게 하시오. 충분히 환기가 되는 상태에서 사용해야 합니다. 삼키지 마시오. 휘발된 물질, 연무, 가루를 흡입하지 마시오. 먹거나 마시지 말아야 하며, 작업장소 인근에서 담배를 피우지 마시오. 취급 후 손을 깨끗이 씻으시오"라는 문구가 있다면 독성이 있는 것이다.

노출관리, 개인보호

이 항목에서는 해당 제품이나 화학물질을 취급할 때 환기시스템이 필요한지, 개인 인공호흡기나 호흡기, 피부·눈 보호장비가 필요한지, 그리고 위생수칙에 관한 정보가 제공된다. 이 항목에 해당하는 정보가 있는 제품은 분명히 독성이 있다고 볼 수 있다.

독성학적 정보

제품이 건강에 끼치는 영향을 파악하려면 반드시 이 항목을 참고해야 한다. 여기서 섭취, 흡입, 피부접촉을 통한 노출시 독성 영향이 나타나는 각 성분의 양을 확인할 수 있다. 또한 해당 제품이 발암성인지(암을 유발하는지), 돌연변이를 유발하는지(유전자를 손상시키는지), 기형을 유발하는지, 기타 인체에 독성 영향을 주는지도 알 수 있다.

생태학적 정보

이 항목에서는 해당 제품이 환경에 어떤 독성 영향을 끼치는지 알려준다. 일반적으로 다음과 같은 정보가 나와 있다(종종 "없음"으로 되어 있는 제품도 발견할 수 있다).

- **생태독성** : 어류, 조류 등 피해를 입을 가능성이 있는 생물종에 관한 자료를 제공한다.
- **BOD5, COD** : 유기물질로 인한 수질오염을 평가할 때 가장 일반적으로 사용하는 지표다. BOD5는 생물학적 산소요구량을 의미하며, 해당 화학물질의 생물학적 분해도와 지속성을 평가하는 데 활용된다. COD는 화학적 산소요구량으로, 환원성 오염물질로 인한 물의 총 유기물질 오염도를 나타낸다. 산업계는 규제요건에 따라 반드시 이 COD를 지속적으로 모니터링해야 한다.
- **생물분해시 결과** : 특정제품이나 화학물질이 생물학적으로 분해되었을 때 단기적, 장기적으로 유해 화학물질이 생성될 가능성이 있는지 알려준다.
- **생물분해 산물의 독성** : 해당 제품의 생물분해시 독성 수준을 알려준다.
- **생물분해 산물에 관한 특이정보** : 일반적으로 해당 제품이나 화

학물질이 생물학적으로 분해될 경우 발생하는 결과를 상세히 제
시한다.

폐기시 고려사항

이 항목에서는 해당 제품을 유해폐기물로 처리해야 하는지 알려준
다. 해당하는 경우 건강에 좋지 않은 제품으로 해석할 수 있다.

규제 관련 정보

이 항목에서는 세계 각국에서 해당 화학물질을 어떤 규정에 근거해
관리하는지 알려준다.

참 다행스럽게도 이제는 이 책에서 다룬, 가정의 독성물질을 안전하게 대체할 방법에 관한 정보가 매우 많다. 여러분에게 안전한 대체제품에 관한 전반적인 정보를 제공하는 한편, 여러분이 그러한 방법을 찾을 때 손쉬운 출발점이 되었으면 하는 희망으로 참고자료를 준비했다.

자료 목록을 길게 나열해봐야 얼마 지나지 않아 또 새로운 정보가 나올 것임을 알기에, 내 웹사이트를 통해서도 확인할 수 있는 자료들로 구성해보았다.

- 독성과 건강(www.toxics-health.com) : 독성화학물질 노출이 건강에 끼치는 영향에 관한 정보를 상세히 얻을 수 있다.
- 데브라의 리스트(www.debraslist.com) : 이 책에서 언급한 안전한 천연성분 제품을 판매하는 웹사이트 수백 곳의 링크를 제공한다.
- 데브라의 책방(www.debrasbookstore.com) : 독성물질, 안전한 대체제품에 관한 책을 추천한다. 클릭하면 구매할 수 있는 웹사이트로 연결된다.

- 독성물질 바로 알기(www.knowtoxicsnow.com) : 특정성분의 독성·무독성제품 선택법 등 독성물질에서 벗어난 제품을 고를 때 참고할 수 있는 자료를 제공한다.
- 독성물질 없는 부엌(www.toxicfreekitchen.com) : 신선한 유기농 재료를 사용해 맛있고, 독성물질 걱정도 할 필요가 없는 나만의 요리비결을 제공한다.
- 데브라의 해독법(www.debradetox.com) : 인체로부터 독성화학물질을 제거하는 방법에 관한 정보와 조리기구, 식기류 등을 선택하는 방법도 보너스로 함께 제공한다.
- 데브라의 개인상담(www.debralynndadd.com/consultations) : 독성물질 노출, 무독성제품에 관한 여러분의 질문을 전화로 상담한다. 직접 여러분의 가정이나 일터에서 현장상담도 가능하다.

모든 결정은 여러분이 직접 조사하고 평가해본 다음에 직접 내리기를 바란다. 작가, 편집자, 단체마다 서로 관점이 다르므로, 여러분만이 자기 자신에게 가장 잘 맞는 방법을 택할 수 있다.

여기까지 읽어준 독자 여러분에게 감사 인사를 전한다! 의견이 있다면 이메일(debra@dld123.com)로 보내주기 바란다.

독성프리

우리를 병들게 하는 독성화학물질로부터
가정과 건강을 지키는 법

2012년 8월 13일 초판 1쇄 발행

지은이 | 데브라 린 데드
옮긴이 | 제효영
펴낸곳 | 윌컴퍼니
펴낸이 | 김화수
등록 | 2011년 4월 19일 제300-2011-71호
주소 | (110-043) 서울시 종로구 자하문로13길 15, 1층
전화 | 02-725-9597
팩스 | 02-725-0312
이메일 | willcompany@nate.com
ISBN | 978-89-967751-2-6 03510

- 잘못된 책은 바꿔드립니다.
- 책값은 뒤표지에 있습니다.